5th edition

구강보건교육학

Oral Health Education

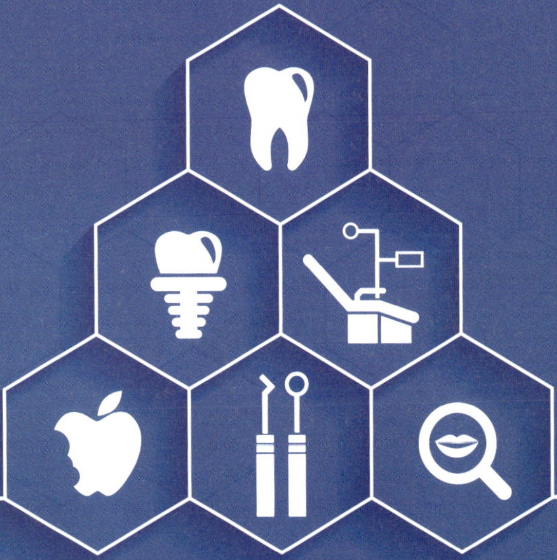

청구문화사

머리말

이 책의 초판이 출간된 지 만 17년이 지났다. 짧지 않은 긴 기간이다. 그 동안 많은 격려와 관심과 소중한 충고와 제안을 아낌없이 보내주신 모든 독자들과 구강보건교육의 길잡이 역할을 해준 저자들과 교수님들께 진심으로 감사의 마음을 전한다.

구강보건교육학은 모든 사람들에게 구강건강에 대한 지식, 태도, 행동을 바람직한 방향으로 계획적인 변화를 시키는 것이다. 이를 위해서 이론적 개념과 실제적 방법 적용과 평가 등이 급격하게 변하지는 않지만 점진적으로 수정·보완되며 발전해 온 것이다.

따라서 이번 5판에서는 구강보건교육학의 교수-학습과정이 편리하도록 학습목표를 중심으로 교육내용의 스코프와 시퀀스를 고려하여 재배열하였다.

모든 저자들이 그렇듯 이 책의 저자들 또한 보다 좋은 교재를 제공하고 싶다는 소망으로 5판을 출간하였다. 비록, 부족하지만 앞으로 계속 수정. 보완해 나갈 것을 약속하면서 그동안 이 책을 읽어 준 독자에게 다시 한 번 감사의 마음을 전한다.

끝으로 이 책의 출판에 늘 도움주시는 교육학과 은사님과 청구문화사의 이상태 사장님을 비롯하여 직원 여러분에게 감사드린다.

2021년 2월

저자 씀

목차

목차

CHAPTER 1

구강보건교육의 개념

- **제1절** 건강증진의 개념
- **제2절** 구강건강의 개념
- **제3절** 구강보건교육의 이해

학 습 목 표

1. 건강증진의 개념을 설명할 수 있다.
2. 구강건강증진을 설명할 수 있다.
3. 건강신념 모형을 적용할 수 있다.
4. 건강을 정의할 수 있다
5. 구강건강을 정의할 수 있다
6. 건강과 구강건강의 관계를 설명할 수 있다
7. 구강보건교육을 정의할 수 있다.(A)
8. 구강보건교육의 중요성을 설명할 수 있다.(A)
9. 구강보건교육범위를 나열할 수 있다.
10. 구강보건사업을 분류할 수 있다.
11. 구강보건교육담당자의 역할을 설명할 수 있다.

CHAPTER 1

구강보건교육의 개념

제1절 건강증진의 개념

1. 건강증진

국민에게 건강에 대한 가치와 책임의식을 함양하도록 건강에 관한 올바른 지식을 보급하고, 스스로 건강생활을 실천할 수 있는 여건을 조성함으로써 국민의 건강을 증진함을 목적으로 한다(국민건강증진법, 1995).

WHO에 의하면 건강증진은 건강한 삶의 형태를 격려하고, 건강을 위한 지지적 환경창출과 지역활동의 강화, 건강서비스의 재인식과 건강을 위한 정책 수립 등을 포함한다.

건강증진은 개인, 가족, 지역사회가 보다 향상된 건강수준을 영위할 수 있도록 스스로 건강 결정요인을 통제하고, 건강증력을 개발하고 향상시키는 모든 활동과 예방관리 활동(1차, 2차, 3차) 뿐만 아니라 건강과 관련된 모든 행위를 긍정적으로 변화시키기 위한 건강교육 및 조직적, 정책적, 환경적 지원이 포함된다.

개인 및 가정의 건강은 그들이 살고 있는 지역사회, 환경, 사회에 의하여 크게 영향을 받는다. 구강보건교육을 담당하는 치과위생사는 건강증진을 위해서 복합적인 노력이 필요하다는 것을 인식하는 것이 중요하다.

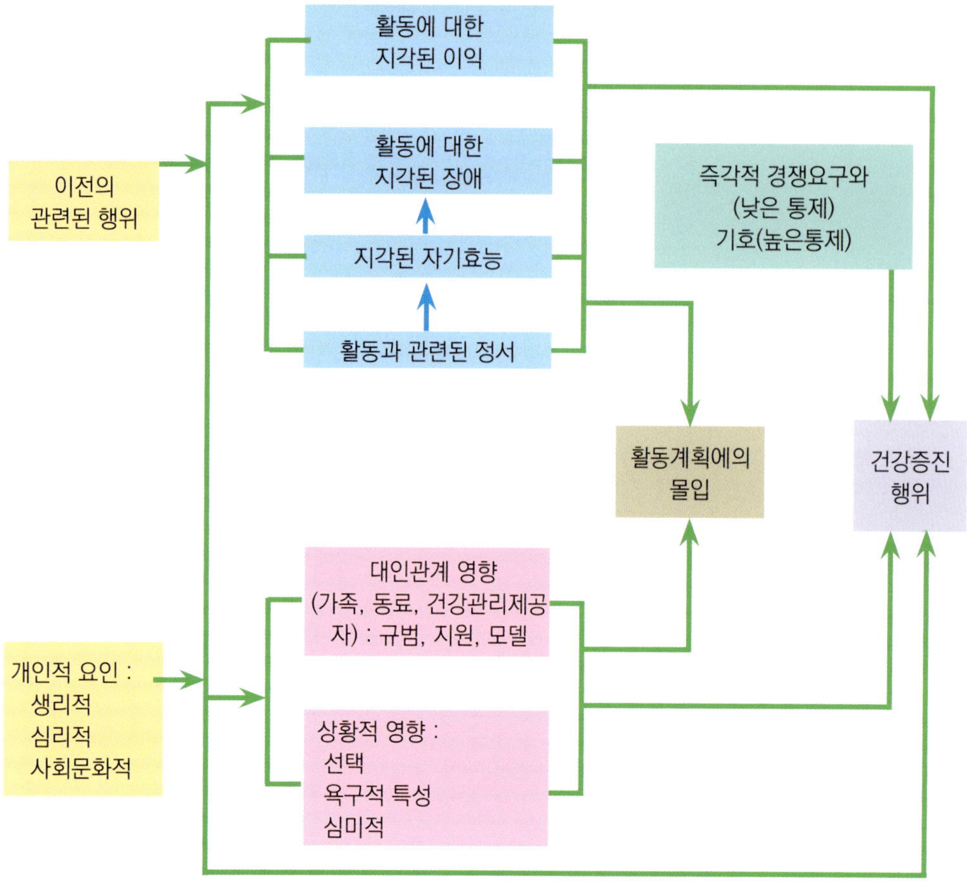

그림 1-1. 개정된 건강증진 모형

자료 : Pender,N. J.(1996). Health Promotion in Nursing Practice(3rd ed.). Appleton & Lang, p.67.

2. 구강건강증진

건강 증진은 건강에 영향을 줄 수 있는 조건들을 향상 변화시킬 수 있는 하나의 과정들이다. 구강건강증진교육은 건강증진에 있어서 치과위생사들의 역할을 넓히기 위한 다른 제안들은 치과위생사 자신들의 신조에 따른 조사에 바탕을 두고 있다. 그래서 목표들은 항상 건강에 의문을 가지고 있는 사람들이 아니다.

사람들은 치아, 치아 관리(dental care), 치과 의사들에 대한 매우 다양한 태도를 보인다. 이러한 태도들은 그들 스스로의 경험들, 문화적 이해들, 가족의 신념들 그리고 다른 삶의 환경들을 자연스럽게 반영한다. 그리고 이런 것들은 구강건강 행동에 강한 영향을 미친다.

치아 상실의 원인이 되는 부정적 태도의 중요한 역할, 예를 들어 구강 전체 발치의 중요한 결정은 치과의사 보다 환자들에 의해서 결정된다는 사실을 네덜란드의 한 연구에서 확인할 수 있다. 그리고 스코틀랜드의 연구에서는 치아관리에 대한 부정적 태도와 치아 손실에 대한 소극적 태도가 치아 전체의 손실과 관련이 있다고 밝히고 있다. 만약 환자들이 "훌륭한 환자" 모델에 적합하지 않다면 치과 전문의들은 이러한 부정적 태도를 무의식 중으로 조장하는 것이 가능하다. 치과의사들이 "좋은" 환자라고 부르는 사람들은 조언에 따르고 치료계획들을 수용하므로 구강건강에 있어서 치과 의사의 가치들을 공유하는 사람, 그리고 치료시간 정시간에 도착해 치료비를 지불하고 자신의 구강건강을 걱정하는 사람이라는 것은 놀라운 사실이 아니다. 치과 의사들이 "개인적 열의"를 평가한다는 것을 밝힌 비슷한 연구 때문에 많은 치과 의사들은 이러한 특징을 갖지 않는 환자들과 관련되어 문제를 겪고 있는 이유이다.

구강건강교육의 가장 철저한 형태는 1대 1 교육이다. 비록 구강건강교육이 명백하게 전문의의 책임이 빠질 수는 없는 부분이지만 간단하게 정보의 전달만으로 원하는 행동을 이끌어 갈 수는 없다.

정신적으로 건강하지 못한 경우는 우울증, 스트레스 상황, 통제되지 않는 분노, 혐오 등을 표출하게 된다.

3. 건강신념 모형

건강신념 모형은 사람들이 공중구강보건사업에 참여하지 않는 이유를 알기 위한 실제적인 관심에서부터 시작되었다. 이 모형은 예방대책을 누가 사용하고 누가 사용하지 않을 것인가를 예측하고 이의 사용을 꺼리는 사람들에게 예방행위를 하도록 돕는 중재를 제시하기 위해 유용하다.

건강신념 모형은 행위를 결정하는 것은 개인의 주관적인 지각세계에 의존한다고 가정한다. 레빈(Kurt Lewin)에 의하면, 행위는 개인이 특정한 결과에 부여하는 가치와 주어진 행동이 그러한 결과를 초래할 것이라는 기대에 의해 영향을 받는다. 레빈의 이론은 인간의 삶의 공간에 긍정에는 긍정적 가치의 공간, 부정적가치의 공간, 중립적 가치의 공간이 포함된다.

질병은 부정적 가치의 공간이므로 개인은 질병을 피하기 위한 행위를 한다. 건강예방 행위들은 질병의 부정적 가치의 공간을 피하려는 전략들이다.

건강신념 모형은 다음의 개념들로 이루어져 있다.

1) 민감성에 대한 지각

자신이 어떤 질병에 걸릴 위험이 있다고 지각하는 것을 의미한다. 질병에 이미 걸린 경우에는 의료적 진단을 수용하거나 재발할 위험성이 있거나 일반적으로 질병에 민감하다고 믿는 것을 말한다.

2) 심각성에 대한 지각

질병에 걸릴 것을 심각하게 느끼거나 이미 걸린 경우 이를 치료하지 않고 내버려 둘 때 죽음이나 장애 혹은 고통을 겪거나 직업을 잃거나 가족생활과 사회적 관계에 문제가 생길 것이라고 심각하게 생각하는 것을 뜻한다.

3) 이익에 대한 지각

사람들은 건강문제에 대하여 민감하고 심각하게 느낄지라도 건강행동이 질병의 위험을 감소시키는데 유용하다고 믿을 때 행동을 하게 된다.

4) 장애에 대한 지각

어떤 건강행위를 하려고 할 때 그 건강행위의 잠재적인 부정적 측면, 즉 비용, 위험성, 부작용, 고통, 불편함, 시간이 소요됨, 습관의 변화 등이 건강행동을 방해한다.

01

5) 기 타

개인의 성, 나이, 문화, 교육수준 등의 인구학적인 요소와 성격, 사회경제상태, 동료의 압력 등 사회심리적인 요소, 건강문제에 대한 지각이나 경험과 같은 구조적인 요소들은 개인이 민감하게 느끼거나 심각하게 느끼는 것, 혹은 이익이나 장애로 느끼는 것에 영향을 준다.

6) 자기효능감

자기효능감은 본래의 건강신념 모형에는 없었던 개념으로 로젠스톡(Rosenstock, 1990)이 건강신념 모형에 통합시켜야 한다고 주장하였다. 이는 벤듀라(Bandura)가 소개한 개념으로 결과를 산출하는데 필요한 행동을 자신이 잘 해낼 수 있다는 확신이 있을 때 행동하게 된다는 것이다. 장기간에 걸친 생활양식의 변화에서는 자신이 할 수 있다는 자신감이 있어야 변화를 수행해 낼 수 있다.

건강신념 모형의 중요한 요소들은 다음의 세 가지로 요약할 수 있다.

① 위협 : 나쁜 건강상태에 대해 민감하게 지각하고 문제상태를 심각하게 여기는 개념이다.

② 결과에 대한 기대 : 특별한 행동에 대해 이익이 있을 것이라고 여기거나, 이 행동을 취하는 것이 여러 가지로 어렵거나 불편한 점이 많다고 여기는 결과에 대한 기대이다.

③ 자기효능 : 행동을 수행할 자신의 능력에 대한 확신으로 자기효능감 개념이다.

건강신념 모형에 의하면 위협, 결과에 대한 기대, 자기효능감에 따라 사람들은 건강행동을 하거나 하지 않는다. 건강신념 모형은 우리에게 예방적인 것에서부터 환자역할 행위까지를 망라하여 어떤 기대를 가진 사람들이 특정한 행동을 변화시킬 것인가를 예측할 수 있게 해 준다.

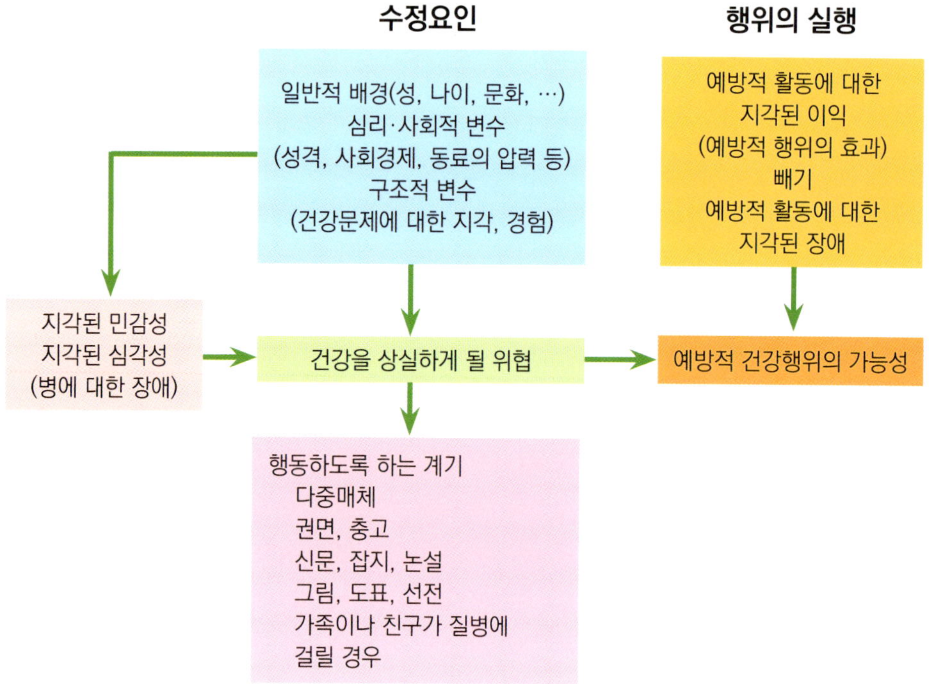

그림 1-2. **예방적 건강행위를 예측하기 위한 건강신념 모형**

자료 : Becker, M. H., Drachman, R.H., Kirscht, J.D.(1974). American Journal of Pubic Health : A new approach to explaining sick-role behavior in low-income populations. 64:205-216

4. 건강신념과 구강보건교육

건강신념 모형을 대상자의 요구사정과 구강보건교육 계획에 활용할 수 있다.

첫째, 요구사정을 위해 대상자들에게 건강신념 모형의 주요 구성요소와 관련한 자료를 수집하여 구강보건교육을 계획할 때 기초자료로 사용할 수 있다.

둘째, 건강신념 모형의 주요 구성요소들을 변화시킴으로서 대상자의 행동변화를 유도할 수 있다.

1) 심각성과 민감성을 높인다.

대상자가 심각성을 느끼도록, 자신도 병에 걸릴 수 있다고 느끼도록 정보를 주거나, 질병에 대하여 지역사회 주민에게 구강건강을 이슈화 한다.

2) 장애는 적고, 이익이 크다고 느끼도록 한다.

예방적/치료적 건강행위를 하는데 장애가 되는 요인을 감소시켜(시간, 비용, 근접성, 수용성), 행위결과가 이익이 크다는 것을 느낄 수 있도록 중재를 한다.

만약 지역사회 주민들이 치아우식증에 대하여 민감하고 심각하게 느끼나 치료효과에 대한 기대가 낮을 때에는 예방치료를 함으로써 얻을 수 있는 이익 중에서 즉각적으로 얻을 수 있는 것을 강조하고 장애가 적다는 것을 교육한다.

3) 자기효능감을 높인다.

구강보건교육을 하기 위하여 대상자들의 요구를 사정하고, 구강보건교육 프로그램 계획시 자기효능감을 높일 수 있는 계획을 포함시킨다. 대상자들이 자신이 할 수 있다고 느끼도록 먼저 실천할 수 있는 기술을 교육한다. 불안을 감소시키기 위한 상담과 이완, 훈련 등을 도입하여 자기효능감을 높일 수 있도록 한다.

동기에 의한 귀인이론(attribution)은 자신의 성공을 개인의 능력 탓으로, 실패는 불충분한 노력 탓으로 믿는 사람들은 어려운 과제를 맡을 것이고, 자기의 실패를 능력의 부족으로, 자기의 성공을 상황으로 상황적인 요인으로 귀인하는 사람들은, 어려움에 직면했을 때 노력을 적게하고 쉽게 하려고 한다.

Schunk and Rice(1986)은 귀인이론이 성취노력에 영향을 줄 수 있지만, 그 효과는 지각된 자기효능감의 변화를 통해 거의 전적으로 매개되므로 치과위생사가 환자와의 지속적인 의사소통으로 동기를 유발시키는 것은 구강건강행위 실천에 있어서 매우 중요하다고 하다. 또한 자기효능감이 높을수록 치실 사용 교육에 대한 높은 긍적적인 태도가 치주건강을 유지시키거나 증진시킨다 라고 하였다. 그러므로 구강건강신념을 높이기 위해서는 전문적인 구강보건인력인 치과위생사가 구강보건교육 형태의 중재는 국민의 구강건강증진에 이바지 할 수 있다.

제2절 구강건강의 개념

1. 건강

1) 건강의 개념

건강이라는 말은 인간생활의 기본요건 중의 하나이므로 일상생활에서 가장 많이 사용하는 용어이다. 이것은 인간은 누구나 건강을 소중하게 여기고 있다는 말이다. 그렇지만 건강의 개념을 말하기란 그리 쉬운 일이 아니며, 시대의 변천에 따라서 건강과 질병에 대한 개념도 많이 바뀌게 되었다.

19세기 이전에는 건강을 단지 육체적으로 질병이 없고, 허약하지 않으며 증상이 없는 신체개념으로 보았고, 19세기 중엽 이전에는 "신체개념"으로만 인식되었던 때도 있었지만, 신체적 개념이 19세기 중엽 이후 "심신개념"으로 바뀌어 건강을 육체와 정신 두 가지 측면에서 정의하게 되었다. "건강한 정신은 건강한 육체에 있다"라는 격언과 같이 육체적인 것과 정신적인 것은 불가분의 관계로 어느 한쪽의 불(不)건강도 건강한 상태일 수 없는 것으로 정의하게 되었다.

이 심신개념도 1940년대 이후에는 "생활개념"으로 바뀌어 짐으로써 점차 건강을 정의하기가 어렵게 되었다. "생활개념"이란 건강을 단지 질병 또는 허약하지 않을 뿐만 아니라 완전한 신체적·정신적·사회적 안녕상태라고 정의하는 것으로, 1948년 세계보건기구(WHO) 헌장을 인용하고 있다.

"Health is defined in WHO's Constitution as a state of complete physical, mental and social well-being and not merely the absence of disease or infirmity."

이 개념에 따르면 정신건강은 소극적인 의미에서 정신적인 질병에 걸려 있지 않아야 하고 적극적인 의미에서는 신체적·정신적·사회적 안녕의 상태를 포함한다.

이러한 정의를 따르면 어떤 사람을 대했을 때 그 사람이 건강한지 그렇지 않은지를 판단하기 어렵다. 이러한 단점을 보완하기 위해서 1957년 세계보건기구내의 세계보건위원회에서는 '건강이란 주어진 환경여건 하에서 인간이 적절하게 기능하는 상태 또는 수준'이라고 구체화하고 있다. 그 이후 세계보건기구(1998)에서는 건강의 새로운 개념으로 건강은 증상과 징후를 가진 질병이나 불구가 없는 상태가 아니고 신체적·정신적·사회적·영적 및 정서적으로 완전히 안녕한 상태라고 정의한다. 이 정의는 건강을 단일체가 아닌 다차원 영역의 결합체이며 역동성을 인정하고 있다. 각 영역은 상호의존적이며 역동적인 상호작용에 의해 끊임없이 변화하는 삶을 지배한다.

이 외에도 여러 학자들은 건강을 다양한 요인들과 이들 요인간의 상호작용을 통해 설명하고 모형을 제시하고 있지만 여기서는 세계보건기구의 정의를 인용하여 설명한다.

(1) 신체적 건강

많은 사람들이 의료기관을 이용하는 보편적인 이유가 바로 이 신체가 해부학적, 기능적, 감각적으로 일탈하여 과업을 성취해 낼 수 없기 때문이다. 따라서 신체적 건강이란 신체의 생리적인 상태를 의미하며 질병, 비건강, 부조화, 상해, 장애 등이 없이 일상생활에 피로를 느끼지 않고 해 낼 수 있는 능력을 말한다.

신체적으로 건강한 경우는 질병이나 장애로부터 자유로울 수 있는 강인한 체력적인 요소를 가진 경우를 말한다. 신체적으로 건강하지 못할 때는 질병상태나 질병의 증상이 나타나며 단명하거나 장애 등 신체적으로 고도위험의 상태를 뜻한다.

(2) 정신적 건강

정신적 건강은 새로운 지식이나 기술을 학습할 수 있는 능력을 가졌거나, 질병에 대한 감수성이나 나쁜 생활습관과 관련하여 스트레스를 관리하고, 이완시킬 수 있으며, 여가시간을 잘 보내는 등의 능력을 말한다. 즉 행복감, 자존심, 문제해결능력, 정신적 스트레스에 대한 적응력 등을 밀하며 적극적인 인생관, 반족스러운 직무, 보람있는 여가활동, 행복한 가정생활, 풍부한 심리적 경험, 원만한 대인관계, 사랑 등의 긍정적인 측면이 있다.

정신적으로 건강하지 못한 경우는 정신병, 스트레스 상황, 통제되지 않는 분노, 혐오 등을 표출하게 된다.

(3) 사회적 건강

사람들이 자기의 주변, 즉 가족과 자기가 속한 공동체와 그 공동체가 속한 사회에 잘 협조하며 어울리는 능력을 가졌을 때 사회적으로 건강하다고 한다. 타인과의 상호관계를 만족시킬 수 있는 능력이나 다양한 사회적 상황에 적응하는 능력이나 통찰력처럼 사회적 역할수행과 유대관계형성능력 등을 뜻한다. 사회적으로 건강하지 못하면 고독함을 느끼며, 부정적이며 공동체의 모임에 항상 빠지며 외톨이로 사는 경우 고립되며, 가족의 해체와 사회 붕괴가 초래될 수 있다.

(4) 영적 건강

영적 건강은 인간의 판단과 자신 만을 의지하지 않고 그 이상의 전지전능한 힘을 믿는 것을 말한다. 예를 들어 기독교인이 예수님을 믿는 경우와 불교인이 부처님을 의지하는 것을 말한다. 타인과 잘 지내며 다양한 사회봉사활동 등이 생활화되어있는 경우를 영적으로 건강하다고 말할 수 있다.

(5) 정서적 건강

정서적 건강은 인간이 자신의 감정을 조절하는 내면의 힘이 있느냐 없느냐가 정서적으로 건강하냐 아니냐를 결정하는 기준척도가 된다. 어떤 사람이 화를 낼 때 고함을 지르거나 물건을 부수거나 던지면서 화를 낼 경우는 정서적으로 건강하지 못하다.

앞에서 살펴보았듯이 건강의 구체적인 다섯 가지 영역에서 모두 건강할 때 건강이 유지되는 것이지 어느 한 부분이라도 결핍되면 다른 부분까지도 서서히 잃게 되어 건강한 사람이 되지 못한다.

2. 구강건강

신체기관 중에서 소화기관의 첫째 관문이 구강이다. 구강은 단지 인체를 구성하는 한 기관으로서가 아니라 음식물의 저작과 언어기능은 물론 심미적 기능과 기타 부수적인 여러 가지 기능적인 면까지 영향을 끼침으로써 인간의 건강을 좌우하는 척도가 되고 있다. 구강의 건강은 건강한 사람이 되기 위한 필수 조건 중의 하나로 대단히 중요하며 건강의 목적을 달성하기 위한 필수 조건 중의 하나이다.

인간의 행복이란 각자의 가치기준에 따라 구성요소가 달라지겠지만 일반적으로 과거에는 행복한 삶을 영위하기 위해서 모든 인간에게 의·식·주 세 가지의 해결만으로 가능했지만 현대를 사는 사람들이 행복을 추구하는 조건은 건강·교육·취업이 추가된 여섯 가지 조건과 자유, 평등, 평화까지 갖추어져야 한다고 해서 아홉 가지 요소가 갖추어졌을 때 인간이 행복하다고 말하고 있다. 하지만 그 중에서 모든 인간들에게 공통적인 요소는 건강이다. 물질이나 사회적 지위와 명예와 학문이 아무리 높다 하더라도 건강이 없는 삶은 행복한 삶이 될 수 없기 때문이다.

표 1-1의 건강보험심사평가원 통계자료 질병소분류별 다발생 순위를 보았을 때 1위는 치은염 및 치주질환이고, 4위가 치아우식증으로 나타났다. 요양급여비용별로 보더라도 1위와 4위에 각각 구강질병관련 건수로 나타났다. 이러한 사실로 보면 우리나라 건강보험료가 구강질병치료관련 비용으로 많이 지출되고 있는 것으로 이것은 다른 질병관리에 영향을 주어 건강수준을 떨어뜨린다는 것을 알 수 있다. 결국 구강건강은 사람들의 건강을 좌우하며 나아가 삶의 질을 좌우하는 기준이 된다.

표 1-1. 질병소분류별 다발생 순위별 요양급여실적 : 외래(순위 20 설정)

순위	질병분류기호		실인원	명세서건수	요양급여비용총액	보험자부담금
1	K05	치은염및치주질환	16,730,985	34,790,638	1,532,125,326	1,066,765,062
2	J20	급성 기관지염	16,401,332	57,836,580	919,371,316	681,924,086
3	J30	혈관운동성 및 앨러지성 비염	7,072,116	17,103,880	293,079,979	212,654,556
4	K02	치아우식	6,450,093	11,155,494	539,713,340	383,601,295
5	I10	본태성(원발성) 고혈압	6,252,022	44,761,812	877,629,864	655,021,204
6	J06	다발성 및 상세불명 부위의 급성 상기도감염	5,758,500	11,446,207	193,021,402	139,825,976
7	M54	등통증	5,411,300	24,712,678	771,916,114	558,037,709
8	K29	위염 및 십이지장염	5,273,422	9,469,567	267,156,125	180,155,896
9	J03	급성 편도염	5,229,331	10,110,790	172,926,669	124,927,224
10	L23	앨러지성 접촉피부염	4,684,091	9,363,088	159,532,612	118,339,732

자료출처 : 건강보험심사평가원(http://www.hira.or.kr) 2019년 진료비 통계지표

세계보건기구의 조사 표 1-2에 따르면 12세 아동 1인 평균보유 충치경험영구치 수가 OECD가입 대부분의 국가들은 계속 감소하고 있다. 한편 우리나라는 1972년 이후 계속 증가되어 1995년에는 3.1개로 매우 높게 나타났으며 2012년도에는 1.8개로 감소하였다. 또한 표 1-3에 따르면 우리나라 12세 아동 1인 우식경험영구치 수가 1.9개로 OECD 평균(1.2)보다 높게 나타났으며 OECD 회원국 20개국 중 한국은 3위로 나타났다.

구강건강이란 질병에 이환되지 않고 정신적·육체적·사회생활에 장애가 되지 않는 구강조직 및 장기의 상태를 의미한다. 다시 말해서 육체의 병이 없을 뿐만 아니라 올바른 사고방식을 가지고 다른 사람과 조화를 이루며 주어진 여건에서 자신에게 주어진 역할을 수행하는 데 불편이 없는 구강조직 및 장기의 상태다. 구강건강에 대한 정의를 건강의 새로운 개념에 따라 정리해 보면 '사람들이 주어진 환경여건 하에서 질병에 이환되지 않고 정신적·사회적·영적·정서적으로 장애가 되지 않는 구강조직과 장기의 상태나 수준'이라고 말할 수 있다.

표 1-2. 주요 OECD 국가 12세 우식경험영구치아 수 변화

국가명	1인당 평균 우식경험영구치수					
	이전 조사년도		중간 조사년도		최근 조사년도	
그리스	4.4	1965	1.6	1993	2.2	2000
네덜란드	6.5~8.2	1965	0.9	1992~93	0.8	2002
뉴질랜드	6.0	1973	1.5	1993	1.5	2007
덴마크	6.4	1976	1.2	1995	0.7	2008
독일	6.0	1973	1.7	1997	0.7	2005
미국	4.0	1965~67	1.4	1991	1.19	1999~2004
스웨덴	6.3	1977	1.0	1997	1.0	2005
스위스	2.3~9.9	1963~75	1.1	1991	0.86	2004
아이슬란드	8.7	1980	1.5	1996	1.4	2005
아일랜드	5.4	1972	1.9	1992	1.3/1.1(F)	2002
영국	4.7	1973	1.1	1996~97	0.7	2004~2005
핀란드	7.5	1975	1.2	1994	1.2	2000
호주	2.6~6.0	1973~78	1.1	1993	1.0	2002
한국	0.6	1972	3.1	1995	1.8	2012

자료 출처 : 세계보건기구(WHO) 홈페이지

표 1-3. 12세 아동 우식경험영구치지수

순위	1인당 평균 우식경험영구치수		순위	1인당 평균 우식경험영구치수	
	국가명	평균		국가명	평균
1	멕시코	2.6	11	벨기에	0.9
2	그리스	2.1	12	일본	0.9
3	한국	1.9	13	뉴질랜드	0.9
4	헝가리	1.8	14	노르웨이	0.9
5	슬로바키아	1.8	15	영국	0.8
6	이스라엘	1.6	16	스웨덴	0.7
7	오스트리아	1.4	17	네덜란드	0.6
8	핀란드	1.4	18	독일	0.5
9	호주	1.3	19	덴마크	0.4
10	포르투갈	1.2	20	룩셈부르크	0.4
			평균	OECD	1.2

자료출처 : OECD, Health data 2018, OECD 회원국 중 2015년(혹은 인접년도) 통계가 있는 회원국의 평균

제3절 구강보건교육의 이해

1. 구강보건교육의 개념

헌법과 세계보건기구 헌장에는 "인간이 누릴 수 있는 최대의 건강을 향유하는 것은 무조건적인 인간의 기본권리 중의 하나이다", "건강을 증진하고 보호하는 일은 모든 사람에게 가장 가치 있는 일이다", "국가는 국민의 건강을 책임져야 한다", "모든 국민은 보건(건강)에 관하여 국가의 보호를 받는다"고 되어 있다.

구강보건교육은 구강보건(Oral health)과 교육(Education)의 합성어이다. 우리나라의 구강보건법 제1장 제1조에서(2000)는 국민의 구강보건에 관하여 필요한 사항을 정함으로써 국민의 구강보건을 증진함을 목적으로 한다고 되어 있다.

건강과 구강건강에 대한 정의는 모든 사람들에게는 건강을 유지 · 증진하여 사람답게 살수 있도록 해 주어야 하는 국가 구강보건의 목적이고 의무이며 구강보건교육을 해야 하는 치과위생사들의 의무이다.

일반적으로 교육에 대한 정의는 "인간행동의 계획적인 변화"라고 볼 때, 구강보건교육에 대한 정의는 "모든 사람들에게 구강건강에 대한 지식, 태도, 행동을 바람직한 방향으로 계획적으로 변화시키는 것"이라고 할 수 있다. 따라서 구강보건교육을 의무로 하는 치과위생사는 구강보건교육의 개념을 숙지하여 충분히 활용할 수 있도록 노력해야 한다.

지역사회를 위한 구강보건교육이란 각 개인이 건강을 위한 운동과 생활습관을 받아들이고, 유지하도록 정보를 제공하고, 동기를 주고, 돕는 것이다. 이 목표를 위해 필요시 환경변화를 줄 수도 있고, 특별한 훈련과 조사를 시행할 수 있다. 건강교육이란 건강을 이끌어낼 수 있는 자발적 적응의 행동을 용이하게 하는 기회를 배우는 과정들의 조화라고 할 수 있다. 건강교육 프로그램은 단독으로 존재한다기 보다 치료와 예방과 혹은 건강증진을 위한 활동들이다. 치아질환에 있어서 여러 가지 변수들에 대한 이해와 그들 사이의 상호작용은 바람직한 건강을 얻도록 도와주는 교육과정을 강조하고 있다.

구강보건교육이 다루어야 할 구강건강과 관련된 문제나 현상들이 다양한 것은 다른 부문과 마찬가지다. 다른 분야에서처럼 여기에 적합한 지식이나 기술을 모두 포괄할 수 있는 구강보건교육의 이론은 아직 없으므로 이러한 문제 해결에 도움이 되는 이론과 전략이 새롭게 개발되어 정립되어야 할 것이다.

구강보건교육의 계획, 수행 및 평가와 관련이 있는 학문은 다양하다. 교육학과 공중구강보건학, 예방치위생학 등은 구강보건교육의 기본이 되는 것이라고 볼 수 있고 치의학, 심리학, 경영학, 철학, 역사학, 윤리학의 도움으로 그 범주와 내용이 구성되고 있다.

구강보건교육에 적용되어야 할 이론은 구강보건교육의 궁극적인 목표인 모든 사람들이 구강건강에 이로운 행동을 습관화 할 수 있게 하는 구강건강행동에 관한 이론이 필요하고, 구강보건교육도 넓은 의미의 교육이란 점을 고려할 때 학습 및 교수에 관한 이론도 필요하다. 또 구강보건교육은 대상자들의 조직적인 변화를 일으켜야 하기 때문에 인간의 심리와 발달에 관한 이론도 역시 필요하다.

1) 구강보건교육의 원리

(1) 구강보건교육의 기본원리

구강보건교육의 기본적인 원리는 다음과 같이 요약 할 수 있다.

· 사람들은 건강 메시지를 그들 자신의 가치와 태도의 "여과"를 통해서 해석한다. 만약 교육과정이 어떠한 성공의 가능성을 지닌다면 이런 것들은 가능한 한 이해를 필요로 한다.
· 가장 성공적인 교육은 관계자들의 자발적 참여를 극대화 한다.
· 비록 대중매체가 건강한 행동에 영향을 미치는 유용성은 제한적인 것처럼 보이지만 대중 매체는 간단하고 변함없는 메시지를 전달하는데 효과적이다. 대중매체는 심혈관 질환에 관련된 몇몇의 행동의 변화에는 효과적인 것으로 밝혀졌다. 그러나 구강상태에 대해선 덜 효과적으로 알려져 있다.
· 건강 전문가들은 모든 사람들이 육체적 건강의 중요성에 대해 그들의 가치를 공유하고 있지 않다는 것을 받아들여야만 한다. 건강에 좋은 모든 요소들의 수락은 건강에 대해 사람들의 무한한 다양한 신념을 다루는데 도움을 줄 것이다.

· 구강건강교육 프로그램들은 지식을 향상시킬 수 있다 그리고 일시적으로 구강위생을 향상시킬 수도 있다. 그러나 충치 경험에 어떠한 직접적인 효과를 보여주지는 못한다.

1단계 : 개인이나 지역사회에 관련된 자료나 정보를 수집한다.

2단계 : 비슷한 주제와 건강문제를 중심으로 자료나 정보를 구분한다.

3단계 : 주어진 항목이나 자료 중 가장 중요한 것 또는 강조해야 할 건강개념을 설정한다. 개념을 설정하기 위하여 ① 개념이 명확하게 진술되었는가, ② 보건교육과 관련된 개념인가? ③ 개념에 사용된 자료는 충분한가? ④ 개념을 신뢰할 수 있는가 ⑤ 개념은 연령집단이나 문화에 적합한가 ⑥ 개념이 추상적인지 또는 간접적인지 등을 확인해야 한다.

4단계 : 설정한 각각의 개념에 목적과 목표를 세워야 한다.

5단계 : 1~4단계 과정을 반복하여 새롭게 필요한 정보를 수집한다.

(2) 구강보건교육의 일반원리

구강보건교육에 있어서 고려해야 할 일반적인 원리들은 다음과 같다.

· 구강보건교육은 모든 연령층을 대상으로 한다.
· 구강보건교육은 개인이나 집단의 건강에 관한 지식, 태도, 행위를 바람직한 방향으로 변화시키는데 목적이 있다.
· 구강보건교육은 형제, 동료, 친구 사이에서도 이루어지고 개인적인 신뢰나 우정이 크게 작용할 수 있다.
· 구강보건교육은 실제 경험과 비슷한 학습환경에서 이루어 질 때 효과가 크다.
· 구강보건교육계획 시 그 지역사회 주민의 건강에 대한 태도, 신념, 미신습관, 금기사항, 전통 등 일상생활 전반의 사항을 반드시 알고 있어야 한다.
· 구강보건교육의 양과 질을 측정할 수 있는 평가지표의 준비가 필요하다. 사전평가, 중간평가, 사후평가를 실시하여 재교육 계획에 반영시킨다.
· 구강보건교육은 연령, 교육수준, 경제수준에 맞게 실시해야 한다.
· 구강보건교육은 단편적인 지식이나 기능을 전달하는 것이 아니라 일상생활에서 응용할 수 있도록 하는 것이며 인간의 신체적, 정신적, 사회적 측면의 조화를 고려하여 실시해야 한다.

2. 구강보건교육의 중요성

건강을 위한 필수적인 요건이 구강건강이며, 구강건강을 유지 · 증진시키기 위하여 우선적으로 행해져야할 중요한 절차가 구강보건교육이므로 매우 중요한 과정이다. 따라서 여기에서는 구강보건교육의 중요성을 세 가지 측면, 즉 삶의 질의 향상적인 측면, 예방적인 측면과 치과위생사 직무적인 측면에서 살펴보고자 한다.

1) 구강건강증진적 측면

우리나라 국민의 치아를 상실하게 되는 양대 질환은 치아우식증과 치주병이다. 특히 초등학교 어린이들의 구강병 중에서 90% 이상이 치아우식 경험자라고 보고되고 있다. 치아우식증은 다른 신체적인 질병과는 달리 구강질환이 한 번 발생되면 다시 정상적인 상태로 회복되지 않고, 치료를 하더라도 흔적이 남는다. 그리고 치료하지 않으면 계속 진행되어 치아를 발거하거나 인공치관을 해 넣어야 되므로 경제적, 시간적인 손실을 가져오게 된다.

따라서 구강보건교육은 구강건강의 증진 · 유지의 기본이 됨으로써 국민의 삶의 질을 향상시키고 복지국가를 이룩하는데 목적을 달성할 수 있는 기본적인 사항이므로 그 중요성은 강조되어야 한다.

2) 예방적인 측면

Leavell과 Clark는 질병 진행과정에 따라 1차 예방, 2차 예방, 3차 예방으로 구분하고 있다. 구강보건교육은 질병의 진행에 따라 임상적으로 질병의 증상이 나타나기 전에 실시하는 일차예방의 건강증진에 해당한다. 이것은 건강증진의 차원에서 이루어지는 구강보건교육이므로 좁은 의미의 구강보건교육이라고 볼 수 있고, 또한 이차예방과 삼차예방의 과정에서 이미 발생된 질병의 관리를 위해서 행하게 되는 구강보건교육을 넓은 의미로 해석해 볼 수 있다.

이와 같이 질병이 발생한 후에 치료하는 것보다 질병 발생 이전에 예방하는 것이 중요하며, 예방을 위한 우선되어야 하는 수단으로 구강보건교육이 강조되고 있다. 그리고 구강건강은 자신이 지켜야 한다는 것은 사실이지만, 구강건강에 필요한 지

표 1-4. 구강상병의 진행과정(Leavell & Clark)

병원성기		질환기		회복기
전구병원성기	조기병원성기	조기질환기	진전질환기	
건강증진	특수방호	초기치료	기능감퇴제한	기능재활
1차예방		2차예방	3차예방	
구강보건교육 영양관리 칫솔질 치간세정푼사질 생활체육	불소도포 식이조절 불소복용 치면열구전색 치면세마 교환기 유치발거 부정교합예방 전문가치면세균막관리 구취관리	초기우식병소충전 치은염 치료 부정교합 차단 정기구강검진	치수복조 치수절단 근관충전 진행우식병소 충전 우식치관 수복 치주조직병 치료 부정치열 교정 치아발거	가공의치 보철 국부의치 보철 전부의치 보철 임플란트 보철

식과 태도와 행동의 무지는 윤리적, 경제적 및 예방적인 차원에서 어긋나므로 구강보건교육의 중요성은 더욱 강조되어야 한다.

3) 치과위생사의 직무적인 측면

치과위생사의 업무는 구강보건교육, 치과예방처치, 진료협조자, 치과경영관리지원으로 분류하고 있다. 구강질환은 발생이후에 치료하는 것 보다 구강질환 발생이전에 예방하도록 하는 구강병예방업무, 진료실 안에서의 치과의사와 환자와의 사이에서 의사소통 및 원활한 진료를 위한 협조적 업무와 치과경영관리지원 업무인 인력관리, 감염관리, 진료자료관리, 물품관리, 환자관리, 원무관리 등이 있다.

따라서 치과위생사의 업무 중에서도 구강보건교육업무의 성격은 모든 업무의 기초가 되므로 우선적인 성격을 가지고 있을 뿐만 아니라 치과위생사의 모든 업무 중에서 핵심적인 업무이다. 또한 치과위생사의 업무 하나하나를 지원해 주므로 지원적 성격을 띠고 있고 사람들의 치과위생에 관한 모든 지식과 기술, 태도의 변화를 요구하므로 전인적인 성격 등을 갖고 있는 것이 구강보건교육 활동이므로 구강보건교육의 중요성은 아무리 강조해도 지나치지 않다.

3. 구강보건교육의 범위

과거의 구강보건교육의 범위는 진료실에 내원하는 환자들이나 집단에게 실시하는 칫솔질교육과 치과처치 후의 주의사항 등을 교육하는 정도였다. 하지만 현재와 미래의 구강보건교육은 사람들의 생활수준과 구강건강의 요구가 다양화됨으로써 대상자에 따른 합리적인 구강보건교육의 실시가 요구된다. 따라서 구강보건교육의 범위는 최적한 구강건강증진에서부터 구강질병의 예방과 조기발견, 기능재활, 장기적 치료 등 일련의 연속선에서 개인이나 집단의 구강건강에 관한 지식과 태도와 행동을 바람직한 방향으로 변화시키기 위해서 계획적이고 체계적인 내용을 선정하여 조직한 교육 실시에 이르기까지 광범위하다.

1) 구강건강문제 파악 및 분석연구

개인과 집단의 구강건강에 영향을 미치는 요인을 지역, 개인별 분포를 파악하여 해결방법에 관한 연구와 분석을 하는 것이다.

2) 교 육

구강보건교육은 치과위생사들이 실제 대상자에 따른 구강건강과 관련된 지식, 태도, 행동을 변화시키는 것이다.

3) 동기부여

습득된 구강건강지식과 습관을 일상생활에서 지속적으로 행동화하도록 하기 위해서는 일시적인 교육만으로 불가능하므로 계속적인 동기부여의 유지가 중요하다.

4) 홍 보

구강건강과 관련된 문제에 주의를 환기시켜 구강건강문제를 지역사회 주민들에게 인식시키기 위해 TV, 라디오, 인터넷, 책자나 팜플렛, 리플렛 등 인쇄 · 배포를 통하여 구강건강에 좋은 것인지 나쁜 것인지를 스스로 파악하게 하는 것이다.

5) 출판 및 홍보물 발행

출판 및 홍보물 발행은 홍보와 밀접한 관련을 가지고, 구강건강과 관련된 문제에 대한 해결방법을 많은 사람들에게 지식과 정보를 알 수 있도록 다양한 시청각 매체를 개발하는 것이다.

4. 구강보건사업의 목표 및 사업내용

구강보건사업은 국가보건사업의 목표를 달성하는데 필수적인 사업이다. 구강보건사업은 예방가능한 구강병을 예방하는 구강병예방사업, 구강병이 생긴 지역사회 주민들을 대상으로 적절한 치료를 해야 하는 구강병치료사업, 구강병으로 인한 상실된 치아를 회복시켜주는 치아보철사업과 현재 건강한 국민의 계속건강유지와 증진을 위한 구강보건교육사업 등 4대 사업을 확대하여 우리나라 구강보건법 제2장 제5조에는 구강보건사업 기본계획 7가지 영역을 제시하고 있다. 구강보건에 관한 조사·연구 및 교육사업, 수돗물불소화사업, 학교구강보건사업, 사업장구강보건사업, 노인 장애인구강보건사업, 임산부 영유아구강보건사업, 기타 대통령령이 정하는 사업 등이다. 이들 사업 중에서 국민 스스로(지역사회주민 스스로)의 건강관리 능력을 기르기 위한 가장 기본적인 사업이 구강보건교육사업이다. 나머지 사업들은 모두 구강보건교육을 통해서 이룰 수 있으며, 반복적인 교육을 통해서 얻어진 성과의 결과는 영구적인 효과가 있다.

한편, 보건소 치과위생사들의 치과위생활동 중의 하나로 구강보건사업을 들 수 있는데 어떤 사업이든지 제일 먼저 해야 할 일은 기초조사로써 지역사회 실태조사를 수행한 후 결과에 따라 구강보건에 필요한 사업을 계획하여 실시하게 되는데, 우선되어야 할 사업이 구강보건교육사업이다. 지역사회 주민들에게 앞으로 있을 사업에 대한 정보와 지식, 방법에 관한 것을 구강보건교육을 통해서 주민들이 자발적인 참여를 하도록 홍보와 동기유발이 먼저 행해져야 한다.

· 구강보건사업에 관한 종합계획의 수립 및 조정
· 구강보건관련 법령에 관한 사항
· 수돗물 불소농도 조정사업의 계획 수립

· 지역사회 구강보건사업계획의 수립 및 평가
· 구강보건에 관한 교육 및 홍보계획의 수립
· 구강보건에 관한 조사 및 연구
· 치과의료기관 및 치과의료기기관련 단체의 지원 및 육성
· 구강보건관련 인력 및 의료기관에 대한 의료지도 및 행정처분

표 1-5에서와 같이 우리나라 국민건강증진 종합계획 2020에서 구강보건분야의 중대구강병관련 주요 내용을 살펴보면 크게 세 가지의 목표에 하위 여덟 가지 영역으로 구분된다.

첫째, 치아우식경험율을 감소하기 위해서 5세 어린이의 치아우식경험율을 2010년 61.4%에서 2020년에 46.0%로 감소시키며, 12세아동의 영구치 우식경험율은 2010년 60.5%에서 2020년에는 45.0%로 감소시키려는 계획이다. 우식경험유치아수는 5세 아동 3.0개에서 2020년에는 2.3개로, 12세의 영구치우식경험치아수는 2.1개에서 2020년에는 1.6개로 낮추려는 계획이다.

둘째, 치아우식유병율을 감소시키기 위해서는 우식경험치아 중 치료된 치아의 비율을 5세아동은 2020년까지 28.0%, 12세는 15.0%로 증가시키려 하고 있다.

셋째, 치은염유병율을 감소시키기 위해서는 2020년까지 15세의 치면세마필요자율 감소 43.6%에서 2020년에는 28%로 낮추고 35~44세 성인의 치면세마필요자율은 71.4%에서 57.0%로 감소시키려고 한다.

노인의 치아건강수준을 향상시키기 위해서도 65~74세 노인의 20개 이상 치아보유율을 증가시키고, 자연치아수를 증가시키기 위한 계획을 하고 있다.

이와같이, 정부가 설정 공표한 여덟가지 장기구강보건 정책목표를 달성하기 위하여 매년 구강보건사업 기본계획을 수립하여, 절차에 따라서 수행해 나가야 한다. 이때 성공적인 구강보건사업을 위해서는 모든 절차의 과정에서 구강보건교육을 통해서만 가능하다.

표 1-5. 제3차 국민건강증진종합계획(2020)

<table>
<tr><th>지표명</th><th>2005</th><th>2008</th><th>2020</th><th>관련 코드사업</th><th>사업명</th></tr>
<tr><td colspan="4">아동 · 청소년의 치아우식 경험률을 감소시킨다.</td><td rowspan="3">가, 나, 다, 자</td><td rowspan="20">가. 아동 · 청소년 바른양치 실천사업
나. 수돗물 불소농도 조정사업
다. 취약계층별 예방중심 구강질환 관리사업
라. 저소득층 노인 · 장애인 의치보철사업
마. 찾아가는 구강보건 의료 서비스 제공사업
바. 공공 구강보건 의료 서비스 전달체계 확충사업
사. 구강보건 교육 · 홍보 사업
아. 국민구강건강 실태조사 사업
자. 아동 · 청소년 치과주치의 제도 개발</td></tr>
<tr><td>유치(5세) 치아우식경험률</td><td>67.7% (‘06년)</td><td>61.4% (‘10년)</td><td>46.0%</td></tr>
<tr><td>영구치(12세) 치아우식경험률</td><td>61.6% (‘06년)</td><td>60.5% (‘10년)</td><td>45.0%</td></tr>
<tr><td colspan="4">아동 · 청소년의 우식경험 치아 수를 감소시킨다.</td><td rowspan="3">가, 나, 다, 아, 자</td></tr>
<tr><td>유치(5세) 우식경험 치아 수</td><td>2.9개 (‘06년)</td><td>3.0개 (‘10년)</td><td>2.3개</td></tr>
<tr><td>영구치(12세) 우식경험 치아 수</td><td>2.2개 (‘06년)</td><td>2.1개 (‘10년)</td><td>1.6개</td></tr>
<tr><td colspan="4">아동 · 청소년의 치아우식 유병률을 감소시킨다.</td><td rowspan="3">가, 나, 다, 아, 자</td></tr>
<tr><td>유치(5세) 우식 유병률</td><td>31.4% (‘06년)</td><td>37.7% (‘10년)</td><td>28.0%</td></tr>
<tr><td>영구치(12세) 우식 유병률</td><td>26.7% (‘06년)</td><td>19.9% (‘10년)</td><td>15.0%</td></tr>
<tr><td colspan="4">청소년과 성인의 치은염 유병률을 감소시킨다.</td><td rowspan="3">가, 다, 사, 아, 자</td></tr>
<tr><td>청소년(15세) 치면세마필요자율</td><td>28.0% (‘06년)</td><td>43.6% (‘10년)</td><td>28.0%</td></tr>
<tr><td>성인(35~44세) 치면세마필요자율</td><td>71.8% (‘06년)</td><td>71.4%</td><td>57.0%</td></tr>
<tr><td colspan="4">성인의 치주염 유병률을 감소시킨다.</td><td rowspan="2">다, 마</td></tr>
<tr><td>성인(35~44세) 치주낭형성자율</td><td>22.0% (‘03년)</td><td>28.9%</td><td>23.0%</td></tr>
<tr><td colspan="4">노인의 20개 이상 치아 보유율을 증가시킨다.</td><td rowspan="2">나, 다, 마</td></tr>
<tr><td>노인(65~74세) 20개 이상 치아보유율</td><td>46.9% (‘00년)</td><td>53.6%</td><td>59.0%</td></tr>
<tr><td colspan="4">노인의 자연치아 수를 증가시킨다.</td><td rowspan="2">나, 다, 마</td></tr>
<tr><td>노인(65~74세) 자연치아 수</td><td>17.2개 (‘06년)</td><td>18개</td><td>20개</td></tr>
<tr><td colspan="4">노인의 저작불편 호소율을 감소시킨다.</td><td rowspan="2">가, 다, 라, 마</td></tr>
<tr><td>노인(65세 이상) 저작불편 호소율</td><td>53.0% (‘06년)</td><td>59.6%</td><td>48.0%</td></tr>
</table>

지표명	2005	2008	2020	관련 코드사업	사업명
아동 · 청소년의 점심직후 칫솔질 실천율을 증가시킨다.				가, 다, 사	가. 아동 · 청소년 바른양치 실천사업 나. 수돗물 불소농도 조정사업 다. 취약계층별 예방중심 구강질환 관리사업 라. 저소득층 노인 · 장애인 의치보철사업 마. 찾아가는 구강보건 의료 서비스 제공사업 바. 공공 구강보건 의료 서비스 전달체계 확충사업 사. 구강보건 교육 · 홍보사업 아. 국민구강건강 실태조사 사업 자. 아동 · 청소년 치과주치의 제도 개발
아동(7~12세) 점심직후 칫솔질 실천율	-	23.7% ('08년)	36.0%		
청소년(13~18세) 점심직후 칫솔질 실천율	-	34.5% ('08년)	52.0%		
영유아, 성인 및 노인의 정기 구강검진 수진율을 증가시킨다.				가, 다, 사	
영유아(2~6세) 정기 구강검진 수진율	-	49.0%	74.0%		
성인(35~44세) 정기 구강검진 수진율	-	33.4%	50.0%		
노인(65~74세) 정기 구강검진 수진율	-	24.3%	36.0%		
어린이 집단생활시설의 양치설비 설치비율을 증가시킨다.				가, 바	
초등학교 양치설비 설치비율	-	0.0%	50.0%		
지역아동센터 양치설비 설치비율	-	0.0%	50.0%		
초등학교 구강보건실 설치비율	4.0% ('06년)	6.5%	8.0%		
특수학교 구강보건실 설치비율	26.8% ('06년)	29.3%	50.0%		
공공 구강보건의료센터 설립비율을 증가시킨다.				바	
보건소 구강보건센터 설치 비율	-	10.3% ('09년)	50.0%		
시 · 도 구강보건의료센터 (장애인 진료센터) 설치 비율	-	25.0% ('09년)	100.0% ('15년)		
중앙 구강보건의료센터 설립	-	미설립 ('09년)	설립 ('15년)		

자료출처 : 보건복지부

CHAPTER 2

구강보건교육을 위한 심리적 이해

학습목표

1. 생애주기에 따른 심리발달을 설명할 수 있다.(A)
2. 생애주기별 구강의 특성을 설명할 수 있다.(A)
3. 생애주기에 따른 구강보건행동을 지도할 수 있다.(A)
4. 생애주기에 따른 구강건강관리법을 설명할 수 있다.(A)
5. 동기의 개념을 설명할 수 있다.(A)
6. 동기화의 원리를 설명할 수 있다.(A)
7. 욕구. 동기. 충동, 유인을 설명할 수 있다.(A)

CHAPTER 2

구강보건교육을 위한 심리적 이해

제1절 구강보건교육 대상자의 생애주기별 심리발달

1. 발달과 교육

1) 발달의 의미

카프카(Koffka)는 발달이란 유기체의 기관이 양적으로 증대하고 구조에 있어서 정밀화되며, 기능에 있어서 유기화되는 것이라고 정의하였다. 한 어린이에게 있어서 신장과 체중, 혹은 손발이 커졌다고 하면 그것은 양적인 증대인 것이고, 모태에서 떨어져 생을 시작할 시기에는 그렇게 무력하기만 하던 갓난아기가 점차 걸을 줄 알고, 몸의 균형을 잡기도 하고, 뛸 줄도 알게 변하는 것을 보면 기능 면에서 얼마나 변하였는지를 이해하게 된다. 또 그들이 변화해가는 과정에서 뇌 세포, 신경조직, 근육조직을 구조적 측면에서 관찰하면 상상할 수 없을 정도의 정밀성을 발견하게 된다. 이러한 일련의 변화, 즉 양적 증대와 질적 변화를 동시에 수반한 심신의 변화를 발달이라고 한다.

카프카는 이런 발달을 성숙과 학습으로 구분하여 성숙은 유기체의 유전적 내재법칙을 따르는 발달과정이고, 학습은 유기체가 개인적인 경험에서 얻게 되는 행동변화의 과정이라고 하였다. 즉 성숙은 신장, 체중, 체력 등과 같은 선천적 혹은 유전적 분야의 발달이고, 학습은 언어, 계산, 습관 등과 같이 후천적으로 유기체 자신이 끊임없는 훈련과 경험을 통하여 행동 수준을 높여 가는 발달이다.

한편 성장이란 용어는 일반적으로 신체적 측면에서의 양적 증대 혹은 변화를 지칭하는 것으로 흔히 '자라난다'라는 말의 의미인 것이며, 경험이나 환경적 도전에 크게 영향을 받지 않는 변화를 뜻한다.

2) 발달의 원리

인간 발달의 일반적 원리는 대체로 다음과 같이 요약할 수 있다.

(1) 발달은 연속적인 과정이다.

인간의 발달은 수태에서부터 죽음에 이르기까지 계속적으로 진행되는 것이다. 발달은 비약적인 것이 아니다. 태아, 신생아, 영아, 유아, 아동, 청년 등으로 구분하는 것은 편의에 지나지 못한다. 발달은 계속적인 과정이기 때문에 앞의 단계에서 일어난 발달은 다음 단계에서 일어나는 발달에 영향을 주게 된다.

(2) 발달의 속도는 일정하지 않다.

심신의 발달은 동일한 속도로 진행되는 것이 아니라 각기 다른 속도로 진행된다. 행동특징에 따라 최고 정상에 오르는 것은 일정하지 않다. 체위는 21세경, 지능은 23~24세경, 정서적 성숙이나 사회성의 발달은 훨씬 그 이후에야 완성된다. 발달의 속도는 일반적으로 어릴 때일수록 급속하게 진행되다가 차차 완만하게 진행된다. 그리고 각 행동의 특징에 있어서도 각기 그 속도가 다르다. 신체 각부의 발달에서 보면 신경계통의 발달은 12세까지 급속도로 발달하여 절정에 달하나 생식기계통은 사춘기까지 별로 변화가 없는 잠복기를 이루다가 그 이후에 가서야 급격히 발달하는 것을 볼 수 있다.

(3) 발달은 일정한 순서가 있다.

발달도 일반적인 것에서 특수한 것으로, 전체인 것에서 부분적인 것으로 진행된다. 두-미, 근처-원처, 전체-특수의 방향으로 나눌 수 있다. 또한 각 발달의 정도는 지속하는 발달의 필요조건이 된다. 걷기 전에는 앉고, 동사를 써서 말하기 전에는 명사를 사용하고, 정직하게 되기 전에는 거짓말을 쓰는 것 등을 들 수 있겠다.

(4) 발달은 통일된 전인으로서 상호관련 속에서 이루어진다.

인간행동의 특징은 발달과정에서 상호 밀접한 관련 속에서 이루어진다. 비록 그 특성별로 발달의 속도를 달리 하지만 하나의 전인으로서의 아동이라는 것을 항상 고려한다. 그리고 낮은 단계에서 높은 단계로 체제화 되어간다. 이 체제화의 과정의 정형화라는 것은 전체적인 것에서 부분적인 것으로 분화되어 다시 새롭고 복잡한 형태로 통합되어 전체 체제가 보다 높은 단계로 구조화되어 가는 과정이다.

예를 들어 신체적으로 건강하지 못하다면 그 어린이는 화를 자주 내게 되고 다른 아이와 잘 싸우게 되며 공부를 하려면 쉽게 피로해져서 주의집중이 안되고 성적은 나빠진다. 경우에 따라서는 남을 골려 주거나 주의를 끌려고 미워하는 아이의 책을 쓰레기통에 넣는 등 결국 신경질적이 되거나 불안이 증대되어 적응상 곤란을 가져오게 될 것이다. 무엇보다도 전체로서의 균형있는 건전한 발달이 중요함을 알 수 있겠다.

(5) 발달은 개인차가 있다.

개인은 출생시부터 남과 서로 차이가 있고, 이런 차이는 상대적으로 항상 지속되며, 연령의 증가에 따라 더욱 현저해지는 경향이 있다. 세상에는 똑같은 사람이란 하나도 없다. 또한 개인 자체 내에서도 차이를 볼 수 있다. 생활연령은 6세인데 유기적 연령은 5세, 정신연령은 7세일 수도 있다. 교육이란 근본적으로 개인차에 적당해야 한다는 원칙에서 볼 때 정확한 개인차 각 개인의 발달정도를 조사 관찰하는 일은 중요한 것이다.

(6) 발달은 준비성의 변화라고 할 수 있다.

특수한 훈련의 효과는 유기체가 도달한 성숙의 단계에 따라 다르다. 성숙수준(넓게는 학습의 준비성)에 맞는 행동의 변화(학습)를 기대할 수 있는 "최적한 시기"를 고려해야 한다. 예를 들면 3세가 되는 어린이에게 글씨 쓰기를 가르쳐도 성과가 낮을 것이다. 6~7세쯤 되어 유기적, 정신적 성숙이 있을 때라야 가능한 것이다. 외국어의 학습은 4~5학년쯤에 가서 어느 정도 모국어가 완성될 때 가장 효과가 있을 것이다.

(7) 발달에서는 초기단계가 중요하다.

생의 초기단계인 영아기, 유아기, 아동기까지의 발달은 비교적 급속한 속도로 이루어질 뿐만 아니라, 이후의 모든 단계의 성장, 발달을 좌우한다. 예를 들면, 개인의 발달 초기에 부모와 따뜻하고, 적절한 대인관계를 형성하지 못하면 이후에도 타인과의 원만한 대인관계를 형성하지 못해 적응곤란을 겪게 된다. 이러한 관점에서 볼 때는 초기의 가정환경과 유아교육의 중요성은 아무리 강조되어도 지나치지 않을 것이다.

2. 생애주기별 발달 및 구강특성

인간은 연령이 높아짐에 따라 시기적으로 특수한 발달과제(Developmental Task)를 갖는다. 발달과제란 한 개인의 일생 중 특정시기에 발생하는 과제로, 이 과제가 성취되었을 경우 인간은 행복해지며 다음 과제를 성취할 수 있는 기초를 마련한다고 한다. 특정 시기의 과제를 성취하지 못한 경우에 그 개인은 불행해지고 사회의 인정을 받기 어려우며 후속 과제에 어려움을 느낀다고 한다(Knowles, M:1978). 발달에 관한 이론은 여러 학자들에 따라 다양하나 가장 보편적이고 종합적인 방향에서 인간발달의 단계와 특징을 살펴보고자 한다.

인간발달 과정에는 각 발달단계마다 달성해야 할 과업이 있다. 그것을 발달과업이라고 하며, 그 과업의 성공적인 달성이 이루어지면 개인은 행복하게 되고 다음 단계에서 해야 할 과업을 훌륭하게 처리할 수 있지만, 실패하면 개인은 불행하게 되며, 사회에서 인정받을 수 없고, 그 후의 과업의 달성도 곤란을 초래하게 된다. 그러므로 각 발달단계별로 어떤 과업을 달성해야 하는가를 이해하는 일은 교육적으로 대단히 중요하다.

1) 영유아기의 심리발달

① 태아기(胎兒期)의 심리발달

성숙한 남녀의 성교에 의한 정자와 난자의 수정에서 출생 시까지의 평균 9개월(40주, 280일)을 태아기라고 한다. 태아 교육의 중요성은 동서고금을 막론하고 인정되고 있다. 특히 어머니의 건강과 정서적 안정은 태아의 건강한 발육뿐만 아니라, 정서상태에 중요한 영향을 끼친다는 것이 의학적으로 증명되고 있다. 이 시기에는 어머니를 통하여 구강보건교육이 이루어져야 한다.

② 영아기(祿兒期)의 심리발달

갓난아이가 출생할 때의 고통에서 회복되는 때까지의 기간을 특별히 구별하여 신생아기라고 한다. 영아기는 신생아기(생후 2주, 길게는 1개월 정도)를 포함하여 1세까지의 시기를 말한다. 유아와 분리하여 신생아라고 부른다. 신생아를 보육하는데 주의할 점은 신생아의 생활이 거의 잠을 자면서(하루 생활의 73%) 이루어지고 있기 때문에 가능한 한 편안하고 안정된 주위환경을 조성해 주는 것이다.

이 시기를 프로이드는 구순기라고 했으며, 에릭슨은 기본적 신뢰감이 형성되거나 불신감이 형성될 수 있는 시기라고 했다. 즉 아이는 어머니를 알아보지 못하다가 2개월이나 3개월 정도 되면 알아보기 시작한다. 6개월 정도 지나면 어머니와 다른 사람을 분명하게 구별하여 어머니에 대한 애착관계를 형성하며, 어머니로부터 떨어지지 않으려고 하는 등 격리반응과 격리불안을 경험하게 된다. 이 때 어머니와의 애정이 잘 형성되면 기본적으로 신뢰감이 생기지만 경험의 부적절성, 비일관성, 거부적 태도는 불신감을 만들 수 있다.

불신감이 형성되었을 경우에는 치과를 방문하게 되었을때 설득이 되지 않으며, 방문해서도 무서워하거나 그 직원들이 낯설은 사람들이므로 공포를 느끼고 어머니로부터 떨어지지 않으려고 하는 특성을 볼 수 있다.

2) 걸음마기의 심리발달

걸음마기는 1세에서 3세까지의 시기를 말한다. 직립보행, 언어의 시작 그리고 이를 계기로 자기의 세계를 넓히고, 타인과 사회적 접촉이 활발해지며, 독립하여 영양을 섭취하기 시작한다. 이 시기의 영양상태와 방법에 따라 인간발달에 중요한 의미를 가진다.

프로이드는 이 시기를 항문기라고 하며 호기심이 왕성하고, 자기주장을 많이 하며, 생떼를 부리는 시기라고도 했다. 또한 이 시기를 에릭슨은 자율성 대 수치감과 의심이 형성되는 시기라고 봤다. 자기능력으로 기능을 발휘하도록 허용하고 격려해 줄 때 환경통제능력이 생기게 되나 의심을 갖게 되고 부끄럽게 만들면 수치심을 갖게 된다. 즉 대소변을 가리는 훈련이 시작되며 이 훈련을 통해서 자기통제력이 길러진다.

특히 이 시기는 부모의 일관성 있는 훈련과 적절한 통제가 필요하며, 아동이 자율성과 독립성을 인정해 주는 것이 필요한 시기이다. 또 이 시기에는 수면장애가 있을 수도 있고 생떼를 부리기도하고 부정적 행동을 보이기도 한다. 따라서 구강진료를 할 때에도 심한 공포증이나 거부적인 태도, 기계조작의 공포 등이 있을 수 있으며 부모로부터 격리가 어려운 시기이다.

3) 아동기(兒童期)의 심리발달

아동기를 학령전기와 학령기로 구분할 때 학령전기를 3세부터 6세까지, 학령기를 6세부터 12세까지로 본다. 즉 유치원시기와 초등학교시기라고 볼 수 있다. 이 시기는 신체적 정신적 정서적으로 왕성한 변화가 계속되고, 성장의 속도도 빠르지만 개인에 따라서 달리 나타난다. 아동기는 영·유아기의 여러 발달을 토대로 기본적 인간특성이 많이 나타나며, 그 특성을 학령전기와 학령기로 나누어 살펴본다.

① 학령전기(學齡前期)

학령전기를 유치원시기라고 부르며, 프로이드의 심리성적 단계구분에서 남근기라고 말했다. "가족 로맨스 시기" 남아에 있어서는 오디푸스 콤플렉스(Oedipus complex)와 여아에 있어서는 엘렉트라 콤플렉스(Electra complex) 시기로서 부모와 자기와의 삼각관계를 통하여 남성다움과 여성다움을 배우는 시기라고 했다. 그러므로 남을 모방하기 좋아하므로 부모가 솔선수범해서 구강건강관리습관을 보여줄 때 아동은 구강건강관리를 일상적, 의무적으로 해야 하는 당연한 것으로 받아들인다.

에릭슨은 주도성이나 죄책감이 형성되는 시기라고 봤다. 탐색하거나 실험할 수 있는 자유를 허용하고 질문에 충실히 대답해 주면 주도성이 발달하고, 활동을 제한하거나 간섭하고 질문을 귀찮게 여기면 죄책감이 생기는 시기라고 한다. 따라서 자기중심적이고 자기 주장이 강한 시기이며, 칭찬과 격려를 좋아한다. 좋은 구강건강관리습관의 형성을 위해서 아낌없는 칭찬과 격려를 해 주는 것이 필요한 시기이다.

피아제는 상징적인 체계를 발달시키고 사람, 장소, 사건을 나타내기 위해 단어와 같은 상징을 사용한다.

따라서 이 시기는 신체와 뇌의 발육이 급성장하여 언어가 풍부해지고, 사고와 상상력이 많아져서 공상을 많이 하게 된다. 공상적인 이야기를 현실과 같이 말한다. 공포가 많고 상상력이 풍부한 시기이므로 구강진료실에 와서도 미리 겁을 먹고 무서운 곳으로 받아들일 수 있다. 이때 치과의사와 치과위생사는 자세하고 진지한 설명으로 신뢰감을 주어 안심시키는 것이 필요하며, 평소에 친숙한 관계를 형성해 두는 것도 현명하다. 신체적으로도 여러 가지 기본적인 동작을 배워 가는 시기이지만, 아직 손과 발의 조절이 잘 되지 않기 때문에 칫솔은 아동의 손에 적당히 작은 것을 선택하여 주고, 칫솔질 방법도 묘원법 등의 쉬운 방법을 교습하는 것이 좋다.

프로이드는 이 시기의 중요성을 "어린이는 어른의 아버지"라는 말로 표현함으로써 인간의 기본적 특징이 이 때 결정된다고 하였다. 즉 기본적인 인간행동의 형성시기이며, 의학적으로나 심리학적으로 가늠하기 어려울 만큼 중요한 시기이다.

헤퍼만도 어린이들의 태도, 습관, 언어 등 전인격을 형성하는데 그 속도가 이때처럼 빠른 시기는 없다고 하였다. 이러한 이유에서 공산주의 국가는 사회주의 건설을 위하여 유아교육을 매우 중요시하고 있으며, 자유진영의 선진 여러 나라들도 학령 전 교육(유아교육)의 중요성을 강조하고 있다.

② 학령기(學齡期)

초등학생 시기라고 말하는 학령기를 프로이드는 잠복기라고 하며 학령전기와 다음의 발달단계 사이에서 비교적 온화한 시기라고 본다. 성적, 지적 호기심이 왕성하여 무엇이든지 알고 싶어한다. 그리고 활발하고 민첩한 행동을 특징으로 한다. 또한 아동기에는 유아의 심리적 특성인 자기 중심성으로부터 서서히 벗어나고, 사회성이 발달하여 또래집단과 어울리는 것을 좋아한다. 흔히 말썽꾸러기요, 개구장이로 통하는 시기이지만 그 의의는 크다.

따라서 에릭슨은 근면성이나 열등감이 형성되는 시기라고 한다. 즉 자기가 성취할 기회를 부여받고 성취하였을 때 성취한 과업을 인정받고 격려받았을 때는 근면성이 발달하고, 성취할 기회를 갖지 못하고 성취한 결과에 대해 비난받으며, 귀찮은 존재로 취급되면 열등감에 직면하게 된다.

학교라는 환경에서 지적인 활동이 왕성한 시기이므로 학문적으로나 경험적으로 성취감을 볼 수 있는 좋은 시기이며, 그 성취감을 토대로 공부에 취미를 붙일 수도 있지만, 오늘날의 과중한 공부 스트레스로 인해서 이 시기에 다양한 심리행동 문제로 불안과 우울, 강박감 등의 정서장애가 일어날 수도 있다. 이로 인해 구강병인 치통과 치주염이 악화될 수도 있다. 이 시기 부모들이 과중한 공부와 과외에 대한 압력과 기대를 버려야 하고, 아동의 정신적 정서적 육체적 건강을 위해서 계속적으로 감독과 지도를 해야 한다.

이 시기는 정신적, 정서적으로도 감수성이 예민하며, 유치가 탈락하고 영구치가 맹출 하는 기간이므로 구강에 대해 불편함을 많이 느끼므로 치과에 자주 방문하여 예방적 관리를 받도록 해주어야 한다.

4) 청소년기(靑少年期)의 심리발달

사춘기를 포함하는 시기로서 청년 전기(12~15세), 청년 중기(15~18세), 청년 후기(18~22세)로 세분하기도 한다. 이 시기는 어린이 상태에서 어른의 상태로 이행을 의미하는 시기로서 주요 성장변화가 일어나는 시기이며, 정서적으로 상당히 불안한 시기로서 심신의 모든 부분이 과도기적인 현상을 나타낸다. 따라서 대부분의 사고과정이 불안정하기 때문에 심리적 또는 2차 반항기 등으로 표현한다.

청년기의 특징이라고 할 수 있는 여러 가지 과도기적 현상인 모순과 혼란, 반항성, 비판성, 내면적 생활의 발견, 자아의식의 고양, 정신적 독립 등은 성인 체제로의 진입화, 또는 인간 성숙화의 과정이라고 말할 수 있다.

사춘기에 이르기까지 개개인은 개념화 능력을 발달시키며 사물간의 관계를 파악할 수 있게 된다. 또한 외모나 용모에 관심을 가질 수도 있지만 신체적으로 건강하기 때문에 건강에 관한 습관을 길러주도록 동기유발을 시키는 것이 어려울 수도 있다.

이 시기는 간식을 무분별하게 많이 하는 시기이며, 활동이나 성장에 필요한 에너지원인 탄수화물을 많이 섭취하므로 다발성우식증이 많이 발생하고, 치은염과 치주병이 나타나는 시기이다. 한편으로는 이 시기의 청소년은 어떠한 질병이 진행되고 있으며 그로 인한 증상에는 어떤 것이 있는지에 관해 호기심을 갖기도 하므로 아동기를 통하여 칫솔질 등의 구강위생관리습관을 계속적으로 지속하도록 부모와 교육자의 관심있는 지도가 필요한 중요한 시기이다.

5) 성년기(成年期)의 심리발달

성년기는 성년초기(20~40세)와 성년중기(40~65세)로 구분된다. 성인이란 한 개인의 생애주기 가운데서 어린이와 청소년 다음에 계속되는 한 발달단계를 말하며 어른을 의미한다. 이 시기는 사회적, 정신적, 신체적으로 완숙된 시기이며 사회에서 활발한 활동을 하는 시기로서 경제적인 능력을 가지고 있다.

성인의 특성을 구분하여 말하는 데는 여러 가지 이론이 있지만 심리학자인 로저스는 성숙, 성인다운 시각, 자율성 등 세 가지 요소로 구성됨을 의미하고 있다. 즉 완전한 성장을 향한 성숙의 요소와 유치하지 않은 성인의 시각을 갖는 것, 그리고 타인에게 의존하지 않는 자율성의 요소를 구비하는 것을 의미한다. 에릭슨은 사람들이 다른 사람에 대한 사랑과 보살핌을 넓혀가고 심화시키는 단계이며 자기가 누구인지, 무엇인지에 대하여 관심을 갖고, 이성에게 매혹되어 사랑에 빠지기도 하지만, 이러한 애착은 대부분 자기정의를 위한 노력이라는 것이다. 즉 자기 스스로를 성인이라고 자각하고 성인으로서의 역할인 직장인, 배우자, 부부의 역할 등에 관련된 책무를 수행할 수 있는 사람이라는 것이다. 따라서 성인에게 구강위생관리를 위한 동기유발을 위해서는 자신의 구강건강에 대한 책임을 일깨워 주는 것이 절대로 필요하다.

이 시기의 구강특징은 치아우식 감수성은 떨어지나, 치주병이 진행되는 시기이므로 정기적으로 치과를 찾도록 동기를 유발시키는 것이 필요하다.

6) 노년기(老年期)의 심리발달

노년기(약 60세 이후)에는 신체적 사회적 상실에 대처해야 한다. 노인은 체력과 긴강을 잃고, 퇴직으로 직업과 수입원을 잃게 되며, 시간의 흐름에 따라 주위의 사람들을 잃게 된다.

에릭슨의 심리·사회적 발달단계에 의하면 후기 성인기의 발달과제는 통합을 유지하는 것이다. 이 시기동안 자존감이 잘 형성된 노인은 자신의 인생을 되돌아보고 성취와 실패를 통합하게 된다. 그들은 삶이 자신의 책임이라는 것을 깨닫게 된다. 이때 노인들의 이야기를 들어주고 흥미로운 질문을 하는 것이 노인의 발달과제 해결에 도움을 준다.

노인의 구강상태는 축적되어온 구강병에 의하여 치아상실이 많고, 침샘의 위축 등으로 인한 구강점막의 건조, 탄력성 상실과 각화의 저하로 인해 구강에 많은 고통을 느끼는 시기이다. 그러므로 치경부 우식증, 치주병이 심해지기도 한다. 노인들의 심리변화가 위축되고 쇠퇴된 상태로 인해 노인의 구강건강상태는 당연히 나쁘다는 고정관념과 앞으로 남은 수명에 대한 불안감 등으로 인해 구강진료나 구강위생관리를 소홀히 여기거나 기피하기도 한다.

따라서 노인구강보건교육에서는 오래된 습관과 특성을 감안하여 습관을 급격하게 변화시키기보다는 점차적인 변화를 가져올 수 있도록 하여 구강건강의 중요성을 납득하도록 하고 구강건강에 대한 중요성과 자신감을 갖도록 해야 한다.

표 2-1의 발달단계에 따른 구강상태의 특징을 잘 파악하여 그 시기에 적합한 교육을 실시할 때 구강보건교육을 통하여 변화를 가져올 것이다. 예를 들면 감각운동기에 맞는 학생은 감각운동 시기에 맞게 가르쳐야 되고, 교사의 언어는 학생발달단계에 맞는 '학생언어'로 교육해야 한다. 인간의 발달단계별 과업들은 구강보건교육에 있어서 인간 이해를 우선하기 위한 절차로써 상당히 중요하다.

표 2-1. 발달단계에 따른 구강상태와 심리

연령	심리성적단계 (Freud)	심리사회적단계 (Erikson)	인지적단계 (Piaget)	구강상태 및 관리와 심리
출생~1½세	구순기 (출생~12~18개월) 아기의 쾌락의 주원인은 빨기와 먹기같은 입에 집중된 활동이다.	기본적 신뢰감 대 불신감 (0~1세) 아기는 세상을 신뢰할 수 있는지 아닌지에 대한 감각을 발달시키게 되는데 일관성, 계속성, 동일성이 신뢰감을 발달시킨다. 경험의 부적절성, 비일관성, 거부적 태도는 불신감을 형성시킨다.	감각운동기 (출생~2세) 유아는 반사적인 반응을 하는 존재로부터 환경에 관련된 활동을 조직할 수 있는 존재로 변화한다. 유아는 감각과 운동활동을 통해 학습한다.	· 신생아, 영아기에 해당되는 구강관리법이 적용되어야 하는 시기 · 6개월부터 유치가 맹출하기 시작 · 우유먹는 아이의 우유병성우식증 우려 · 매일 칫솔질하는 습관형성을 위해 구강보건교육이 필요한 시기 · 스스로 구강관리가 어려우므로 부모가 같이 가족단위의 구강건강관리가 필요한 시기 · 치과치료시에 친숙해지도록 유도 · 부모와 격리시키지 말 것
1½세~3세	항문기(18개월~3세) 아동은 배설물을 보유하고 내보내는 것으로부터 감각적 만족을 얻는다. 만족의 부분은 항문 부위이다.	자율성 대 수치감과 의심 (2~3세) 자기능력으로 기능을 발휘하도록 허용·격려할 때 환경통제능력 대신 의심갖게 되고 부끄럽게 만들면 수치심을 갖게 된다.		· 계속적인 유치맹출이 진행됨 · 손가락빼는 습관이 형성될 수 있음 · 이 시기는 영유아기에 해당되며, 아이 스스로 구강 건강관리가 어려우므로 부모에게 구강보건교육을 하도록 한다. · 치과치료과정을 미리 알려주어 두려움을 극복하도록 한다.
3세~6세	남근기(3세~6세) "가족 로맨스의 시기" 남아에 있어서의 외디푸스 콤플렉스와 여아에 있어서의 엘렉트라 콤플렉스, 만족부위는 성기 부위로 옮겨진다.	주도성 대 죄책감 탐색·실험할 수 있는 자유를 허용하고 질문에 충실히 답해줄 때 주도성이 발달하고 활동을 제한·간섭하고 질문을 귀찮게 여기면 죄책감이 형성됨	전조작기(2~7세) 아동은 상징적 체계를 발달시키고 사람, 장소, 사건을 나타내기 위해 단어와 같은 상징을 사용한다.	· 유치가 완전히 맹출된 유치열기 · 대부분 처음 치과방문을 하게 되는 시기 · 언어가 소통되는 시기이므로 치과치료에 대한 자세한 설명이 필요 · 구강관리에 대한 좋은 습관이 형성되도록 칭찬과 격려를 해준다.
6세~12세 사춘기	잠복기(6세~사춘기) 더욱 격정적인 단계들 사이의 비교적 온화한 시기.	근면성 대 열등감 (7~11세) 성취한 기회를 부여하고 성취한 과업을 인정·격려받으면 근면성이 발달. 성취할 기회를 갖지 못하고, 성취한 결과에 비난받으며, 귀찮은 존재로 취급되면 열등감에 직면한다.	구체적 조작기 (7~12세) 아동은 현재 사실에 초점을 둔다면, 문제를 논리적으로 해결할 수 있다.	· 제1대구치 맹출의 시작으로 유치와 영구치가 혼재하는 혼합치열기 · 유치와 영구치의 교환으로 인하여 후천성 부정교합의 발생가능성이 높은 시기 · 유치의 만기잔존, 유치의 조기상실, 손톱 깨무는 습관 등등 · 초등학생의 연령으로 과중한 학업과 군것질이 많으므로 적절한 구강건강관리가 필요한 시기 · 치아우시감수성이 예민하여 충치발생이 많아 치과방문의 횟수가 많은 시기 · 이 시기에는 무엇보다도 미리 구강병을 예방할 수 있도록 교육해야 하며 적절한 예방처치가 필요하다.

연령	심리성적단계 (Freud)	심리사회적단계 (Erikson)	인지적단계 (Piaget)	구강상태 및 관리와 심리
12세~성인초기(20세) 청년기	생식기 (사춘기~성인기) 성인의 성적 특성으로 성숙하는 시기	자아정체감 대 역할 혼미 (12~18세) 자기 자신의 정체감을 느끼기 시작하는 시기이다. 청년은 자아감을 형성해야 한다. 이 시기를 맞이한 청년은 개인 고유의 특징(좋아하는 것, 싫어하는 것 같은), 예상되는 미래의 목표, 자기 자신의 운명을 통제하는 힘을 느끼고, 현재의 자기가 무엇이며, 미래 무엇이 되고 싶은가를 결정하고 싶게 된다. 이들 자아가 선택한 특징은 모두 집합되고 통합되어 인간의 심리·사회적 정체감을 형성하는 것이다.	형식적 조작기 (12세~성인기) 인간은 추상적으로 생각할 수 있고 가설적인 상황을 다룰 수 있다.	· 제2대구치가 맹출괴는 시기로 영구치만 존재하는 영구치열기 · 공부에 대한 스트레스와 왕성한 신체발육으로 무분별한 음식을 섭취 · 충치의 발생이 많고 치은염과 치주병, 구취가 생기는 시기 · 구강관리가 소홀해지기 쉬운 시기이므로 주기적인 치과방문으로 계속적인 관리가 필요함
성인기 (20세~65세)	성인전기 (성장기) 성인중기	친밀감 대 고립(19세~24세) 타인과 진정한 친애관계를 형성하며 정열적으로 융합하고자 할 때 친밀감과 동시에 경쟁적·투쟁적 관계를 경험함으로써 고립감과 자아몰입으로 인해 괴로워한다. 생산성 대 침체성 (25~65세, 중년기) 성숙한 성인은 다음 세대를 형성하고 지도하는데 관심을 갖고 참여하며, 생산적 창의적 활동을 통해 타인과 사회를 위해 노력할 때 생산성이 발달한다. 그렇지 못하면 개인적인 침체감에 빠져 허무감을 느낀다.		· 치주병이 진행되는 시기이므로 치면세마와 같은 예방처치나 치주치료가 필요한 시기 · 구강병으로 인해서 치아상실이 시작되는 시기 · 바쁜 직장생활로 자신의 구강관리를 소홀하기 쉬우므로 자신의 구강건강에 대한 책임은 자신에게 있다는 교육이 필요함 · 산업구강건강관리 부분에서 많은 교육과 예방이 필요함
노년기 (65세 이후)		통합 대 절망감(65세 이상) 늙어가는 사람은 자신의 인생에 대해 만족스러웠다고 회고하며, 인생에 대한 통찰·관조를 할 수 있고, 인생의 유한성을 수용하게 할 때 통합성을 형성한다. 그렇지 않으면 후회하게 되고, 남은 여생이 짧아 초조하고, 죽음을 두렵게 생각할 때 절망감에 빠진다.		· 축적된 치아우식과 치주병등으로 치아상실이 많은 시기 · 치아상실로 구강내에 인공치아가 많아서 입냄새가 많이 발생 · 의치보유하고 있으므로 의치관리에 관한 교육이 필요한 시기 · 침샘의 위축으로 구강건조증상이 일어나는 시기 · 신속한 치료와 수복으로 저작기능을 회복시켜서 건강에 대한 자신감을 갖도록 한다.

출처 : 권현숙(1999),치위생사양성기관의 표준교육과정 모형개발연구, 경남대학교 대학원 박사학위논문

3. 인간발달과 교육

앞에서 인간발달에 관한 의미와 기본원리 그리고 발달단계와 발달과업에 대하여 고찰하였다. 이것은 지적인 면에서 어떤 단계를 거쳐 발달하며, 인격적인 면에서는 어떻게 발달하는가를 비교적 상세하게 제시해 주고 있으며 교육에 주는 시사점이 크다는 것을 알 수 있다.

인간발달의 모든 특징은 학교교육에 있어서 교육과정 구성을 위한 기초자료가 된다. 무엇을 언제 학습하도록 할 것인가를 결정함에 있어서 인간발달에 관한 지식은 대단히 중요하다. 교육을 인간발달의 여러 가지 현상과 부합시켜야 하기 때문이다. 이와 관련하여 다음에 제시하는 3가지 개념을 이해하는 일은 매우 중요하다.

1) 준비성

현대교육에서 적시성이라는 것이 중요한 개념으로 등장한다. 학생들이 어떤 지식이나 기능을 습득할 수 있는 최적의 시기가 있다고 보는 것이다.

교육은 아무 시기에나 가능한 것이 아니라 그 학습을 할 수 있는 모든 신체적, 정신적 조건이 성숙되어야 하는 것이다. 이것을 교육의 준비성이라고 한다. 즉 준비성이란 특정한 교육을 하는데 필요한 조건의 성숙상태를 말한다. 읽기를 배우기 위해서는 읽기 학습에서 요구되는 성숙상태가 이루어져야 하며, 수영을 배우기 위해서는 신체적으로 성숙되어 있어야 가능한 것이다.

이와 같은 준비성의 개념에서 생각하면 학교 교육과정은 학생들의 준비성을 염두에 두고 구성되어야 한다고 할 수 있다. 대부분의 학교제도가 6세부터 학교교육을 시작하도록 되어 있는 것도 바로 그와 같은 준비성을 고려한 것이다. 평균적으로 6세가 되어야 신체적으로나 정신적으로 학교학습을 할 수 있는 준비성이 구비된다고 보는 것이다. 이러한 준비성의 개념에 대하여 이견이 없는 것도 아니다. 즉 어린이들의 준비성이 자연적으로 달성되도록 기다릴 수만 없다는 견해가 그것이다. 그러나 준비성의 개념은 인간발달에 관한 지식이 학교교육을 위하여 제공하는 중요한 개념이라고 할 것이다.

2) 결정시기

교육에 있어서의 적시성의 문제와 관련해 고려해야 할 또 하나의 개념이 있다. 그것은 결정시기라는 개념이다. 결정시기란 특정한 심리적 특성이 학습되는 시기가 있고 만일 그 시기에 학습이 되지 못하면, 후에는 학습이 제대로 되지 못한다는 개념이다. 이 개념은 처음에 동물실험을 통해서 얻어진 것이다. 로렌츠는 "새끼오리의 각인에 관한 연구"에서 새로 출생한 새끼오리가 수 시간 내에 어떤 종류의 움직이는 물체를 만나게 되면 그것을 자신의 어미로 알고 따라 다니는 현상을 발견하였는데, 그 움직이는 물체에 집착하는 경향이 일정한 짧은 시간 안에 나타나기 때문에 결정시기라는 말을 붙이게 된 것이다.

이러한 현상은 인간에서도 발견되며, 일정한 시기에 특정한 행동을 습득해야 된다는 생각을 가지게 되었다. 일찍이 프로이드도 인간발달 과정에는 결정시기가 있다는 것을 시사하였고, 그것이 3~5세라고 주장한 바 있다.

이와 같은 결정시기의 개념은 인간 발달과정에서 초기경험의 중요성을 시사하는 근거가 되고 있다. 어떤 시기에 특정한 행동을 학습할 수 있는 조건이 주어지지 못하면 발달의 결손이 오게 되고 또 그 결손은 새로운 결손을 낳게 하며 결손이 누적되기 때문에 어릴 때의 초기경험이 중요하다는 근거가 된다.

3) 문화결손

인간발달 과정에서 초기경험이 대단히 중요하다는 관점에서 문화결손이라는 개념이 나오게 된다. 문화결손은 발달과정의 초기에 문화적으로 결손환경에서 성장한 아동은 발달상의 어떤 결손을 가져오게 된다는 것이다.

문화결손이란 인간발달에서 요구되는 심리적 요소의 결핍, 과잉 및 시기적 부적당성에서 일어나는 지적, 사회적, 인격적 발달의 부분적 상실, 지연 및 왜곡의 현상을 의미한다. 이 개념이 뜻하는 것은 어떤 생물적 요소의 결핍에서 발생하는 영양실조의 신체적 현상과 대비시켜 보면 쉽게 이해할 수 있다.

이와 같은 문화결손의 현상은 어린이의 발달과정에서 주어지는 초기경험과 밀접하게 관련되어 있다. 이에 관한 연구는 초기경험의 여하에 따라서 지능발달의 촉진제가 될 수 있고 또 반대로 발달의 저해요인이 된다는 점을 지적하고 있다. 블룸(Bengamin S Bloom)도 인간발달에 광범위한 문헌을 조사한 결과 지능과 인격의 변화는 환경조건과 밀접한 관계가 있으며, 환경의 차이는 가장 빠른 변화를 가져오는 시기에 가장 큰 양적 변화를 보인다는 결론을 내리고 있다. 이것은 환경의 영향이 초기경험을 하게 되는 시기에 가장 크게 작용한다는 점을 지적하는 것이다.

어린 시절에 문화적인 혜택을 받지 못한 이른바 문화결손 어린이에 대한 보완교육 프로그램이 가능한 한 빨리 시행되고 또 잘 짜여진 프로그램일 때에는 상당한 정도의 회복이 가능하다는 여러 연구결과가 나와 있다. 이러한 연구결과는 어릴 때에 결손을 입은 어린이에 대한 교육의 가능성을 말해주는 것이다.

제2절 동기와 동기유발

1. 동기와 동기유발의 의미

1) 동기(Motive)

동기란 유기체로 하여금 어떠한 특정 방향으로 행동하도록 만드는 요소이다. 따라서 동기는 행동을 하게하고 목표를 향해 나아가게 하며 목표추구 행동을 유지시키는 내적인 상태를 말한다. 사람들은 행동과 관련하여 동기란 말을 많이 사용하는데 "대학을 진학하게 된 동기"니, 혹은 "사랑을 하게 된 동기"라 하여 어떤 일을 행하게 되는 원천이 되는 개념으로 많이 사용한다. 사실 한사람의 행동을 결정하는 의식적, 무의식적 원인을 지칭하는 말이다. 따라서 동기가 없으면 행동이 일어나지 않으며 행동이 있는 곳에는 동기가 있는데, 이를 행동의 동인(動因 ; drive)이라고 한다. 그래서 교육에서 동기의 중요성을 강조할 때, 또는 동기가 어떻게 인간행동에 영향을 미치는지를 설명할 때 "말을 물가에까지 끌고 갈 수는 있되 물을 마시고 싶지 않은 말에게 물을 먹일 수 없다."라는 말로 그것을 표시한다.

따라서 학습동기라 함은 학습자로 하여금 어떠한 학습목표를 향하여 추구하는 과정에 있어서 학습행동을 하게 하는 상태나 준비태세, 에네르기화된 상태라고 말할 수 있다. 다시 말해서 학습동기는 어떤 대상과 관련지어서 심리적으로 행동하고자 하는 내적 원인이나 경향성이라고 하겠다. 따라서 동기와 학업성취도 사이에는 높은 상관관계가 있다. 동기에는 욕구, 목적, 희구, 갈망, 흥미, 태도, 자세, 가치, 준비성, 경향성 등 여러 가지 형태를 포함하고 있다. 즉 동기에는 연상과 감정의 두 개념이 포함되어 있으며, 이러한 것들이 개체로 하여금 어떤 행동을 일으키게 하는 중요한 원인이 된다.

동기는 여러가지 성질을 가지고 있는데, 동기의 형태는 매우 복잡하므로 충분히 이해하기 어렵고, 생리적인면, 심리적인 면, 연상적인 면을 가지고 있으며, 또한 동기에는 개인차이가 있고, 시간과 공간적 거리를 지닌 목적물에 대해서도 나타난다는 성질을 가지고 있다.

2) 욕구(Need)

욕구란 “인간의 온전한 행복에 필요로 하는 어떤 것의 결핍 현상이나 과잉현상이 원인이 되어서 일어나는 것”으로서, 이는 행동을 일으킬 수 있는 잠재력이 된다. 그러나 우리의 욕구는 좀처럼 완전하고 완벽하게 만족되지는 않는다. 즉, 계속해서 향상이 요구된다. 배가 고프면 밥을 먹어야 하고, 차를 마시고 싶고, 잠을 자고 싶어지며, 목이 마르면 물이나 음료를 마셔야 하는 상태가 계속 생긴다. 이것은 일종의 긴장상태라고 부르며, 행동을 일으키는 내적원인이다. 이것을 개체내의 과잉과 결핍에 의해서 일어나는 상태이며, 욕구라고 한다.

그러므로 사람은 그들의 욕구에 의해 또는 자신이 만들어내는 긴장에 의해 동기가 유발된다. 인간의 행동은 자신의 생각에 자신의 욕구를 만족시키는데 도움이 되리라고 생각되는 목표를 향한 움직임이라고 볼 수 있다.

욕구의 종류에 대해서 머레이(Murray), 크론바흐(Cronbach), 메슬로우(Maslow) 등의 여러 학자가 말하고 있다. 욕구는 크게 생리적 욕구, 사회심리적 욕구로 나누고 생리적 욕구는 일차적, 신체적, 유기체적 욕구라고도 하며 섭식, 배설, 수면, 휴식, 성행동에 대한 욕구가 여기에 해당된다.

사회심리적 욕구는 이차적 욕구라고도 하는데, 이것은 다시 정서적 욕구, 사회적 욕구, 자아적 욕구 등으로 나누어진다. 이중에서 정서적 욕구는 안정감, 고통, 공포의 기피, 긴장 해소의 욕구 등을 말하며, 사회적 욕구는 애정, 소속, 독립, 성취, 인정의 욕구를 말하며, 자아적 욕구는 성공감, 자기개성유지, 자아실현의 욕구 등을 말한다.

Maslow는 동기를 이해하는 데 유용하다고 판명된 인간의 기본적인 욕구를 위계적으로 분류하여 설명하였었다. 이를 욕구 수준별로 나타내면 다음 그림 2-1와 같다.

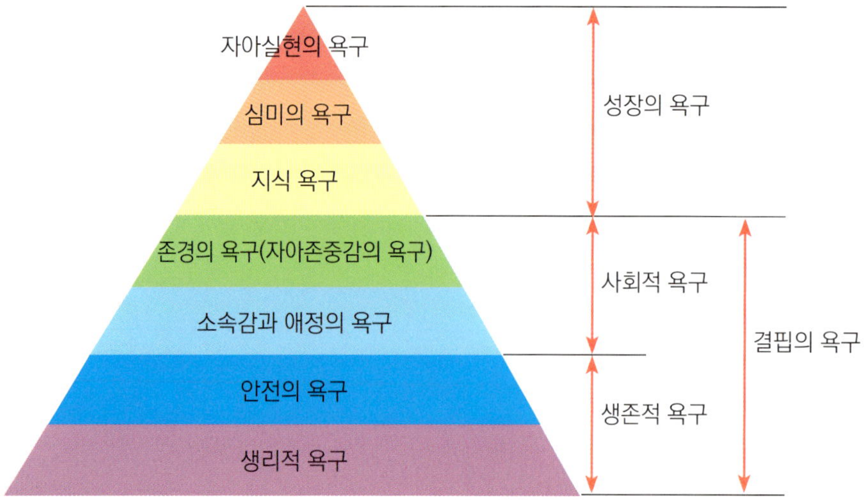

그림 2-1. **매슬로우 욕구의 위계**

인간의 가장 기본적인 욕구를 1수준으로 하고, 가장 잠재된 욕구를 5수준으로 하여 기본적으로 욕구를 저수준으로 그리고 잠재적인 욕구를 고수준으로 분류하였다. 최근에는 7단계로 세분화되어 5수준으로 지적인 욕구(Need to Know and Understand), 6수준으로 심미의 욕구(Aesthetic Needs), 7수준 자아실현의 욕구로 구분한다.

욕구의 위계에서 가장 낮은 단계인 생리적인 욕구는 식욕, 수면욕, 갈증, 성욕 등의 유기체적 욕구와 안전의 욕구는 위기와 위협으로부터의 보호, 공포, 불안, 무질서로부터의 자유, 구조, 질서, 법, 제약으로부터의 벗어나고 싶은 욕구이며, 애정 및 소속의 욕구는 타인과의 만족스러운 관계, 집단에 소속하고 싶은 욕구, 자존심의 욕구에는 자신감, 성취감을 맛보고 타인으로부터 인정받고 싶은 욕구 등이 결핍의 욕구이다. 지적 욕구는 모르는 것을 이해하고 탐구하고자 하는 욕구가 해당하며, 심미적 욕구에는 질서, 조화, 미적감각 등을 추구하려는 욕구로 구분하며, 자아실현의 욕구에는 자신의 발견과 잠재력을 실현하고 싶은 욕구 등의 성장의 욕구로 구분된다. 그리고 이들간에는 위계적 관계가 있다는 욕구 위계설을 주장하였다.

욕구의 위계설은 교육에 있어서 매우 중대한 시사점을 내포하고 있다. 굶주림, 질병 또는 마음의 상처를 받은 채 학교에 오는 학생들은 지식 추구에 대한 동기유발이나 치아에 좋은 음식을 섭취하도록 하는 식이조절에 대한 동기유발이 쉽지 않다.

부모가 이혼함으로써, 이로 인하여 안전에 대한 불안, 소속감의 결여를 가진 학생들은 분수나 나눗셈에 대하여 거의 관심을 가지지 않을 것이다. 그러므로 교사들은 이에 각별히 유의해야 한다.

3) 충동, 동인(Drive)

생리적 결핍 혹은 과잉에 의한 심리적 긴장상태를 욕구라고 할 때, 이런 욕구는 행동을 일으키는 직접적인 요인이 되지 못하고 잠재적인 힘일 뿐 이다. 동인은 욕구에 의한 잠재적인 힘을 어떤 목표를 향해 실제로 특정한 행동양식으로 이끌어 가게 하는 것을 의미한다. 충동에 의해서 유발된 행동은 어떤 대상이나 목표를 접근하든지 피하든지 하려 한다. 이런 대상 또는 목표를 유인(incentive)이라고 한다.

4) 유인(Incentive)

행동을 불러일으키는 원동력으로서의 충동(drive)의 목표가 되는 대상을 말한다. 예를 들면, 체내의 수분이 부족하면 갈증의 충동이 생기지만 이 경우에 대상으로 되는 유인은 물이다. 이와 같이 굶주림의 충동에 대해서는 음식물이 유인이 된다. 이 충동으로부터 유인으로의 과정이 동기부여(motivation)다.

5) 동기유발(Motivation)

동기유발(motivation)은 유기체가 목표를 향해 나아가도록 하는 행동을 유발하고 시간이 경과되어도 그 행동을 유지하는 내적 과정. 어떤 행동의 방향과 강도를 정해 주는 심리적 요인이다. 동기유발은 동기화, 동기환기라고도 한다. 동기유발이란 한마디로 말한다면 문자 그대로 동기를 유발시키는 일, 즉 동기를 불러일으키게 하는 상태 또는 동기화된 상태라 하겠다. 즉 동기화는 행동을 일으키고, 행동목표를 정확하게 하고 유발된 행동을 지속시켜주고 행동을 일정한 방향으로 이끌어가는 과정이라고도 한다. 이것을 상세히 설명한다면 개체로 하여금 행동을 일으키게 하고, 일어난 행동을 유지시키고, 나아가서는 이것을 일정한 목표로 방향 지워 이끌어 나가게 하는 과정을 말한다. 이것을 학습지도상으로는 협의적으로 해석하여 "학습동기의 환기" 또는 "학습의욕의 환기"라고 하여, 교사는 학습자인 아동으로 하여금 학습에 대한 흥미를 일으키지 않을 때 흥미를 일으키고, 학습활동을 전개시킬 수 있도록 하는 원동력을 말하며, 궁극적으로는 자기활동 내지 자기지도에까지 이끌어가게 하는 것이다. 그렇게 함으로써 아동 스스로가 자신의 문제해결을 자기지도로서 다루는 느낌(성취동기)을 갖게 될 때, 보다 효과적이고 활발한 학습활동을 하게 되는 것이다. 특히 근래 학습자들의 자발적, 자율적 학습활동에 있어서는 가장 중요시되고 있으며 동기유발은 실제 학습지도상 특히 중요하게 강조되고 있는 문제의 하나이다.

동기유발은 환기 → 목표추구행동 → 목표달성 → 환기상태소멸 등의 과정으로 이루어지며 이러한 과정 속에는 앞에서 말한 욕구, 충동, 유인의 개념이 포함되어 동기유발(동기화)이 된다.

2. 동기의 종류와 기능

1) 동기의 종류

동기의 종류는 학자에 따라 차이가 있지만 크게 두 가지로 제1차적 동기인 생리적(유기적) 동기와 제2차적 동기라고 할 수 있는 사회적 동기로 분류할 수 있으며, 외재적 동기와 내재적 동기로 분류할 수도 있다.

(1) 1차적 동기와 2차적 동기(신행동주의)

① 1차적 동기 : 식욕, 성욕 및 고통 회피 등의 생리적 동기를 말한다.
② 2차적 동기 : 사회적 지위, 예술적 창작 및 학문탐구와 관련된 동기를 말한다.

(2) 외재적 동기와 내재적 동기

① 외재적 동기 : 외부(부모나 교사)로부터 주어지는 상, 벌과 같이 보상과 자극을 받음으로써 생기는 동기로서 효과는 단기간에 그친다.
② 내재적 동기 : 욕구, 흥미, 즐거움 같은 심리적 요인에 의하여 영향을 받는 동기호기심, 성취감 혹은 동일시에 의해 촉발되는 것으로 효과는 장기간 지속되는 특징이 있다.

2) 동기의 기능

동기는 학습자의 행동에 어떠한 기능을 가지고 작용하는가? 앞에서 동기 및 동기유발의 의미에서 밝힌 바와 같이 동기란 한마디로 학습활동을 하게끔 하는 기능 및 작용을 가지고 있다. 이것은 학습과정상에 있어서 다음의 세 가지 기능을 갖는다.

(1) 행동촉진의 기능

갈등이나 식욕은 근육운동을 일으키고 외적인 자극은 내적인 조건과 결합되어 새로운 적응행동을 가져오게 한다. 가령 칭찬, 포상, 벌, 돈, 음식물 등은 외적인 것이 행동을 하게 하는 것이다.

(2) 목표지향적 기능

사람은 장래에 대하여 기대를 걸어 보기도 한다. 그래서 목표를 설정하고 그 목표의 성질을 이해해서 행동하게 되므로 이와 같은 목표 설정이나 예견과 같은 것은 강력한 동기유발의 조건을 형성하게 된다.

(3) 효과적인 행동 선택의 기능

유기체가 어떤 문제 사태에 부딪치게 되면 거기서 어떻게 할 것인지를 알아내기 전에 통찰을 통하여 사태의 이해에 힘쓰고 다음으로 여러 가지 반응을 일으킬 수 있는 것들 중에서 행동할 것을 선택하여 방향이 결정되게 한다.

3) 동기화의 원리

교수-학습사이에서 동기화의 일반적인 원리를 살펴보면

① 기대하는 학습효과로 학생들의 주의력을 집중시킨다. 교육보조매체 등 학습자료를 활용하여 학습효과를 얻을 수 있도록 주의 집중시킨다.

② 호기심을 활용하는 동시에 이것을 개발하고 촉진시킨다. 학습자는 새로운 자극에 호기심을 갖게 되므로 다양한 자극을 통하여 동기화시킨다.

③ 현재의 흥미를 충분히 활용하는 동시에 새롭고 특이한 흥미를 조장시켜야 한다. 학습자가 지닌 다양한 흥미를 파악하여 보다 교육적인 흥미를 일으켜야 한다.

④ 구체적인 유인과 상징적인 유인을 마련해야 된다. 내적동기 및 외적동기를 적절히 활용하여 동기화 시킨다.

⑤ 학습자의 능력수준에 적당한 학습과제를 제공해야 한다. 학습자의 능력에서 벗어난 학습과제를 제공했을 때 학습효과는 오히려 감소할 수 있다.

⑥ 현실적이고 실현가능한 목표를 설정해야 한다. 학습자의 요구나 동기에 맞는 목표를 설정하여야 학습의욕이 고취되며 목표실현 가능성이 있다.

⑦ 학습목표달성도를 평가한 결과를 학습자에게 알려주어야 한다. 평가결과를 통하여 학습결과를 정확히 이해하고 전달하여 다음 학습활동에 반영하여야 한다.

⑧ 지나친 긴장은 혼란과 비능률을 초래한다. 긴장과 불안이 계속적으로 지속되면 심리적, 정서적으로 장애을 일으킨다. 수준에 맞는 목표를 설정하여 학습과정을 진행하는 것이 바람직하다.

4) 동기와 학습능률과의 관계

① 동기는 학습의 속도를 결정짓는다. 즉 학습에 있어 동기를 일으키면 일으킨 만큼 학습의 속도는 빨라진다.

② 동기는 학습의 도달한계를 결정지워준다. 이것은 학습하려는 동기의 강도에 따라 학습내용의 양과 질의 한계가 결정된다는 것이다.

③ 동기가 강하면 오류를 적게 범하게 된다. 이는 학습하려는 동기가 강하게 유발되면 학습하고자 하는 유인 때문에 비교적 오류를 적게 범하고 학습의 속도도 빨라진다는 것이다.

3. 동기유발의 방법

학습에 있어서 동기유발은 학습자가 하고자 하는 경향이 생기게 하고 적극적인 학습활동을 하도록 하는 것이다.

학습동기의 유발은 결국 학습의 의욕을 일으켜서 학습활동의 능률을 높이고, 그 새로운 요구를 가지게 하는 것이다.

그러면 어떻게 하면 효과적인 학습동기를 유발시킬 수 있을까? 여기서 말하는 동기유발은 학습자 스스로가 학습의욕을 불러일으키는 일을 말하는 것으로, 결코 타율적인 행동만을 의미하는 것은 아니다. 동기유발의 방법에는 내적 동기유발 또는 자연적 동기유발과 외적 동기유발 또는 인위적 동기유발로 나누어서 생각할 수 있다. 내적 동기유발은 학습동기가 학습자의 내적 동기로서 욕구, 흥미, 즐거움 같은 심리적 요인에 의하여 영향을 받는 동기로서 학습활동이 자발적으로 우러나는 것을 말하고, 외적 동기유발은 보상, 사회적 압력, 벌과 같은 환경적 요인에 의하여 영향을 받는 동기인위적으로 외적 자극(유인대상)을 줌으로써 학습동기를 유발시키는 방법을 말한다.

이와 같은 구분은 편의상 나눈 것에 불과하며, 실제에 있어서는 양자가 서로 복합되어 작용하여 나타나는 경우가 많다. 그래서 때에 따라서는 학습동기를 일으키고 학습활동에 추진력을 주기 위한 외적 동기유발의 방법도 필요로 하지만, 어디까지나 진정한 동기유발의 방법은 학습자 자신의 마음 속에서 우러나는 자발적인 요구, 흥미, 태도, 문제의식에 의해서 일어나게 하는 것이 가장 효과적인 방법일 것이다.

머레이(Murray)는 사람의 행동을 결정하는 요인을 "동기와 압력" 두 가지로 보았다. 사람의 마음 속에 가지고 있는 심리적 요인을 총칭한 것이 동기이고, 개인이 외부환경으로부터 지각하는 것이 압력이라 한다. 따라서 이 두 가지 요인이 어떻게 작용하느냐에 따라 개인의 행동이 결정된다. 심리적 요인인 동기는 인간행동의 내부적 조정자의 역할을 하고 외적 환경적 요인인 압력은 인간 행동의 외부적 역할을 각기 맡게 된다.

이와 같이 목적을 위해서 필요한 동기유발의 구체적 방법 몇 가지를 들어보면 다음과 같다.

1) 내적 동기유발

(1) 학습흥미의 환기

아동으로 하여금 학습지도에 있어서 학습흥미를 가지게 하는 일은 가장 중요한 문제이다. 즉 흥미는 효과적인 학습활동을 거두는 데에 중요한 역할을 할 뿐만 아니라, 학습의 출발점이라고도 할 수 있다. 어떤 특정한 대상이나 활동영역에 대한 적극적이고 선택적인 마음가짐을 관심이라고 하며, 이에 쾌·불쾌의 감정적인 반응이 따르며 쾌의 반응이 일어나는 대상에 접근하려는 행동적 경향을 흥미라고 한다.

그러므로 흥미가 있는 학습활동은 자연히 왕성하고, 활기 있고, 재미가 있는 반면에, 흥미가 없는 학습활동은 싫어할 뿐만 아니라, 마치 죽은 학습활동 같으며, 그래서 도무지 학습활동이 진전되지 않는다. 그리고 학습흥미와 교과성적과는 상관성을 나타내고 있어 흥미가 있는 교과와 그렇지 않은 교과와의 성적을 비교하면 흥미 있는 교과활동은 훨씬 활기가 있고 성적도 매우 향상되고 있다는 것을 알 수 있다. 따라서 학습지도를 하는 데 있어서 먼저 학습흥미 검사나 기타의 조사방법(관찰 및 면접법 등)을 이용해서 아동의 흥미 소재를 파악하고 자발적이고 적극적인 활동을 전개하도록 지도해야 한다.

특히 구강보건교육 시에는 학교에서의 교과교육보다 더욱 학습이 흥미 있고, 활기가 있어야 관심을 가질 수 있으며, 적극적으로 참여시켜서 교육의 목적을 달성할 수 있다. 그러나 아동의 흥미는 지능, 연령, 성별, 지역 등에 따라 다르고, 또한 수시로 변화하므로 거기에 따르는 적절한 지도가 요청된다. 그러나 아동의 흥미가 반드시 교육적으로 바람직한 것만이 있는 것이 아니기 때문에 되도록 교육적으로 바람직한 흥미로 유도함이 중요하다고 하겠다.

(2) 학습목표의 설정과 명확화

학습활동에 있어서 가장 기본적으로 중요한 문제의 하나는 언제나 목적의식을 가지고 학습활동을 의도적으로 전개해야 하는 일이다. 다시 말해서 구강보건에 관한 학습동기 유발에 있어서 가장 중요한 것은 무엇 때문에 학습을 행하는가, 즉 학습자가 학습목적(표)을 명백히 밝힘으로써 효과적인 학습을 이룩할 수 있고 반면, 학습목적이나 방향이 명시되지 않은 맹목적인 학습활동은 참으로 무의미할 뿐만 아니라, 흥미 없고 활기 잃은 교육이 되기 쉽다.

유치원생이나 초등학교 저학년의 아동에게 먼 미래의 목표를 둔다는 것은 무리일 것이다. 가까운 곳에서 점차로 먼 곳으로 가는 발달에 보조를 맞추는 지도가 필요할 것이다.

(3) 호기심

호기심은 새로운 것, 신기한 것을 추구하고, 탐구하려고 하는 일종의 정서활동이며, 문제해결이나 학습의 동기가 된다. 예를 들면 유아는 생활공간의 확대와 현저한 언어발달에 따라 질문을 많이 한다(질문기). 질문을 통해서 유아의 새로운 것에 호기심을 자극하여 호기심을 유발시킨다. 충치, 즉 치아벌레에 관한 호기심을 자극하여 유발시킨다.

(4) 성취동기

성취동기는 어떤 목표를 향해 노력하는 사람이 어려움에 부딪치는 가운데 이를 극복, 성취해 가려는 동기를 말한다. 어린이가 공부하는 경우에도 여러가지 곤란을 이겨내어 성적을 높이려고 노력하는 것이기 때문에 이 성취동기가 학습의욕과 밀접하게 관련되어 있다고 볼 수 있다.

2) 외적동기유발

(1) 학습결과에 대한 지식

교육받은 결과나 진전정도를 확인하고 있다는 외적동기유발에 주요한 역할을 한다. 교육자가 교육대상자에게 학습 결과를 미리 알려줌으로써 대상자는 스스로 자기평가에 대한 자극과 기회를 주게 되어 보다 더 하고자 하는 학습의욕이 일어나게 된다.

또한 대상자들이 자기의 좋지 않은 학습결과나 진도상황을 미리 앎으로써 자기 실력에 대한 과소평가로 지나친 열등감에 사로잡혀 매사 자신감마저 상실하게 되는 경우도 있으므로 적절한 방법으로 격려하여 다음 학습활동을 위해 의욕을 재환기시켜 주는 것이 무엇보다 필요하다고 할 수 있다.

(2) 성공감과 실패감

"노력은 성공의 어머니"라는 말이 있듯이 학생을 지도하는 데 있어서 어떤 학습에 대한 성취감 내지 성공감은 다음의 학습문제를 해결하는 데 자신감을 갖게 되고 학습의욕을 보다 촉진시킨다. 반면에 실패감은 학습의욕을 감퇴시킬 뿐만 아니라 학습활동에 대한 자심감을 잃게 되고 열등감마저 갓게 되는 경우가 허다하다. 따라서 구강보건교육자는 대상자들에게 칫솔질이나 치아관리에 관한 지식적인 내용을 교육할 때 성공감을 체험시킬 수 있는 지도방법을 묘사하는 것이 동기유발에 크게 도움이 된다.

그러나 "실패가 성공의 모체"라고 하듯이 쓰라린 실패를 체험함으로써 이것을 극복하려는 힘이 생기고, 앞으로의 문제해결에 도전하려는 용기와 의지를 유발시킨다는 사실을 잊어서는 안된다. 즉 칫솔질이 잘 되지 않았다고 너무 야단치지 말고 잘되지 않은 부분을 세심하게 지적해주고 잘 될 수 있도록 도와주어야 할 것이다.

(3) 상과 벌

교육활동에 있어서 상·벌을 주는 일은 인위적, 수단적 동기유발의 방법으로서 가장 많이 활용하는 방법이다.

좋은 학습결과에 대해서 상을 주거나 칭찬을 해 주면 학습자 스스로 성공감을 갖게 되고, 사회적 승인의 욕구를 충족시켜 주기 때문에 학습을 촉진시키고 동기유발에 도움이 된다. 이와는 반대로 벌은 부인(否認), 질책, 행동의 금지와 같은 형식으로 주어진다. 즉, 학습자의 불쾌감과 공포감을 자극해서 불필요한 학습을 방지하고, 필요한 학습만을 강제적으로 강요할 때 많이 이용하는 수단 방법이다. 그러나 일반적으로 벌은 상에 비해서 학습 동기유발의 방법으로서 부적당하다는 것을 알 수 있다.

이것을 입증한 것으로 유명한 헐록(E.B. Hurlock) 여사의 산수가산학습과 상·벌의 효과와의 관계에 대한 실험연구가 있는데, 초등학교 4학년과 6학년 아동 106명을 대상으로 비슷한 4개 집단으로 나누고 집단을 다시 다음의 3개 집단으로 나누었다.

① 칭찬집단(항상 아동을 칭찬한다.)
② 질책집단(항상 아동을 질책한다.)
③ 무시집단(칭찬이나 질책을 하지 않는다.)

다른 한 집단은 실험집단과 비교하기 위한 통제집단이다. 실험집단은 같은 교실에서 산수가산에 대한 실험을 하고, 통제집단은 다른 교실에서 시켜 실험집단과 비교해 보았다.

표 2-2에 나타난 바와 같이 실험결과 학습결과 학습성적은 칭찬집단이 가장 좋았으며, 질책집단은 2일째는 칭찬집단과 동일 수준까지 향상하였지만, 그 후는 저하하였다. 그러나 무시집단과 통제집단에 비교하면 전체적으로 좋은 성적의 결과를

가져왔다. 그리고 무시집단은 통제집단에 비하면 성적은 좋았지만 향상은 없었다. 이 실험결과에서 상(칭찬)과 벌(질책)의 효과는 뚜렷하였지만, 상과 벌의 효과는 학습자의 연령, 지능, 성별, 성격에 따라서 다르다는 것이 밝혀졌다.

즉, 나이가 어린 아이나 지능이 낮은 어린이에게는 질책보다 칭찬을 하는 것이 효과적이었고, 또 남아에 비해서 여아에게는 질책보다 칭찬을 하는 것이 좋은 학습효과를 가져왔다. 이에 대하여 나이가 많은 어린이나 지능이 높은 남아는 여아에 비해서 칭찬보다 질책하는 것이 학습효과의 반응이 좋았다. 또 상·벌의 효과는 아동의 성격에 따라서 다르다는 것을 증명하고 있다. 즉 톰프슨(G.G. Thompson)의 조사연구에 의하면 초등학교 아동을 대상으로 성격검사 실시결과에 타나난 내향성을 가진 어린이는 벌(질책)보다 상(칭찬)에 외향성의 어린이는 반대로 상(칭찬)보다는 벌(질책)을 주는 일이 보다 더 동기유발에 있어서 효과적인 것으로 나타났다.

그러나 헐록(Hurlock)의 연구결과와 같이 일반적으로 벌(질책)보다는 상(칭찬, 보수, 인정)을 주는 것이 학습동기를 유발시키는 데에 효과가 크다는 것은 쏜다이크(Thorndike)의 효과의 법칙을 통해서 우리는 이미 잘 알고 있는 사실이라고 하겠다. 그리고 상·벌로 인하여 생기는 성격의 왜곡 등은 생활지도상 그대로 간과할 수 없는 큰 문제라고 본다. 그것은 상·벌 때문에 아동에게 지나친 우월감, 자만심을 주는 반면, 한편으로는 열등감, 자기비하 등에 사로 잡혀 매사에 자신감은 상실하는

표 2-2. 상·벌에 의한 각 집단의 평균득점의 비교(E.B. Hurlock)

득점 / 일수 집단별		평 균 득 점				
		제1일	제2일	제3일	제4일	제5일
통제집단	4년	9.00	9.14	8.21	7.86	9.14
	6년	15.08	16.08	15.66	13.58	13.9
칭찬집단	4년	9.06	14.40	16.00	15.06	16.26
	6년	15.25	19.33	22.42	24.05	25.16
질책집단	4년	9.06	13.60	11.06	9.80	11.26
	6년	15.33	20.33	18.32	17.58	17.83
무시십난	4년	9.00	10.93	9.14	8.93	8.79
	6년	15.16	17.99	18.19	17.85	16.58

아동을 흔히 볼 수가 있다. 그러나 벌이나 질책도 때로는 다시 한번 분발할 수 있는 좋은 동기유발이 된다는 것을 잊어서는 안된다. 상과 벌은 어디까지나 목적이 아니고 수단이나 방법의 하나라는 것을 이해시키고 아동의 연령, 지능, 성격 등을 고려해서 지도해야 한다.

(4) 경쟁심과 협동심의 이용

"누구는 누구보다 잘한다든가, 더 낫다든가 또는 지지 않도록 하라든가"하는 식으로 경쟁심을 조장하는 방법도 동기유발에 매우 효과적인 경우가 많다. 학습을 혼자서 하는 것보다는 누구하고 같이 어울려서 학습하게 될 때 학습의욕은 보다 강화된다. 그것은 대인간 또는 집단 내에 있어서 경쟁심과 협동심이 심리적으로 서로 이끌어들이는 하나의 역동적인 장의 역할을 하기 때문이다.

사람은 누구나 정도의 차이는 있으며, 또는 어떤 일이든지 간에 혼자하기보다는 다른 사람과 협동해서 하는 것이 능률적이다. 학습지도상 분단학습이 이 원리를 이용해서 학습효과를 거두려는 하나의 학습형태라고 할 수 있다.

그러나 경쟁심에 있어서 개인경쟁심이 그 개인이 소속하고 있는 집단경쟁심보다 성적이 향상되었다고 밀러(J.B. Miller)는 이야기하고 있다. 그러나 지나친 경쟁심의 조장은 자칫하면 정복과 승리를 위해서는 어떠한 수단방법을 가리지 않는 이기주의나 영웅주의에 빠지기 쉽고, 승패의 결과는 때로는 질투심이나 대립의식의 원인이 되기 쉬우므로 지도상 주위가 필요하다.

협동심에 의한 동기유발의 방법으로는 강한 응집력과 화기에 찬 우호적인 분위기로서 민주적 사고를 통하여 집단의 생산성을 높이고, 공동적으로 문제를 해결한다는 것이 바람직한 민주사회인을 배양하는 데 있어서 무엇보다 긴요한 일이다.

유커(H.E. Yuker)의 실험연구에 의하면 협동적 민주집단, 협동적 전제집단, 경쟁적 민주집단, 경쟁적 전제집단의 4개 집단(한 집단에 대학생 4명 구성)을 구성시켜서, 집단의 분위기와 기억 재생과정과의 상관관계를 비교 조사한 보고에 따르면, 협동적 집단이 경쟁적 집단에 비해서 기억 재생의 성적이 우수했다고 한다.

(5) 좋은 학습환경 구성

학습동기를 유발시키고 학습의욕을 불러일으키기 위해서는 우선 학습에 필요한 적절한 학습환경 구성이 따라야 한다. 이를테면 학습에 필요한 학습자료, 즉 교구, 참고도서, 게시물, 설비 및 시설 등이 구비되어야 한다. 그러므로 가정에서나 학교에서 아동에게 필요한 학습환경 구성문제가 능률적이고, 효과적인 교과지도나 학습경영상에 이어서 절대 불가결의 조건의 하나라고 하겠다. 따라서 구강보건교육자는 교육계획에 맞추어서 변화적이고 역동성 있는 학습구성을 하여 학생들에게 항상 새롭고 온화한 분위기가 생산적이고 창의력을 길러 줄 수 있는 활력소가 되도록 해야 할 것이다.

(6) 교사의 태도

학습에 대한 동기유발에는 교사의 행동, 말, 태도, 강의방식, 지도방식 등에 영향을 많이 받는다. 특히 학습자에게 일어난 상황에 대해서 교사의 주관적 태도와 행동에 따라서 학습자로 동기부여가 될 수도 있다.

CHAPTER 3

구강보건교육계획

- 제1절 교육의 개념
- 제2절 교수-학습의 원리
- 제3절 교육과정
- 제4절 교육계획의 과정
- 제5절 학습자의 교육요구사정
- 제6절 교육목표의 설정
- 제7절 교육내용의 선정 및 조직
- 제8절 학습시간의 배정
- 제9절 교수-학습의 계획안 작성 및 예행연습

학습목표

1. 교육의 개념을 설명할 수 있다.
2. 학습의 개념을 설명할 수 있다.
3. 교수의 개념을 설명할 수 있다.
4. 교수-학습계획의 원리를 설명할 수 있다.(A)
5. 교육계획의 과정을 나열할 수 있다.
6. 교육과정을 정의할 수 있다.(A)
7. 교육과정의 구성요소를 설명할 수 있다.(A)
8. 교육과정의 순환과정을 설명할 수 있다.(A)
9. 학습자의 요구사정을 설명할 수 있다.
10. 교육목적을 설정할 수 있다.(A)
11. 교육목적을 설정할 수 있다.(A)
12. 교육목표개발 5원칙을 나열할 수 있다.(A)
13. 교육목표를 교육학적으로 분류할 수 있다.(A)
14. 교육내용을 선정할 수 있다.
15. 교육내용을 조직할 수 있다,
16. 학습시간을 배정할 수 있다.
17. 교수-학습계획안을 작성할 수 있다.
18. 교안의 구성요소를 나열할 수 있다.(A)

CHAPTER 3

구강보건교육계획

제1절 교육의 개념

1. 교육의 의미

인간의 삶과 더불어 시작된 교육은 어떤 형태로든 현재보다 나은 생활을 영위해 보려는 인간의 욕구를 충족시키기 위한 것에서 비롯되었다고 볼 수 있다.

칸트는 "사람은 교육을 필요로 하는 동물이며, 교육을 통해서만 사람이 될 수 있다"고 하였다. 즉 교육은 사람에게만 적용된다. 동물들에게 가르키는 것은 교육이라기보다 훈련(Training)이란 말을 사용하는 것이 더 타당 할 것이다.

인간은 교육을 통하여 끊임없이 자기형성을 추구함으로써 직접적으로 개인에게 영향을 주고, 간접적으로 세대에서 세대로 이어져 나가는 사회성의 작용을 한다.

인간은 환경의 영향을 받으며 인간의 행동, 곧 생활경험을 통하여 더 좋은 환경에 적응할 수 있는 힘을 지니게 된다. 이것을 기초로 하여 사회를 발전시키고, 개인의 발전과 사회개혁의 원동력이 된다. 이와 같은 교육에 의한 자기완성의 궁극적인 목표는 인간성의 완전한 실현을 이상으로 한다.

2. 교육의 어원

동양에서 한자의 교육(教育)이라는 용어는 맹자(孟子)의 진심편(盡心篇) 가운데 '군자유삼락장'(君子有三樂章)에서 비롯된다. 군자의 세 가지 즐거움을 논한 가운데 「天下英才而教育之 三樂也」라는 부분에서 처음으로 등장하였다.

여기서「教」는「방향을 제시하고 그곳으로 이끈다」라는 뜻으로 교도한다는 것, 즉 외부에서 성숙자에 의하여 행해지는 것을 뜻하고「育」은「육성하다, 양육하다, 올바르게 자라기를 바란다」라는 뜻으로 내면적 가능성의 자연적 성장을 조성함을 의미한다. 그러므로 교육이란 피교육자의 타고난 잠재 가능성을 바르고 순조롭게 자라도록 길러주는 교도(教導)와 육성(育成)의 의미를 갖는다.

서양에서 교육을 뜻하는 단어인 Education(영), Education(불), Erziehung(독) 등은 라틴어 Educare에서 비롯되었는데「밖으로」라는 뜻의「E」와「끌어낸다」는 의미의「Ducare」가 합쳐서 이루어진 합성어로서 '밖으로 이끌어 낸다'는 뜻을 함축하고 있다. 즉, 속에 지니고 있는 것을 밖으로 끄집어 낸다는 뜻으로 교육은 채워주는 과정으로서는 습관의 형성, 이념의 형성을 꾀하는 것이며 또한 이끌어 내는(Drawing out) 과정에서 피교육자의 선천적 재질과 흥미를 발견하여 창조적 생활양식을 수립하게끔 도와주는 것이다.

Pedagogy의 어원을 살펴보면 그리스어의 paidagogos로 paida(어린이)와 gogos(이끈다)의 합성어로 어리고 미숙한 사람을 성장시키고 올바른 방향으로 이끌어 기른다는 의미이다.

우리말에서 교육의 뜻이 되는「가르치다」는 古語로「ᄀᆞᄅᆞ치다」였다. 오늘날에는「가르치다」는 教의 뜻으로 쓰고,「가르키다」는 指의 뜻으로 사용하고 있으나 원래「ᄀᆞᄅᆞ치다」라는 말은 教와 指의 뜻을 모두 가지고 있었다.「ᄀᆞᄅᆞ치다」의 어원은 ᄀᆞᄅᆞ(粉), 다(硏·磨), 히다(選·別), ㄱ르다(分·派·奸), 갈다(耕) … 등이다. 뜻을 정리해 보면 방향제시·선별·분별·판단·경작·연마·사육·생성·제거·성장이라는 뜻이다.

3. 교육에 대한 정의

교육의 개념은 정의에 의해서 그 의미가 분명해진다. 즉 개념의 의미를 구체적으로 밝히는 것이 정의라고 할 수 있다. 그런데 정의는 단순한 약속이기 때문에 사실적 진위를 따질 수가 없고 그래서 정의는 언제나 정의에 의해서 진(眞)이다. 따라서 정의 그 자체는 진위가 없기 때문에 어떤 개념의 뜻을 밝혀보기 위한 정의는 다양할 수가 있다. 즉 특정 학자의 교육에 정의는 옳고, 또 다른 학자의 정의는 그르다고 할 수 없다는 것이다. 현재까지 내려진 교육에 대한 정의를 크게 3가지 줄기로 정리해 보면 기능적 정의, 규범적 정의, 조작적 정의 등이 있다.

1) 교육의 기능적 정의

교육의 기능적 정의는 교육을 무엇을 위한 수단으로 규정하는 입장이다. '교육은 국가와 사회발전을 위한 수단이다.', '교육은 경제 발전에 필요한 수단이다.', '교육은 사회문화의 계승 및 발전의 수단이다.', '교육은 신의 뜻을 실현하는 수단이다.', '교육은 개인의 사회적 출세를 위한 수단이다.' 등 교육이 헌신해야 한다고 생각하는 대상에 따라 수많은 기능적 정의를 내릴 수 있다. 이러한 기능적 정의는 교육의 도구적 가치를 중요시하는 입장이다.

2) 교육의 규범적 정의

교육의 규범적 정의는 교육을 그 궁극적 목적과 결부시켜 규정한다. 이 정의에 의하면 '교육은 민주적 시민이 갖추어야 할 자질을 함양하는 과정이다.', '교육은 영원한 진리나 가치에로의 접근과정이다.', '교육은 인간을 인간답게 형성하는 과정이다.' 등이 대표적인 예이다. 교육의 가치실현을 위한 교육자체의 발전에 더 비중을 두는 입장이다. 따라서 규범적 또는 목적론적 정의는 국가, 사회적 차원에서나 개인적 차원에서 모두 인격완성이나 자아실현이라는 내재적 가치의 실현 또는 영원한 진리나 가치를 추구하는 것을 교육의 중요한 목표로 내세운다.

3) 교육의 조작적 정의

마지막으로 교육의 조작적 정의는 교육을 기술적 또는 조작적 견지에서 정의하는 것을 말한다. 이러한 입장에 속하는 학자들에 의하면 '교육은 인간행동의 특성을 계획적으로 변화시키려는 과정'이라고 정의한다.

첫째, 인간행동이란 밖으로 드러나 눈으로 볼 수 있는 소위 외현적 행동뿐만 아니라 지식, 사고, 태도, 성격특성을 포함한 눈에 보이지 않는 행동, 즉 내현적 행동까지를 아울러 의미한다. 다시 말하면 이 행동이란 현대 심리학에서 설명하는 인간행동의 뜻으로 사용된 것이다.

둘째, 변화라는 말은 인간의 특성을 개조, 조성, 함양, 계발, 교정, 개선, 발달, 육성, 증대 등을 포함하는 포괄적인 뜻이다. 구체적으로 변화란 지식의 증가, 사고의 세련, 태도의 가치관의 변동 등으로 규정할 수 있으며, 교육이란 이러한 변화를 일으켜 인간을 형성해 나가는 작업이라 할 수 있다.

셋째, 계획적이란 무의도적, 자영적인 것에 비해 의도적임을 일컫는다. 즉 기르고자 하는 또는 길러야 할 인간행동에 관한 명확한 설정과 의식이 있고, 그것을 기를 수 있는 이론과 실증의 뒷받침이 있는 계획과 과정이 있다는 것을 의미한다. 전자는 명확한 교육목적이 있다는 말이며, 후자는 교육과정이 있다는 말이 된다. 다시 말해서 계획적인 인간의 변화는 분명한 목적의식과 체계적인 활동을 전제로 하는 것이며, 이런 체계적인 활동이 곧 교육이다.

4. 교육현상

'교육현상'은 한 사회 안에서의 성인과 아동, 선배와 후배, 성숙자와 미성숙자 등과 교육자의 관계를 갖는 양자간의 상호활동에 의해서 생기는 것이다. 즉, 교육은 일방적인 것이 아니고 상대적인 것임을 말한다.

1) 비형식적 교육

쟌 듀이(Dewey)는 비형식적 생활경험으로서의 교육은 "생활의 사회적 연속을 위한 수단"이라고 보는 것과 같이 비형식적이긴 하지만, 학습자의 입장에서 필요에 따라 의식적으로 주의 깊게 관찰하며 모방하는 교육, 즉 원시적인 교육 같은 것과 무의식 중에 무의도적으로 일정한 환경에서 스며드는 분위기 속에서 학습자 자신의 태도와 가치관이 형성되어져 가는 교육의 잠재적인 기능이다. 특별히 인간교육의 측면에서 도의적인 인격자를 만드는데 있어서는 그 힘이 크다. 이런 의미에서 비형식적 생활경험으로서의 교육을 넓은 의미의 교육이라고 한다. 오늘날 현대교육을 위해서도 이러한 교육이 중요하다는 것을 알 수 있다.

2) 형식적 교육

형식적 교육으로서의 좁은 의미의 교육은 학교교육을 말한다. 앞에서 비형식적인 교육은 무계획적이고 무의도적이므로 우연적이다. 따라서 오늘날의 대중화된 문화

체제와 지식정보가 넘쳐나는 시대에서는 비형식적이고 무계획적인 교육경험만으로는 비능률적이고 시간적 손실을 가져올 가능성이 많으므로 부족한 부분이 많다. 특히 청소년과 같은 젊은층과 성인들간의 사고가 큰 차이가 있는 현실이다. 이런 젊은이들에게 의도적이고 계획적인 학교교육이 필요하다. 그러나 형식적인 교육으로서 학교교육은 학교라는 특수 기관에서만 이루어지게 될 때 추상적이고 교과서적인 지식을 전달하는 교육으로 되어버릴 가능성이 크다. 이렇게 되면 학교교육은 사회생활의 구조 안에 들어가지 못하고 언어로 전달되는 지식으로 끝나게 될 것이다.

따라서 교육의 개념을 광의의 개념과 협의의 개념으로 구분한다면 광의의 개념은 의도적, 무의도적 인간 형성작용으로서 가르치고 배우는 모든 과정에 해당하는 학교교육, 사회교육, 가정교육을 말하며, 협의의 개념은 형식적, 계획적, 의도적 변화를 말하는 학교교육을 의미하며, 앞에서 말한 조작적 정의에 해당된다.

3) 평생교육

다른 하나는 평생교육을 들 수 있다. 이것은 형식적, 비형식적인 교육도 아닌 사회교육이다. 이것을 계속교육, 생애교육이라고도 부른다. 이러한 사회교육으로서 평생교육은 일회적이나 일시적인 기간을 갖고 교육이 되는 것도 있지만 일생동안 계속되는 교육도 있다. 직장에서 직원연수라는 명칭으로 교육되는 형태의 재교육도 있고, 평생을 통해서 교육되어져야 한다는 그 자체로 보는 경향도 있다.

따라서 평생교육을 너무 극단적으로 축소 또는 확대하는 것은 교육의 구체적인 성립이 되기 어렵다. 즉 학교교육이 일정한 대상과 일정한 시기에 한정된 것이라면 평생교육은 모든 사람들에게 일생을 통한 교육의 연속을 말한다.

현재와 앞으로의 사회는 급진적인 변화의 시대이다. 그러므로 학교에서 배운 지식만을 가지고 살아갈 수 없다. 많은 사람들이 여가시간을 가지고, 시간을 내어서 건강 또는 원만한 사회생활을 위해서 여러 가지 프로그램에 참여한다. 그러므로 이와 같은 현실에서는 일생을 통한 평생교육이 필수적으로 되고 있다.

각 공공기관, 각 대학, 사회복지단체 등에서 사회교육으로서의 평생교육 프로그램을 계획하여 운영하고 있는데, 이것은 교육의 중요한 기능의 일부가 되고 있는 현실이다.

4) 전문교육과 보통교육

교육의 목적이 무엇이냐에 따라서 전문교육과 보통교육으로 나누어진다. 전문교육은 여러 가지 업무에 필요한 지능이나 기능을 양성할 목적으로 하는 교육으로 고등교육기관에서 특정한 직업인과 전문연구자를 양성할 목적으로 하는 교육이다. 보통교육은 문화인으로서 모든 사람에게 필요한 교양을 기르기 위한 교육으로서 구강보건교육은 모든 사람들에게 구강건강의 증진·유지로 치아수명을 연장시키는 것이 목적인 보통교육에 속한다.

또한 지역사회민간구강진료기관의 치과위생사가 지역사회의 요구에 따라 구강보건교육프로그램을 계획하여 수행하거나, 각 지역의 보건소와 보건지소에 근무하는 치과위생사가 일회적 또는 일시적 및 주기적으로 구강건강증진을 위해서 교육프로그램을 계획하고 수행하는 구강보건교육은 사회교육(평생교육, 생애교육, 계속교육)이라고 볼 수 있다.

5. 교육성립의 요소

교육은 실천적인 작업이다. 그러므로 교육 중에서 특히 학교 교육과 같은 의도적(형식적)교육에서의 교육은 가르쳐서 기른다고 하는 실천적인 행동이라고 할 수 있다. 따라서 이 실천적 행동에서 실천의 주체를 교육의 주체라고 하며 그 실천을 받는 대상, 즉 배우는 학습자를 교육의 객체라고 한다. 그리고 그 양자가 상호 교섭할 때에는 언제나 매개물인 교육내용이 그 사이에 끼이게 된다.

일반적으로 받아들여지고 있는 이상 세 가지, 즉 교사·학생·교육내용을 교육의 3요소(그림 3-1)라고 하며, 학자에 따라서는 교육의 4요소, 또는 5요소로 구분되기도 한다.

교육의 3요소는 ① 가르치는 자(교육자 : educator), ② 가르침을 받는 자(피교육자 : pupil), ③ 가르칠 내용(교육내용, 교육재료, 매개체 : subject)을 말하며 교육의 4요소는 3요소에다가 ④ 가르침에 의하여 얻어진 성과(교육목표 : effect or objectives)가 추가되며, 교육의 5요소는 교육의 4요소에 ⑤ 가르치고 배우는 장소(교육장 : field of educatation)를 합한 것이다. 즉 교육활동은 이러한 요소가 갖

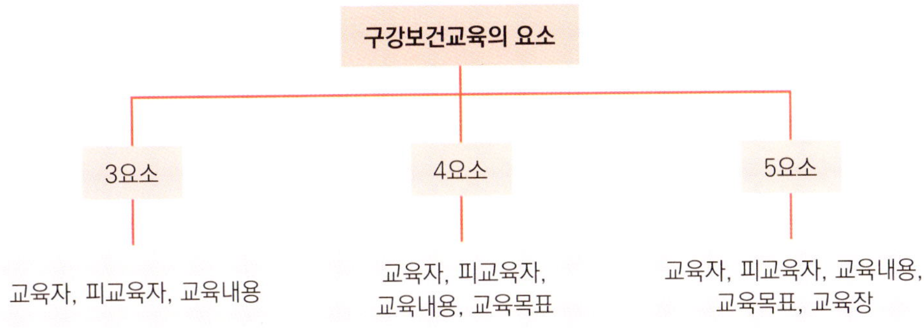

그림 3-1. 구강보건교육의 요소

추어져 실천적으로 교섭할 때 성립되어 학생의 성장과 발달이라는 가치를 가져오므로 역동적, 심리적 관계이다.

1) 구강보건 교육자

우리는 가르치는 자를 주체인 「교육자」라고 하며, 구강보건교육의 주체는 치과위생사이다. 교육의 주체자로서의 교육자는 적어도 인간의 탐구자이어야 하며, 철저한 실천인이어야 한다. 동시에 통찰적 예지가 강한 치과위생사, 철학적 교양이 풍부한 치과위생사가 되어야 구강보건교육의 전문가가 된다. 따라서 구강보건교육자로서 치과위생사는 미래지향적인 치과위생사, 종합능력이 풍부하고 진취성이 왕성한 치과위생사가 되어야 한다.

2) 구강보건교육 대상자

교육의 객체인 대상자는 생물학적 유기체인 동시에 사회적 유기체이며 또한 윤리적인 인격체이다. 모든 인간이라는 말은 환자는 물론이거니와 건강한 사람까지도 포함되며, 어린아이에서부터 노인에 이르기까지, 또한 장애인들까지 포함된다.

더욱 중요한 것은 치과위생사들은 교육대상자들의 구강건강을 증진·유지시키기 위해서 반드시 염두에 두어야 할 것은 동기유발을 시켜야 한다는 것이다.

3) 구강보건 교육내용

구강보건교육에 있어서 교육자와 대상자가 서로 교섭하는 과정에서 가르치고 배울 내용이 교육내용이다. 구강보건교육이란 교육내용을 매개체로 중간에 놓고 교육자와 대상자가 상호 실천적으로 교섭하는 상호작용인 것이다. 이런 교육자와 대상자의 결합관계는 무한하게 다양하다. 한 교육자와 한 대상자와의 관계, 한 교육자와 비형식적 집단으로서의 교육대상자, 다수 교육자와 다수 교육대상자와의 관계 등 여러 가지 모형이 제시될 수 있지만, 구강보건교육을 하기 위해서는 어떤 재료를 누가, 어떻게 편성할 것인가라는 문제는 누가, 누구에게, 어떻게 가르칠 것인가에 못지 않게 중요하다. 그러므로 교육내용은 구강보건교육에서 가장 중요한 요소다.

교육내용은 넓게는 「교육의 재료」 줄여서 「교재」라고 하며 오늘날에는 좁은 의미의 「교육과정」이라고 한다. 교재라고 해서 교과서나 교구, 그리고 물질적인 것만을 뜻하는 것이 아니라 인간의 건강증진에 필요한 모든 내용과 환경, 문화유산, 인간의 행동까지도 포함된다.

그런데 교재가 교육을 성립시키는 중요한 요소의 하나라고 해서 구강보건교육을 완결시킬 수 있는 조건을 지닌 것은 아니다. 단지 수단적 가치에 불과하다.

제2절 교수-학습의 원리

1. 교수·학습·수업의 개념

1) 학습(Learning)의 개념

학교는 교사, 학생, 교재의 3요소로 구성되어 있다. 교사는 학생에게 교재를 가르치고 학생은 이를 학습한다. 그래서 학교교육은 가르치고 배우는 과정(科程), 즉 교수과정과 학습과정이 중심을 이루고 있다.

학습이란 유기체가 주어진 상황에 반응함으로써 어떤 행동이 발생하거나 변화하는 것을 말한다. 즉 학습자와 환경의 상호작용으로 인하여 행동에 어떠한 변화가 생기게 되는데 그 결과 새로운 행동양식을 얻게 되고 정신구조에 변화가 나타나는 것을 의미한다.

그러나 이러한 행동변화는 여러 가지 기제에 의하여 변화되는 것이어서 성장과 성숙을 통하여 변화되기도 하고 질병이나 약물에 따라서도 변화될 수 있는 것이다. 이러한 변화들은 학습의 문제에서 배제되어야 한다. 뿐만 아니라 행동변화 가운데에는 알콜이나 질병에 의한 것처럼 일시적 변화도 있을 수 있고 학습자 주체의 의도성에 따른 한때의 변화도 있을 수 있는데 이러한 일시적 변화보다는 학습에 의한 행동변화는 비교적 지속적이고 영속성을 가진 변화가 수반되었을 때에 해당되는 것이다.

몇몇 심리학자들의 학습에 대한 정의를 살펴보면

· 학습이란 경험과 연습의 결과로 일어나는 비교적 지속적인 변화이다(Morgan & King).

· 학습이란 연습과 훈련을 통해서 행동(넓은 의미)이 발생하고 변화하는 과정이다(Gary & Kingsley).

· 학습이란 성숙과는 달리 유전에 의해 유도되지 않는 살아있는 개체의 변화이다. 이 변화는 통제, 행동, 지각 또는 동기의 변화일 수도 있고, 또 이들 모두의 변화일 수도 있다(Bigge).

03

위의 학자들이 말한 정의에는 세 가지 중요한 개념이 내포되어 있다. 학습의 중심적 개념은 행동의 변화이다. 그런데 이 변화는 연습이나 훈련에 의해 이루어진 변화이며, 또 그것은 비교적 오래 지속되는 변화라는 것이다. 따라서 학습은 변화, 연습 또는 훈련 그리고 지속적이란 세 가지 개념으로 정의되어 있다.

김호권(1977)은 학습의 정의에 포함된 공통적인 개념을 추출하여 소개하고 있다.

· A : 개인에게 일어나는 모든 변화
· B : 생득적 반응경향에 의한 변화
· C : 성숙에 의한 변화
· D : 일시적인 변화

인간에게 일어나는 변화를 위와 같이 나타냈을 때 학습에 의한 변화는 학습이 아닌 변화를 제외한 것이 될 것이다. 그래서 학습을 L이라 한다면, L=A-(B+C+D)가 될 것이다.

결국 학습이란 유기체가 연습(練習)이나 훈련(訓練)을 통해서 일어나는 비교적 지속적인 행동의 변화를 말하는 것이다.

표 3-1. 전통학습과 근대학습의 차이점

전통학습	근대학습
· 타율적이다. · 주입적 교수방법이다. · 지식의 논리적 체계를 중시한다. · 교사의 강의를 듣는다. · 개인적, 고립적이다. · 분과적, 분열적이다. · 전일적, 일률적이다.	· 타율적, 자주적, 자발적, 자습적이다. · 개별적 지도방식이다. · 학습자의 심리적인 동기와 흥미를 중시한다. · 학습자 자신이 스스로 자기자신을 표현하고 구성하는 관찰, 실험, 조사, 탐구 등의 제반활동을 전개한다. · 사회적, 공동적이다. · 통합적, 통일적이다. · 개별적, 자율적이다.

2) 교수(Teaching)의 개념

(1) 교수의 의미

교수가 '가르쳐 주는 것'이라 해서 그것이 단순한 것은 아니다. 가는 길을 가리켜 준다거나, 방향을 지시하는 경우와 같이 우연한 기회에 단편적인 재료를 소개하고 전달하여 가르치는 때도 있지만 한 걸음 더 나아가서 그 무엇인가에 대하여 인상을 선명하게 하고 주의를 집중시켜 올바른 이해를 하게 해야 한다. 그러므로 교수는 행하는 일에 대하여 명백한 목적과 정연한 조직성을 가지고 합리적 방법으로 전 교재를 용의주도하게 지도하는 구체적인 교육방법의 하나이다.

교수는 일정한 주기 동안 상호연관관계를 가지고 구체적, 계통적으로 지식, 기능을 전달하는 것이니 인지의 개발을 목표하여 피교육자로 하여금 자각적, 반성적 태도를 가지고 자기실현을 할 수 있도록 작용하는 것이다.

교수개념에서는 교육의 궁극적 목표를 학문연구 자체에 두고 인간의 가치를 진리추구와 학문연구의 정도에 의하여 논하려 하였다. 그러므로 여기서는 교육내용이 획일화되고 교재는 고정적이며 목적과 이상이 명확하고 교육 전체가 체계적이며 정연하다. 이와 같은 결과에서 피교육자인 아동은 교사의 지배하에 순종해야 하고 각각의 개성과 성질은 전혀 고려될 여지가 없게 된다.

아동들은 다만 교사에 의하여 사전에 예정된 일정한 목적과 계획에 따라서 일방적으로 지배되고 지도되는 것이다.

이러한 결과는 자연히 아동들의 개성, 능력 등이 무시되고 각자의 필요, 흥미, 관심 등에 불합리한 교육 결과를 가져오게 마련이니 현대교육 이념에 비추어 바람직하지 못하다는 것은 명백한 일이다.

이와 같이 교수와 학습은 비슷하면서도 그 강조하는 바가 약간씩 다르다. 학습자 행동의 변화가 일어나는 과정을 가르치는 사람의 입장에서 보면 교수의 결과로서 나타나는 것이지만 배우는 학습자의 입장에서 보면 학습자 자신의 행동의 변화인 것이다.

교수(수업)의 개념(Concept of Teaching and instruction)을 살펴보면

- "교수(수업)이란 학습자에게 학습을 유발케 하고 활성화시키며 지원하기 위해 설계된 여러 가지 활동의 집합체이다". 1975).

· “교수(수업)이란 학습자의 내적 학습 과정을 돕기 위해 마련되는 외적활동의 집합체이다”(R.M.Gagne & Briggs, 1979).
· “교수(수업)이란 학생이 학습하고 있는 상황에서의 강화 결과의 배역에 지나지 않는다. 학생들은 자연적 상황에서 수업 없이도 학습한다, 그러나 교사들은 학습을 촉진하는 특별한 결과를 마련하여 배열하며 행동의 출현을 앞당기기도 한다”(Skinner, 1968).

위에서 살펴본 여러 학자에 의한 수업의 개념을 요약한다면 교수(수업)란 목표를 설정한 행동의 변화, 즉 학습이 학습자에게 일어나도록 그 내적과정에 맞추어 그의 외적상황과 조건을 설계, 계발, 관리하는 과정이라고 정의할 수 있다.

(2) 교수와 학습의 차이점

첫째, 교수에는 일정한 목표가 있어야 하나 학습에는 목표가 있어야 하나 학습에는 목표가 있을 수도 있고 없을 수도 있다. 즉 교수는 의도적인 작용이지만 학습은 의도적인 경우도 있고 의도가 없는 상태에서도 이루어질 수 있다. 교수가 있는 곳에서도 학습이 이루어지지 않을 수 있으며 교수가 없는 곳에서도 학습이 이루어질 수 있다는 것이다.

둘째, 교수에서 가르치는 것은 하나일 수 있지만 학습에서 학습자는 제각기 다르게 배운다. 한 학습에 여러 명의 학습자가 있는 경우 동일 교사의 행동에서 영향을 받은 학습자의 학습은 학습자마다 다른 것일 수 있다. 즉 학습자의 지능 적성 흥미 경험에 따라 서로 다르게 배운다. 일의적인 교사의 교수행동은 조정하고 수정할 수 있으나 다의적인 학습자의 학습행동은 직접 조정하기가 어렵다.

셋째, 교수에 관한 연구는 교실상황을 연구대상으로 하나 학습에 관한 연구는 동물을 대상으로 하는 경우가 많다. 종래의 학습이론 대부분은 동물을 실험대상으로 하며 여기에서 얻어진 결과를 인간학습에 적용시켜 보려는 경향이다.

넷째, 교수는 처방적이지만 학습은 기술적이다. 교수는 학습의 문제점을 찾아내어 이를 고치기 위한 처방적 행동이라고 할 수 있다. 그러나 학습은 학습자 활동의 변화된 모습을 있는 그대로 기술할 뿐이다. 이 기술결과에 따라 새로운 처방을 하게 된다. 이와 같이 처방과 기술은 상호 관련되어 있으므로 좋은 처방인 경우 결과의 기술도 좋게 나타나는 것이다.

표 3-2. 교수와 학습의 차이점

교 수	학 습
· 일정한 목표가 있을 수도 있고 없을 수도 있다. · 가르치는 것은 하나이므로 교수행동은 수정이 가능하다. · 연구대상은 교실상황이다. · 처방적이다.	· 학습은 의도적인 경우도 있고 의도가 없는 상태에서도 이루어질 수 있다. · 제각기 다르게 배우므로 조정 및 수정이 불가능하다. · 연구대상은 동물이다. · 기술적이다.

03

다섯째, 교재와 교수와 학습이 일치될 때 비로소 좋은 수업이라고 할 수 있다. 교재가 있어도 교사는 이를 모두 가르친다고 할 수 없으며 또한 가르친 대로 학습자가 그대로 다 배우는 것도 아니다. 경우에 따라서는 가르친 바 없는데 배우는 것도 있고 교재에 있는 것을 가르쳐도 배우지 못하는 경우가 있다.

3) 수업(Instruction)의 개념

수업은 교육의 핵심으로 어떤 의도나 계획에 따라 학습자와 학습환경이 상호작용하는 것을 의미한다. 흔히 교수와 수업을 혼동하여 사용하는 경우가 있을 뿐만 아니라 교수가 수업의 전부인 것으로 생각하기도 한다. 그러나 교수는 교사의 가르침으로 수업의 한 부분일 뿐 전부는 아니다. 본래 교수는 교사가 중심이 되어 교과내용을 학습자에게 주입하는 것이 주 역할이며 학습자는 전적으로 주어진 지식을 수동적으로 기억하는 데 지나지 않는다.

그러나 이와 같은 교수만으로는 교육이 의도하는 학습자의 바람직한 행동변화는 이루어질 수 없게 된다. 따라서 수업이란 의도한 목표가 정해져 있고 이 목표를 달성하기 위한 교사의 교수활동과 학습자의 학습활동이 교육내용(학습내용)이나 교수매체를 통한 상호작용으로 이루어지는 일련의 과정을 말한다.

교수와 학습활동으로 형성되는 수업의 개념을 정리하면 다음과 같다.

① 수업이란 목표를 달성하기 위해 교사의 교수활동과 학습자의 학습활동이 교실에서 실제적이고도 구체적으로 실시되는 것이다.

② 수업이란 학습활동이 일어나도록 학습자의 내·외적 조건을 체계적으로 조성하는 것이다.

③ 수업이란 학습을 통해서 행동이 변화되도록 일련의 상황을 통제하거나 조작하는 수단이다.

④ 수업이란 학습자가 특정한 조건 하에서 특정하게 행동하는 것을 배울 수 있도록 학습자 개인의 환경을 조정하는 과정이다.

⑤ 수업이란 학습자가 의도된 지식, 기능, 신념을 합리적으로 조정하는 과정이다.

⑥ 수업이란 교수와 학업을 줄인 용어로 교학상장(敎學相長)의 상호작용 상황을 의미한다.

이와 같이 수업은 교육의 목적을 달성하기 위해서 교사와 학습자가 교육내용을 가지고 상호작용하는 교육의 핵심적 활동이라고 할 수 있다.

김순택(1978)은 수업과 교수의 개념을 다음과 같이 구분하고 있다.

첫째, 교수는 학습자에게 전달하려는 '내용의 성질'이나 자극하려는 '학습자의 제 특성'의 종류면에서 수업보다 포괄적이다.

둘째, 교수는 학습자가 보인 변화 중에서 의도적인 것과 비의도적인 것을 모두 포함한다는 점에서 수업보다 포괄적이다.

셋째, 교수는 교사와 학생간의 인격적 상호작용을 전제하고 있는데 비하여 수업은 반드시 인격적 상호작용을 전제로 하지 않는다. 이런 점에서 교수는 수업보다 덜 포괄적이다.

따라서 수업과 교수와 학습의 개념을 요약하여 그 관계를 나타내 보면 수업(Instruction)은 교수(Teaching)와 학습(Learning)을 포함하는 것으로 나타낼 수 있다.

2. 교수-학습의 원리

교육방법의 변천과정을 보면 교사가 중심이 된 강의 및 교과서 중심의 획일적인 지도방법에서 학습자의 자율적인 학습활동이 강조되고, 흥미와 요구 및 개인차가 존중되며 다양한 학습매체를 교수방법에 동원한 학습자 중심으로 발전되어 가는 추세이다. 이러한 현대적 교육방법의 일반적인 원리를 요약하면 다음과 같다.

1) 자발성의 원리

자발성의 원리란 학습자 자신이 스스로 능동적으로 참여하도록 여건을 조성해야 한다는 원리다. 과거에는 교사중심으로 교수-학습활동이 이루어졌기 때문에 학생들은 교사가 가르치는 내용을 수동적으로 수용하기만 하면 되었다. 그러나 현대교육에서는 학습자의 자발적인 활동과 경험을 강조하는 학습자 중심으로 바뀌었다. 이러한 자발성의 원리는 미국의 진보주의 학교, 독일의 노작학교 등에서 중요시되었으며, 듀이(Dewey)의 문제해결학습, 킬패트릭(Kilpatrick)의 구안법, 스키너(Skinner)의 프로그램학습법, 브루너(Bruner)의 발견학습 등도 이와 같은 원리를 강조하고 있다.

2) 개별화의 원리

교육의 내용이나 방법이 개인의 능력, 소질, 환경, 요구, 필요 등에 맞추어서 실시되어야 하는 것이 개별화의 원리이다. 개인으로서의 학습자는 지적 능력, 흥미, 성격, 가정환경 등에서 개인차가 있다. 따라서 교수-학습과정에서는 이러한 개인차를 인정하고 개인차를 고려한 수업의 개별화 방안이 모색되어야 한다. 근대식 학교가 성립되어 다량교육이 이루어진 이후 학업성취에 있어서 개인차가 크게 벌어지게 됨에 따라 이러한 상황을 극복하고자 하는 노력으로 수업의 개별화에 관한 연구와 실천이 19세기 말엽부터 꾸준히 계속되어 오고 있다.

3) 사회화의 원리

사회화의 원리란 학습내용을 현실사회의 사상 및 문제와 관련지어 학교에서 경험한 것과 사회에서 경험한 것을 상호 교류시킴으로써 학습자의 경험을 구체화하고 실생활에의 적응력을 기르며, 공동학습을 통해서 타인과의 원만한 인간관계를 맺으면서 협동적 문제해결 과정을 경험하도록 해야 한다는 원리다. 결국 교수-학습과정에서 집단경험을 통하여 협동능력과 공동체 의식을 길러주어 민주사회의 구성원다운 자질을 함양하도록 지도해야한다는 의미이다.

4) 통합성의 원리

통합성의 원리란 학습자의 전인적 발달을 위하여 지적, 정의적, 신체적 영역이 종합적으로 골고루 지도되어야 한다는 원리로서, 이를 조화의 원리, 균형의 원리, 또는 전인교육의 원리라고도 한다. 또 이렇게 학습자가 통합된 유기체로서 학습하는 것은 동시학습이라고 한다. 지·덕·체가 조화를 이루는 전인교육의 필요성에서 통합성 원리의 타당성을 찾을 수 있다.

5) 목적의 원리

교수-학습과정은 목적을 추구하는 활동이다. 따라서 교사는 교수-학습과정에 있어서 수업목표를 명확히 하고 학습자에게 이를 확인시키도록 노력하여야 한다. 교사는 수업계획 단계에서 먼저 그 단원의 목표를 분석하고 확인하여 목표 달성에 필요한 내용과 방법을 강구하여야 한다. 교사와 학생이 뚜렷한 수업목표를 갖고 교수-학습에 임할 때 학습 동기는 유발되고, 자발적인 학습이 활발하게 진행될 수 있다.

6) 직접경험의 원리

어떤 사물이나 현상을 인식시키는 데 있어서 언어적 설명이나 서적을 통하여 가르치는 것보다는 구체적인 사물이나 현상을 직접 제시하거나 관찰, 실험 등을 통해 경험시키는 것이 효과적이라는 원리이다. 초기의 주창자들은 이를 직관의 원리라고 하여 감각기관을 통한 직접경험을 지식의 유일한 기초로 생각했다. 이것이 오늘날 시청각교육의 출발점이 되었다. 한편 듀이도 직접 사물을 관찰하고 비교 분석하는 것이 효과적이라고 하여 "Learning by doing"의 원리를 강조하였다.

7) 과학성의 원리

과학성의 원리는 자연이나 사회에 관한 기초적인 지식, 법칙 등을 적절하게 지도함으로써 학습자의 논리적 사고력을 충분히 발달시킬 수 있도록 수업의 과학적 수준을 높이는 것을 말한다.

8) 생활화의 원리

홉킨스는 '개인은 생활한 것을 학습하고, 학습한 것을 생활한다'고 주장하였는데 학습자는 교실 밖에서나 정규적 수업시간 이외의 일상생활을 통해서도 많은 학습의 기회를 가진다는 것이다.

앞에서 교수-학습의 개념과 원리를 살펴보았다. 이는 교수-학습 계획의 기초자료로 활용하여 종합적인 계획이 이루어져야한다. 이런 계획과정에서 유의해야할 원리를 살펴보면 먼저 교육자의 창의성이 발휘되어야 한다. 모든 교수자는 각기 다른 개성과 특성을 지니고 있기에 자기에게 알맞은 교수법을 개발하여 교수-학습효과를 극대화해야 한다. 두 번째로 교육목적에 타당해야한다. 즉 교육목적에 맞게끔 일관성 있고 그 목적에 타당하도록 짜여야 한다. 세번째는 포괄성 있게 짜져야 한다. 교수-학습과정에서 일어날 수 있는 모든 상황을 고려하여 활동할 수 있도록 융통성이 있어야한다. 네 번째는 역동성이 있어야 한다. 교수- 학습과정이 계획한대로 진행되면 좋겠지만 예상외의 일이 일어날 수 있다. 하여 과정에서의 변화에 따라 조절할 수 있게끔 역동적이어야 한다.

3. 교수-학습의 조건

1) 출발점 행동

(1) 개념

출발점 행동이란 학생이 도달하여야 할 도착점 행동의 학습을 시작하기 이전에 학습하였어야 하는 여러 가지 행동특성을 말한다. 즉, 출발점 행동이란 교사가 목표한 어떤 학습을 시작하는 단계에 있어서의 학생들이 습득한 지식, 기능, 태도, 학습방법, 분석능력, 종합력 등을 말한다. 이것은 이미 학습된 성취수준이다.

(2) 출발점 행동의 분류

① 학습태세(Learning Set)는 어떤 특정한 과제를 학습함에 있어서 어느 주어진 단계에서 학생이 가지는 능력이다.

② 학습능력(Learning Abilities)은 개인이 새로운 성취를 습득하려는 여러 가지

과정을 의미한다.

③ 학습양식(Learning Styles)은 개인이 새로운 개념이나 원리를 학습하는 과정에서 정보를 처리해 나가는 방법을 의미한다.

학습양식에는 어떤 문제를 해결하는데 신중히 생각하느냐 또는 충동적이거나 아무 생각 없이 반응하느냐 하는 개인의 기본적인 성향을 의미하는 개념속도와 어떤 목적에 대처하는데 필요한 정보의 습득, 저장, 이용에 있어서의 개인이 선택하는 여러 가지 방법을 의미하는 선택전략이 있다.

(3) 출발점 행동에 영향을 주는 요인

① 학습자에 내재하는 요인으로는 지능, 학습동기, 발달특징, 인성특징 등을 들 수 있다.

② 학습자의 학습에 영향을 주는 외적 요인은 교사특징, 교수법, 교수내용 및 학습자료, 학습분위기 등을 들 수 있다.

2) 학습환경

환경은 우리 주위를 둘러싸고 있는 사정과 형편이라고 말할 수 있다. 여기에는 자연적으로 이루어진 자연환경, 인위적으로 이루어진 사회환경, 정신 생활사적으로 이루어진 문화환경 등이 있다.

학습환경은 "학습활동 또는 행동이 행해지고 있는 환경"으로 여기에는 단지 물리적 환경 혹은 조건만이 아니고 심리적, 사회적 모든 조건도 함께 포함된다.

제3절 교육과정

1. 교육과정의 개념

1) 교육과정의 어원

교육과정(curriculum)이란 교육목적(목표)을 달성하기 위한 교육내용이다. 학생에게 무엇을 어떻게 가르칠 것인가, 어떠한 경험을 제공할 것인가, 이러한 문제는 아동·학생의 정신적, 신체적 능력의 발달여하에 따라 결정된다. 교육내용을 일정한 견지에 따라 선택, 조직, 구성한 것이 교육과정이다.

그런데 이 교육과정(curriculum)을 과거에는 학과과정, 학습과정, 또는 교과과정이라는 말로도 사용하였다.

교육과정을 영어로는 Curriculum이라 한다. 이러한 curriculum의 어원은 라틴어의 'currere'에서 유래한 것이다. 이 'currere'는 '뛴다', '달린다'는 의미의 동사에서 나온 말이며, 달린다(race)라는 뜻은 학생에게는 공부한다 라는 의미이며, '달리는 코스', 즉 말이 달리고 사람이 뛰는 경주(race course)를 의미하는 것이었다. 이것이 학생이 학교의 지도에 따라 일정한 목표를 향하여 학습하는 진로 또는 내용을 의미하는 '학습의 코스(course of study)'로서 특정한 목적을 가진 학생들이 일정한 기간 동안에 공부하는 과정을 뜻한다. 그것을 curriculum이라고 부르게 된 것이다. 그렇다고 'course of study'가 단순히 학습의 코스만을 의미하는 것이 아니라 학습의 과정에서 밟게 되는 내용도 그 의미에 포함된다. 즉, 교육과정(curriculum)은 일정한 순서로 배열한 학습의 과정을 의미하며 따라서 학습내용이나 경험내용 자체를 의미한다.

결국 Curriculum의 어의는 학생이 학습할내용을 일정한 순서에 따라 조직하고 배열한 것이다.

2) 일반적 의미

교육과정에 대한 일반적 의미는 넓은 시각에서 보는 의미(광의)와 좁은 시각에서 보는 의미(협의)로 구분해 볼 수 있다.

광의에서 보면 교육과정은 일정한 교육목적을 달성하기 위하여 선정된 교육내용(교육경험)을 조직하여 학습활동과 평가활동을 언제 어디서 어떻게 할 것인가에 대한 종합적인 계획이라고 할 수 있다. 이를 달리 표현하면 교육과정은 교육이 목표하는바 인간을 길러낼 수 있게 하기 위한 학교와 교사들의 조직적인 계획을 말한다. 이것을 보다 세분하면 교육목적(목표)의 설정·진술, 교육내용의 선정·조직, 교수-학습지도(교과지도) 및 생활지도, 교육평가 등에 대한 계획으로 구분할 수 있다.

협의에서 보면 교육과정은 설정된 교육목적이나 목표를 달성하는데 필요한 교육내용을 선정·조직한 것을 말한다. 그러므로 이러한 의미에서 본다면 교육과정은 학교 및 교사가 가르치고자 하는 내용이라고 할 수 있다.

3) 교육과정의 정의

교육을 어떠한 관점에 중점을 두고 보느냐에 따라 그 개념 규정이 다르듯이 교육과정도 교육의 어떠한 측면을 강조하느냐에 따라 그 개념 규정이 다르게 나타난다. 교육과정의 개념을 대체로 다음과 같은 네 가지 유형으로 구분할 수 있다.

(1) 내용(Content)

교육에서 교육과정이라는 영어가 처음으로 사용되기 시작하였을 때는 교육과정을 내용(content)으로 구성하였다. 이것은 교과의 내용을 강조한 것으로써 교육과정을 학생에게 가르쳐야 할 교수·학습내용으로 정의한다. 이러한 정의를 한 허킨스(R.M. Hutchins)가 대표자로서 그는 서양의 위대한 고전이 여기에 해당되는 것이라고 하였다.

(2) 경험(Experience)

교육과정은 학교에서 교사의 지도아래 학생들이 갖게 되는 모든 경험(experience)으로 보는 견해이다. 이것은 진보주의 교육사상에 근거한 경험중심교육에서 강조하는 것으로서, 캐스웰(H.L. Caswell)과 캠벨(D.S. Campbell)이 1935년에 간행한 『교육과정의 발전』에서 그 개념규정을 명확히 하였다.

경험이란 교실에서든 교실밖에서든 학교가 주도하여 학생들에게 바람직한 학습결과를 가져오게 하는 것으로써 이것을 교육과정이라고 한다.

(3) 계획(Plan)

교육과정을 계획(plan)이라고 보는 견해이다. 이것은 바람직한 교수, 학습 결과를 얻기 위하여 학생들이 할 경험을 미리 철저하게 계획하는 일이 중요하다.

타일러(R.W. Tyler)는 '교육목적을 달성하기 위하여 학교가 계획하는 모든 학습', 타바(H. Taba)는 '모든 학습을 위한 하나의 계획'을 교육과정이라고 정의하였다. 그리고 세일러(J.G. Saylor)와 알렉산더(W.M. Alexander)는 '특정 인구 집단에게 폭넓은 목적과 관련된 특수한 목표를 성취하기 위한 일련의 학습기회를 제공하기 위한 계획'이라고 하였다.

이들의 견해에 따르면 교육과정이란 학교의 교육목적을 달성하기 위하여 선택한 문화재나 생활경험을 체계적으로 편성하고, 교수·학습활동이 언제, 어디에서, 어떻게, 이루어질 것인가를 종합적으로 묶은 교육의 총체적인 계획이라고 말할 수 있다.

(4) 결과(Outcome)

교육과정을 교수·학습활동의 결과(outcome)로 보는 견해이다. 1970년대 이후 교육의 책무성에 대한 비판운동이 일어나기 시작하였다. 이러한 견해를 대표하는 사람은 포팸(W.J. Popham)과 베이커(E.L. Baker)로서 이들은 학교가 책임져야 하는 모든 계획된 교수·학습의 결과를 교육과정이라고 정의하였다.

위와 같은 네 가지의 견해가 교육과정을 명확히 그리고 완전무결하게 정의한 것이라고는 할 수 없다. 그러므로 좀더 포괄적으로 교육과정이란 교육목적(목표)을 달성하기 위하여 필요한 교육내용, 즉 학습내용과 경험내용을 선택, 조직, 배열하여 학생에게 제공하는 학교교육의 전체계획이라고 정의할 수 있다.

이렇게 교육과정을 학교의 지도 하에 이루어지는 교과활동과 생활경험을 포함하는 것이라고 한다면 일정한 선택된 문화재(Cultural assets) 뿐만 아니라 학생들의 바람직한 인격 형성에 이바지하는 모든 활동, 즉 학생회 활동, 클럽활동, 홈룸(Home Room)활동, 소풍, 운동회 등의 교과 외의 특별활동이나 학교행사, 그리고 봉사활동을 통한 모든 생활경험도 교육과정의 범주에 포함되는 것이다.

2. 교육과정의 구성요소

교육과정은 교육목적이나 목표를 달성하기 위하여 필요한 교육내용, 즉 학습내용과 경험내용을 선택, 조직, 배열하여 학생에게 제공하는 학교교육의 총체라고 정의한 바 있다. 이러한 교육과정(curriculum)의 정의를 살펴보면 교육과정을 어떻게 구성해야 하는 것을 알 수 있다. 따라서 교육목적과 목표, 교육내용, 교육경험의 선정과 조직, 교육수행(교수-학습), 교육평가 등으로 교육과정이 구성된다.

교육목적이 설정되면 그 목적을 달성할 수 있는 교육목표가 설정이 된다. 교육목표를 실천할 수 있도록 교육내용을 선정하고 조직해야 한다. 교육내용의 선정은 가르칠 내용의 범위를 정하는 것이고, 교육내용의 조직은 정해진 교육내용의 범위의 순서를 정하는 것이다. 잘 짜여진 교육내용을 가지고 교수-학습활동이 이루어지게 되고, 교수-학습 활동이 끝난 후에는 교육평가를 하게 된다.

3. 교육과정의 구성원리

① 최소필요량의 원리 : 최저필요량이라고도 한다. 교육과정 내용을 정하는데 있어서 적어도 이 정도의 것은 있어야 한다고 하는 최소한도의 지식, 기능, 정보 등을 바탕으로 구성한다.

② 지역성의 원리 : 지역사회의 여러 사상이나 과정을 충분히 고려해 구성한다.

③ 시대성의 원리 : 그 시대의 지배적인 감정, 의지 등을 충분히 고려해 구성한다.

④ 개인과 사회의 융합의 원리 : 개인적 측면과 사회적 측면의 균형을 고려해 구성해야 한다.

⑤ 계속 발전성의 원리 : 계속적이며 발전적인 교육활동이 될 수 있도록 구성해야 한다.

4. 교육과정 구성의 절차

교육과정의 구성의 절차는 다음과 같은 일련의 과정을 거친다.

① 교육목적을 설정하는 단계에서 시작한다.

② 설정된 교육목적을 달성하기 위하여 어떠한 교육과정 형태를 취할 것이냐의 결정을 한다.
③ 교육과정 형태가 결정되면 설정된 교육목적을 달성하기 위하여 어떤 학습경험을 선정 조직하느냐의 단계에 이르게 된다.
④ 선정 조직된 학습경험을 단원으로 구성하여 실제지도를 한다.
⑤ 설정된 교육목적의 달성도를 평가하고 부수적으로 교육과정 자체에 대한 평가를 하여 송환효과(Feed Back)를 가져와 수정, 보완, 개선하는 일련의 과정을 거친다.

교육목적의 설정에서부터 평가까지의 이러한 일련의 과정을 교육의 과정이라고 하며, 이러한 전체적인 활동계획을 교육과정이라 한다.

5. 교육과정의 유형

1) 교과중심 교육과정

교과중심 교육과정은 역사적으로 가장 오래된 전통을 가지고 있을 뿐만 아니라 지금까지 계속 이용되고 있는 흔한 형태의 교육과정이다. 여기에서 교과중심 교육과정의 내용은 분과 교육과정의 내용인 것이다.

교과중심 교육과정에서 중요시되는 교과란 사실상 그리스, 로마시대로부터 시작하여 중세에 와서 한창 성하였던 소위 7자유학과(Seven Liberal Arts) 중의 3학과인 문법, 수사학, 논리학(변증법)과 4학과인 산수, 기학, 천문학, 음악은 그 대표적인 것이다. 교과중심 교육과정에서는 교과가 학습내용을 조직하고, 전개하는데 핵심을 이루며, 이 유형의 교육과정은 학문의 성질에 따라서 분류되므로 대체적으로 교과와 교과 사이에 거의 관련이 없이 구성된 분과형식으로 이루어졌다.

이 교육과정은 '지식의 체계를 존중하는 것으로 학교의 지도하에 학생이 배우는 모든 교과와 교재'를 말한다. 즉 각 교과별로 학생을 교육하여 가는 지식의 계열이다. 분과, 상관, 융합, 광역, 교육과정이 여기에 속한다.

2) 경험중심의 교육과정

경험중심 교육과정은 때로는 활동중심 교육과정(Activity Curriculum)이라고 불린다. 경험중심 교육과정은 학습자 자신의 경험이 교육과정 계획의 출발전이 되어야 한다고 믿는 데서 그 특징을 가지고 있다. 학습자는 다양하고 흥미 있는 경험을 동반할 때 그 교과를 보다 더 잘 학습하게 된다.

이 사상은 플라톤(Platon)과 루소(Rousseau)를 거쳐 제창되어 오다가 20세기에 들어와야 듀이(Dewey)에 의하여 꽃을 피운 것으로 아동, 학생들의 흥미와 욕구, 그리고 능력에 직접적인 관심을 가지고 호소하는 과정인 것이다.

교과중심 교육과정을 비판하고 나온 것으로 아동중심 교육과정, 생활중심 교육과정으로 부르기도 한다. 이 교육과정은 「경험의 체계를 존중하는 것으로 학교의 지도하에 학습자에 의하여 행해지는 일체의 경험과 활동」을 말한다. 경험중심 교육과정은 학생의 흥미, 요구, 능력에 기초를 두고 자발적 활동에서 생기는 경험의 체계를 중시하기 때문에 교과보다는 생활을, 지식보다는 행동을, 분과보다는 통합을, 미래생활 준비보다는 현재 생활의 적응을, 교사의 교수보다는 학습자의 학습을 중시한다. 여기에서 관심을 가져야 할 점은 경험중심 교육과정은 교과중심 교육과정을 격한 것은 아니고 교육과정을 생각하는 관점에서 큰 차이가 있다.

3) 중핵 교육과정

교과형과 경험형의 절충형태로 교과중심 교육과정의 단점을 시정하기 위한 것으로 광역교육과정을 더 발전시킨 형태이다. 중핵 교과과정이란 중심학습(Core Course)이 있는 교육과정의 전체계획을 말한다. 즉 통합적인 중심과정과 분화된 교과에 의하여 형성되는 주변과정이 동심원적으로 경합되어 구성된 전체 계획을 말한다.

4) 학문중심 교육과정

학문중심 교육과정은 1950년대와 1960년대에 걸쳐 활발하게 발전되었으며 이것은 한마디로 교육과정 조직에 대한 지식의 구조적 접근이라고 할 수 있다.

「학문」 또는 「지식의 구조」, 즉 현대과학의 지식체계를 기초로 하고 탐구학습 또는 발전학습을 통해서 현상을 이해할 수 있도록 구조화된 교재를 구성하려는 것이다. 이것은 「교과의 구조」, 즉 하나의 학문이 가지고 있는 기본적인 관념과 그에 접근하는 방법으로서의 「발견학습」을 2대 지주로 한 것이라고 할 수 있다.

학문중심 교육과정은 구조화된 일련의 의도된 학습결과로서 '각 학습에 내재해 있는 지식 탐구과정의 조직'을 의미한다.

5) 인간중심 교육과정

인간중심 교육과정은 표면적 교육과정과 잠재적 교육과정을 모두 포함하여 학생이 학교생활을 하는 동안에 갖는 모든 경험이다.

교육의 수단적 기능에 반대하여 교육의 본질은 인간 삶의 충실과 자기충족감이 넘치는 인간을 육성하는 것이라는 교육 본질론이 대두되었고 현대의 고도산업사회에 따른 비인간화 문제가 대두되었다.

이러한 일련의 교육과정의 변화는 내용은 다르지만 교육과정의 중심축이 교과중심 교육과정의 지식중심에서 경험주의 교육과정의 인간중심으로 학문중심 교육과정의 지식중심에서 다시 인간중심으로 이동한 것이다.

제4절 교육계획의 과정

일반적인 교육계획 과정은 분석과 설계 및 개발, 평가의 세 단계로 나뉘어진다. 구강보건교육계획의 과정은 구강보건교육 목적설정, 구강보건교육 방법결정, 구강보건교육지도 절차 설계의 세단계로 구분되고, 이러한 세 단계는 그림 3-2와 같이 더 구체적으로 구분하기도 한다. 구강보건교육자가 한 단위의 구강보건교육에 관한 수업을 계획하고 준비할 때 필요한 작업들을 교육계획의 틀 속에서 설명하고자 한다. 이때 교육계획(교수설계)의 결과물은 학습목표, 교수내용, 교수방법 및 매체, 유의 사항 등이 적혀진 구강보건교육 계획서(교안)로 보았다.

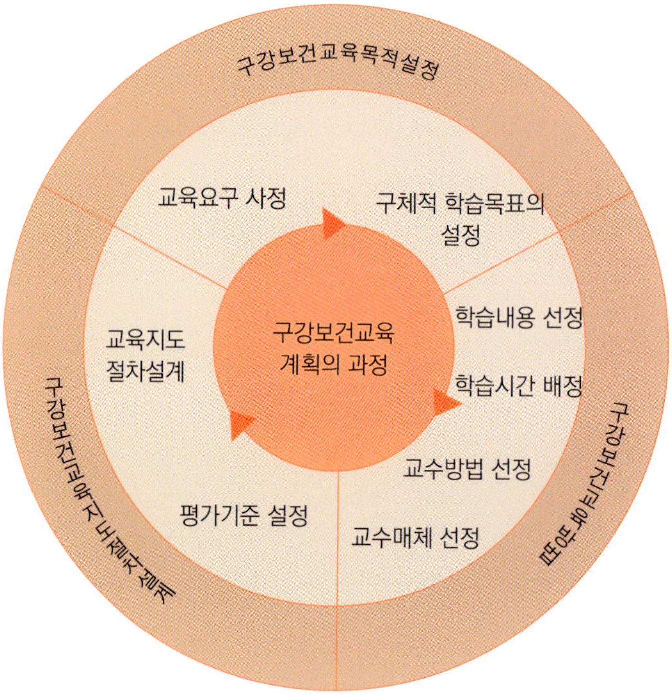

그림 3-2. 교육계획의 과정

제5절 학습자의 교육요구과정

요구사정은 구강건강문제를 확인하고 구강보건교육을 계획하고 평가하는데 사용할 관련성 있는 중요한 대상자의 정보를 체계적으로 수집하는 것이다. 교육요구사정의 목적은 대상자의 구강건강, 구강건강행위, 대처능력, 건강위협 요인 등을 파악하기 위함이다.

교육 프로그램은 하나의 문제에 대한 해결책이다. 교육계획 과정의 시작은 문제 확인이다. 이 문제 확인(problem identification)과정은 보통 학습자 특성 분석(characteristics) 또는 요구분석(needs assessment)이라고도 한다. 이것의 핵심은 관심을 갖고 있는 특정 상황에서의 "현재 상태(what is)"와 "바람직한 상태(what should be)"의 확인이다. 바꾸어 말하면 요구(needs)는 현재의 상태와 원하는 상태간의 격차를 말한다.

구강보건교육자는 대상자의 특성을 파악함으로써 학습목표 설정은 물론 수업의 수준을 정하고 각종 예문을 준비할 때 도움을 받을 수 있다. 학습자의 특성은 학습자 개개인별로 파악되는 것이 바람직하나 실제 수업현장에서 유용하기 위해서는 한 학급별 등 집단적인 차원에서도 분석되어져야 한다. 여기에서는 교육을 계획하는 첫째 단계에 속하는 것으로 무엇이 교육으로 변화시켜야 할 구강건강과 관련된 문제인가를 찾아내는 단계라고 볼 수 있다.

위와 같은 학습자들의 특성을 파악할 때 여러 가지 방법이 있으나 그 중 몇 가지를 제시해 본다. Rossett(1987)는 이때의 도구는 학습자들로부터 자료를 수집할 수 있도록 개발되어야 하며, 학습자들로부터 자료를 수집한 것이어야 한다고 한다. 자료를 수집하는 방법으로는 질문지 이용법, 기존 기록 고찰(통계연보, 지역별연감, 각종 보고서, 학생생활기록부 등등), 직접 관찰법(환자기록부 등), 학습자 면담방법, 지역사회진단법 등이다.

1. 자료수집

치과위생사는 대상자의 요구를 확인하기 위하여 자료를 수집한다. 자료수집방법과 출처자료는 대상자와의 면담이나 관찰을 통해 얻을 수 있으며(1차 출처), 대상자 이외의 사람이나 기록·문서의 검토 그리고 연구보고서등을 통해(2차 출처) 계획적이고 체계적으로 수집해야 한다.

2. 자료검증

구강보건교육을 실시하려는 치과위생사는 수집된 자료가 사실인지, 올바른 것인지 확인하기 위하여 자료를 검증한다. 자료에 오류가 있거나 편견을 가질 경우 부적절하고 비효과적인 구강보건교육이 될 수가 있다.

3. 교육요구사정 목적

구강보건교육 실시전에 대상자의 교육요구를 규명하고 교육에 영향을 미치는 요소를 파악하여 대상자의 요구를 충족시킬 수 있는 구강보건교육을 계획하기 위함이다.

① 보건소에서 구강보건교육을 담당하는 치위생사인 경우는 관할 지역에 거주하는 지역사회주민들의 구강건강문제가 무엇이며 잘못 알고 있는 구강건강과 관련된 지식, 태도, 구강건강습관 등이 무엇인지를 찾아내는 단계이다.

② 학교구강보건실이나, 보건소에서 학교구강보건교육을 담당하는 치위생사인 경우, 이 단계에서는 자기가 담당해야할 초, 중, 고등학생들과 교직원, 학부모, 학교환경, 학교가 속해있는 지역사회와 관련된 구강건강의 문제가 무엇이며, 잘못 알고 있는 구강건강에 대한 지식, 또는 정보를 제공받지 못하고 있는 것이 문제인지를 찾아내는 단계이다.

③ 산업체 구강보건실에서 근무하는 치과위생사인 경우에는 그 산업체의 특수성으로 인하여 발생되는 직업병과 구강건강과 관련되는 문제는 무엇인지를 찾아내어야 하며, 구강진료현장에서 종사하고 있는 치과위생사는 내원하는 사

람들을 위하여 해결되어야 할 구강건강의 문제를 파악하고, 또한 머지않아 복지국가가 정착되면 재활원이나 기타 복지시설에서의 치과위생사의 역할이 더 활발해지리라고 보고, 그들의 구강건강문제는 무엇인가를 예리하게 찾아낼 수 있어야 한다.

일반적인 교육요구사정은 규범적 요구, 내면적 요구, 외향적 요구, 상대적 요구사정이 있다. 규범적 요구는 구강보건 전문가의 가치판단에 의하여 포착되는 요구이다.

내면적 요구는 대상자가 느끼는 요구로서 대상자가 자신이 바라는 상태에 대해 갖는 요구이다. 외향적 요구는 대상자들의 말이나 행동으로 나타난 요구이다. 상대적 요구는 목표인구와 타집단을 비교하여 타집단 혹은 평균치보다 높거나 낮을때 문제가 존재하는 것으로 본다.

교육요구준비 사정으로는 동기의 사정, 신체적·사회적상태 사정, 학습자의 특징을 사정한다.

제6절 교육(수업) 목표의 설정

구강보건교육목적을 달성하기 위한 구체적인 교육목표설정은 건축의 설계도 청사진과 같다고 할 수 있다. 건축의 과정이 설계도 → 시공 → 준공검사라고 보면 구강보건교육의 과정은 교육목적 → 교육지도 → 교육평가의 과정으로 이루어진다.

이 과정 중에서 설정된 교육목적과 목표는 교육대상자(학습자)에게 물론 교육자에게 일련의 교육활동을 통하여 도달하여야 하는 결과를 명확히 제시하여 주며 교육활동이 나아가야 할 방향을 분명하게 보여주므로 대단히 중요하다. 교육목표는 가르치고자 하는 내용에 따라 구체화될 수 있는 정도가 다르다.

여기서는 교육의 목적과 목표, 목표진술에 관한 여러 가지 요령들을 살펴보고자 한다.

1. 교육의 일반목적, 목표, 수업목표의 개념

목적, 목표, 수업목표와 같은 용어의 의미에 관해 합의된 것은 아무 것도 없다. 키브라(R. J. Kibler). 바커(L. L. Barker), 마일즈(D. T. Miles) 등은 교육목표를 다음과 같이 분류하였다.

1) 목적(Aims)

국가나 사회가 지향하는 교육의 이념이나 방향을 제시하는 목표이다. 교육의 이념적 방향을 감각적인 표현으로 해야하기 때문에 추상적이고 포괄적인 용어로 진술되어야 한다. 그리고 많은 나라에서 법령이나 국가의 공식적인 문서에 이를 수록하고 있다. 우리나라는 교육법과 교육부고시로 되어 있는 교육과정에 제시되어 있다.

이러한 목적 진술은 넓게 진술되어야 하고 장기적이며, 개별학교보다 국가사회적 수준의 목적진술에 적용한다.

국민들의 구강건강증진을 위한 치과위생활동에 관한 체계적인 교육을 통하여 유능한 치과위생사로서의 역할을 수행할 수 있도록 함을 그 목적으로 한다.

2) 목표(Goals)

학교수준의 목표로 교과의 일반목표, 학교 급별목표, 그리고 학년 수준별 교과목표로 나누어지며 이들은 목표의 위계성을 지니고 있으며, 일반적 목표를 직접적인 목표로 진술하기 위한 교량적인 역할로서의 중간목표이다.

이러한 수준의 목표진술은 교육과정의 의도가 보다 분명히 진술되어야 하며, 중장기적인 목표진술이다. 예를 들면 다음과 같다.

· 구강병 예방을 할 수 있다.
· 공중구강보건활동을 할 수 있다.
· 구강보건교육을 할 수 있다.
· 구강진료협조활동을 할 수 있다.
· 환자는 잇솔질과 구강위생픈사 사용으로 깨끗한 구강위생상태를 유지할 수 있다.

3) 명세목표(Objectives)

수업목표는 수업을 직접 이끄는 세분화된 교육목표이다. 그러므로 학습지도안에 진술이 되고 이 목표의 달성을 위하여 수업활동이 전개된다. 치과위생사들이 구강보건교육을 할 때 설정하는 목표가 바로 이 수준의 목표이다. 수업목표에는 단원목표와 수업목표가 있다.

수업목표는 행동목표를 활용한다. 행동목표는 의도된 학습성과를 명세적으로 기술한 것으로 학습자의 관찰 가능한 행동을 중심으로 학생들이 변화를 기록한다. 이러한 행동목표는 명시적 행동동사와 암시적 행동동사로 구분되는데 예를들면 표 3-3과 같다.

표 3-3. 행동동사의 종류

권장하는 명시적 동사	피해야 하는 암시적 동사
열거하다	안다
설명하다	이해한다
기술하다	인식한다
설계하다	믿다
평가하다	익숙하다
진술하다	체득하다
선택하다	알게되다
확인하다	존경한다

교육목표의 모든 수준에서 위계별로 보면 국가수준교육목표 → 학교교육목표 → 교과목표 → 교과의 학년목표 → 단원목표 → 수업목표의 수준으로 구분된다.

① 단원목표 : 10시간 내외가 소요되는 1개 단원 전개를 위한 목표로서 비교적 포괄적인 개념으로 진술된다.

② 수업목표 : 단원목표가 다시 구체적으로 세분화되어 1~2교시의 수업을 위해 설정된 목표로서 보다 세분화된 행동적 용어로 진술된다.

학교교육활동의 핵심을 이루는 것이 수업활동이므로 일반적인 교육목표나 학교 수준의 목표도 궁극적으로는 수업목표로 진술될 때 비로소 그 진가를 나타낸다.

2. 수업목표 진술의 근거

1) 이념

이념은 문화 속에서 내면화된 가치체계 및 생활양식 태도 습관을 통해서 표현된다. 즉 이념은 한 사회의 문화 속에서의 종합적인 가치체계이다. 이러한 이념을 문화의 근거와 관계 속에서 재해석하고 구체화해서 목표를 설정해야 한다. 예컨대 민주주의라는 이념은 다시 인권의 존중, 자유와 평등, 협동과 책임 등으로 구체화될 수 있다. 이와 같은 특성은 각급 학교, 학년, 교과의 목표로 재해석되어 구체화하여야 한다.

2) 사회

교육은 사회생활의 필요에 의한 것이며 사회를 존속시키는 수단으로 기능하는 것이다. 개인은 사회의 구성원으로 인정받고 그 사회에 적응하여야 하며 그 사회에 적응하기 위해서는 그 사회가 공인하는 언어, 사고, 감정, 태도, 가치관 그리고 행동양식을 학습하여 내면화하여야 한다.

이와 같이 교육이란 사회에서 필요로 하는 인간성을 구체화하여 그러한 인간을 육성 배출하는 기능을 담당하고 있다. 따라서 사회적 인간상을 구체화하는데 있어서 그 사회와 문화의 현상을 정확히 분석하고 진단하여 반영하여야 한다. 즉 수업목표를 설정하기 위하여 사회와 문화의 분석을 우선적으로 하여야 하는 것이다. 또한 사회의 현재 추세, 사회의 문제점 및 결함, 그리고 해결방안에 대한 과학적인 탐구를 하여 구체적인 수업목표의 설정에 반영하게 되는 것이다.

3) 학습자

학습자의 성장과 발달에는 일정한 단계와 법칙이 있으며 이러한 성장과 발달을 설명하는데는 발달심리학이나 학습심리학의 준비성, 발달과업 등의 개념이 도움이 된다. 학습자는 능력, 흥미, 관심, 취미 등이 다양하고 또한 변화가 많으며, 서로의 환경이나 선행경험들이 다르다. 따라서 수업목표의 설정은 학습자의 제 특성을 기반으로 하여야 한다. 즉 학습자의 성숙이나 성장, 발달의 특징, 필요와 흥미, 성공이나 실패의 경험 등을 연구하여 수업목표 설정에 고려하여야 한다.

4) 교과

수업목표는 각 교과의 학문체계를 근거로 설정되어야 한다. 그 교과에서 무엇을 가장 중요한 아이디어로 볼 것인가의 분석을 통해 그것이 학습자의 발달에 기여하는 정도나 다른 교과에 진의 정도를 분석하여 수업목표 설정에 근거로 하는 것이다. 따라서 교과목에 관한 관점에 따라서 수업목표의 강조점도 다르게 된다.

3. 교육목표 분류학

교육자들은 교육과정적인 결정을 내릴 때 특히 목표를 처음으로 설정하려할 때는 학습의 모든 영역을 고려하는 것이 이상적이다. 인지적 영역, 정의적 영역, 그리고 정신운동영역, 다행하게도 교육자들이 이용할 수 있는 몇 가지의 잘 알려진 학습의 분류가 있다. 이들 학습의 분류들은 다양한 학습의 모형을 분류학 속에 조직해 넣어 놓은 것이다.

교육학에서 가장 잘 알려진 학습목표의 분류학적인 분류는 Benjamin Bloom, David Krathwohl, 그리고 Anita Harrow와 Simpson이 개발한 분류들이다. Bloom과 그의 동료들은 교육목표 분류학, 인지적영역을 개발하였고, Krathwohl과 기타의 사람들은 정의적 영역의 목표를 체계화하였으며, 정신운동(심리운동, 심동운동) 영역은 Simpson의 분류를 제시한다.

1) 인지적 영역(Cognitive domain) - 지식(Knowledge) 습득

목표의 영역에 관한 모든 영역들 중 블룸(Bloom)의 목표분류학이 아마 가장 잘 알려져 있는 것이다. 그래서 블룸(Bloom)이 분류학 목표의 편성에 가장 큰 영향을 미치고 있음은 확실하다. 이 분류학은 인지적 학습을 6개의 주요 부분(지식 → 이해 → 적용 → 분석 → 종합 → 평가)으로 구분하고 있으며, 각각의 상위의 부분이 앞의 하위의 부분과 연결된다.

한편에서는 지적영역을 암기수준, 판단수준, 문제해결수준으로 분류하고 있다.

① 암기수준은 인간의 기억력에 의존하여 꼭 알아야 할 개별적인 내용을 외우는 방법으로 사물의 특성이나 구조, 배경사항들을 상기하는 것이다. 암기수준의 지식은 오래가지 못하므로 실용성이 적고, 단편적이므로 활용성이 적다. 암기수준은 수준이 낮다고는 하지만 어떤 현상에 대한 기본적인 상황을 알기 위해서나 문제해결을 위한 기초적 단계로서의 의미가 있으므로 무시되어서는 안 된다. 구강보건교육시에는 활용은 하되 너무 강조되면 기술이나 태도면이 소홀해지기 쉽다.

② 판단수준은 사물이나 현상을 여러 자료를 활용하여 해석하거나 판단되기 위해 필요한 지식이므로 암기수준보다 높은수준이다. 여러 현상을 비교 분석하거나 적절한 방법의 선택이나 필요한 부분과 불필요한 부분의 감별 등, 상황에 대한 판단이 요구된다. 암기수준의 지식을 전제로 가능하므로 암기되어 있는 정보나 지식이 풍부할수록 이해가 높다.

③ 문제해결수준은 지식영역 중 가장 차원이 높은 지식으로 책이나 강의로만 얻어지는 지식이 아니라 실습이나 현장경험 또는 모의상황을 통하여 실습된 것이기 때문에 실제상황에서 응용하여 사용할 수 있다. 이 수준의 지식은 학습시간이 경과되고 경험이 축적될수록 더욱 증가되고 심층하된다. 특히 구강보건교육은 다양한 사람을 대상으로 하기 때문에 상황판단을 요구하여 문제를 해결해야 하므로 이 수준의 지식과 경험을 체험할 수 있도록 도와줄 때 구강보건교육이 더욱 효과적이 될 것이다.

Bloom이 분류한 인지적 수준을 종합해 보면 암기수준에 해당되는 것은 지식의 수준이고, 판단수준에는 이해, 적용, 분석의 수준이 해당되며, 문제해결수준은 종합과 평가의 수준이 속한다고 구분할 수 있다.

목표를 편성할 때 유능한 교육과정 제작자들은 목표가 어느 인지적 수준에 놓여져야 하는가를 명심해야 한다. 예시된 예와 더불어, 다음과 같이 인지적 분류학의 각 수준에 해당하는 목표유형을 간단하게 설명한다.

(1) 지식

지식이라 함은 정보를 회상해 내거나 기억하는 것을 의미한다. 이 수준은 ① 특수사항과 용어와 같은 특수사상에 관한 지식 ② 형식, 경향과 순서, 분류와 유목, 준거와 방법론과 같은 특수사상을 다루는 방법과 수단에 관한 지식 그리고 ③ 원리, 통칙, 이론, 그리고 구조와 같은 보편적 및 추상적 사상에 관한 지식에 관련이 있는 목표들을 포함한다. 예를들면 다음과 같다.

- 학생은 영구치아의 이름을 말할 수 있다.

(2) 이해력

가장 낮은 수준의 이해를 의미하며, 이때 개인은 무엇이 의사소통되고 있는가와 의사소통되고 있는 물질이나 아이디어를 다른 것과 관련 시키지 않고 사용할 수 있다. 이 수준은 ① 번역 ② 해석 그리고 ③ 정보의 내삽(추론의 한 형태)을 다루는 목표를 포함한다. 예를들면 다음과 같다.

- 언어적인 용어로 여러 가지의 기하학적인 개념들이 주어지면, 학생은 정확한 기하학적인 형태를 그릴 수 있을 것이다.

(3) 적용력

이 수준은 특정의 상황 속에서 일반적인 아이디어나 규칙, 이론, 기술적인 원리 혹은 일반화된 방법 등의 추상력을 이용하는 문제와 관련이 있는 목표들을 포함한다. 예를들면 다음과 같다.

- 학생은 공기의 함유량을 소모하는 콘테이너에 미치는 영향을 예측할 수 있다.

(4) 분석력

이 수준은 전체를 부분으로 나누어서 구분 짓는 것과 관련이 있는 목표들을 포함한다. 여기에는 ① 요소의 분석력 ② 관계의 분석력 그리고 ③ 조직원리의 분석력이 포함된다. 예를들면 다음과 같다.

- 학생은 전악치아 사진이 주어졌을때 정상치아와 병적치아를 구분할 수 있다.

(5) 종합력

이 수준은 부분이나 요소들을 합하여 전체를 만드는 것을 말한다. 즉 부분 조각이나 요소들을 배열하거나 합하여 그전에 분명하게 보이지 않았던 양상이나 구조를 구성하는 것을 말한다. 예를들면 다음과 같다.

- 학생은 치아우식증 발생의 양태나 역학현상을 접하게 되면 다양한 가설을 검정하는 방법을 제안할 수 있다.

(6) 평가력

평가력은 주어지 목표에 대하여 자료나 방법이 지닌 가치를 판단하는 것으로 자료와 방법이 범주를 충족시키는 정도에 관해 질적 및 양적으로 판단된다. 이때 평가기준을 사용한다. 인지적 분류학 속에서는 가장 높은 수준이다. 이 수준의 목표들은 내적인 증거 혹은 논리적 일관성, 그리고 외적인 증거 혹은 어딘가 다른 곳에서 밝혀진 사실들과의 일관성으로 미루어 보아 판단을 내려야 하는 단계이다. 예를 들면 다음과 같다.

- 학생은 치석제거 과정에 들어있는 오류들을 평가 할 수 있다.

03

표 3-4. 지적영역을 기술하는 데 사용되는 동사

암기(지식)	이 해	적 용	분 석	합 성	평 가
정의하다	번역하다	해석하다	분류하다	구성하다	판단하다
반복하다	다시쓰다	응용하다	구별하다	계획하다	사정하다
기록하다	토의하다	채택하다	분석하다	제외하다	평가하다
나열하다	묘사하다	이용하다	감별하다	설계하다	채점하다
기억하다	인식하다	시범하다	사정하다	형성하다	비교하다
지명하다	설명하다	극화하다	계산하다	정리하다	값을 정하다
연관하다	표현하다	(각색하다)	검증하다	조립하다	개정하다
밑줄치다	판명하다	연습하다	비교하다	수집하다	등급매기다
	찾다	예시하다	대조하다	건립하다	선택하다
	보고하다	운영하다	비판하다	창조하다	선정하다
	검토하다	예정표를 찾다	그림으로 묘사하다	관리하다	감정하다
	말하다	개략하다	(도표를 만들다)	조직하다	견적하다
			검사하다	준비하다	측정하다
			토론하다		
			목록을 조사하다		
			질문하다		
			관련하다		
			해결하다		

2) 정의적 영역(Affective domain) - 태도(Attitude)변화

Krathwohl과 다른 사람들은 정의적 영역에서 5개의 주요 범주로 구성되는 목표의 분류학을 제시하였다.

정의적 영역은 태도영역이라고도 하며 인간이 가치를 획득하는 정도를 표시한 것이다. 가치획득은 가장 낮은 인식 단계에서 점차 높은 수준의 가치 단계로 옮아가는데 이때 분류의 기초가 되는 것은 내면화 되었는가에 따라 감수, 반응, 가치화, 조직화, 인격화의 5단계로 정의적 행동이 분류된다.

(1) 감수

어떤 자극의 존재에 대한 민감성과 그것에 대한 주의나 관심을 자진해서 기꺼이 기울이는 경향을 말한다. 이 수준의 목표들은 현존의 자극에 대한 학습자의 감수성과 관계가 있다. 예를들면 다음과 같다.

이 목표는 ① 감지 ② 자진감수 그리고 ③ 주의집중을 포함한다.

- 동양세계의 다양한 문화를 배움으로서, 학생은 의상, 가구, 그리고 건축양식에서의 심미적인 요소들을 감지한다. 우리나라 노인 구강 실태를 배움으로서 노인 구강관리를 위한 예방과 치료와 재활의 요소들을 감지한다.

(2) 반응

단순한 수동적 반응이 아니라 적극적으로 그 대상이 무엇인지를 알고자 하는 심리적 태세이다. 이는 곧 흥미의 경향으로 나타난다. 이 수준의 목표들은 ① 묵종반응 ② 자진반응 그리고 ③ 만족감과 같은 자극에 학습자가 능동적으로 주의를 집중하는 일과 관계된다. 예를들면 다음과 같다.

- 학생은 수돗물 불소화 사업 공청회에 능동적으로 참여함으로서 회합의 토픽에 관해 관심을 나타낸다.

(3) 가치화

어떤 사물, 현상, 행동이 어떤 사람에게 값있는 것인가를 지시하기 위해 애쓰는 말로서 가치라는 말로 표현된다. 이 단계의 내면화는 무엇이 값진 일이며, 해야할 것인가에 대하여 판단이 서게되고 가치를 인정하고 그에 따라 책임감을 가지고 임하게 된다. 이 수준의 목표들은 학습자의 신념 및 가치에 관한 태도와 관계가 있다. 이들 목표들은 ① 가치의 수용 ② 가치의 채택 그리고 ③ 확신의 형태로 표현된다. 예를들면 다음과 같다.

- 학생은 수돗물 불소화 사업의 장점 혹은 단점에 관한 관점을 취한다.

(4) 조직화

조직화된 상기의 개념들이 조직화된 가치체계로 나타나면서 복합적인 가치의 체계가 확립됨을 뜻한다. 이 수준에 있는 목표들은 ① 가치의 개념화 그리고 ② 가치체계의 조직을 포함한 가치 및 신념의 내면화에 관계가 있는 것이다. 예를들면 다음과 같다.

- 학생은 지역주민의 구강건강증진 유지에 대한 자신의 책임에 관한 판단을 한다.

(5) 인격화

이것은 분류학 속에서는 가장 높은 내면화의 수준이다. 이 수준에 도달한 개인의 행동은 그가 이전에 수락한 가치와 일괄되게 조화되어 있음을 볼 수 있다. 이 수준의 목표들은 ① 일반화된 가치에 관한 태세 그리고 ② 인격화 혹은 인생철학을 반영하는 행동과 관계가 있다. 예를들면 다음과 같다.

- 학생은 치과위생사 원리에 근거한 자신의 개인적 및 사회적 생활에 관한 규율을 만든다.

표 3-5. 정의적 목표설정에 사용되는 동사

감 수	반 응	가치화	조직화	인격화
수용하다	조력하다	요청하다	완성하다	고수하다
유의하다	동의하다	방어하다	변형하다	지속하다
집중하다	토의하다	정당화하다	배열하다	과시하다
경청하다	관련시키다	조력하다	고르다	주장하다
허용하다	대답하다	설명하다	대비하다	방어하다
가입하다	설명하다	진술하다	방어하다	참아내다
참석하다	표현하다	주다	일반화하다	조력하다
찾다	보고하다	지원하다	해결하다	기술하다
고려하다	선택하다	돕다	관련시키다	설명하다
주의를 기울이다	고르다	일하다	합성하다	몰두하다
머물다	시도하다	고르다	몰두하다	구분해낸다
관찰하다	참여하다	시도하다	표현하다	
	수행하다	완성하다	비교하다	
	보이다	시작하다	통합하다	
	솔선하다	기술하다	지속하다	
	실천하다	가입하다	변경하다	
	노력하다	고수하다		
	말로하다			
	반응하다			
	기술하다			

3) 정신(심리, 심동적)운동영역(Psychomotor domain) - 수기(Skill)습득

수기영역이기는 하나 머리에서 사고하고 판단하여 시행하는 수기이기 때문에 근육만의 손놀림은 이에 해당되지 않는다. 수기(skill)는 학습을 통하여 지적활동이 가능하게 된 상태에서 신체적 운동이 행동으로 나타남을 뜻한다. 구강보건교육은 매우 다양한 기술을 학습해야 되는 현장이므로 기술향상이 매우 중요하고 목표설정시 이 영역이 보다 구체적으로 표현되어야 교육이 효과적이다.

정신운동영역도 인지적 영역 혹은 정의적 영역 어느 하나보다 못지 않게 강조되는 것이며, 인간능력 중 가장 관찰하기 쉬운 것이다. 심슨(Simpson, 1972)이 개발한 정신운동영역은 몇 가지의 유목으로 분류하고 있다.

(1) 지각능력

이 부분의 목표들은 감각기관을 통해 운동지각·시각·청각·촉각 그리고 협응능력을 겨냥 한다. 예를들면 다음과 같다.

- 학생은 일군의 건축용 블록을 모양을 보고서 범주화 할 수 있다.

(2) 태세

특정한 종류의 활동이나 경험을 위한 준비를 태세라 한다. 이 수준에 포함된 목표들은 지구력·근력·유연성·민첩성·반응시간 그리고 기민성과 관계가 있다. 예를들면 다음과 같다.

- 학생은 타액완충능력검사를 시도할 준비가 되어 있다.

(3) 안내된 반응

이 범주에 속하는 목표들은 걷기·달리기·점프하기·밀기·당기기 그리고 조작하기에 관련된 행동을 겨냥하고 있다. 예를들면 다음과 같다.

- 대상자는 치과위생사의 지도에 따라 반응하여 자신의 구강구치부에 잇솔질을 시도할 수 있다.

(4) 기계화

학습자는 학습된 반응이 습관화 되었으며 행동수행에 자신감이 있으며 상황에 따라 습관적으로 행동을 한다. 예를들면 다음과 같다.

- 대상자는 확신을 갖고 자신의 치아에 전문가 잇솔질을 할 수 있다.

(5) 복합외적반응

움직임의 양상이 필요하기 때문에 복합적이라고 여겨지는 활동 수행을 말한다. 이 영역수준의 목표들은 게임·스포츠·댄스 그리고 예술과 관계가 있다. 예를들면 다음과 같다.

- 대상자는 주저함 없이 규칙적 생활습관의 일부분으로 잇솔질 후 푼사질을 실시할 수 있다.

(6) 적응

신체적 반응이 필요한 새로운 문제상황에 대처하기 위해 운동활동을 변경하는 것을 말한다. 예를들면 다음과 같다.

• 대상자는 외출 중에도 어려움없이 푼사질을 할 수 있다.

(7) 창조

분류학의 마지막 수준의 목표들은 자세·몸짓·안면표현 그리고 창의적 동작을 통한 표현적 동작에 관계된다. 예를들면 다음과 같다.

• 대상자는 자신의 치주건강상태에 따라 적당한 잇솔질 법으로 이를 닦을 수 있다.

표 3-6. 정신운동영역 목표설정에 사용되는 동사

지 각	태 세	안내된 반응	기계화 (mechanism)	복합 외적반응	적 응	창 조
고르다 기술하다 발견하다 차이를 구분하다 따로놓다 관련시키다 선택하다 분리해놓다	시작하다 전시하다 설명하다 옮기다 반응하다 보이다 출발하다 자원하다 착수하다 칫수를 재다 수선하다 섞다 조직하다 스케치하다 일하다 분해하다 해부하다 분석하다	조립하다 측정하다 만들다 해보이다 고정시키다 고치다 갈다 열을 가하다 조정하다	(안내된 반응의 목록 참조)		적응하다 변경하다 바꾸다 재배열하다 개정하다 변화시키다	(적응 참조)

세 개의 분류학의 범주는 복잡성에서 그 수준이 단순한 것에서부터 더 높은 것에로 증가해 가는 위계로 배열되어 있다. 인지적 영역에서는 2에서 6까지의 수준은 다양한 문제해결 기능과 능력을 내포하고 있다. 각 수준은 앞 수준의 획득에 의존한다. 이 분류학은 교육목표를 개발하고 동시에 목표의 세트를 분류하는데 유용하게 쓰인다. 학습자들은 각 학습영역에 들어 있는 보다 낮은 학습의 수준으로부터 보다 더 높은 학습의 수준에로 안내 해 갈 수 있을 것이다. 이상적인 측면에서 보면, 효과적인 교육은 분류학의 3가지 주요 영역, 즉 인지적영역, 정의적영역, 정신운동영역을 모두 활용하는 일이다.

4. 수업 목표 진술방식

수업목표 즉 행동용어로 진술함이 바람직하다는 것은 많은 학자들로부터 알려져 있다. 행동목표의 특징 가운데서도 가장 두드러진 것은 행동용어로 수업목표가 진술될 때 수업의도, 계획, 학습활동, 평가 등이 분명하게 행해진다는 것이다.

1) 수업목표 세분화의 필요성

① 교사나 수업설계자가 수업목표를 분명히 알게 되면, 수업지도 계획을 보다 정확하고 적절하게 세울 수 있다. 즉 주어진 시간에 무엇을 가르쳐야 하는지가 명확하게 되어 불필요한 시간 낭비를 감소시킴으로써 수업밀도를 높일 수 있다.
② 학습자가 수업목표를 명확하게 알게 되면, 학습자 스스로 자기의 학습목표를 세우게 되고, 불필요한 문제에는 관심을 적게 쏟음으로써 결과적으로 학습밀도를 높일 수 있다.
③ 구체적이고 세분화된 수업목표는 수업의 방향을 이끌어 주고 수업내용의 선정과 조직에 구체적인 시사를 제공하며 수업 결과를 평가하는 기준이 된다.
④ 수업목표가 세분화되면 길러야 할 행동이 분명해져서 구체적 수업방법과 자료들을 선정하는데 확실한 지침의 역할을 해준다.
⑤ 구체적이고 세분화된 수업목표는 학습평가의 타당도와 신뢰도를 높일 수 있으며 따라서 평가의 결과가 수업의 질을 높일 수 있도록 재투입(Feedback)된다는 면에서 효과를 낳을 수 있다.

⑥ 수업목표를 구체화하고 세분화함으로써 교과의 내용면과 행동면을 확실히 해준다.

2) 목표진술의 기본 요건

학습지도에 활용된 수업모형과 평가방법이 다름에 따라 교수목표를 진술하는 방법과 내용도 조금씩 다르겠지만 어떤 공통점이 전혀 없는 것은 아니다. Gerlach(1967)는 교수목표의 진술에는 반드시 갖추어야 할 요건 네 가지를 들고 있는데 그것을 목표진술의 기본요건 A. B. C. D라고 말한다. 즉 'A'는 청중(audience), 즉 학습자이고 'B'는 행동(vehavior)이고, 'C'는 조건(condition)이며, 'D'는 정도(degree)를 뜻한다.

이를테면 교수목표는 학생의 행동으로 진술하되 그 행동이 일어나는 조건 또는 상황(situation)과 그 학습의 결과로 변화된 행동임을 인정할 수 있는 준거(criteria) 또는 표준(standard)이 명시되어야 한다는 것이다.

3) 목표의 진술요령

Gerlach가 말한 교수목표의 기본요건을 토대로 Tyler(1949), Mager(1962)의 진술하고 있는 교수목표의 유형을 살펴보면 다음과 같다.

(1) 타일러(Tyler)의 진술요령

타일러에 의하면 교육목표진술은 '학생'의 입장과 측정의 행동을 성취하는데 필요한 '내용'도 포함되어야 할 뿐만 아니라 학생에게 기대되는 '행동'도 충분히 세분화되어 진술되어야 한다(Tyler, 1949). 한편 Bloom(1956)의 "교수목표 분류학"은 Tyler가 제시한 교육과정 구성원리를 토대로 하여 발전된 것이기 때문에 Bloom과 Tyler는 거의 같은 형식으로 목표를 진술하고 있다. 이 방식은 형성평가보다는 총괄평가의 활용에 적합하다. 예를들면 다음과 같다.

학생은	치태의 구성요소를	열거할 수 있다.
〈학습자〉	〈내용〉	〈행동〉

· 학생은 〈학습자〉 / 자신의 화를 조절할 수 있는 생각과 행동을 〈내용〉 / 열거할 수 있다. 〈행동〉

(2) 메이거(Mager)의 진술요령

메이거의 목표진술은 학생의 '행동'을 나타내는 행동동사를 사용해야 하며 그의 행동이 발생하리라고 기대 되어지는 '조건'을 제시할 뿐만 아니라 변화되어야 할 행동수준에 대한 수락기준인 '준거'(평가기준)로 함께 제시해야 한다(Mager, 1962). Mager의 진술방식은 총괄평가보다 형성평가에 더 적합하다. 예를들면 다음과 같다.

· 다양한 칫솔을 주었을 때 〈조건〉 / 자기에게 알맞은 칫솔을 〈준거〉 / 고를 수 있다. 〈행동〉

· 음식물의 종류를 제시했을때 〈조건〉 / 치아에 좋은 음식을 정확하게 〈준거〉 / 선택할 수 있다. 〈행동〉

4) 수업목표 진술의 일반적 원칙

① 수업목표는 교사의 행동이 아닌 학생의 행동으로서 구체적이고 행동적인 용어로 진술되어야 한다.

② 수업목표는 학생이 학습 후에 나타나는 학습의 결과, 즉 변화된 행동과 관련지어 진술되어야 한다.

③ 수업목표는 내용과 행동면으로 조작적으로 진술되어야 한다.

④ 수업목표는 학생들의 학습 행위를 나타내는 장면과 조건에 따라 명세적 동사의 형태로 바꾸어 진술되어야 한다. 목표 진술에는 애매 모호한 암시적인 행위 동사를 사용할 것이 아니고, 구체적이고 분명한 행위 동사들을 활용하여야 한다.

5) 목표작성원칙과 목표개발원칙

교수목표의 진술은 Tyler, Mager 등이 제시한 요령이 있는데 여기서는 Gagne의 진술요령에 의하여 교수목표의 확인 및 추출은 교육과정 및 교과서분석에 의하

03

여 확인된 내용 사이의 상호관련을 기초로 교수목표를 학습위계에 따라 계층화시키고 실제진술은 주로 Tyler가 제시한 행동적 교수목표진술을 근간으로 하여 교수목표진술원칙, 즉 교육목표작성원칙을 다음과 같이 제시하고 있다.

(1) 교육목표 작성원칙

① 목표는 각 목표마다 단일성과만을 진술한다.
② 목표는 학습내용과 기대되는 학생의 행동을 동시에 진술한다.
③ 목표는 학습능력에 따라 진술되는 동사의 형태를 다르게 진술한다.
④ 목표는 학습되어야 할, 즉 목적을 달성하기 위한 구체적인 행동의 하나로 진술한다.

또한 이상과 같은 진술의 제 원칙을 감안하고 실제로 구강보건 교육목표를 진술해야 하나 진술형식 또한 일정하지 아니하다. 즉, 구강보건교육목표(수업목표)의 진술형식이 설정된 교육목표(Goals)에 따라 달리 나올 수가 있으므로 이 점에 유의해서 교육목표를 개발해야 한다. 목표진술원칙에 따라서 구강보건교육목표를 개발할 때도 몇 가지 원칙에 따라서 해야 한다. 여기서는 Bloom 교수가 제창한 5가지 원칙을 소개하고자 한다.

(2) 교육목표 개발 원칙

① 실용적이어야 한다(real).
② 이해가능해야 한다(understandable).
③ 측정가능해야 한다(measurable).
④ 행동적이어야 한다(behavioral).
⑤ 달성가능해야 한다(achievable).

제7절 교육내용의 선정 및 조직

교육목표가 설정되면 그에 적절한 교육내용이 선정되고 조직되어야 한다. 교육내용은 학생들이 교육을 통해서 학습하여야 할 학습경험을 만한다. 교육내용은 교육목표를 충실히 반영시켜서 선정되고 조직되느냐에 따라서 교육의 질이 결정된다. 교육목표를 달성하기 위하여 구강보건교육자는 필요한 교육내용과 그와 관련된 예시문, 기타 자료를 수집하여 분석하여야 한다. 이를 위하여 치과위생사는 기존의 교과서 및 각종 지침서, 참고서를 참조할 수 있으며 아울러 각종 학회지, 잡지 및 전문서적들을 읽고 분석 정리하여야 한다. 교육내용과 관련된 자료를 수집·분석한 후 치과위생사는 동료나 교육내용전문가의 자문을 받아 그 정확성과 최신성을 확인하는 과정을 거치는 것이 필요하다.

일단 수집·분석된 내용자료들은 교육대상자(학습자)의 특성 및 교육목표에 맞게 체계화되어야 한다. 내용의 체계화란 가장 효과적·효율적으로 가르치기 위하여 내용을 적절히 분류하고 순서화 하는 작업을 뜻한다. 다음은 교육내용의 선정 및 조직에 관하여 구체적으로 살펴보고자 한다.

1. 교육내용의 선정(학습내용의 선정)

1) 교육내용의 범위(Scope) 결정

교육목적이 달성될 수 있는 교재나 경험 또는 활동내용을 학습경험의 범위(Scope)라고 한다. 이는 교육내용을 선정하는데 있어서 횡축을 뜻하며, 이것은 곧 무엇(What)을 교육내용으로 할 것인가를 말한다.

2) 교육내용선정의 준거

학습내용의 선정은 설정된 교육목적과 목표를 달성하는데 직결되며 하나의 수단이다. 또한 학습활동을 한정하는 전제가 되는 것이다. 왜냐하면 학습내용 없이는 교육목표 달성을 기할 수 없고 학습활동을 습득하기 어렵기 때문이다. 교육과정 저술가들은 일일이 나열할 수도 논의할 수도 없을 만큼 수많은 준거들을 밝혀 내었다.

어떠한 교육목적 달성을 위한 학습내용을 선정하는 경우에도 공통적으로 적용될 수 있는 몇 가지의 일반적인 준거를 생각할 수 있다.

(1) 교육목표와의 관련성

① 내용선정의 절차에는 두 가지 방법이 있다. 그 중의 하나는 먼저 목적을 설정하고 이들 목적들을 내용의 선정 및 조직의 기초로 활용한다. 이들 목적들이 성취에 필요한 내용을 선정하기 전에 일정한 일련의 목적을 갖도록 하는 것이 교수요목 구성에서 가장 바람직한 일이다(Hopkins).

② 다양한 목표영역들 속에 포함되어 있는 각기 다른 행동들은 그 행동들을 성취하기 위해서는 다양한 학습경험을 필요로 한다. 교육목표를 학습경험으로 번역하는 능력이 커짐에 따라서 성취 가능한 목표들의 다양성과 범위가 다 같이 확대될 수 있는 것이다(Taba).

③ 바람직한 학습경험은 교육목표가 지시하는 바로 그 행동을 할 수 있는 기회를 제공한다. 교육목표달성에 도움이 되는 교육내용을 선정할 수 있다는 이야기는 거꾸로 선정된 교육내용에 대해서 우리가 바라는 교육목표의 달성가능성이 높은가를 평가해 볼 수 있다는 것이다(이영덕).

이상에 의하면 학자들이 교육목표와 학습내용과의 관련성이라는 준거를 주장하는 근거는 목표가 내용선정의 기초라는 것, 내용과 목표의 다양성 및 범위의 확대, 목표와 능동적 학습형태, 내용이 목표 달성을 위한 기회 마련이라는 것 등이다. 따라서 학습내용과 교육목표가 유관성을 지녀야 한다는 선정준거는 학습내용이 교육목표의 다양성 및 범위를 확대시키고 다수목표를 성취할 수 있는 능동적 학습형태를 취하면서 목표가 지시하는 활동조성에 이바지하는 것이라야 한다고 해석된다.

(2) 학습내용 그 자체의 타당성

① 가능한 자료의 범위 내에 설정될 수 있는 가치로운 내용은 목표달성에 어느 정도의 가치가 있는 단위의 것인가?(Hopkins)

② 학습자에게 유용한 내용의 항목이라도 그것이 불합리하고 사소하여 가치가 없는 것이라면 그런 항목들은 제외시켜야 한다(Doll).

③ 교육과정내용은 현재의 과학적 지식을 반영하는 정도에 따라 타당성과 의의가 있다(Taba).
④ 어떤 것이 사회적으로 가장 기초적인 것인가? 즉 광범한 집단들이 공유하는 경험에 관련된 것이 어떤 것인가이다(Zais).

이상에 의하면 학습내용이 타당성을 지녀야 한다는 선정준거를 주장하는 근거는 상대적 가치, 현대 과학적 지식의 반영도, 기초적인 지식, 목표와의 유관성, 개인적, 집합적 인간성의 반영, 인간의 공유경험, 기본지식 획득의 지적 과정에로 지식을 번역해야 한다는 것 등에 두고 있다. 따라서 학습내용이 타당성을 지녀야 한다는 선정준거는 학습내용이 교육목표와 유관하면서 기본적인 지식 획득의 지적 과정 등이 반영된 것이라야 한다고 진술된다.

(3) 학습내용의 넓이와 깊이의 균형

교육자들이 어떤 하나의 교육과정의 설계를 고려할 때는 반드시 그 교육과정 내용의 폭과 깊이를 언급해야 한다. 그 교육과정 속에 어떤 내용을 포함시킬 것인가? 이러한 교육과정 내용은 균형이 잡혀 있는가?

① 교육의 전 과정에서 해마다 동일한 방식으로 동일 주제를 반복하도록 하는 교육실제와 절차는 바람직하지 못하다(Hopkins).
② 모든 교육과정 자료는 인간생활의 모든 영역을 포함하는 활동, 프로젝트 혹은 단원들로 조직된다(Hopkins).
③ 폭과 깊이간의 합리적인 균형을 취하게 하는 것이 문제이다(Doll).
④ 교육과정은 넓이와 깊이의 적절한 균형을 보여야 한다. 그러나 이해의 깊이와 내용물의 넓이는 두 가지의 상반된 원리들이다(Taba).
⑤ 원리, 적성, 동기, 제시방법, 학생역할 등의 변인을 서로 관련 지워서 상호작용을 고려해야, 넓이와 깊이의 균형을 취하게 된다(이영덕).

학습내용은 넓이와 깊이 간에 균형이 취해져야 한다는 이 선정준거는 학자들의 견해를 종합해 보면 기본개념 및 원리, 학습자의 적성, 동기, 역할 등을 감안하면서 관계자료들을 통합할 수 있고, 타 교과와 연관싱이 높은 것에 한해서 그 질과 범위가 균형을 취해야 한다는 것이라고 보아진다.

(4) 학습내용이 전이해 갈 범위의 고려

① 학교는 읽기, 쓰기, 셈하기의 기초기능을 주목적으로 하는 도구교과(tool subjects)이면서 계속학습에 기초가 되는 교과 속에 포함되어 있는 모든 내용을 학생들에게 교육시킬 책임을 지고 있다. 학교를 떠나서는 결코 실현시킬 수 없는 미래의 욕구를 만족시킬 수 있도록 기본적인 내용을 배워야 하고 필요한 기초훈련을 받아야 한다(Hopkins).

② 내용의 중요성은 그 내용이 해당 학문에 얼마나 본질적이고 얼마나 기초적인 것인가에 비추어 판단된다(Zais).

③ 기본개념이나 원리의 교육적 가치는 그러한 기본지식이 갖는 활용의 범위에 있다. 변화하고 다양해지는 현상에도 불구하고 효과적으로 적용될 수 있는 기본적인 교육내용일수록 그 교육적 가치는 올라간다. 교과의 기본구조를 형성하는 중요한 개념 및 원리는 여러 지적 수준의 학생들에게 보다 효과적으로 그리고 경제적으로 내용을 이해시키는데 도움이 된다.

학습내용이 전이해 갈 범위를 고려해야 한다는 선정준거는 교과의 기본 구조를 형성하는 개념 및 원리이면서 계속교육의 기초가 되고 미래의 욕구충족을 위한 기저가 되는 것이라야 한다고 진술된다.

(5) 학습자에의 적절성

① 내용이 학습능력의 밖에 있다는 교육은 불가능하다(Hopkins).

② 학습자들이 학습할 수 없는 것들을 학습자들에게 가르치려는 시도는 하지 말아야 한다(Dokk).

③ 학습가능성에 있어서의 한 요인은 교육과정내용의 초점을 학습자들의 제 능력에 적응시키는 것이다(Taba).

④ 교육과정을 학습가능하도록 만드는 문제는 역시 사회적 유산을 개개 학습자가 자기 자신의 것으로 만드는데 도움을 주는 경험으로 번역하는 일을 포함한다(Taba).

⑤ 내용을 포함시키는데 필요한 하나의 준거는 내용이 학습자에게 유의미한가하는 점이다(Eisner).

위의 주장에 의하면 학습내용이 학습자에게 적절해야 한다는 선정준거는 학습자의 성장. 학습능력, 흥미, 욕구, 적응력 등을 고려하여 사회적 유산을 학습자들이 무리 없이 학습할 수 있도록 번역된 것이라야 한다는 것이다.

(6) 사회적 유용성

① 학교단체는 사회생활을 있는 그대로 미리 알려주어서 젊은이들이 새로운 문제를 지혜롭게 해결할 수 있도록 이와 같은 내용을 학교 교육 과정 속에 소개해 넣어야 한다(Hopkins).

② 교육과정이 학습을 유용하게 처리하기 위해서는 교육과정이 추구하는 내용이나 성과가 그 시대의 사회적 및 문화적 실재와 조화를 이루어야 한다. 즉, 교육과정은 우리가 살고 있는 모종의 세계와 어울리는 지식과 관점을 개발해야 한다(Taba).

③ 교육과정내용으로서 활용되는 유용성은 성인생활의 수행에 유용하다는 의미를 가리킨다(Zais).

위의 주장에 의하면 학습내용이 사회적 유용성을 지녀야 한다는 선정준거는 실재하고 있는 사회 및 문화와 조화를 이루기 위해서 기본 사회생활 문제를 해결하고 변화해 가며 주변 환경에 적응해 가는데 이바지해야 한다는 것이다.

3) 교육 내용을 결정할 경우 강조해야 하는 준거

(1) 개별 학교의 교육 목표와 관련성을 갖는 문제이다.

내용이 교육적으로 의미로 울 수 있기 위해서는 어떤 이유에서든 개별 학교의 교육 목표와 관련성을 지녀야 한다. 내용이 목표와 관련성을 가져야 하는가는 "교육내용은 목표를 달성하기 위한 수단"(Taba, 1962)이기 때문이다.

(2) 학습 가능성의 문제이다.

학습 가능성이란 선정코자 하는 내용을 학습자들이 학습할 수 있는 수준의 것이어야 한다는 것이다. 즉 학습자들이 효과적으로 학습할 수 있도록 내용을 선정한다는 것은 학습자들의 "경험, 흥미, 요구에 관련이 깊고 또 관련이 많은 내용이 선정"(이경섭, 1990)되어야 한다는 것을 뜻한다.

03

(3) 사회적 적합성의 문제이다.

교육 내용의 사회적 적합성이란 학교가 위치하고 있는 지역의 특성 및 인간 집단의 특수성이 내용 선정에 반영되어야 한다는 것이다. 인간 집단이란 대부분의 생활을 일정한 지역에서 영위하면서 또 그 지역의 생산물을 취득해 가면서 장기간 살아옴에 따라, 타지역과는 다른 역사, 전통, 관습, 생활양식, 가치 등이 형성되어 있기 때문에, 내용의 선정시에 이러한 지역적 특수성을 반영함으로써 학교의 지역화에 기여할 수 있다.

4) 교육내용선정의 방법

(1) 교과서 및 교재법

교과서법은 국정, 검인정 또는 기타 교과서를 절대적 기준으로 삼는 것이며, 교재법은 교과나 교재의 논리적 체계에 따라 학습하는 것을 말한다. 교과서법 보다 교재법이 다소 융통성이 있다.

(2) 목표법

교육목표를 일반적인 것에서 특수한 것으로 분석하여 학년에 따라 단계 지우고 그에 의해 학습의 범위를 결정하는 것으로, 교과서 및 교재법 보다는 개선된 방법이다.

(3) 주제법

학습범위를 교과서에 제시할 교재에만 국한시키지 않고 교수해야 할 특정한 주제면의 모든 내용을 문제로 삼는 방법으로 주로 사회생활과에서 다룬다. 따라서 주제법은 현대생활의 해석에 필요한 주제에 의해 범위(Scope)를 결정한다.

(4) 생활분석법(활동분석법)

인간생활의 중요한 활동을 그 구성요소로, 과학적으로 분석하고 거기에 내포되어 있는 지식·기능·태도를 추출해서 이것을 교육과정의 소재로 하여 사회적으로 가치 있는 교육과정을 구성하는 방법이다.

(5) 흥미중심법(청소년 욕구법)

학생들의 흥미를 끌기 쉬운 대상물이나 활동을 분류하여 학년별로 배당하여 Scope로 하는 방법이다. 따라서 학생들의 흥미나 필요에 초점을 두고 그들의 흥미를 느끼는 문화영역을 Scope로 한다.

(6) 문제영역법

학생의 문제영역을 중심으로 교육과정을 구성하려는 것이다. 즉, 교육요구사정을 통하여 청소년의 생활태도를 파악하고 이를 학습내용의 Scope로 삼아 교재를 구성하는 방법이다. 또 문제영역법은 학습경험의 선정을 성인중심이나 학생중심의 어느 한 면에 치우치지 아니하고 학생의 직접적인 요구의 만족과 성인의 사회생활에의 준비라는 두 가지 요인의 결합을 시도한 것이다.

(7) 사회기능법

사회성원의 필요를 결정하기 위해서 사회생활을 분석하여 이에 따라 명백해진 사회적 필요를 Scope로 하여 교재를 선택하는 방법이다. 변화하는 사회에 대처할 수 있는 점이 좋다.

5) 교육내용 선정 기준

교육내용 선정 기준은 설정된 교육목표를 달성할 수 있는 것이어야 하며, 사회성과 시대성에 맞는 가치 있고 역동적인 것이어야 할뿐만 아니라 학생의 흥미·필요·능력 등 발달단계에 맞아야 하며, 교육내용의 양은 가능한 최저요구수준(minimum essentials)이어야 한다.

결론적으로 교육내용의 선정은 교육목표 도달에 적절한 내용을 선정하기 위하여 여러 가지 참고문헌이 요구된다. 예를 들면 학령기 아동의 치아를 튼튼하게 유지하려고 하는 것이 교육목표인 경우에 치아를 튼튼하게 유지할 수 있는 방법에 대한 다양한 실천가능한 방법을 선정·제시함으로써 각자의 사정이나 여건에 따라 선택해서 활동할 수 있게 하므로 참고문헌을 다양하게 활용하며 합리적으로 실천가능한 방법을 교육내용으로 제시하여야 한다. 교육내용은 꼭 알아야 할 것, 알면 유익한 것, 알아두면 좋은 것 세 가지 종류로 분류해 두어 활용하는 것이 좋다.

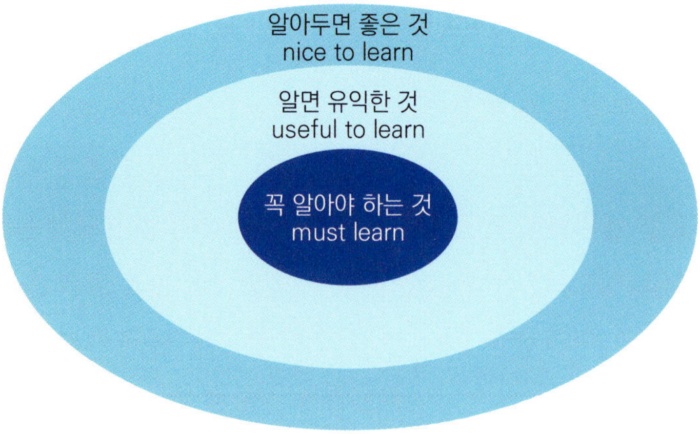

그림 4-3. 교육내용의 선정 요령

2. 교육내용의 조직

1) 교육내용의 배열(Sequence)

교육목적을 달성하기 위하여 그에 적합한 교육내용을 선정했으면 이것을 학생들에게 효과적으로 가르치기 위하여 그 내용을 잘 조직해야 한다. 아무리 좋은 내용을 선정했을지라도 그것을 잘 조직하지 않고 운영할 수 없으며, 그리고 계통성이 없는 내용을 가르칠 수는 없는 것이다.

교육내용을 조직하는데는 수직적 조직과 수평적 조직이 있다. 수직적 조직은 내용 가운데 무엇을 먼저 가르치고, 무엇을 나중에 가르칠 것인가 하는 시간적 순서에 관한 것이다. 수평적 조직은 교과목간 또는 동일 교과의 단원간의 내용을 어떻게 관련지어 배열할 것인가 하는 상호 간의 관계에 관한 것이다. 즉 교육내용의 활동이 가능하도록 일정한 방법에 따라 교재를 배열해 놓은 순서를 Sequence라고 한다. 언제(When) 가르칠 것인가와 관계된다.

Sequence란 말은 교재배열의 순서, 서열 또는 종축을 뜻한다. 교육내용을 조직할 때 필요한 기준이 되는 원리를 제시하면 다음과 같다.

2) 교육내용 조직의 원리

(1) 연속성

교육내용의 수직적 조직과 관련해서 말하는 것이며, 학습된 경험이 계속하여 반복되어야 할 필요가 있다는 원리이다.

한번 배운 어떤 기술이 있다고 할 때, 그 기술을 다시 연습하거나 사용할 기회가 전혀 없다면, 아마도 그 기술학습은 얼마 후에 없어져 버리고 말 것이다.

(2) 계열성

계속성과 유사한 점이 있으면서도 한층 더 커다란 관점에서 보자는 것이다. 단순한 것의 반복이 아니라, 점차적인 확대를 갖도록 학습경험을 조직하여야 한다는 원리이다.

이를테면 학습경험이 같은 어떤 내용이 같은 수준으로 반복된다면 깊은 이해나 좀 더 능숙한 판단력 혹은 개인적인 태도가 형성되기 어려운 것이다. 따라서 단순한 반복은 무의미해지고 말 것이다. 이 같은 결점을 보류하기 위하여 계열적인 증가를 꾀하자는 것이다.

쉬운 것에서 힘든 것으로 혹은, 단순하고 구체적인 것에서 복잡하고 추상적인 것으로 전개시켜 나가자는 것이다. 앞에서 설명한 연속성의 원리와 계열성의 원리는 교육내용의 종적 조직에서 매우 강조되는 원리이다.

(3) 통합성(전인성)

교육내용의 수평적 조직과 연관을 말하며, 여러 학습 경험간에 연결이 지어져야 한다는 원리이다. 여러 가지 학습환경에서 이루어진 학습경험들이 아무런 관련이 없이 따로따로 분단되어 있어서는 안되며, 상호 연결되어 통합됨으로써 전인적인 인간의 육성을 위한 하나의 통일성을 가져야 한다는 것이다.

(4) 균형성

교육의 특수한 기능과 목적에 따라 만족할 만한 균형이 유지되어야 한다는 원리이다. 일반교육과 전문교육이 각급학교의 특수한 기능과 목적에 따라 만족한 균형과 조화가 이루어지도록 짜여져야 한다는 것이다. 교육내용의 수평적 조직을 위한 기본이 되는 것이다.

(5) 다양성

학생의 특수한 요구, 흥미, 능력이 충분히 반영될 수 있는 즉, 개인차에 맞도록 융통성 있는 학습활동을 할 수 있도록 교육내용이 조직되어야 한다는 것이다.

앞에서 설명한 통합성의 원리와 균형성의 원리 그리고 이 다양성의 원리는 교육내용의 횡적 조직(수평적 조직)에 있어서 매우 중요한 원리이다.

3) 교육내용의 조직 방법

학습경험을 조직함에 있어서는 선정된 학습경험을 어떠한 순서와 계열로 배열하느냐가 문제이다. 현대교육과정의 구성에서는 학습경험의 조직이 당연히 학습자의 발달단계에 따라 그 특성에 알맞게 되어야 한다는 것을 요구한다. 그러므로 선정된 경험은 학습자인 아동의 능력에 따라, 배열되어야 한다.

이상의 원칙 내지는 원리를 토대로 교육내용을 조직하는데 사용되는 일반적인 방법으로는 4가지가 있다.

(1) 논리적 방법의 내용조직

논리적 방법은 교재내용의 논리적인 구조에 따라 쉬운 것에서 어려운 것으로의 순서로 배열하는 방법으로 주로 교과를 중심으로 한 교육과정구성에서 작용한다.

이 방법은 그 내용으로 보아 2가지가 있으니 하나는 현행교과서에 따라 이론적으로 조직내용을 배열하는 방법이고, 다른 하나는 전문가에 의하여 논리적 순서, 시간과 장소와의 관계, 개념의식, 지능의 발달도 등을 판단하여 학습경험을 배열하는 방법이다. 그러나 이 방법은 어디까지나 논리적인 교재의 순서, 내용이 그대로 학습자에게 제공되는 학습순서가 되고 있으며, 모든 학습이 「쉬움」에서 「어려움」으로 또는 「간단」에서 「복잡」으로의 순서에 따르는 것이 통례이다.

(2) 심리적 방법의 내용조직

이 방법은 학습자인 아동들의 심리적인 특성을 토대로 학습내용을 배열하려는 방법이다. 아동의 성숙과 성장발달의 특징, 심리적, 정신적인 경험의 민감성, 흥미와 필요, 학습의 곤란도 또는 성공이나 실패가 학습에 미치는 영향 등을 연구하여 학습내용을 배열하려는 것이다.

이 방법은 아동의 심리적인 특성이 토대가 되기 때문에 종래의 방법에 비하면 진보적 방법이라고도 여겨지나 이 방법은 그 나름으로의 난점이 있다. 즉 집단아동들의 실태를 보면 각 아동들의 흥미, 능력 등이 다양하고 변화가 많다는 것, 아동이 가지는 경험에서 먼저 당하는 경험이 후에 당면하는 경험보다 반드시 쉬운 것으로 한정되고 있지 않다는 것, 각 아동이 가지는 흥미도에 따라 곤란을 극복하는데 영향이 많다는 것, 각 아동은 자기 나름대로의 경우와 처지에 따라 흥미와 능력 등이 일정치 않다는 것 등 여러 가지 문제점이 개재되고 있으므로, 이 방법도 그 원칙에만 의존할 수 없는 것이다.

(3) 절충적 방법의 내용조직

이 방법은 위의 2가지 방법을 절충한 것으로 학습자의 흥미를 중심으로 하면서도 한편으로는 교과나 교재의 논리적 발전과 진전이 보장되도록 배열하는 방법이다.

앞에서 본 논리적 방법이나 심리적 방법은 다 같이 동일한 내용을 서로 다른 측면에서 강조한 것이나, 실제에 있어서는 양 측면의 극단보다도 종합적인 견지에서 연구되어야 한다고 주장하는 보싱(N.L.Bossing) 등과 같은 학자도 있다. 보싱이 말한 것을 보면 아동의 활동에도 조직적인 발전의 순서가 있으며 또 논리적인 교과나 교재에도 그 학습의 특유한 심리적 요소가 개재되었다는 것을 인정하고 아동의 발달순서와 교재의 논리적 발전을 조화적으로 취하는 방법을 말하였다.

(4) 현대적 방법의 내용조직

이 방법은 학생의 흥미를 기반으로 그 위에 교재의 논리적인 발전과 진행이 조장되어지며 학생의 성장이나 발전과정에 따라 학습내용을 배열해 가는 방법이다.

위와 같은 원리에 따라 교육내용을 체계있게 조직한 것이 각급학교에서 가르치는 교과서이며, 그것을 기초로 교수-학습활동이 전개되며 그 결과를 평가하여 당초에

03

설정한 교육목표를 달성하기에 적절한 교육계획인가를 평가하여 다음의 교수-학습 개선은 물론 교육계획을 할 때 그 평가결과를 반영하게 된다.

또한 일반적으로 교육내용을 어떻게 배열하는 가에 따라서 5개의 방법을 제시해 둔다.

① 단순한 것에서 복잡한 것으로 배열한다. 우선 용이하게 이해할 수 있는 것으로 시작하고 어려운 것으로 옮겨간다.

② 일반에서 특수로 배열한다. 우선 전체적인 개요나 주제로 시작해 전체상중의 특정의 항목으로 내려간다.

③ 사실(fact)에서부터 개념(concept)으로 배열한다. 사물과 사건간의 관계를 이해해감에 따라 개념이 발달하며 이러한 개념의 수립은 경험에 기초한다.

④ 구체에서 추상으로 이론이나 개념으로 옮기기 전에 지금 이 장(場)의 상황에서 시작한다.

⑤ 연대순의 배열 : 역사적 순수성이 있다면 최초의 시대에서 시작해 오늘날로 진행한다. 혹은 그 외의 시대배열을 사용해도 좋다.

제8절 학습시간의 배정

교육목적과 목표설정에 이어서 교육내용을 선정하고 조직하고 난 후 학습시간을 배정한다. 학습시간의 경과에 따라 그 효과가 달라질 수 있는 또 다른 시각은 학습자의 주의집중정도를 학습효과와 연결시키고 있다. 물론 학습자의 특성에 따라 학습효과의 정도는 다르지만 일반적으로 다음과 같은 점에 유의해서 시간을 배정하면 된다.

1. 대상에 따른 학습시간 배정

① 기억, 이해, 추리 등을 요하는 교재는 오전이 좋고, 운동은 오후가 좋다.

② 학습시간은 개인의 능력이나 교재환경 등에 따라 다르지만 일반적인 표준은 아래와 같다. 이와 같은 시간에도 동일작업을 오래 계속하는 것보다 작업의 변화를 가져오는 방법이 피로가 적어서 학습의 능률을 높인다.

③ 하루의 학습시간은 9~10세의 아동은 4시간이내, 11~12세 아동은 5시간이내, 13~15세까지는 6시간 이내가 좋다.

연 령	학습시간
3세~5세	25분~30분
6세~8세	30분~40분
9세~12세	40분~50분
13세~15세	50분~60분
16세 이상	60분~90분

④ 1주간의 작업능률은 대체로 월, 화요일이 가장 능률이 높고 화요일부터 주말이 되어감에 따라 감소하지만 토요일은 약간 상승하는 것이 보통이라 한다. 그러나 아동에게 있어서는 월요일은 건강상태가 좋지 않은 아동이 많고 결석자도 많으며 학습능률도 낮으므로 화요일이 가장 높다고 한다.

⑤ 작업을 오래 계속하면 그에 따라 피로회복 시간이 많이 걸리므로 짧은 시간이나마 간격을 두고 잠깐 쉬는 것이 장기간 작업하고 장기간 쉬는 것보다 효과적이다.

⑥ 아동의 신체상태가 피로를 가져오는 수도 많으나 교사의 지도방법과 교재의 취급방법도 피로와 밀접한 관계가 있다. 학습진행 시에 지나친 긴장, 음성의 고저 등은 모두가 이와 관계가 있는 것이다.

⑦ 피로를 회복시키기 위하여서는 안정, 휴식, 산책, 음식물 섭취, 수면 등이 효과적이다.

2. 학습시간 배정 시에 고려사항

① 교사는 학습자의 생활실태를 파악하여 그들의 필요, 흥미에 응할 수 있는 일과표를 작성해야 한다.

② 가정인, 사회인으로서 조화된 인격도야의 경험, 개성신장에 도움이 되는 활동, 사회인식을 증대시킬 수 있는 활동, 실생활에서 기초적으로 이해해야 할 읽기, 쓰기, 셈하기의 능력, 생활지도를 위하여 필요한 활동 등 넓은 영역에 걸쳐 교육목적을 달성할 수 있도록 지도계획을 작성해야 한다.

③ 짧은 시간의 배당보다 긴 시간의 분할에 의한 융통성 있는 계획이어야 한다.

④ 교과내용의 학습뿐만 아니라 생활 전체에 걸쳐서 계획되어야 한다.

⑤ 창조적인 자기 활동을 하기 위한 기회를 주도록 해야 한다.

⑥ 예술을 즐기고 감상력을 기를 수 있는 기회를 주도록 해야 한다.

⑦ 자연의 세계와 가까이 하고 관찰하고 또 이해할 수 있는 시간을 해야 한다.

⑧ 교과내용의 습득, 학습활동에 필요한 기능 및 연습을 위한 시간을 마련해야 한다.

⑨ 균형 있는 활동과 역동성 있는 풍부한 계획이어야 한다.

3. 구강보건교육을 위한 시간 배정

① 구강보건교육자는 대상자의 연령이나 환경 등의 특성을 고려해서 시간을 배정한다. 즉 유치원생과 성인들의 교육시간은 서로 다르다는 것이다.

② 시간 배정시에 도입과 전개, 종결의 시간이 구분되어야 한다. 구분되지 않을 경우 적절한 시간활용이 어렵고, 설정된 목표를 달성하기 어렵다.

③ 구체적인 시간배정이 되어야 한다. 반문과 대답이 있을 수도 있고, 대상자들의 질문에 답변과 설명이 이루어져야 하므로 구체적인 시간이 배정되어야 한다.

④ 교육시간을 배정하는 것은 교육의 목적 설정과 목표진술, 교육방법, 교육매체가 무엇이냐에 따라서 다를 수 있으므로 이러한 것을 충분히 고려해서 배정이 이루어져야 한다.

⑤ 구강보건교육을 위한 시간 배정은 한주간 중에서 화요일, 수요일, 목요일 등 주중에 하는 것이 좋으며, 하루의 시간은 일과가 시작되는 오전시간에 배정하는 것이 효과적이다.

제9절 교수-학습 계획안 작성 및 예행연습

구강보건교육의 목적과 목표 그리고 구강보건교육의 내용과 방법, 보조자료를 작성하고 결정 한 후 모든 내용을 교안이라는 양식에 넣어서 정리한 후 이 자료를 각고 예행연습을 하게 되는데 이러한 교안작성과 예행연습에 관한 내용과 방법을 이 장에서 제시하고 있다.

1. 교안작성

교안이란 교육자가 피교육자에게 교육을 수행하기 위해서 작성이 되어 있는 교육계획의 결과물이다. 즉 교육목적과 목표, 교육내용, 교육방법 및 매체, 유의사항 등이 기록된 것이 교안이다. 교육자는 교안을 작성함으로써 교육내용을 빠짐없이 교육 할 수 있고 교수활동의 일관성을 유지 할 수 있다. 교육자의 교육준비에 대한 모든 것은 교안으로 귀결되므로, 어떤 교육대상에 교육을 하더라도 교육실시전에 반드시 교안이 작성되어져야 한다.

1) 교안의 기능

(1) 교수활동의 준비
(2) 교육실시자 상호간의 학습내용의 통일된 지침
(3) 효율적 시간활용 및 일관성 유지
(4) 경험의 기록 및 누적
(5) 강의 개선
(6) 강의 평가

2) 교안작성의 기본 요령

(1) 본 교육의 취지와 목표를 명백히 밝힌다.

(2) 도입시의 이야기, 도입후의 이야기, 전개방법 순서, 강조할 사항, 질문 및 예제 등 강의할 내용을 요약 정리한다.

(3) 시간배정을 적절히 한다.

도입	전개	종결
10%	80%	10%

(4) 판서 부분, TP 부분, 질문하는 곳을 정해 둔다.

(5) 교구 및 교재 준비사항과 활용법을 명시하는 것이 좋다.

(6) 교안은 원칙적으로 시간단위(1시간 수업)로 작성하도록 한다.

(7) 교안은 구체성, 명확성, 실용성, 평이성, 논리성을 기초로 작성되어야 한다.

① 구체성: 교안은 구체적으로 작성되어야 한다. 이미 암기하고 있는 사항일지라도 교수할 내용이라면 교안에 포함한다.

② 명확성: 교육자 자신이 교수활동 중 교안을 쉽게 보고 식별할 수 있도록 글씨는 또박또박 크게 기록 작성하여야 한다.

③ 실용성: 교안내에 포함되는 모든 정보는 모두 교수활동에서 전달되는 것을 전제로 하기 때문에 실시 순서대로 작성한다.

④ 평이성: 쉽고 명확한 용어로 작성되어야 하다. 애매한 표현은 교육대상자들이 나름대로 다른 뜻으로 해석할 수 있기 때문이다.

⑤ 논리성: 학습자의 혼동을 피하고 학습효과를 높이기 위해서 교안의 내용은 논리정연하게 정리되어야 한다.

3) 교안의 예

교안의 형식은 정해진 것은 없으나 꼭 들어가야 할 내용은 대상자(학습자)특성, 교육목표, 학습(강의)주제, 교육방법, 학습내용, 학습평가, 소요시간, 준비사상 및 교육매체, 학습자 준비물, 참고문헌에 관한 것이다.

표 3-4. 교안의 예(1)

1. 대상자의 특성 : 2. 교육목표 : 3. 학습주제 4. 교육방법 : 5. 준비사항 및 교수매체 : 6. 참고문헌

표 3-5. 교안의 예(2)

구분	교육내용	교수활동	교육매체
도입 (　　분)			
전개 (　　분)			
종결 (　　분)			

표 3-6. 교안의 예(3)

학습지도안

1. 주제:

2. 수업의 목표

3. 수업활동계획

차시	주제	내용	자료

4. 학습자료 및 기재(유의사항)

5. 평가계획

6. 본시의 수업계획(제 차시)
 ① 본시의 주제
 ② 본시의 수업목표
 ③ 수업의 과정

 ④ 수업의 평가

단계	시간	수업내용	교사활동	학습자활동	자료 및 유의
도입					
전개					
정리					

2. 예행연습

예행연습(rehearsel)은 구강보건교육을 시행하기 전에 작성한 교안, 즉 교육목적과 목표 그리고 목표를 당성하기 위한 교육내용을 적절한 교육방법을 결정하여 교육보조자료를 활용해가면서 교육수행 연습을 해 보는 과정이다.

예향연습은 흔히 연구수업과 비슷하다고 볼 수 있는데 앞 단계의 과정을 거쳐 나타난 각종 정보를 바탕으로 한 교사의 연습 및 일련의 평가과정을 거쳐 검토되어야 한다.

구강보건교육자가 예행연습을 할 때에는 특히 교수방법의 선택등의 교육목표와 내용에 맞는가를 확인하여야 한다.

교육대상자의 수준에 맞는 목표 및 내용 선정여부를 위해서는 교육대상자를 소규모로 하여 실시하는 것이 필요하고, 경우에 따라서는 교수 앞이나 학우들 앞에서 연습을 해 볼 수도 있다. 또한 각종 교육자료의 질적 검토를 교육대상자나 동료 치과위생사와 함께 할 수도 있다. 예행연습시 몇 가지 유의해야 할 사항이 있다.

1) 자신감을 가져야 한다.
2) 교육원고를 완전히 이해하고 암기하여야 한다.
3) 교육내용과 관련된 적절한 예를 들면서 한다.
4) 교육보조자료를 잘 활용하여야 한다.
5) 교육보조자료에만 의존하지 않도록 한다.
6) 설정된 교육시간에 맞게 실시한다.
7) 실제의 교육대상자에게 어울리는 언어를 사용한다.
8) 전문용어를 피하고 쉽게 표현해야 한다.
9) 자세를 바로 가져야 한다.

예행연습이 끝난 후 교수와 학우들이 교육계획에서 제시된 목표와 내용, 방법, 소요시간이나 교수기법에 대해서 평가를 한다. 경우에 따라서는 교육자의 강의를 녹음기를 이용하거나 VTR을 이용해서 평가를 해 볼 수도 있다 한다. 평가결과가 교안 수정에 이용될 수 있도록 자세하고 진솔한 평가가 이루어져야 한다.

3. 교안수정

교육계획의 과정을 거친 일련의 결과들은 교안에 집결되어 나타나고, 교육자가 교육을 진행하는데 기반이 되는 학습계획안으로써 교육활동의 목표, 단계 및 내용, 전달방법 등을 기록하여 놓은 것이다. 교육자는 교안을 작성함으로써 학습내용을 빠짐없이 교육할 수 있고, 교육활동의 일관성을 유지할 수 있다.

교안수정은 교육의 예행연습 과정에서 지적된 사항들을 적극적으로 수정하고 보완하여 재작성 하도록 함으로써 효율적인 교육실행이 될 수 있도록 해야 한다.

CHAPTER 4

구강보건교육방법

- **제1절** 교육방법의 발달
- **제2절** 교육방법 선정의 중요성
- **제3절** 구강보건교육방법의 종류

학습목표

1. 교육방법 선정의 중요성을 설명할 수 있다.
2. 교육방법 선정기준을 나열할 수 있다.
3. 대상자 수에 따른 교육방법을 선택할 수 있다.
4. 교육목표에 알맞은 교수법을 선택할 수 있다.(A)
5. 각 구강보건교육방법의 장·단점을 설명할 수 있다.
6. 개별 구강보건교육방법의 장점을 비교할 수 있다.
7. 강의. 토의, 시범학습, 상담에 대한 특성을 설명할 수 있다.(A)
8. 대상자 수에 알맞은 교육방법을 선택할 수 있다.

CHAPTER 4

구강보건교육방법

제1절 교육방법의 발달

가르치는 일에 대한 사람들의 사고는 역사를 두고 여러 번 바뀌어 왔다. 이 변화를 행동주의, 인본주의, 인지주의, 구성주의 등 네 가지 학습이론으로 살펴본다.

1. 행동주의

가르치는 일에 대한 사람들의 가장 전통적인 생각은 행동주의에 바탕을 둔 것이다. 행동주의적 사고에서 가르친다는 것의 기본적인 의미는 지식습득의 결과는 행동의 변화로 나타난다는 것이다. 행동주의의 근본적인 학습의 원리는 특정 자극을 지속적으로 가하여 특정 반응을 지속적으로 나타내도록 자극과 반응을 연합시키는 것이다. 따라서 교육자는 특정반응을 나타내는 자극들을 발견하여, 그 자극들이 학습자에게 미치도록 교수-학습환경 속에 효과적으로 배치하며, 그 속에서 연합이 잘 이루어지도록 체계적으로 강화를 처방하는 사람이다. 여기서 학습자에게 제공되는 자극이나 강화는 내재적인 것이 아니라 외재적인 것이다. 즉, 행동주의의 학습이론은 행동유발을 위한 외재적인 자극을 사용한다. 올바른 반응을 했을 때는 칭찬, 상, 미소와 같은 긍정적인 결과를 주어야 하고, 잘못된 반응의 경우는 무시한다.

대표적인 이론은 왓슨(Watson), 손다이크(Thorndike), 스키너(Skinner)이론 등이다.

2. 인본주의

인본주의는 근본적으로 행동주의 이론에 대항하여 생겨난 학습이론이다. 이는 우리 눈으로 직접 관찰할 수 없지만 우리의 두뇌 속에서 벌어지는 외부 감각적 자극의 변형, 기호화 또는 부호화, 파지, 재생 또는 인출이라는 일련의 정보처리과정을 연구한다. 인본주의는 철학적으로는 실존주의 철학에 바탕을 두고 출발하였다. 이 근본 관심은 인간발달의 무한한 가능성을 신봉하면서 최대한으로 개발된 진정한 인간이 교육의 목적이 되어야 한다는데 있다. 여기서 진정한 인간은 자신을 알고, 신택의 자유를 누리고, 또 선택한 것에 책임을 지는 사람을 뜻한다.

3. 인지주의

1960년대 중반 이후부터 1970년대에 걸쳐 급속하게 등장하기 시작한 인지주의적 사고는 교수 학습에 대한 기존의 행동주의적 패러다임에 엄청난 대응세력이었다. 이들은 학습은 근본적으로 학습자의 내적인 조건 또는 상태에서 발생한다고 믿는다. 학습자의 외적요인보다 내적요인을 더 중요하게 생각한다.

즉, 인지주의 학습이론은 외적 행동을 불러일으키는 인간의 내적 과정(인지과정)을 연구대상으로 한다. 인지주의는 새로운 지식을 단순히 받아들여 기록하고 연습하고 외우는 것이 아니라, 정보지식을 적극적으로 구성하고, 인지구조내의 기존 지식, 정보 등을 재구성하는 일을 학습자는 한다는 것이다. 대표적으로는 브루너(Bruner)와 오스벨(Ausubel)이다.

4. 구성주의

1980년대에 새로운 물결로 등장한 구성주의는 인간이 어떻게 지식을 구성하느냐에 일차적인 관심을 갖는다. 구성주의에서 '구성'은 활동의 결과가 아니라 학습자 스스로 설계해 나가는 구성과정을 의미한다(김영환, 1998). 지식을 구성하는 것은 어떠한 일이나 사건들을 해석하는 데 사용하는 인간의 사전 경험, 정신구조, 신념 등의 기능에 의해서이다(강인애, 1997). 구성주의에 의하면 지식은 어느 곳에도 존재하지 않으며, 인간이 개인적인 경험에 의해 주관적으로 구성해 나간다는 것이다. 따라서 구성주의에서 학습은 지식 구성의 과정이며, 학자가 학습에 대해 의미를 형성하는 것이 중요한 관건이다. 결과는 그 과정을 수행할 수 있는 능력을 갖추었는가에 대한 확인으로 평가된다.

구성주의 이론은 구성주의 심리학 이론을 응용한 것으로 피아제(J. Piaget)의 인지발달 이론에 근거한 것과 비고스키(Vygotsky)의 사회발달 이론에 근거한 것들이 있다.

제2절 교육방법 선정의 중요성

교육목표가 잘 설정되었고 내용도 적절하게 선정되었다 하더라도 이러한 내용을 제대로 전달할 수 없다고 한다면 교육이 의도하고 있는 바를 효과적으로 달성하지 못할 것이다. 그러므로 학습자를 어떻게 가르치느냐 하는 것은 결국 교육의 핵심이라 할 수 있다.

교수학습에는 여러 가지 방법이 있으며 이러한 방법은 그 나름대로의 특징이 있기 때문에 어느 한 가지 방법이 어느 수업상황에 "제일 좋다" 라고는 말할 수 없다. 결국 수업상황에 따라 결정되어야 할 것이지만 교수방법의 선정기준을 다음 몇 가지로 정리해 본다.

1. 교육방법의 선택기준

최근의 교육방법은 지식암기 위주에서 실기 중심으로, 문제를 이해하는 것보다 문제를 해결하는 방법으로, 교실수업보다는 현장학습으로 변화를 가져왔다. 따라서 교육방법으로 결정해서 선정할 때는 교사의 학습지도 기술, 교육의 목적과 목표, 학습심리 또는 학습이론, 학습내용, 대상자의 성숙정도, 환경조건, 교육 자료와 필요한 장비의 활용가능성, 투입되어야 할 시간, 대상 집단의 크기, 교육시기 등을 고려해야 한다. 교사의 학습지도 기술은 교사가 모두 서로 다른 기술이나 능력을 갖고 있으므로 교사는 자신의 장점과 단점을 인식하여 장점은 살리고 단점은 보완하는 노력을 지속하여 능력있는 교사가 되어야 한다.

교육의 목적과 목표는 대상자들이 특별한 목적에 도달하도록 도와주는 방법으로 계획되어야한다. 목적과 목표가 명확해야 구체화된 행동을 실천할 수 있다. 또한 대상자의 학습해야 할 내용을 고려해 보면 적절한 교수-학습방법의 선택에 도움이 된다.

학습심리는 학습의 기회를 제공하려 할 때 가장 중요한 것은 학습의 원리와 규칙으로 이러한 것들은 학습활동을 선택하는 데 지침이 된다. 학습방법에 사용되는 학습의 원리는 대상자의 동기유발, 요구와 능력, 기타 대상자의 일반적 특성과 관련된 원리가 있다.

학습이 효과적으로 이루어지기 위해서 대상자들의 성숙도와 능력 및 과거 경험들을 고려해야 한다. 대상자의 성숙도가 높을수록 교수-학습방법은 점차적으로 복잡해지고 추상화된다.

학습환경 조건으로 소음, 난방, 조명, 환기 등이 학습에 영향을 미친다. 환경조건이 바뀔 때는 학습방법도 수정되거나 다른 적절한 방법으로 변경해야 할 필요가 있다.

자료 및 장비의 활용가능성여부를 파악한다. 학습에 필요한 자료와 장비가 있는지, 이용하기에 문제는 없는지 알아보고 학습자의 성숙도에 따른 자료를 선택하여 목표를 달성하도록 도와주어야 한다. 대상 집단의 수가 몇 명인가에 따라 교육방법을 선정하는 데 크게 영향을 준다. 집단의 크기가 300명, 500명의 경우는 강의법 외에는 적용하기 어렵고, 대상자가 20명, 30명, 40명이라면 그룹토의나 시범, 게임, 역할극 등을 선정할 수 있다.

그 외 학습에 배정된 시간과 교육시기이다.

2. 집단크기별 교육방법의 분류(Gagne의 분류)

교수방법을 분류하는 데는 학생 집단의 크기(group)가 중요한 분류 기준이 된다.

① 학생수가 평균 40명 이상의 대집단 : 강의법(Lecture)이 대표적인 교수방법이다.

② 학생수가 20명 내지 40명 사이 평균 30명 정도의 중 집단 : 전형적인 교실 수업에 적당한 규모로서 교사의 질문과 학생의 대답이 주가 되는 문답법 또는 대화법이 대표적인 교수법이다.

③ 학생수가 2명 내지 20명 사이 평균 10명 정도의 소집단 : 토의법(discussion), 역할극(role playing), 집단게임(group game), 모의화(simulation), 소집단 협력 학습(cooperative learning) 등이 유용한 교수방법이다. 그러나 이 중에서 가장 대표적인 방법은 토의법이라고 할 수 있다.

④ 학생수가 1명 : 개별지도(individual instruction)방법은 여러 가지가 있다. 개인교수(tutoring), 자습(searwork), 공부(study), 숙제(homework), 완전학습, 프로그램 학습 및 교수기계, 컴퓨터 보조수업, 개인 처방식 수업(IPI), 켈러 계획(Keller plan) 또는 개별화 수업체제(PSI) 등이 있다.

그런데 이러한 다양한 교수방법들은 교육내용 및 목표가 무엇인가에 따라 적당한 경우도 있고 부적당한 경우도 있다. 먼저 학생 수가 한명인 경우의 개별화 수업은 지(知)·덕(德)·체(體)의 목표를 모두 달성하기에 가장 적당한 방법이다. 따라서 현대의 교수방법은 수업의 개별화를 될 수 있는 대로 실행하려고 한다. 다음으로 소집단, 중집단, 대집단, 집단의 크기가 클수록 그러한 목표를 달성하는 효율성이 떨어진다.

제3절 구강보건교육방법의 종류

교육방법의 종류는 다양하다. 즉, 교수학습에 대한 기본적인 철학은 어떤 것인가, 교수학습과정에 누가 주도적인 역할을 하는가, 달성하고자 하는 학습성과의 수준이 어떤 것인가, 학습 집단의 크기는 어느 정도인가 등에 따라 다양하게 구분이 된다. 여기서는 모든 교육방법을 나열하기 보다는 구강보건교육현장에서 많이 활용할 수 있고 자주 사용되는 방법들을 위주로 설명하고자 한다.

1. 강의법(Lecture method)

20세기에 들어와 가장 많이 사용하는 교육방법이 강의법이다. 강의법은 교사가 설명을 하거나 정보를 제시하는 형식으로 진행되는 일방적인 수업 방법이다. 가르치는 행위를 예술성(art)이 풍부한 활동의 하나라고 보았을 때 이러한 성격을 가장 많이 띤 교수방법이 바로 강의(lecture)이다.

40명 이상의 대집단인 관중에게 자신의 연기를 선보이는 셈이므로 교사에게는 어느 정도 연예인 기질(showmanship)도 필요하다고 볼 수 있다. 똑같은 내용을 다루어도 강사의 능력에 따라 전혀 다른 결과를 초래하는 것을 우리는 흔히 볼 수 있다. 그리고 강의는 단지 교실에서 뿐 아니라 다른 장소나 TV 및 라디오 등을 통해서도 가능하다. 이렇게 오래된 강의법은 그 자체로서의 장점과 단점을 가지고 있으므로 교육현장에서 잘 활용해야 한다.

강의법은 다음과 같은 장점과 단점을 지니고 있다.

1) 강의법의 장점

① 강의의 서론에서나 새롭게 시작되는 단원의 내용의 전달이나 소개에 적당하다.

② 단기기억(short-term memory)을 요구하는 사실적(factual)인 정보를 다루기에 적합하다.

③ 강의는 반복해서 가르치거나 최근의 정보를 보충 또는 수정하여 설명하기에 효율적인 방법이다.

④ 강의는 교사가 실제 대상자 앞에서 시행하므로 생동감이 있다.
⑤ 한 사람이 한꺼번에 많은 사람, 즉 대집단을 가르칠 수 있으므로 경제적이다.
⑥ 그때그때의 형편과 교사의 의도에 따라 융통성이나 적응력을 발휘할 수 있다.
⑦ 그리고 교사 자신에게도 여러 사람을 가르친다는 점에서 강화가 된다.

2) 강의법의 단점

① 우선 학생을 교사에게만 의존하게 만들어 수동적인 학습이 된다.
② 교사의 일방적인 방식으로 의존적이 되어 참여학습이 일어나지 못한다.
③ 장기기억(long-term memory)을 요구하는 정보에는 적당하지 않다.
④ 학생에게 문제해결력을 요구하는 고차원적 사고력을 기르거나 학습태도의 변화나 동기유발을 시키지 못한다.
⑤ 학생이 교사의 언어적 표현들을 이해할 수 있어야 하므로 지적 수준이 낮은 학생들에게는 적당하지 않아 개인차를 고려하기 어렵다
⑥ 주로 많은 사람들을 대상으로 하기 때문에 주의 집중력이 떨어진다.

강의를 잘 하기 위해서는 장점과 단점을 고려하여 먼저 사전에 철저히 계획하고, 강의안을 작성하며, 강의 중에 오디오, 비디오테이프나 OHP(Overhead Projector), PPT(Power Point) 등의 시청각 기자재를 사용하여 활기 있는 강의를 진행하도록 하여야 한다. 교사는 강의안에 따라 진행하며, 강의 도중에 다양한 질문을 하여 학습자의 주의를 환기시키고, 필요 이상의 해설을 피하며, 학습자가 적극적으로 사고하고 학습에 능동적으로 참여하도록 유도해야 한다. 또한 교사 자신이 효과적인 강의법에 대해 부단히 연구해야 하며 학습자의 주의를 계속 집중할 수 있도록 강의 진행을 체계적이고 조직적으로 계획하여야 한다.

3) 강의법의 요령

강의법으로 구강보건교육을 할 때 제4장 교육내용의 선정과 조직에서 언급한 것과 같이 꼭 알아야 할 내용과 알면 유익하고 알면 좋은 내용으로 구성하여 강의를 진행하되 서론, 본론, 결론의 형식으로 한다.

(1) 서론(도입) - 10%

① 강의실 분위기를 부드럽게 한다.

강의의 서두(introduction)에서는 학생을 동기화 하거나 강의의 내용을 구조화 할 필요가 있다. 따라서 먼저 교사와 학생의 인간관계를 부드럽게 정립한다. 교사는 학생의 이름을 부르거나, 날씨에 대해서 언급하거나, 또는 우스개 소리를 한다든가 학습절차에 대해 이야기함으로써 강의실 분위기를 부드럽게 할 수 있다.

② 학생들을 주의를 집중시켜 동기부여를 한다.

그리고 나서는 학생들의 주의를 집중(attention)시키는 일이 필요하다. 새로운 시청각 매체를 소개하거나 학생이 어떤 역할을 하게 될 것이라고 말함으로써 학생의 호기심을 자극하거나, 학업성취나 장래, 진로 등 학생의 목표와 적절히 연결지음으로써 흥미를 유발시킨다.

그리고 중요하다거나, 어려운 것이다 라거나, 또는 잘 들어야 이해가 가능하다거나, 시험을 본다고 하거나, 질문을 던지고 대답해 보게 함으로써 동기를 부여한다.

③ 목표를 제시하여 명료화시킨다.

주의집중과 동기부여된 후에 서론에서 다루는 것은 강의의 중요한 부분을 목표로서 명료화하여 제시한다. 그 시간에 배울 중요한 개념이나 원리, 또는 이것에 대해 미리 설명해 주면 학생들은 이러한 기존구조를 중심으로 전체 수업 내용을 서로 관련지어 경험을 재구성하기 때문에 이해하고, 기억하고, 적용하기에 적절하고 학습 효과도 높다.

④ 진단평가를 한다.

또한 강의의 서두에서 필요하다면 간단한 사전 검사를 하여 사전 지식을 확인하고, 부족하면 보충해 주며, 여기서 얻은 결과는 본론으로 들어가서 활용하도록 한다.

(2) 본론(전개) - 80%

강의의 본론에서는 교과의 내용이 되는 사실, 개념, 원리, 이론 등을 제시한다. 이 단계에서는 주요 핵심 부분을 중점적으로 가르치고 나머지는 학생이 독서나 인터넷 등을 통해 보충하도록 한다. 이와 같이 교과내용을 직접 다루는 학업시간 또는 과제 집중시간이 많고 적음에 따라 학습결과에 직접적인 영향을 미치므로 충분한 시간을 확보하고 이를 낭비 없이 사용해야 한다.

논리적 조직방법

준비한 강의내용을 제시할 때는 논리적 조직화(logical organization)에 의해 제시해야 이해하기 쉬워 학습효과가 크다. 논리적 조직화는 다음과 같은 방법을 사용하는 것이 많은 도움이 된다(Gouer, 1966).

① 구성요소(component) 관계를 밝히면서 내용을 제시한다.

전체 또는 큰 아이디어와 부분 또는 작은 아이디어가 무엇인지를 밝히면서 가르치는 것이다. 예를 들면 분류 유목상의 상하 관계를 표시하면서 설명하는 것이다.

② 계열(sequential) 관계를 밝히는 방법이다.

내용을 연대순, 인과관계, 기·승·전·결과 같이 어떤 일이 일어난 차례를 밝히면서 가르치는 것인데 이러한 방법은 문제 중심의 강의에 적당한 방법이다.

③ 적합성(relevance) 관계를 밝히는 방법이다.

핵심적 통일적 아이디어를 중심으로 자료가 목적에 부합되는가의 여부를 밝히면서 가르치는 것이다. 이것은 합목적성(material-to-purpose) 관계, 또는 그 모양을 본 따서 사슬 관계(chaining)라고도 한다.

④ 변화(transition)또는 연결(connection)관계가 있다.

특정의 연결어, 접속사, 또는 관계어를 사용하여 전후 내용의 접속 관계를 밝히면서 내용을 제시하는 방법이다(Bilgh, 1972).

⑤ 비교(comparison) 관계가 있다.

비교의 기준이나 토대를 분명히 하면서 어떤 점에서 비교 또는 대조가 되는지 그 차이점을 밝히면서 강의하는 방식이다.

⑥ 조합(combination)관계가 있다.

이것은 A라는 아이디어와 B라는 아이디어가 결합될 수 있을때 사용한다. 예를 들면 Bloom의 교육목표 분류에서 내용 차원과 행동 차원을 결합하여 이원분류표를 만드는 것과 같다. 이러한 표는 시각적인 효과도 있어 기억에도 도움이 된다.

⑦ 조직적 설명(explanation)방식이 있다.

이 방식은 논리적 조직화의 한 방법으로 먼저 질문을 이해시키고 나서, 관련된 개념을 찾아보고 그 관련성 여부를 확인한 다음, 예를 들어주는 방법이다.

⑧ 내용을 분명히 전달하여 이해시킨다.

강의의 본론으로서 또 중요한 점은 위와 같이 논리적으로 조직된 내용들이 분명히 전달되어 이해되도록 하는데 있다. 따라서 그렇게 하기 위해서는 먼저 어떤 개념이나 원리의 규칙을 설명하고 예를 든 다음 다시 그 규칙을 설명하는 규칙-예-규칙 기법을 쓰는 것도 한 방법이다(Rosemshine, 1971).

⑨ 적당한 단어나 어휘를 사용한다.

적당한 접속사와 같이 내용의 원인, 수단, 결과의 관계를 설명하는 연결어를 사용한다. 또 노트정리를 하거나 주의집중을 위해 목소리를 높여 말한다거나 글씨에 밑줄을 긋거나 다른 색으로 나타내서 "중요 표시(markers of importance)"를 한다.

⑩ 도식을 그린다.

도식을 그려가면서 구조적 지원을 해 내용의 점진적 변화 과정을 알려 주는 것도 조직된 내용을 분명히 전달하는 한 가지 방식이다.

강의는 한 사람이 여러 학생을 대상으로 행하는 것이기 때문에 내용이 조금만 지루하거나 재미없으면 주의집중력이 곧 떨어진다. 따라서 강의에서는 주의집중력의 유지방법 필요한데 지금까지 연구된 방법들을 살펴보면 대체로 다음과 같은 방법들이 있다.

주의집중력 유지방법

① 교사가 주는 자극을 다양화한다.

일정한 강도의 음성이나 변화 없는 제스처보다는 고저·완급이 있는 목소리나 약간의 변화있는 몸 동작이 더 낫다. 그런데 이때 조심할 점을 자신도 모르게 몸에 익은 상투적 표현방식(mannerism)을 없애라는 것이다. 왜냐하면 학생들은 이때 가르치는 내용과 관계없는 그러한 측면에 오히려 주의를 집중하는 경우가 흔히 있기 때문이다.

② 의사 전달 방식에 변화를 준다.

항상 목소리와 칠판과 백묵으로만 수업을 이끌어 가지말고 슬라이드 · 그래프 · 사진 등의 시청각 기재를 동원하는 것이 주의를 집중시키는데 더 효과적이다. 그러나 이 때에도 이러한 기재를 간단히 사용해야지 너무 자주, 많이 사용하면 오히려 주의를 산만하게 하는 경우도 많다.

③ 적절한 신체적 활동을 요구한다.

교사가 일정한 곳에 서서 부동자세로 강의하는 것보다 중심에서 약간 변화를 주며 왔다 갔다 하는 것이 더 효과적이다. 강의를 할 때에 교사는 학생과 될 수 있는 대로 가까이 가운데 서고, 가운데서 앞뒤로 오가는 것이 더 효과적임을 알 수 있다.

④ 적당한 유머를 사용한다.

우스갯거리는 긴장을 풀어주고 친근감을 갖게 할 뿐 아니라 주의집중 효과도 크다. 특히 가르치는 내용과 관련될 때는 기억에도 많은 도움이 된다. 그러나 너무 주제와 거리가 먼 것은 오히려 주의를 산만하게 하는 경우도 있으니 유의해야 한다.

⑤ 열성(enthusiasm)을 보여준다.

교사가 열심히 준비하여 정열적으로 가르치면 학생들도 강의 내용에 몰두하기 마련이다. 교사가 준비도 없이 성의없게 가르치면 강의가 지지부진하고 학생들의 주의집중력도 떨어져 학업성취에 부정적인 영향을 준다.

⑥ **적당한 때에 가끔씩 질문을 던진다.**

질문은 여러 가지 기능을 가지고 있다. 예를 들면, 주의집중(attention), 강조(emphasis), 검토 또는 복습(review), 연습(practice), 확인(self-aware), 기분전환(diversion)의 기능이 그것이다. 그러나 무엇보다 주의집중(attention)의 기능을 빼놓을 수 없다. 교사가 강의를 하다가 갑자기 질문을 하면, 학생은 이에 답하기 위해 긴장을 하고 주의를 집중하게 된다.

⑦ **중요한 내용은 노트 필기를 시킨다.**

교사가 중요하다고 말하거나 칠판에 요약 정리하여 쓰면 학생은 자연히 주의집중을 하게 되고 따라서 쓰게 된다.

⑧ **필요하면 유인물(hand-outs)을 나누어 준다.**

유인물은 강의 중에 그리기 어려운 도표 등을 정리하여 복사한 것이 좋다. 이를 나누어 주면 학생은 교사의 설명에 주의하면서 이를 보게 된다.

(3) 결론(종결) - 10%

① **호의(감사)표시**

위와 같은 방식을 사용하여 강의를 이끌어 간 다음 결론(conclusion)부분에 도달하면, 교사는 잘 들어줘 고맙다는 등의 호의를 표시한다.

② **질문과 대답**

학생과의 간단한 질문과 대답을 통해 꼭 알아야 할 것 또는 궁금한 것에 대해 정리한다.

③ **복습(후행조직자)**

그런 다음에 그 시간에 다루었던 중요한 개념·원리·이론 등에 대해 후행조직자(post-organizer)로서 다시 검토 내지 복습하게 하도록 함으로써 정리한다. 또한 단위강의시간 내(intralecture)의 구조화를 기할 뿐 아니라 전·후 강의시간 사이(interlecture)의 구조화도 기해야 한다.

이상이 강의법의 대체적인 윤곽인데, 학교에서 교수방법으로서 강의를 배타적으로 사용하면 학생을 의존적·수동적으로 만드는 부작용도 많으므로 다른 방법과 섞어서 사용하는 융통성을 발휘해야 한다.

2. 토의법(Discussion method)

1915년 Parker의 회화법(conversational method)에서 시작된 토의법은 공동학습의 한 형태로서 민주주의 원칙에 기반을 둔 학습 지도법이다.

강의법과 대비되는 교수방법의 하나인 토의 또는 토론(discussion)은 2명 내지 20명 사이, 평균 10명 정도의 소집단 학습을 지도하기에 적당한 교수방법이다. 토의는 학습자들 간에 정보나 아이디어, 의견 등을 나누면서 문제를 함께 연구하고 해결해가는 과정이다. 학습자의 적극적인 참여와 협조가 이루어지지 않으면 안된다. 따라서 토의를 할때는 상호작용의 형태로 이끌어야 하며, 교사는 관찰자나 기록자, 촉진자, 조정자로 개입한다. 그리고 참여하는 학습자의 수와 특성을 고려해야 하며, 토의를 할 수 있는 환경을 만들어 주어야 한다. 원형으로 좌석배치를 하거나 마이크를 준비해두면 좋다.

소집단 학습지도에는 이 외에도 역할극, 집단게임, 모의화, 협력학습집단 등 여러 가지가 있으나 그 중에서도 학생이 중심이 되는 토의법이 가장 널리 이용되고 있다.

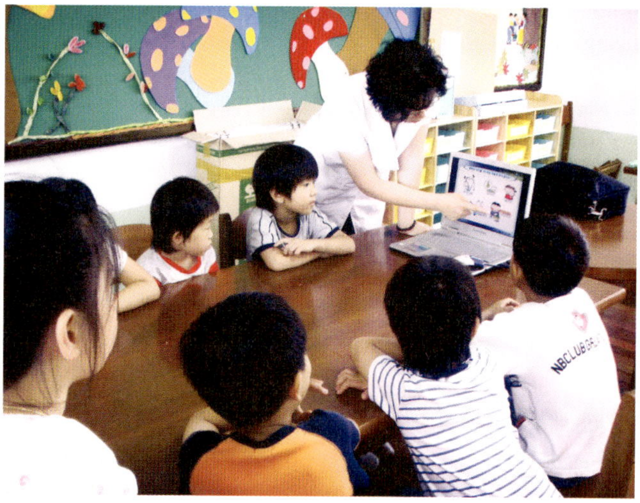

그림 4-1. 토의법

1) 토의법의 장점

① 주제에 관심과 흥미를 고취시켜 자발적인 학습활동이 가능하다.
② 자신의 의견을 정확하게 발표하고 전달하는 의사전달 능력을 기른다.
③ 타인의 의견을 이해하고 비판적으로 받아들이는 태도를 길러준다.
④ 발언의 중요성을 이해하고 타인의 의견을 이성적으로 비판하는 태도를 양성한다.
⑤ 결정된 내용에 따르고 협력하는 태도를 기른다.
⑥ 타인의 의견을 듣고 자기의 인식을 확대하고 심화하는 연구적인 태도를 기른다.
⑦ 회의를 민주적으로 운영하는 태도를 기른다.
⑧ 선입견과 편견은 집단구성원의 비판적 탐색에 의해 수정될 수 있다.
⑨ 토의과정을 통하여 학습자의 사회화를 촉진할 수 있다.

2) 토의법의 단점

① 토의 참여자의 수에 제한이 있다.
② 참여를 위한 억지 참여는 체계적인 사고를 방해한다.
③ 시간이 많이 소요된다.
④ 방관자와 무관심한 태도를 기를 수 있다.
⑤ 소수의 의견이 무시되거나 경시되기 쉽다.
⑥ 철저한 사전준비와 체계적인 관리에도 예측하지 못한 상황이 발생할 수도 있다.
⑦ 발표내용보다 발표자에 중점을 두기 쉽고 감정에 치우치기 쉽다.

3) 토의법 종류

① 원탁식 토의(round table discussion)

형식에 구애되지 않고 참여자 전원이 원탁에 둘러 앉아 자유로운 분위기에서 토의하는 것이다. 구성원은 10명 내지 14~15명 정도가 적당하며 원탁식토의의 기본 목석은 의사결성이나 목석 설성이라기보다 각자의 지식과 정보의 활발한 교환에 있다.

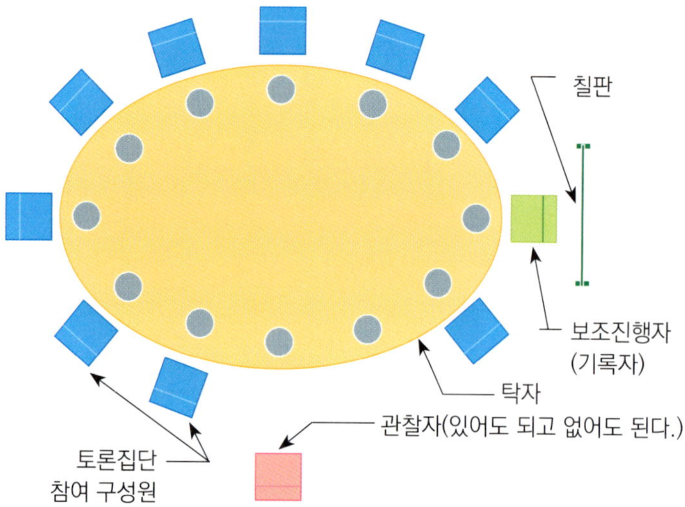

그림 4-2. 원탁토의의 구성 · 배치 예시도

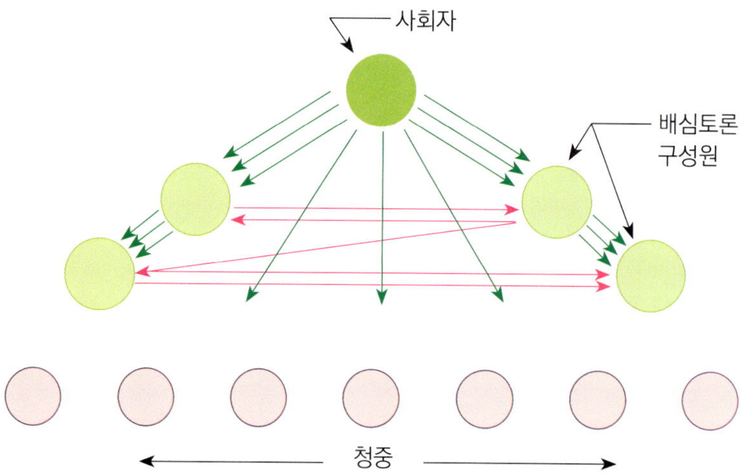

그림 4-3. 배심토의의 구성원간 의사소통 형태

② 배심토의(panel discussion)

토의문제에 대해서 의견을 달리하는 대표자(배심원)를 4~6명 정도 선정하여 단상에서 토의시켜 청중(학생)에게 공개하게 된다. 사회자의 안내로 대표자를 소개한 후 주제와 논점을 소개하는 것으로 토의가 시작된다. 토의과정에서 대표자의 토의를 듣고, 이해하여, 비판하고, 자기나름의 의견을 조정한다. 이 방법은 타인

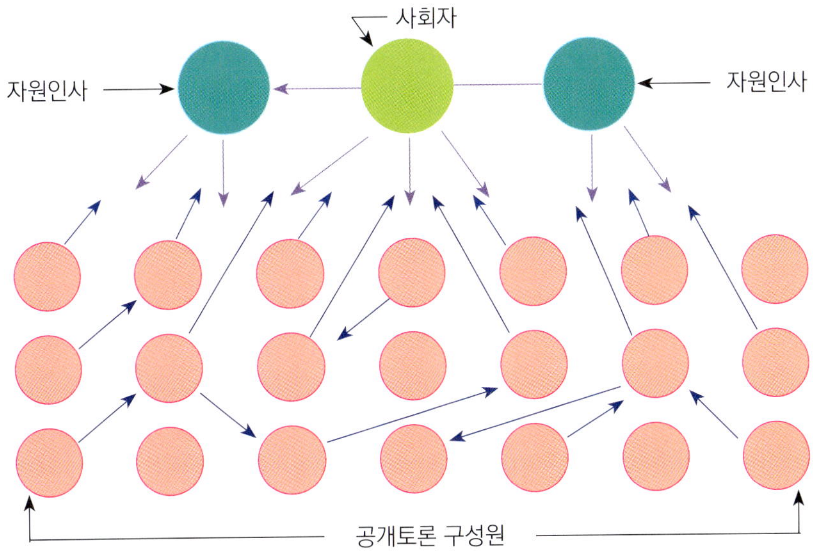

그림 4-4. 공개토의의 구성원간 의사소통 형태

의 의견을 듣고 비판하는 능력을 기르는 데 좋은 방법으로, 토의에 참석하는 사람은 토의될 주제에 대하여 여러 가지 연구를 하여야 하며 경우에 따라서는 전문적인 지식이 필요하므로 전문적인 조사 연구를 해야 한다.

③ 공개토의(forum discussion)

공개토의는 1~2명의 발표자가 10~20분간 공개적인 발표를 한 다음 그 내용을 중심으로 발표자와 참석자 사이에 질의응답의 과정을 통해 토의하는 형식이다. 사회자는 발표시간을 조정하여 참석자의 발언도 적당히 조절 통제하여야 한다. 이 방법은 주제가 일반 참석자와 관계가 깊을수록 토의는 활발하게 진행된다.

④ 심포지움(symposium)

이 방법은 같은 주제에 2~3명의 발표자가 다른 입장에서 자신의 의견을 준비하여 사회자의 안내로 발표가 된다. 이때 사회자나 참석자는 질문이나 설명을 요구할 수 있으며 이에 발표자는 대답하면서 토의를 진행하는 것이다. 발표내용이나 필요한 자료는 미리 배부하여 토의 진행에 도움이 되도록 하며, 발표자와 참석자 간의 질의응답이 활발히 이루어져 종합적인 의견을 모을 수 있다.

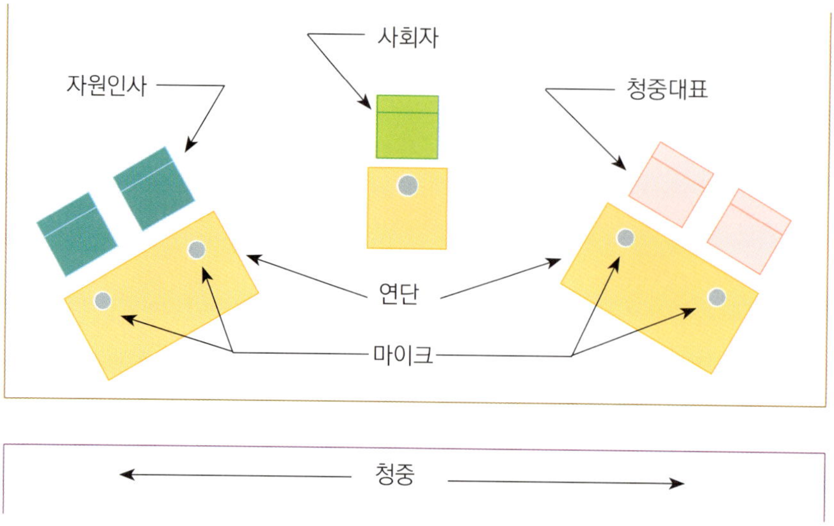

그림 4-5. 대담토의의 구성 · 배치 예치도

⑤ **대화식토의(dialogue discussion)**

이 방법은 6~8명의 인원이 적당하며 주제에 관련된 권위자와 전문가를 초빙하거나 현장에 가서 대면하여 그 주제에 대해서 설명을 듣고 질문하여 더 잘 이해하도록 하는 방법이다.

⑥ **세미나(seminar)**

참가자 모두가 주제에 대해 권위 있는 전문가나 연구가들로 구성되고, 주제에 대한 공식적인 보고와 함께 참여자들의 의견을 전개하거나 질의응답을 통한 공개토론의 형태로 이루어지며, 참가자들에게 특정 주제에 대한 전문적인 연수나 훈련의 기회를 제공해주는 데 목적이 있다.

⑦ **워크샵(workshop)**

세미나와 비슷하지만 규모가 세미나 보다 작은 전문적인 소집단 활동으로 5~9명이 적당하다. 기본적인 사실이나 정보에 대해 이미 이해하고 있는 상태에서 문제해결 중심으로 심층분석과 대응방안을 토론한다. 새로운 사실이나 정보를 전달하고 이에 관하여 토론하는 점이 세미나와 다르다.

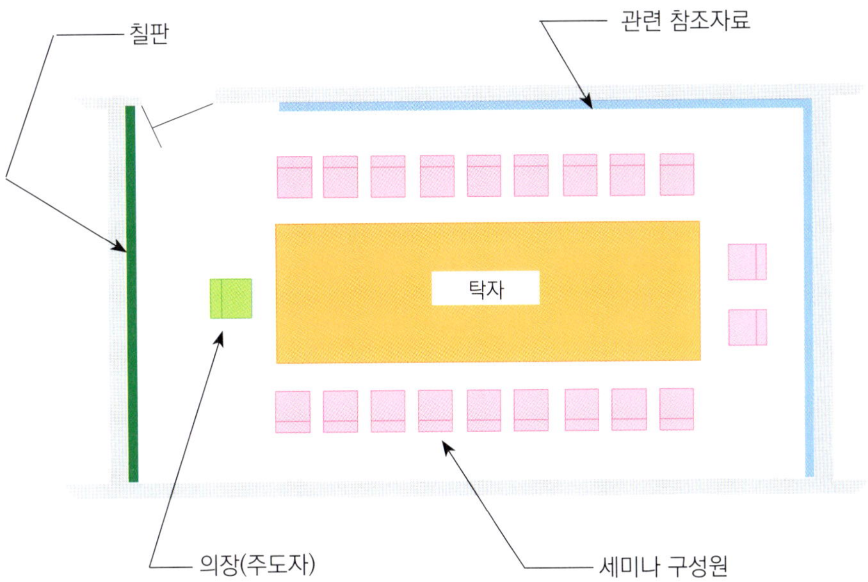

그림 4-6. **원탁토의의 구성 · 배치 예시도**

04

⑧ 원격토의(teleconference)

지역적으로 원거리에 있는 사람들 간에 직접 인접한 장소에 모임을 개최하지 않고, 위성이나 전화를 이용한 영상통화, 비디오, TV, 컴퓨터 등을 이용하여 사회자가 동일시간대에 토의를 진행하는 방법이다.

⑨ 분과토의(buzz session)

집단규모가 클 때, 6명 정도의 작은 집단을 편성해서 집단별로 각각 5~20분 정도 토의하게 한 후 다시 집단끼리 합하게 하여 좀 더 큰 집단에서 토의하게 하는 형태이다. 이 방법을 버즈훈련학습이라고도 하며 토의과정이 벌집을 쑤셔놓은 것처럼 윙윙거린다는 의미에서 buzz session이라고도 한다. 이러한 토의는 다른 교육방법, 즉 강의나 배심토의 등과 결합해서 사용하면 더욱 효과적이다.

집단별로 사회자나 기록자를 선정하여 토론한 후, 토론내용을 의장에게 보고하면, 전체 사회자는 그 보고를 순차적으로 정리하여 전체토의로 유도한다.

· 연수자 전원을 6명 정도씩 그룹으로 나눈다. 50명 정도가 참여할 수 있다.

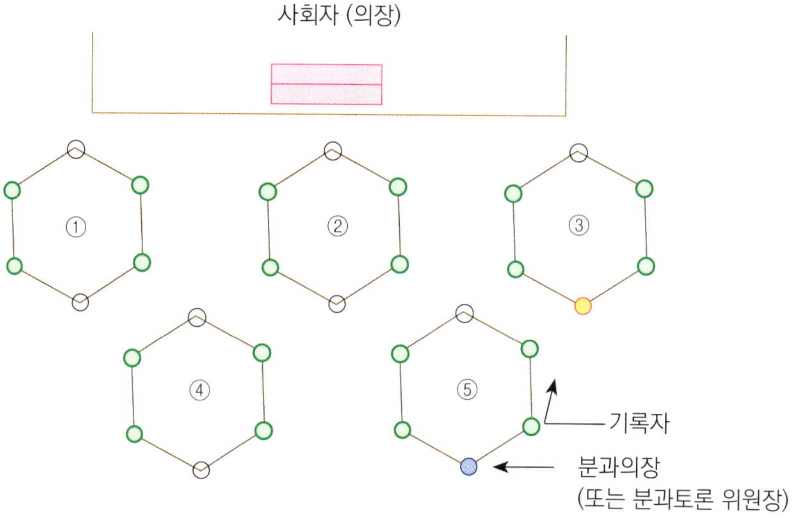

그림 4-7. **버즈토의의 구성 · 배치 예시도**

· 리더를 정하고, 각 소그룹은 주어진 주제에 대해서 5~20분간 자유롭게 토의하고 결론을 내린다.

· 각 소그룹의 대표는 그룹의 결론을 전원에게 발표한다.

· 리더는 그것을 참고로 해서 전체 토의를 진행한다.

· 리더가 전체적인 최후결론을 내린다.

4) 토의법에 있어서 유의사항

① 토의과정에서 필요한 자료는 사전에 미리 준비되어야 한다.

② 토의는 우수학생 몇 명이 독점하지 않도록 유의해야 하며 모든 학습자가 열의를 가지고 참가하도록 배려한다.

③ 의견 발표가 자유롭게 될 수 있도록 분위기를 조성한다.

④ 토의는 소수의 의견도 존중되도록 진행되어야 한다.

⑤ 토의는 전체 질서를 존중하고 그릇된 토의가 되지 않도록 지도한다.

⑥ 토의의 목적은 설득시키는 데에 있는 것이 아니고 협동적인 문제 해결에 있음을 이해하도록 한다.

3. 문답법(Question and Answer)

Socrates가 아테네의 청년들에게 사용한 산파법이나, Platon의 대화법과 같은 유형인 문답법은 질문과 응답을 계속 진행하면서 학습을 전개시키고 학습 목표에 도달하게 하는 방법으로 귀납적인 교수방법이라 할 수 있다. 강의 또는 설명식 수업이 학생이 40명 이상인 대집단 교실 수업의 전형적인 방식이라면, 문답(recitation), 즉 질의-응답식 수업은 학생이 30명 이내인 중·소집단 교실 수업의 전형적인 방식이라고 할 수 있다.

대집단의 경우는 교사와 학생의 언어적 상호작용이 일어나기 어려워 교사의 일방적인 전달이 주가 되지만, 중집단의 경우는 교사가 충분히 학생들과 질문과 대답의 언어적 개입 또는 담화(discourse)를 할 수 있다.

04

1) 질문의 조건

① 질문은 학습자가 이해하기 쉽도록 간단 명료하게 하며 바른 언어를 사용해야 한다. 그러므로 모호하고 막연한 질문은 하지 말며 이중 질문이 되지 않도록 한다.

② 질문은 수업목표와 결부된 뚜렷한 목적을 지닌 것이어야 한다. 무의미하거나 단편적인 질문은 체계적인 사고활동을 방해하기 쉬운 것이다.

③ 질문은 학습자의 지적 활동을 계발하며 사고작용을 자극하도록 전개되어야 한다. 교과서에 있는 내용을 단순히 반복하게 하고 기억을 요구하는 질문은 반성적 사고를 자극하지 못한다.

④ 질문은 학습자 각 개인의 능력이나 흥미에 맞도록 한다. 교사의 질문이 능력이나 흥미를 고려하지 않는다면 학습의욕을 감퇴시킬 수도 있다.

2) 질문의 목적

① 분석적인 사고를 자극한다.

② 학습의 곤란도를 진단한다.

③ 특수목표에 관한 진도를 결정한다.

④ 학습자의 동기를 유발한다.
⑤ 개념을 분명히 하고 이를 전개시킨다.
⑥ 학습자의 인식과 태도를 발달시킨다.
⑦ 자기 평가의 힘을 기른다.
⑧ 개념을 적용하는 능력을 기른다.

3) 문답법의 종류

질문은 일반적으로 기억을 재생시켜 응답하게 하는 것과 사고활동을 중심으로 응답을 구성하게 하는 것으로 구분할 수 있다.

① 기억질문

기억질문은 학습자가 기억하고 있는 어휘, 쓰기, 외국어, 수학, 자연과학의 단순한 사실들을 확인하는 질문이다. 질문을 받게 되면 기억된 사실을 학습자가 즉시 응답하는 질문을 의미한다.

② 사고질문

사고질문은 반성적 사고에 의하여 응답할 수 있도록 하는 질문을 의미한다. 사고질문은 문제해결력을 기르는 좋은 방법이며, 학습자가 스스로 생각함으로써 학습능력을 기르는 데 효과적인 방법이다.

4) 문답법의 장점

① 학습내용의 정리 및 정착에 효과적이다.
② 학습에 자극을 주어 활기있고 적극적인 학습활동을 하게 한다.
③ 학습자 스스로가 생각하고 해결할 수 있는 기회를 줄 수 있다.
④ 학습자의 주체적인 학습이 가능하다.
⑤ 교사와 학습자간의 의사소통의 기회가 많이 주어진다.

5) 문답법의 단점

① 질문의 내용을 충분히 생각하지 않고 대답하는 것이다.

② 교사의 계속적인 질문 때문에 해답은 연속성이 없이 단답식이 되기 쉽다.
③ 교사 중심으로 되기 쉽다.
④ 자료나 의미에 중점을 두어 대답하기보다 교사의 관심에 초점을 두어 답하려고 한다.
⑤ 우수학습자 중심의 수업으로 되기 쉬워 다른 학습자들에게 좌절감을 주기 쉽다.

6) 문답법의 유의사항

① 학습 학생 전원에게 응답의 기회를 골고루 준다.
② 학습내용에서 이탈된 질문을 하지 않도록 한다.
③ 학습자가 당황하거나 공포심을 갖지 않도록 한다.
④ 질문의 요지가 명백하고 간결해야 한다.
⑤ 단편적인 질문이 아니고 연속성을 지닌 사고의 정리가 이루어지도록 해야 한다.
⑥ 학습자 상호간의 질의응답을 억제하지 않는다.
⑦ 질문은 학습자의 경험이나 지식의 범위 내에서 해야 한다.
⑧ 정답일 경우는 칭찬하고 오답일 경우라도 무시하는 태도를 취하지 말아야 한다.
⑨ 학습자의 질문을 언제나 환영해야 한다.

4. 시범(Demonstration)

시범 수업에서는 학습자에게 그들이 배워야 할 기술이나 절차를 실제 또는 실제에 근접한 사례를 관찰하게 한다.

시범은 수업내용의 모범을 보여주거나 운동이나 기능적인 수업에 있어서 교사가 모델이 되어 학습자에게 본보기를 제시해 주는 방법이다. 시범은 다른 방법과 병행하여 사용되는 것으로 교사의 시범이나 강의와 학습자들의 실제 경험적인 활동이 수반된다. 시범은 실험방법을 소개하고 실제를 가르치거나 학습자가 학습내용이나 기술을 쉽게 할 수 있다는 자신감을 심어주고자 할 때 효과적이다.

학습자가 학습과정에 관심을 가지도록 하고 실제 학습자가 동작을 해야 할 필요가 있는 과목에 유용한 방법이다.

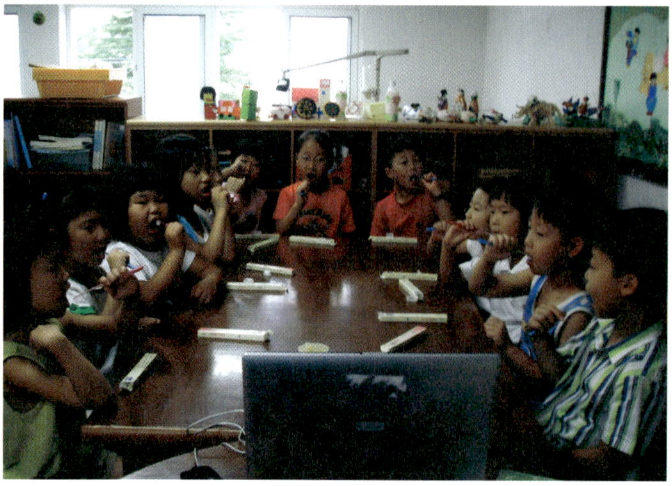

그림 4-8. 시범교육

1) 시범의 장점

① 말이나 글로 설명하는 것보다 학습내용과 과정을 분명하게 전달할 수 있다.
② 단계별 학습내용의 요점이 쉽게 관찰되고 파악된다.
③ 학습자는 시범을 보고 직접 실행해 봄으로써 즉시 익힐 수 있다.

2) 시범의 단점

① 시범 후에 모든 학습자가 실제로 해 볼 수 있는 장소와 시설이 준비되어야 한다.
② 추상적인 것은 다루기 어렵다.
③ 시범적인 교사는 정확하게 시범을 보이고 설명할 수 있어야 한다.
④ 서툰 시범은 학습자에게 불만의 반응을 일으킨다.

3) 시범의 종류

① 시범 방법에 의한 구분

· 강의식 시범
· 실험기구를 이용한 시범
· 시각기구(그림극, 슬라이드, 영화)를 이용한 시범
· 청각기구(라디오, 녹음기)를 이용한 시범

② **대상과 구성에 따른 구분**

· 교사의 시범
· 교사대신 학습자의 시범
· 학습자의 집단별 시범

4) 시범의 유의사항

① 시범자는 시범의 목적과 내용을 분명히 인식해야 한다.
② 시범은 학습자 전체가 잘 관찰할 수 있어야 한다.
③ 시범은 자세한 설명을 계획한 내용의 순서에 따라 진행하며 필요에 따라 반복한다.
④ 시범에 필요한 교재는 미리 준비한다.
⑤ 시범 후에 학습자들도 연습할 기회를 갖게 한다.
⑥ 시범에 앞서 지도방법을 모색한다.
⑦ 시범 후에는 평가를 실시한다.

5. 문제중심학습(Problem-Based Learning ; PBL)

문제중심학습은 진보주의 교육사상의 대표적인 교수방법으로 잔 듀이(John Dewey)의 반성적 사고(reflective thinking)에 의해 체계화되었다. 문제해결학습은 미국과 호주, 네덜란드, 캐나다 등의 나라에서 의과대학을 중심으로 1980년대 중반부터 활발하게 연구되고 적용된 학습모형이다. 문제해결학습은 학습자에게 문제를 던져 주고 그것을 해결해 나가는 과정을 통해 학습이 이루어지도록 하는 학습 방법이다. 학습자는 자신이 기존에 배운 내용이나 지식을 사용하여 주어진 문제를 파악하고 분석하며, 문제의 해결책을 고안하고, 해결을 위한 자료를 모으며 학습을 진행하게 된다. 이 과정에서 학습자들은 치위생실무에서 내원환자들의 복합적인 문제와 반응양상에 신속, 정확하게 대처하고, 새로운 지식, 기술, 태도를 습득할 뿐아니라 문세해결. 분석, 의사결정, 비판적 사고능력 등 종합적인 사고력을 기르는데 효과적이다.

이를 단계별로 살펴보면 다음과 같다.

1) 문제해결의 과정

① 제1단계 : 문제의 결정

1단계에서는 학습자 자신이 문제를 발견하여 충분히 인식하거나, 교사가 제시할 때에는 충분히 설명하여 학습자가 그 문제를 파악하도록 한다.

② 제2단계 : 해결방법의 계획

2단계는 결정된 문제를 해결하기 위하여 그 문제의 성질에 따라서 해결방법이나 과정 그리고 과제의 분담 등을 정하는 것이다.

③ 제3단계 : 자료수집

3단계는 계획에 따라 문제에 관련된 자료를 조사하거나 문헌 등을 통해 자료를 수집한다.

④ 제4단계 : 문제 해결의 실시(활동의 전개)

실제적인 활동이 전개되는 단계로 수집된 자료의 조사, 관찰, 실험, 비교 등의 활동이 전개되는 단계이다.

⑤ 제5단계 : 정리, 종합발표(결과검토)

결과를 정리하여 발표하는 단계로, 발표 형식은 구두, 보고서, 제작물 등 다양하게 할 수 있다. 교사는 발표에 대한 건설적인 비판과 지도를 하여야 하며, 여기서의 비판은 다음 학습 문제로 발전하는 통로가 된다.

2) 문제해결법의 장점

① 학습자의 자발적인 활동에 의한 스스로의 힘으로 학습을 해결하는 것은 자율성과 능동적인 능력을 기를 수 있다.

② 생활문제를 학습의 주제로 하기 때문에 구체적인 행동과 직접경험에 의해 수업이 진행된다. 따라서 수업이 실생활과 유리되지 않는다.

③ 교재의 논리적 체계에 구애받지 않고 학습자의 심리적 단계에 따라 학습되기 때문에 흥미에 맞고 이해하기 쉬우며 실생활에 적응할 수 있는 학습이 된다.
④ 전인적인 발달을 위한 수업이 된다.
⑤ 협동적인 학습활동을 통해 민주적인 생활태도를 기른다.

3) 문제해결법의 단점

① 문제해결법은 체계적인 기초학력을 기르기 어렵다.
② 수업상황이 어수선하여 학습자가 적극적이지 않으면 문제해결에 실패하기 쉽다.
③ 학습의 노력에 비하여 능률이 낮다.
④ 학습자가 충분히 생각할 시간과 기회가 필요하다. 학문적인 지식을 조속히 학습할 수 없다.

4) 문제해결법의 유의사항

① 학습자가 문제를 명확히 파악하도록 지도한다.
② 그 문제에 관련되는 관념을 가능한 한 많이 상정시키기 위해 상황을 분석 검토하고, 명료한 가설을 형성시키며 적용할 수 있는 일반적 법칙이나 원리를 상정시킨다.
③ 문제해결에 대한 여러 가지 시사를 주의깊게 검토하게 한다. 편견을 피하고 조급한 결론을 내리지 않도록 하며, 문제 해결의 여러 시사 중에서 조직적으로 적절한 것을 선택하여 부당한 것은 배제시킨다.
④ 결론을 검증하게 한다.
⑤ 사고과정을 적절히 지도하여 문제해결을 위한 자료를 조직하게 한다.

6. 역할극(Role playing)

1) 역할활동의 의미

역할활동은 어떤 문제를 학습자가 직접 활동을 통하여 경험하는 과정으로 문제를 밝혀내고, 문제를 해결하여, 그 결과를 논의해 보는 것이다. 각자가 다른 학습자

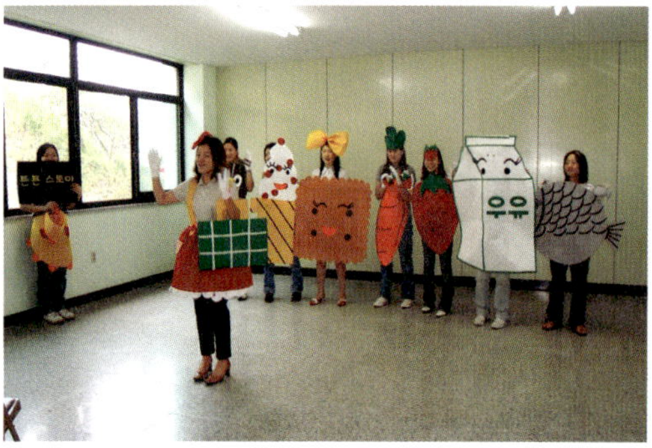

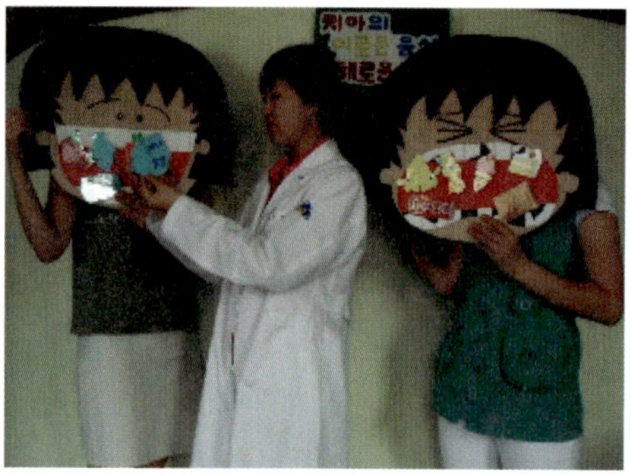

그림 4-9. 역할극

의 입장에 서보고, 역할을 수행하는 학습자와 접촉을 해보는 것이다. 상대방에 대한 이해, 동정심, 분노, 사랑 등이 그 접촉의 과정을 통하여 나타나게 되고 결국 생활의 한 부분으로 학습되는 것이다. 이러한 감정적인 내용도 역할수행 중의 말이나 행동과 같이 분석의 대상이 된다.

역할활동의 본질은 역할 수행자나 관찰자가 실제 상황에 접하여 봄으로써 문제에 대한 해결이나 이해를 높이려는 것이다. 역할활동을 통하여 학습자들은 다음과 같은 학습결과를 얻게 된다.

① 자신의 감정을 되돌아본다.
② 자신의 인식, 태도, 가치가 무엇인가를 알게 된다.
③ 문제 해결력이나 기술을 익힐 수 있다.
④ 다양한 방법으로 문제를 생각해 보는 능력을 기르게 된다.

2) 역할활동의 목적

① 역할활동은 경험중심의 학습환경을 가정한다. 학습환경을 실제와 동일하게 구성함으로써 학습자들이 생활을 배우도록 하는 것이다.
② 감정이나 생각들을 자유롭게 표출시켜서 누구나 알게 하자는 것이다. 문제해결은 공개적인 활동으로 위축되지 않으며, 전문가가 가르쳐 주어야 하는 것은 아니다. 그보다는 동료들의 집단적인 활동을 통하여 새로운 아이디어가 생겨

나기도 하고, 성장이나 변화를 위한 어떤 경향이 정해지기도 하는 것이다. 그러므로 역할활동은 강의보다는 동료들로부터 듣고 배우기를 강조하는 것이다.

③ 태도나 가치관 등의 형성에 무의식적으로 작용하는 심리적 작용을 분석해서 알게 한다. 학습자는 자신의 가치관이나 태도를 인정하고 아울러 다른 학습자의 의견을 참고해서 가치체계를 조절할 수 있게 되는 것이다. 또한 자신의 태도나 가치관을 평가해 보고 필요하면 수정하도록 돕는 것이다.

3) 역할활동의 과정

① 준비단계

· 학습자들에게 과제를 설명하고 모든 학습자들이 그 과제를 자신들이 해결해야 할 문제로 인식하도록 한다.

· 문제를 예를 들어서 설명함으로써 학습자 자신들이 문제의 심각성을 충분히 인식하도 록 한다.

· 문제의 해결이나 결론에 대하여 생각해 보도록 학습자들에게 질문을 던진다.

② 역할수행자 선정

· 교사와 학습자가 그 역할에 대하여 분석해 보고 그 역할이 어떤 것이고, 그 인물의 성격과 행동은 어떤 것인지에 대해 이야기한다.

· 역할을 원하는 학습자에게 그 역할을 맡기고, 여러 상황을 고려하여 선정한다.

· 한 반을 역할수행자와 관찰자로 나누어서 앉는다.

③ 실행 준비단계

역할 수행자는 전체적인 장면을 연상하고 구체적인 대화는 시작하지 않는 단계이다. 교사는 학습자들의 역할수행이 어떤 것인지를 생각하고 준비하도록 한다.

④ 관찰자 준비단계

교사는 관찰자로 하여금 관찰 대상을 지정해 줌으로써 관찰자도 역할수행에 적극적으로 참여하도록 한다. 관찰자는 역할수행자의 활동, 묘사정도 등을 평가하는 단계이다.

⑤ 실행단계

역할담당자들이 각각 역할을 실행하게 된다. 실행은 짧아야 하며, 생각했던 인물의 성격이 분명히 드러나고, 또 어떤 문제점이 발생하면 실행을 멈추도록 해야 한다.

⑥ 토론 및 평가

역할수행자가 보여주려고 했던 역할의 성격이나 그 결과에 대한 평가와 토론이 이루어진다. 평가된 결과는 다음 실행의 피드백으로 활용하도록 한다.

4) 역할활동의 장점

① 강의나 토론에서 결핍되기 쉬운 현실성을 느낄 수 있다.
② 학습자에게 실제의 현장과 같은 조건 하에서 실패에 대한 두려움을 최소한으로 줄이고 가장 편안한 상태에서 주어진 역할을 수행하도록 할 수 있다.
③ 학습자의 마음이 부담 없는 상태에서 자신의 수행을 피드백 할 수 있도록 한다.
④ 실제 현장에서 수행하는 것보다 적은 비용으로 사실적인 경험을 할 수 있다.
⑤ 실제로 장시간이 요구되는 과정을 단기간에 경험하고 피드백 할 수 있게 해준다.
⑥ 다른 교육적 방법보다 학습자들이 더욱 적극적으로 참여하도록 유도할 수 있다.
⑦ 같은 상황에서 발생하는 사건들을 학생들이 직접 통제, 관리해 볼 수 있게 한다.
⑧ 학습자 상호간의 협력을 중시한다.
⑨ 인지적·정의적·운동심리적 영역에 적용이 가능하다.
⑩ 학습자들에게 즉각적인 피드백을 제공한다.

5) 역할활동의 유의사항

① 교사는 학습자들의 의견이나 감정을 최대한으로 수용해야 한다.
② 교사는 학습자들이 문제를 다각도로 탐구해 보도록 격려해야 한다.
③ 교사는 학습자들의 반응을 정리하고 요약해서 학습자들 자신의 생각이나 감정이 어떤 것인지를 보다 분명하게 인식하도록 한다.
④ 교사는 같은 역할도 달리 수행할 수 있으며, 결과적으로 다른 결론에 도달할

수 있다는 점을 강조해야 한다.

⑤ 문제해결에는 여러 가지 방법이 있으며, 어떤 하나의 방법만이 옳다는 이론은 타당하지 않음이 강조되어야 한다.

7. 견학(Field visit or Field trip)

견학은 학교수업에서 직접 경험할 수 없는 교육내용을 현장에서 어떤 실제 사실이나 과정을 직접 경험하게 하여 학습문제를 쉽고 흥미있게 이해하도록 하기 위한 학습활동의 한 형태를 말한다. 관찰을 매개로 하는 교육활동으로서 일정한 목적을 가지고 사상을 해석하고 구조화하는 활동으로서 학습자들에게 산 경험을 준다.

1) 견학의 장점

① 견학은 자연상태를 구체적이고 현실적으로 관찰할수 있는 직접 경험을 제공해준다.

② 직접적인 경험이 가능하므로 학습자의 이해를 보다 쉽게 할 수 있다.

③ 학습자들의 태도 변화와 주의 집중의 훈련과 관찰력을 길러준다.

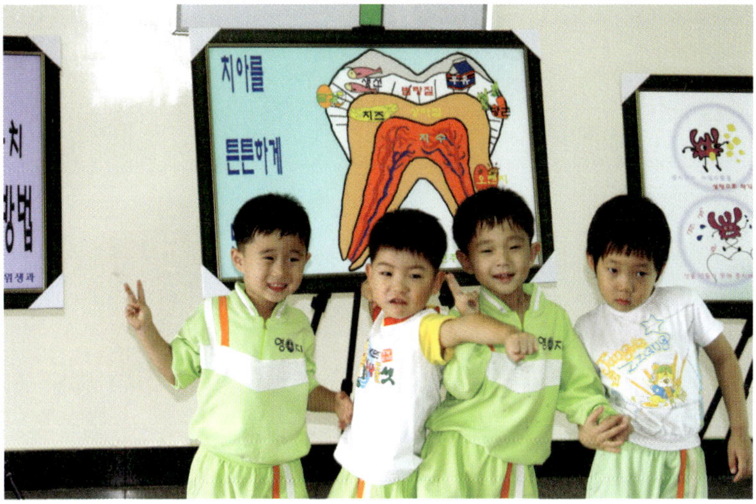

그림 4-10. 견학

④ 학습자들에게 공동 체험의 경험을 제공하며, 이 방법을 계속적인 학습활동 자원으로 활용할 수 있다.

2) 견학의 단점

① 학습이 효과적으로 일어나기 위해서는 관찰 대상과 장소의 선정이 중요하다.
② 육체적 결함이 있는 사람이나 시간이 많지 않은 사람에게는 사용할 수 없는 방법이다.
③ 사고의 위험 가능성이 있다.
④ 장소에 따라 견학장소로의 개방이 어려운 상황도 존재할 수 있다.

8. 모의학습(Simulation)

모의학습은 글자 그대로 현실세계에서 이루어지는 어떤 현상의 과정 또는 역동성을 선별적으로 재현시키는 방법이다. 실제의 문제 상황을 단순 명료화시킨 모의상황 속에서 가장 기본적이고 중요한 요소만을 선택하여 그 요소에 한정하여 교수 상황을 설정한다. 학습자는 실제 상황에서 정확하게 실시되어야만 하는 부위별 치석제거술과 같은 기술을 모의상황이라는 위험이 적은 상태에서 연습할 수 있다. 치면세마 시간에 모형에 치석제거 연습을 할 수 있다. 응급처치시간에 마네킹에 쇼크환자 대처법을 연습할 수 있다.

1) 모의학습의 장점

① 모의상황은 발견학습이나 태도, 기술훈련에 유용하다.
② 학습자에게 실제의 현장과 거의 같은 여건하에서 안전하고 빠르게 현실을 경험하게 해준다.
③ 학습자의 참여를 조장하고 즉각적인 회환을 줌으로써 수업을 활기 있게 만든다.
④ 협동학습과 학생간의 상호학습 관계가 조성된다.
⑤ 인지적, 정의적, 심리적운동적 측면의 학습이 동시에 일어난다.

2) 모의학습의 단점

① 학습 수행에 시간과 비용이 많이 든다.
② 수업의 준비가 잘못된 경우 학습자가 교육목적을 인지하지 못하고 흥밋거리로 끝날 위험성이 있다.

9. 브레인스토밍(Brainstorming)

오스본(1950)이 개발한 기법으로 제한된 시간 안에 문제해결을 위한 아이디어를 다양하게 수집할 수 있는 이 방법은 특정한 주제나 문제점에 대하여 학습자가 자기의 의견이나 아이디어를 자유롭게 제시하는 참신하고도 창의적인 해결방안을 개발해낼 수 있다.

제시된 의견은 모두 기록되어 추출되고 비교되어 그룹에서 정리하게 되는 데 모든 사람이 자유롭게 생각하고 틀을 벗어난 사고를 할 수 있어 효과적이다. 그룹 내에서 개개인의 다양한 사고를 끌어내는 데 목적이 있다.

보통 6~7명의 그룹에서 자유분방한 아이디어나 의견을 내고, 다른 학습자의 아이디어나 의견을 비판하지 않고 질보다 양의 발상에서 다수의 아이디어와 의견을 낸다. 다른 학습자의 아이디어나 의견을 조합시켜 새로운 아이디어나 의견을 만든다. 아이디어가 모이면 소위원회를 구성하여 각각의 아이디어에 대한 평가를 하는데 이때 평가기준을 만들어 평가한 후 엄선된 아이디어를 다시 전체 학습자들과 토의에 붙인다.

1) 브레인스토밍의 장점

① 문제에 대한 참신하고도 창의적인 해결방안을 개발해낼 수 있다
② 짧은 시간에 손쉽게 실행할 수 있다.
③ 짧은 모의상황 하에서 자신의 이상, 창조적 의견을 행동으로 표현할 수 있다.

2) 브레인스토밍의 단점

① 소극적인 사람은 참여하기 어렵다

② 참가자의 수가 15명 이상의 대집단이거나 이 방법 자체에 대한 이해가 부족할 경우에는 효과적이지 못하다.

10. 아이스브레이킹(Ice breaking)

Ice breaking은 말 그대로 하면 '얼음을 깨뜨리는 것'이다. 이 방법은 그룹이나 집단별로 사람들이 처음 만나면 서로 서먹서먹하고 어색하기 때문에 이 서먹함과 어색함을 해소하기 위해서 실시하는 분위기 조성 게임이라고 보면 된다. 처음 만남일때 어색한 분위기를 'ice'로 표현하고, 서로가 갖고 있는 의견을 자유롭게 나누면서 어색한 분위기를 부드럽게 하는 것을 'breaking'이라고 한다.

11. 캠페인(Campaign)

캠페인 교육방법은 비교적 짧은 기간 내에 건강과 관련된 특수한 목적을 설정하여 대중들에게 집중적으로 반복하고 강조함으로써 많은 사람들이 교육 내용을 잘 알 수 있도록 하기 위해 활용되는 방법이다. 캠페인 기간은 수일에서 1개월까지가 일반적이다. 사용되는 자료는 포스터, 팜플렛, 인터넷, 라디오, TV 대담 등이 있다.

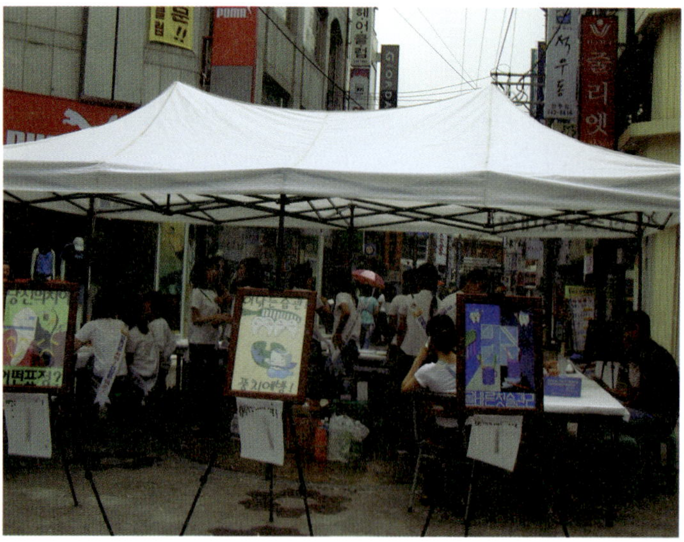

그림 4-11. 캠페인

12. 개인구강보건교육방법(면접, 상담)

개인교육은 개인의 능력을 이해하고 그에 적절한 지도와 도움을 주는 방법이며, 개별 교육방법은 행동주의 심리학에 이론적 기초를 두고 모델은 자극-반응을, 강조하는 점은 소프트웨어, 결과는 개방학습으로 나타난다.

개별 교육방법은 개별 학습자의 독특한 요구와 특성을 최대한 수용하기 위해 특별히 고안된 교육방법이다. 그리고 개별 구강보건교육방법의 기본조건은 개별교육을 위해서는 다양한 학습자료를 갖추고 있어야 하고, 교사는 학습프로그램 전체에 대한 관리와 조정을 책임져야 한다.

구강보건사업의 활동영역 중에서 치과병의원이나 보건소, 산업장 등에서 활동할 때 대상자를 개인적으로 접촉하는 경우 구강건강상담 및 지도, 구강검진, 가정방문, 치과병의원에서의 접촉, 전화나 서신 등을 통한 접촉 등의 대부분이 개별적인 차원에서 이루어진다.

개별 교육방법으로는 진찰, 면접, 상담, 내방, 서신, 전화응답, 전언, 회람, 전시, 프로그램학습 등을 활용할 수 있다.

1) 면접(Interview)

면접은 구강보건교육을 전달하는 수단으로 많이 사용되고 있다. 면접이란 목적이 있는 대화이며 두 사람, 즉 치과위생사와 대상자 사이의 생각을 교환하고 정보를 서로 주고받는 과정인 것이다. 면접이란 내포하고 있는 목적에 따라 다르겠으나 도움이 될 수 있는 구강보건정보의 교환으로서 인간적응 분야에 쓰여지는 하나의 방법이다.

면접방법에는 관찰, 청취, 질문, 이야기, 해석의 다섯 가지가 있으며 일정한 순서대로 진행되는 것보다 서로 혼합되어 진행한다.

관찰은 면접하는 동안에 보는 것, 듣는 것, 이해하는 것으로 구성되고, 청취는 피면접자 입장에서 볼 때 내적 긴장을 푸는 역할 또는 정서적 환기작용을 하고, 문제를 보는 눈이 객관적이 되며, 또한 자기 문제를 남에게 이야기함으로써 고독감이 적어져서 용기를 가지고 난관을 직시할 수 있게 되기 쉽다.

교육자 측에서 볼 때는 대상자를 알게 되는 기회, 즉 대상자의 당면한 문제 및 상황 등을 파악할 수 있으며, 대상자의 이해 정도를 알게 될 뿐만 아니라, 질문할 필요 없이 정보원이 될 수 있다. 또한 대상자가 꺼려하는 화제를 피할 수 있으며, 대상자나 사태에 대한 편견을 배제할 수 있어서 대상자의 절실한 필요를 파악하는데 도움이 된다.

2) 상담(Counselling)

도움을 필요로 하는 사람(내담자)이 전문적 훈련을 받은 사람과의 대면관계에서 생활과제의 해결과 사고행동 및 감정측면의 인간적 성장을 위해 노력하는 학습과정이다. 즉, 경험 있는 사람이 문제를 가진 사람에게 조언을 해주는 것이라고 할 수 있다.

상담의 구성요소는 내담자, 상담자 두 사람의 대면관계인 세 가지 요소가 있으며, 상담을 통해서 변화가 이루어져야 한다. 다시 말하면 상담의 결과로 과거의 생각, 느낌, 행동 등에서 변화가 이루어져야 하는데, 한두 번의 대화보다는 여러 번의 면접을 실시하는 과정에서 효과를 높일 수 있다.

상담은 자기이해, 의사결정, 문제해결을 통하여 인간성장을 가져다 주며, 건전한 성격을 발달시키기 위하여 사람들은 상호작용을 할 수 있는 다른 사람들을 필요로 한다.

이와 같이 사람 사이의 상호작용이란 교육에 있어서 무시할 수 없는 중요한 요소이다. 따라서 학교교육은 물론 사회교육적 실천에 있어서 효과적인 인간관계 발달의 능력은 교육의 효율을 높이는 데 있어서 매우 중요하다.

CHAPTER 5

구강보건교육매체

- **제1절** 교육공학
- **제2절** 교수매체
- **제3절** 교수매체의 제작과정
- **제4절** 교수매체의 종류와 활용

학 습 목 표

1. 교육공학을 설명할 수 있다.(A)
2. 교수매체를 설명할 수 있다.
3. 교수매체의 제작과정을 설명할 수 있다.
4. 교수방법에 맞는 매체를 선택할 수 있다.
5. 교육기자재 선택기준을 나열할 수 있다.(A)
6. 학습목표에 따라 교육매체를 선택할 수 있다.(A)

CHAPTER 5

구강보건교육매체

제1절 교육공학

1. 교육공학의 정의

교육공학(education technology)은 교육과 공학이 합성된 말이다. 공학이라고 하여 반드시 기계류의 교편물 사용을 의미하는 것은 아니고 오히려 교육의 과학적, 조직적 접근을 모두 교육공학이라고 한다. 즉 교육공학이란 교육목표를 달성하기 위해 교육과 그와 관련된 과정 및 요소들을 통합적인 체제로 이해하면서 이 과정에 발생할 수 있는 문제의 해결이나 목표의 성취를 위해 체계적 접근법을 사용한 것을 말한다. 교육공학에 대한 개념을 다양하게 정의하고 있으나 1994년 실즈(Seel)와 리치(Richey)에 의해 "교육공학이란 학습을 위한 과정과 자원의 설계, 개발, 활용, 관리 및 평가에 관한 이론과 실제이다"라고 하였다(미국교육공학회 : AECT, 1994, 그림 5-1). 또한 교육공학은 교육목표를 달성하기 위해 교육과 그에 관련된 과정 및 요소들을 통합적으로 이해하면서 이 과정에 발생할 수 있는 문제의 해결이나 목표의 성취를 위해 체계적인 접근법을 사용하는 것을 말한다.

다시 말해서 교육공학은 과학적이고 잘 조직된 지식을 교육의 전체 영역, 즉 교육, 교육과정, 상담, 행정 및 평가에 걸쳐서 발생할 수 있는 교육적인 문제의 해결을 위한 통합적이고 체계적인 과정이라고 정의하고 있다.

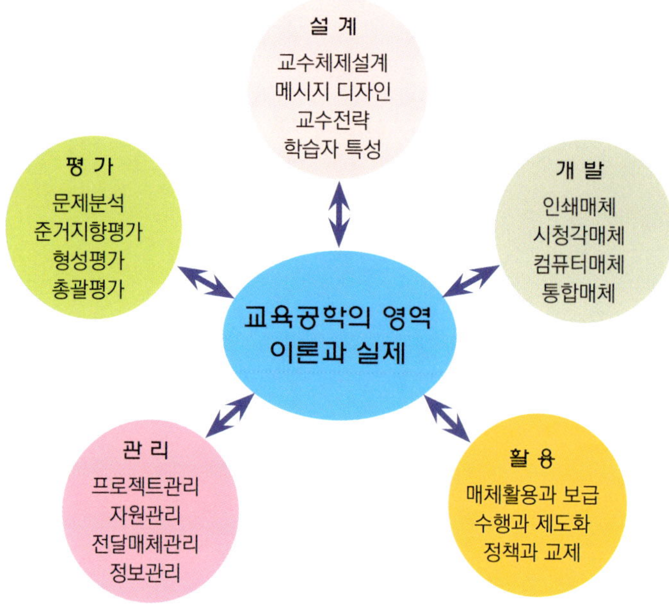

그림 5-1. 교육공학의 영역

2. 교육공학의 개념

교육공학의 개념을 네 가지로 나누어 보면 첫째, 학습에 대한 개념과 둘째, 과정과 자원에 대한 개념이다. 과정은 어떤 특정한 결과를 향한 일련의 조작 및 활동을 말하고, 자원은 학습을 지원하는 원천으로 지원체제, 교수자료 및 교수환기를 말한다. 세 번째 개념은 설계, 개발, 활용, 관리, 평가에 대한 개념으로 교육공학의 기본적인 활동영역 또는 기능이라고 말할 수 있다. 마지막으로 이론과 실제에 대한 개념으로 구성원리와 명제로 구성되어 있으며 지식기반에 기여하는 이론과 문제해결을 위한 지식의 적용을 말한다.

따라서 교육공학은 교육에 관련된 여러 분야의 학문의 이론과 실제 경험을 필요로 한다. 시청각매체를 포함하는 여러 가지 교수매체에 대한 깊은 이해와 지식은 물론 기타 교육심리, 교육철학, 교육과정, 교육행정의 이론을 활용해야 한다.

3. 교육에 있어서 교육공학의 효능

교육공학은 과학적으로 잘 조직된 지식을 교육의 전체 영역, 즉 교육, 교육과정, 상담, 행정 및 평가에 걸쳐서 발생할 수 있는 교육적인 문제의 해결을 위한 통합적이고 체계적인 과정이라는 정의와 같이 교육적인 문제해결을 위한 교육공학의 효능을 다음 몇 가지로 살펴 볼 수 있다.

① 학습자들의 학습속도를 높이고 창의력과 인지능력을 향상시키므로 학습시간을 줄일 수 있으므로 교육공학은 교육의 생산성을 증대시킨다.

② 획일적이고 일방적인 강의방법에서 다양한 방법으로 접근할 수 있으므로 교육공학은 교육의 개별화를 가져온다.

③ 교육공학적 수단을 이용하므로 질적으로 향상된 학습조건이 마련되며, 교수-학습과정에서 도출된 교육문제를 연구하여 분석하고 신속히 적용할 수 있어 교육공학은 교육의 과학화를 촉진한다.

④ 기존 언어편중이나 서적위주의 교육에서 시청각적 교육을 통하여 교수방법과 학생들의 학업 증진에 있어서 교육공학은 교수능력을 강화한다.

⑤ 교육공학이 교육에 도입되면서 시·공간을 초월하여 학습자들에게 직접 찾아가서 동시에 생생하게 학습되어 질 수 있게 되었다. 따라서 교육공학은 직접화, 동시화를 가져왔다고 볼 수 있다.

⑥ 교육공학이 교육의 문제를 해결하게 된 마지막 하나는 한정된 공간에서 특정한 학습자들에게 기회가 균등하게 기회가 제공된다는 것이다. 즉 교육공학은 교육의 기회균등화를 가져왔다.

05

제2절 교수매체

1. 교수매체의 의미

교수매체는 교육공학에서 나온 말로 시청각 교육에서 시작되어 비 도서자료를 의미하는 것으로 사용되어 오다가 그 개념이 확대되어 도서 및 비 도서자료를 포함하는 뜻으로 사용되었다. 여기서는 교수매체를 교육보조자료, 또는 수업매체와 같은 의미로 해석한다.

구강보건교수매체는 구강보건교육내용을 전달하는데 필요한 구강보건교육 보조자료이다. 매체는 between을 의미하는 medium의 복수개념인 라틴어 medius에서 유래된 media를 번역한 용어이다. 따라서 매체는 무엇과 무엇과의 사이를 맺어주는 역할을 의미하게 되며 교육매체는 교수학습과정에서 학습에 자극을 부여할 수 있는 사물이나 구성요소를 의미하게 된다. 즉 교수학습과정에서 학업성취를 도모해주는 인적 자원 및 물적 재료를 의미한다. 그러므로 교수매체란 교육이 수행되는 모든 경우에 교육의 목적을 효율적으로 달성하기 위하여 활용되는 모든 기구, 자료, 수단과 방법을 포괄하는 것이다.

교수매체는 교재(instructional materials)와 교구(instructional equipment)로 구성된다. 교재는 교육자료라고도 불리우며 교수학습을 위한 자료인데 교구의 개념과 비교하면 상대적인 개념이 된다. 시청각교재(audiovisual materials)는 시청각교구(audiovisual equipment)와 구분하지 않고 시청각교재와 교구를 모두 포함하여 사용하기도 한다.

2. 교수매체의 기여도

교수매체의 기여도는 다음과 같이 세분화 할 수 있다.

① 교육활동이 보다 표준화될 수 있다.

② 가르치는 것을 보다 재미있게 해 준다.

③ 교육방법 적용을 통하여 학습을 보다 상호작용적으로 만들어 준다.

④ 교육에 소요되는 시간을 줄여 준다.

⑤ 학습의 질을 높여 준다.

⑥ 필요시 필요한 장소에서 교육활동이 일어날 수 있게 한다.

⑦ 학생들은 배우는 것과 학습과정 자체에 대해 긍정적인 태도를 갖게 된다.

⑧ 교사의 역할이 긍정적인 방향으로 바뀌어질 수 있다.

3. 교수매체의 기능

일반적으로 매체는 주의집중 할 수 있도록 동기유발을 일으키고, 학습을 촉진시켜 주고 지적활동을 원활하게 해 준다. 그리고 지각, 인지, 표현능력에 영향을 미친다.

① 매개적 보조기능(mediated aid function) : 주의집중, 동기유발

② 정보전달기능(informing function) : 신속, 정확, 대량

③ 학습경험구성기능 : 기술, 기능(타자기, 사진기, 피아노 등의 기기사용)

④ 교수기능(teaching function) : 매체를 효과적으로 구성, 활동하여 학습자의 지적 기능을 개발시키는 것이다(컴퓨터, LCD 프로젝터, 교육TV, 교육영화).

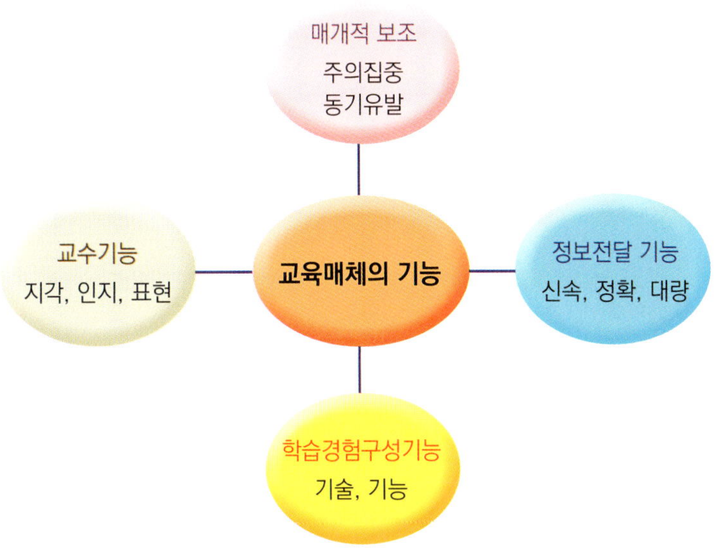

그림 5-2. **교육매체의 기능**

일부에서는 교수매체의 기능을 다음과 같이 나열하고 있다.

① 대상자의 경험의 폭을 넓혀주고

② 강의실에서의 시 공간적 제한을 극복하며

③ 시각경험의 통일을 기할 수 있고

④ 강의내용에 대한 새로운 동기화를 유발시켜 주며

⑤ 추상적인 것에서부터 구체적인 것까지 다양한 경험을 접하게 할 수 있도록 해 주는 것이다.

4. 시청각적 교육

시청각 교육이란 학습을 보다 효과적으로 행하기 위한 하나의 수단으로서 학습자에게 풍부하고 다양성이 있는 시청각자료를 제공하며 구체적인 학습경험을 부여함으로써 학습동기를 유발하고, 학습의 능률을 꾀하며, 정확한 사고를 위한 정보를 제공해 준다. 즉 학습자의 가능성을 발달시키는 데 유익한 의사소통의 모든 방법과 수단을 능률적으로 이용하는데 시청각 교육의 목적이 있다.

시청각 교육방법은 학습경험 내용의 풍부, 학습활동을 원활, 학습의 목표의 명확, 학습에 관한 흥미 유발, 학습후의 요약이 용이, 기억의 영속화, 많은 학생들에게 같은 경험의 동시화, 학습이해의 신속, 학생의 개인차 극복 등의 여러 가지 유용한 가치를 준다.

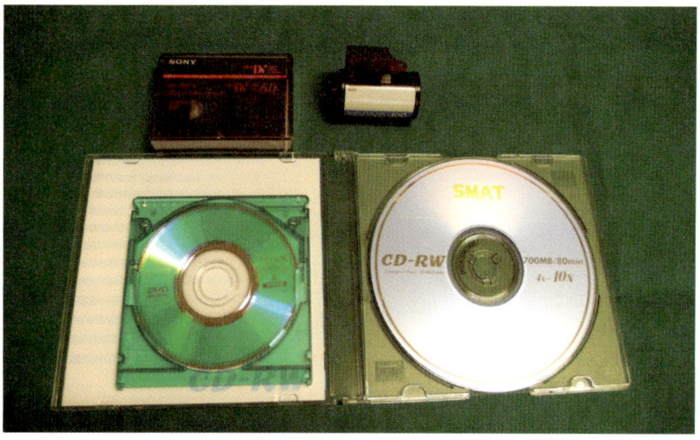

그림 5-3. 시청각 자료

5. 교수매체의 커뮤니케이션 체계 및 분류

1) 교수매체의 커뮤니케이션 모형

수업은 여러 가지 요인들이 복합적이고 역동적으로 상호 작용하는 관계 속에서 이루어진다. 수업의 대부분은 교사와 학습자, 학습자와 학습자, 학습자와 매체와의 커뮤니케이션과정에서 이루어진다. 커뮤니케이션 체계를 이루는 구성요소(누가 무엇을 누구에게 말하느냐?)의 모형으로 발신자(누가), 메시지(무엇을), 채널(어떤 경로), 수신자(누구에게), 환경 및 피드백이 서로 상호작용을 하여 메시지를 주고받으며 해석하고 이해한다. 대표적인 커뮤니케이션의 모형으로 벨로(Berlo, 1960)의 SMCR모형과 쉐던(Shannon)과 쉬람(sharamm, 1964)의 케뮤니케이션과정 모형이 있다.

벨로는 케뮤니케이션의 과정을 송신자(Sender), 메시지(Message), 통신경로(Channel), 수신자(Receiver)로 구분하였으며(그림 5-4), 쉐던과 쉬람은 송신자가 보내는 내용을 통신경로를 통해 수신자에게 전달하는 과정을 기호화(encoding), 경험의장(field of experience), 잡음(noise), 해독(decoding), 피드백(feed-back)의 개념으로 제시하였다(그림 5-5).

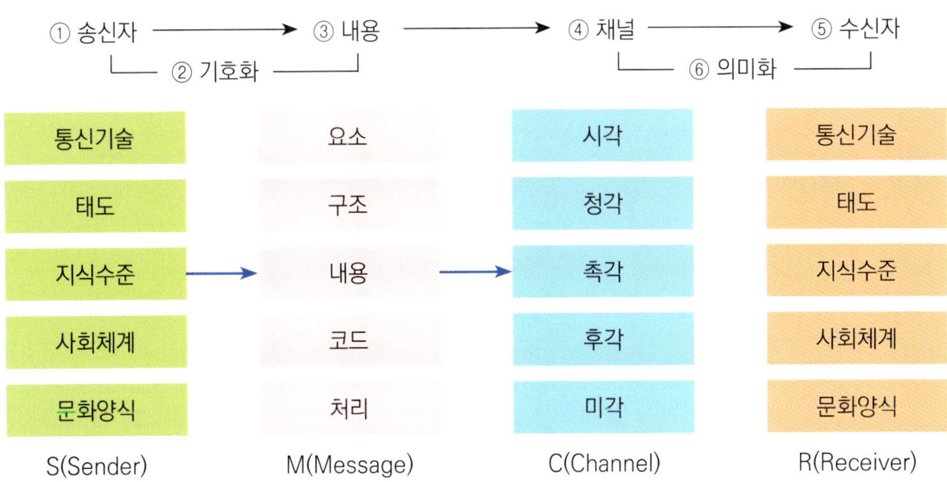

그림 5-4. 벨로(berlo)의 통신모형

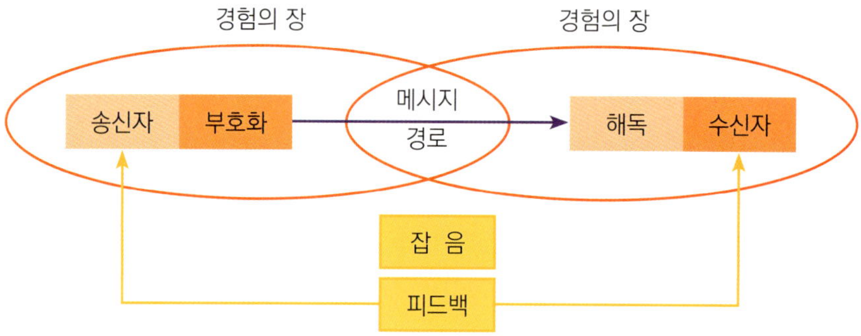

그림 5-5. 쉐던과 쉬람의 커뮤니케이션의 모형

2) 교수매체의 분류

매체의 분류기준을 무엇으로 보느냐에 따라 분류형태가 달라지기 때문에 특정한 분류형태에 집착해서 어떠한 매체는 어떤 부류의 매체로 어떤 상황에 활용되어야 한다고 단정지어 판단하는 것은 매우 위험하다.

보편적으로 논의되고 있는 매체의 분류형태를 제시하면 다음과 같다. 먼저 매체를 기능에 따라서 분류할 때는 시각, 청각, 시청각, 촉각기능으로 분류할 수 있다.

· 시각적 기능 : 시각적 기능을 가지 매체를 세 가지로 구분할 수 있다.
  - 평면교재로는 그림, 포스터, 사진, 지도, 도표, 흑판, 게시판, 후란넬판, 융판
  - 입체교재로는 모형, 표본, 실물
  - 투영교재로는 슬라이드 환등기, 실물 환등기, 투명 환등기, 투영기

· 청각적 기능 : 전축, 연설, 라디오, 녹음테이프

· 시청각적 기능 : 영화, 텔레비젼, 비디오테이프

· 촉각기능 : 점자

또 하나는 감각형태에 따른 분류를 할 때는 시각, 청각, 시청각, 복합, 교수공학매체 등으로 나누어 말할 수 있다.

· 시각매체 : 실물, 도형, 표본, 극화물, 칠판, 괘도, 그림, 무성영화, 전시판, 시범, 슬라이드

· 청각매체 : 음반, 테이프 등의 녹음 교재물, 라디오, 녹음기

· 시청각매체 : 유성영화, TV, 슬라이드와 녹음기
· 복합매체 : 이상의 각종 시각·청각 혹은 시청각매체를 특정의 교수-학습과정에 맞추어 조직화한 종합자료, 킷트자료, 세트자료 등
· 교수공학매체 : 고도의 과학기술을 동원하여 각종 기자재를 정밀하게 조직한 매체들, 언어학습장치, Computer, interactive video, 전자계산기 등

앞에서 말한 매체의 여러 가지 기준에 따라서 분류를 하였으나, 가장 중요한 것은 제시해야 할 교육내용을 어떤 매개로 전달해야만 효과적인가를 깊이 고려할 때 시청각교육매체라고 볼 수 있다. 다시 말하면 시청각 교육매체는 학습을 효과적으로 수행하기 위한 하나의 수단이며, 시청각 교육은 교육내용을 전달하는 도구를 구체화하는 방법에 따라서 도구적 매체, 기계적 매체, 전파적 매체로 나눌 수 있다.

표 5-1. **교수매체와 교수내용의 종류**

감각기관	교수매체		교수내용
시각	도구적 매체	-	도표, 괘도, 칠판
	기계적 매체	투시물환등기(OHP)	TP필름
		슬라이드프로젝터	슬라이드 필름
		필름스트립프로젝터	필름스트립
		실물환등기	인쇄물
		실물화상기	인쇄물, 실물
청각	전파적 매체	라디오	방송
		CD플레이어	오디오 CD
		테이프플레이어	오디오 카세트 테이프
		레코드플레이어	레코드 DISC
시청각		VCR	레코드판
		TV	방송프로그램
		비디오 디스크플레이어	비디오 디스크
		영사기 컴퓨터	영화필름
		컴퓨터	오디오CD, DVD
촉각		점자	인쇄물

· 도구적 매체 : 도표, 괘도, 판서 등으로 단순하여 제작이 간단한 것
· 기계적 매체 : 사진(camera), 슬라이드(사진기, 환등기) 등의 다소 전문적이 기술이 필요한 것
· 전파적 매체 : 라디오, 텔레비전 등의 기계적 매체보다 더 독립적이며 전문적인 기술이 필요하여 교육자가 제작하기 힘든 매체들이다.

6. 교수매체의 선택기준

매체를 확보하는 문제는 대체로 상품화된 자료들을 구입하는 경우와 확보되어 있는 자료를 상황에 맞게 수정, 보완하는 경우 그리고 구강보건교육자가 새로이 개발하는 경우이다. 물론, 교수·학습 상황에 적합한 매체가 이미 구비되어 있다면 그대로 활용하는 것이 최선책이 되고 아울러 시간과 경비도 절약하는 길이다. 그러나 이러한 경우는 대체로 드물며 대부분의 경우 상업적으로 개발된 자료를 구입하더라도 내용에 맞게 수정, 보완하거나 처음부터 새로이 설계 및 제작하게 되는 경우가 많다.

이미 확보된 기존의 자료를 수정, 보완하는 작업은 시간과 경비의 측면에서 볼 때 새로이 개발하는 것보다는 훨씬 경제적이고 용이한 일이다. 예를 들면, 초등학생에게 치아 맹출순서를 설명하려 할 때, 치아맹출이 그려져 있는 그림자료가 순서를 익히기에 복잡할 수가 있다. 이때 그림을 활용하되 종이를 덧붙여 생략하거나 보다 쉬운 용어로 변경하여 활용할 수 있다.

대부분 많은 경우에 있어서 새롭게 개발해야 하는데 이때에는 아래의 교육매체 선택에 고려되는 기준을 우선해야 한다.

· 사고나 개념을 올바르게 전달할 수 있어야 한다.
· 수업과정에 있어서 내용을 효과적으로 제시할 수 있어야 한다.
· 학습자의 연령, 지능, 경험에 맞출 수 있어야 한다.
· 시청각 교재 및 교구의 정비상태가 양호하여야 한다.
· 교재활용에 관한 안내서가 준비되어 있어야 한다.
· 사고력과 비판력을 함양할 수 있어야 한다.
· 교재활용에 필요한 시간, 비용, 노동력, 효과 등이 적절하여야 한다.

겔라크(Gerlach)는 교육매체의 선택에 고려되는 5가지 기준을 다음과 같이 제시하여 강조하고 있다.

· 적절성 : 매체가 학습과제에 적합한가에 관한 기준
· 난이도 : 매체가 학습자의 지적 수준에 적합한가를 고려한 기준
· 경제성 : 매체활용에 필요한 비용과 학습효과를 비교하는 기준
· 이용가능성 : 매체활용이 가능한 시간을 측정하는 기준
· 질적 양호도 : 학습자가 이해하기 쉽도록 매체의 내용과 질이 우수한가의 기준

위에서 제시한 교육기자재를 선택하는 기준에 따라서 선택할 때에 효과적인 교육을 할 수 있다. 따라서 몇 가지 선택요령을 제시할 수 있다. 그 선택요령은 교육시각, 교육대상크기, 교육소요시간, 활용가능한 장비, 교육환경을 고려해서 기자재를 선택해야 한다.

05

7. 자가교육기자재

티칭 머신(teaching machine)은 교수와 학습자간에 질문과 답이 계속 교환되며, 선행 학습한 내용을 완전히 이해한 다음에 새로운 지식과 설명을 제시해 주는 것으로 소크라테스(Socrates)의 개인 교수식 수업방법과 비슷하다.

자가교육자재란 학습자에게 문제를 제시해 주고, 학습자가 그 문제에 대하여 답을 하면, 그 답이 맞았는지 틀렸는지를 학습자에게 즉각적으로 가르쳐 줄 수 있도록 고안된 자동학습장치, 즉 티칭 머신(teaching machine)을 말한다. 구강보건교육을 위한 교육매체가 많이 개발되어 사용되기는 하지만 다른 분야에 비하면 아직 초보단계이다. 특히 자기 자신의 구강건강관리는 본인의 책임임을 강조해야하므로 구강건강을 스스로 관리할 수 있는 자가교육기재를 이용한 구강보건교육 프로그램이 개발되어야 된다.

8. 교수매체선택에 영향을 미치는 요인

매체의 선택은 다양한 요인들에 의해 영향을 받는 복잡한 과정이다. 학습목표와 학습자에게 가장 적합한 매체를 선택하기 위해서는 특정 매체에 대해 잘 알아야 할

뿐만 아니라 그 외의 실질적요인 등에 대해서도 소홀히 해서는 안된다. 그러므로 매체선택에 영향을 미치는 요인들을 구체적으로 살펴보고자 한다.

1) 수업상황(Setting)

수업상황에는 수업집단이 소집단인가 대집단인가, 교사중심 수업인가, 학생중심 수업인가, 또는 수업이 설명적인가 발견적인가를 결정하는 수업전략이 포함된다.

① 수업집단의 형태

② 수업전략

2) 학습과제 유형 : 목표와 내용

학습목표는 인지적 영역, 정의적 영역 및 운동기능적 영역 중에 어느 한가지로 분류될 수 있는데, 각 학습목표가 속한 행위동사는 어느 매체를 선택할 것인가에 직접적인 영향을 미친다. 예를 들어 "치아에 해로운 음식물의 섭취를 줄이기"가 목표인 경우, TV사용은 이러한 목표성취를 앞당기도록 도울 것이다.

3) 통신과정 : 매체속성

수업상황에 적합한 최적의 매체를 선택하기 위해서는 매체의 속성인 시각, 청각, 시청각, 동작, 크기, 색채 등을 고려하여야 한다.

4) 인적 요인 : 학습자

학습자의 연령, 지적 수준, 적성, 태도 등의 학습자 특성은 매체선택에 직접적인 영향을 미친다.

5) 인적 요인 : 교사

교사의 매체에 대한 태도, 사용능력 등은 매체선택에 중요한 영향을 미치는 요인이다.

6) 수업장소 : 시설

매체를 효율적으로 활용할 수 있는 시설 여부가 매체선택에 영향을 미친다. 시설 설비가 준비되어 있지 않으면 좋은 매체도 그 기능을 충분히 발휘할 수 없기 때문이다.

7) 실질적 요인 : 시간, 난이도, 비용, 이용가능성

매체선택에 영향을 미치는 실질적인 제한요인(practical constraints)들로는 시간, 난이도, 비용, 이용가능성 등이 있다.

9. 교육기자재 학습효과 평가기준

① 교육매체가 학생들의 현재 학습활동과 흥미에 밀접하게 연관되어 있는가?
② 교육매체가 교육매체를 사용하는 학생들의 성숙도에 적합한가?
③ 교육매체를 특별한 목적을 염두에 두고 선택, 사용하는가?
④ 교육매체가 튼튼하며 아동들이 사용하기에 안전한가?
⑤ 교육매체가 정확한 지식을 제공하는가?
⑥ 교육매체가 잘 제작되어 있는가?
⑦ 교육매체가 학생들의 학습참여를 북돋우는가?
⑧ 손쉽게 구할 수 있는 교육매체인가?

좋은 자료 선택을 위한 일련의 질문들

① 비용과 학습의 효과를 비교할 때 타당성이 있는가?
② 구입하거나 준비하는 데 어느 정도의 비용이 드는가?
③ 자료를 복제하거나 확대하는 데 어느 정도의 비용이 드는가?
④ 매체를 구입하거나 자료를 준비하는 데 어느 정도의 시간이 소요되는가?
⑤ 매체 활용시 시간적 제한을 받는가?
⑥ 원하는 자료가 이미 적당한 형태와 품질로서 시중에 나와 있는가?
⑦ 매체를 유지하고 보관하는 데 문제가 없는가?

⑧ 자료의 내용이 학습자에게 너무 어렵거나 쉽지는 않은가?

⑨ 자료는 질적으로 양호한가?

⑩ 시설, 장비, 기술조작을 위해 요구되는 기술을 갖고 있는가?

10. 교수매체의 이론적 체계

교육매체의 이론적 체계를 발전시키는데 공헌한 학자는 에드가 데일(E. Dale), 호반(C. F. Hoban), 올센(E. G. Olsen) 등을 들 수 있으며 이들의 매체이론 체계를 고찰해 보고자 한다.

1) 에드가 데일(E. Dale)의 교육매체 이론

데일(Dale)은 1946년「경험의 원추(Cone of Experience)」라는 저서를 통해 시각교재의 체계를 한층 더 포괄적으로 분류하고 구체적, 추상성을 기준으로 경험학습 자료를 하나의 도식으로 총괄하였다. 원추에서 위로 올라갈수록 추상성이 높아지고 아래로 내려올수록 구체성이 높아진다고 보았다.

① 직접적이고 의도된 경험 : 경험원추의 제일 아래 부분은 구체적이고 직접적이며 경험으로 협동학습의 기초를 이룬다. 생활의 실제경험을 통해 의미있는 정보와 개념을 축적한다.

② 고안된 경험 : 고안된 경험은 직접경험의 공간적 한계를 극복할 수 있게 하며, 실물의 복잡성을 단순화시켜 기본적인 요소만을 제시할 수 있다.

③ 극화된 경험 : 극화된 경험은 직접 접할 수 없는 사건이나 개념을 경험하도록 한다. 연극을 보거나 직접 출연함으로써 의미 없는 사상을 경험할 수 있다.

④ 연시 : 연시란 중요한 사실, 생각, 과정의 시각적 설명이다. 즉 사진, 그림, 동작을 활용하여 그 경험을 보여 주는 것이며, 연시경험은 곧 실지로 실행하는 결과를 갖게 된다.

⑤ 견학 : 견학은 그 일이 실제 일어나는 곳이나 있는 현장을 직접 가서 보고 경험하는 것이다.

⑥ 전시 : 사진 전시, 그림 전시, 책의 전시 등 학습자에 보여 줌으로써 학습자는 전시된 것을 관찰하며 배운다.

⑦ T.V : T.V는 현재 진행되고 있는 사건이나 일어나고 있는 현상을 담아서 편집하고 수록할 수 있는 동시성을 지니고 있으며 학습자들에게 직접 경험의 감각을 제공하는 것이다. 또한 여러 가지 내용을 동시에 보여줄 수 있으며 그림이나 글씨를 삽입하여 활용 할 수도 있다.

⑧ 영화 : 영화는 보고 듣는 경험을 제공하며 현실감을 느낄 수 있게 해 줄 뿐만 아니라 중요상황이나 인물을 확대하여 다룰수 있다. 또한 사실이나 상황을 제작하고 극화하므로 학습자들의 흥미를 유발시킬 수 있다.

⑨ 사진, 그림, 레코드, 라디오 : 사진, 그림, 레코드, 라디오 등의 매체들은 위의 내용들보다 간접적이긴 하나 동기를 유발하는 데 효과적이며 글을 모르는 학습자들에게는 적절한 매체이다.

05

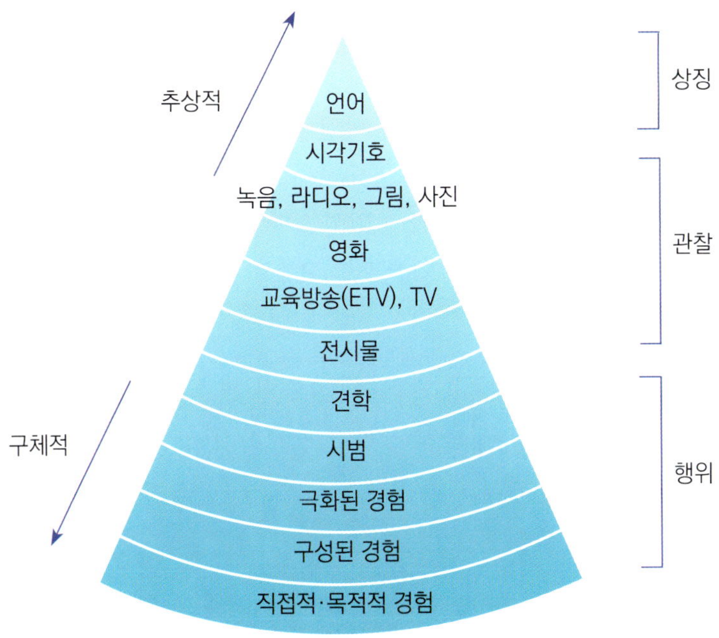

그림 5-6. Edgar Dale의 경험원추 모형

2) 호반(C. F. Hoban)의 교육매체이론

호반2세(C. F. Hoban)와 그의 아버지 지스맨(S. Zisman)이 공동으로 "교육과정의 시각화"라는 저서를 출판하면서 시청각 교재의 체계화를 시도하였다. Hoban은 구체적인 경험과 체험으로 연결되지 않은 언어는 교육적으로 발음에 불과한 것이므로 반드시 말과 직접 경험을 결부시키는 노력이 교사에 의해서 뒷받침되어야 한다고 주장하였다.

3) 올센(E. G. Olsen)의 교육매체이론

올센은 시청각 교육기자재는 어디까지나 학습목표 도달을 위한 보조물로 활용되어야지 대용물로 이용되어서는 안된다고 주장하였다. 올센은 시청각 교육기자재의 가치를 다음 4가지로 말하고 있다.

① 교육대상자들에게 산경험을 제공해 줄 수 있다.
② 복잡한 자료라 하더라도 알기 쉽게 단순화해서 제시할 수 있다.
③ 시간과 공간을 초월해서 교육목표도달을 위한 사건이나 사물을 제시할 수 있다.
④ 학습의 경제화, 능률화를 시도할 수 있다고 제시하고 있다.

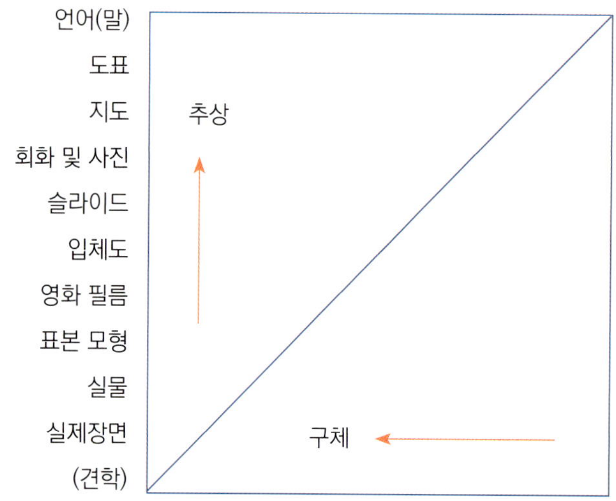

그림 5-7. Hoban에 의한 교재 분류

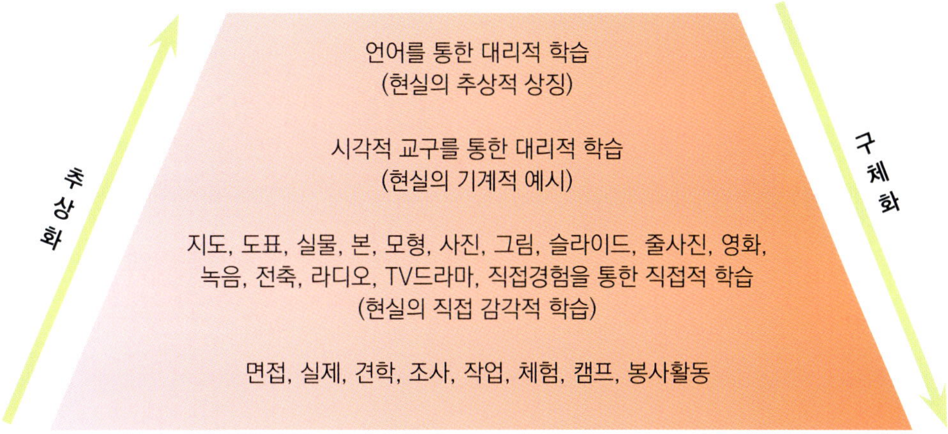

그림 5-8. 올센의 교재분류

05

제3절 교수매체의 제작과정

교육매체를 제작하는 과정은 매체의 종류, 교과내용, 적용대상, 자료의 규모 등에 따라 각기 다를 것이다. 그러나 어떤 매체든 효과적으로 제작하기 위해서는 체계적인 제작과정이 요구된다. 이 절에서는 체계적인 제작과정 모형을 중심으로 제작의 기본방향을 제시하고자 한다.

각 단계에 대한 설명은 고려되어야 할 요건들이 무엇인가를 질문해보는 것부터 시작될 수 있다.

1. 문제 및 요구의 발견

현실적으로 직면한 문제나 요구를 충족시키기 위해 어떠한 요건들이 매체제작에 반영되어야 하는가?

수업매체에 관련된 문제를 찾아내기 위해서는 학습자 특성 분석, 학습목표 진술 및 학습상황 분석이 이루어져야 한다.

2. 매체종류의 선택

매체의 종류와 특성은 무엇이며, 이 특성에 따른 장점을 살리고 단점을 보완하기 위해서는 어떻게 설계에 반영할 것인가? 학습자의 특성, 학습목표, 학습내용, 학습활동에 가장 적합한 매체의 종류를 선택하기 위해서는 먼저 매체 자체가 갖고 있는 속성을 확인해야 한다.

수업매체는 학습자에게 시각, 청각, 시청각, 촉각 등의 다양한 자극형태로 제시되거나 전달된다. 수업매체는 동기를 일으키고 반응을 하고, 알려주고, 주의를 환기시키고, 평가하고, 사고를 이끌고, 정의를 유도하는 등의 기능을 한다. 또 개별, 소집단, 대집단의 집단구성에 따라서도 매체의 종류가 결정된다. 제작자의 입장에서는 제작에 필요한 기술, 예산, 시간, 인원 등에 대한 측면도 고려해야 한다.

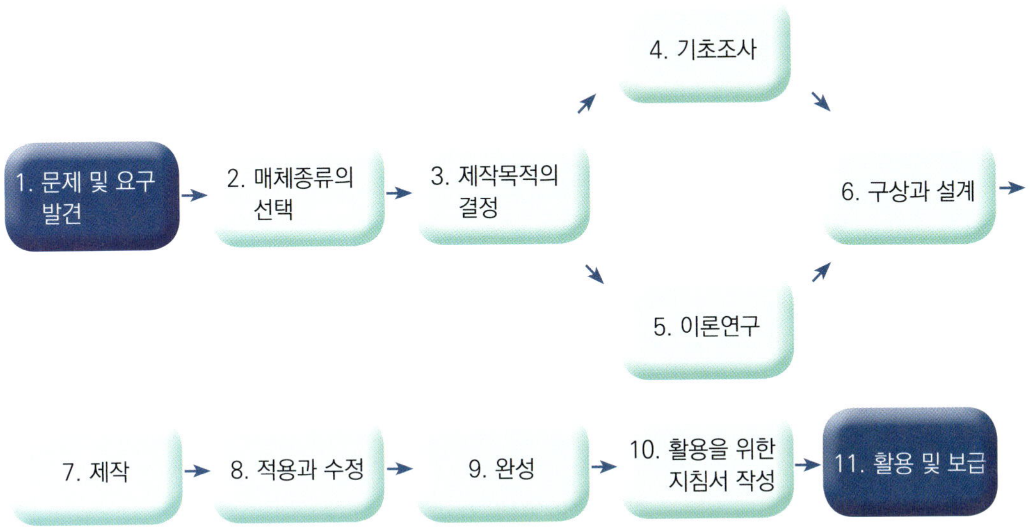

그림 5-9. **교육매체의 체계적 제작과정**

05

3. 제작목적의 결정

매체제작의 직접적인 목적은 무엇이며, 그 목적에 부합된 자료를 설계할 때 고려해야 할 점은 무엇인가? 매체제작의 목적은 교수-학습과정에 직접적으로 효과를 줄 수 있는 구체적인 기능들로 결정되어야 한다. 교과내용과 연결지어 매체를 학습자의 요구와 발달수준에 어떻게 부합시킬 것인지, 또한 시각, 청각, 촉각 등의 감각통로 중 어느 부분을 강조하여 교재화 할 것인지 등을 제작목적에 밝혀야 한다. 즉 제작할 매체의 종류, 제작의 필요성 및 목적, 제작할 매체의 특성이나 기능의 개발 등을 분명이 밝혀 놓아야 한다. 매체제작의 목적이 분명할수록 제작절차도 분명해지며 제작된 매체의 평가기준도 명확해진다.

제작목적을 결정하기 위해서는 학습자의 학습활동, 교사의 교수활동, 매체의 기록, 보관에 관련된 관리활동, 그리고 교실 공간들에 대한 환경개선 등이 고려되어야 한다.

4. 기초조사

어떤 자료와 정보를 수집하여 설계에 반영할 것인가? 매체제작 목적이 결정되면 다음 단계는 제작에 관련된 정보를 수집하는 기초조사가 진행된다.

기초조사에는 다음과 같은 작업이 포함된다.

① 이미 만들어진 기존매체가 있는지 조사하여야 한다. 이를 위해 제작자가 만든 카탈로그를 중심으로 주어진 주제에 관하여 어떤 매체가 제작되고 있는지, 입수가능한지를 알아본다. 또 타교사들의 추천, 관련전문지의 평, 학교나 지역 자료실의 매체설명서 등을 참고할 수 있다. 기존의 자료가 마땅하지 않을 경우, 일부를 수정 혹은 편집해서 사용할 수 있는 자료가 있는지를 조사한다.

② 매체제작에 관련된 참고문헌을 찾거나 필요한 재료 등을 탐색하여 소재와 내용검토를 한다. 또한 제작에 필요한 값이 싸고 견고하며, 안전성이 있으며 온도의 변화에도 강한 재료선택에 대한 조사도 한다.

③ 매체제작에 필요한 자문을 얻을 수 있는 기관이나 사람을 미리 조사해 놓아야 한다.

5. 구상과 설계

앞 단계에서 지적한 요건을 설계에 어떻게 반영할 것인가? 기초자료와 이론 연구 단계를 거치고 나면 다음은 이 결과를 토대로 매체를 구상·설계하고 동시에 제작 추진계획을 수립한다. 구상과 설계단계는 처음의 문제와 요구발견에서부터 시작하여 매체종류의 선택, 제작목적 확인, 기초조사 및 이론 연구 등과 밀접한 관련이 있으며 이를 토대로 이루어져야한다. 구상과 설계의 첫째 단계는 아이디어의 발상에서부터 시작된다.

교수안이나 매체에 대한 아이디어를 구체화하여 학습활동과 연결지어야 하며 보다 세분화된 목표진술과 함께 학습대상자를 고려하여 설계가 이루어져야 한다.

수행계획에는 다음과 같은 요인이 조화 있게 고려되어야 한다.

① 작업과정의 우선순위가 정해진다.

② 각 작업과정의 소요시간이 결정된다.

③ 필요한 매체의 종류와 수량을 계산하여 확보해 둔다.

④ 조력 및 협동인력의 작업팀 구성계획을 세운다. 교과전문가, 기술자를 비롯한 필요 인원을 작업팀에 참가시킨다.

⑤ 비용을 확보하고 필요시 지출하도록 한다.

6. 제작

매체제작의 설계와 계획서가 작성되면 이에 따라 실제로 제작해 가는 단계다. 제작에 있어 유의할 점은 설계와 계획서에 따라 최대한으로 충실히 제작하는 일이다.

7. 적용과 수정

제작된 매체를 현장에 직접 활용하고 토의와 공개수업을 통하여 동료 교사 및 전문가의 의견을 듣고 지적된 점을 수정한다. 중요한 것은 본래의 제작목적에 충실하도록 한다.

8. 지침서 작성

매체가 완성되면 매체의 작품소개와 활용을 위한 지침서를 함께 작성해야 한다. 지침서에는 매체제작일, 제작자 등을 명시하고 매체의 특성과 활용방법, 사용시 주의할 점등을 자세히 밝혀야 한다. 특히 교수-학습과정에 어떻게 활용될 수 있는지 구체적인 실례를 그림과 함께 제시하며, 보관에 유의하여야 할 사항을 명시한다.

지침서를 작성한 후에 보급·활용하도록 한다.

제4절 교수매체의 종류와 활용

교수활동에 사용할 수 있는 교수매체는 그 종류와 형태가 다양하게 소개되고 있지만 기본이 되는 매체의 종류와 활용방법은 다음과 같다.

1. 실물

인물, 사실, 사물 등 실제 그대로의 모습이거나 실제의 것들을 말한다.

1) 실물의 의미와 가치

실물은 실제의 물건이므로 수업에 이용하면 학습자의 흥미를 높여주고 수업내용을 구체적이고 정확한 인상을 주어 오랫동안 기억할 수 있게 해준다. 실물에는 순수한 자연물과 인공이 가해진 인공물로 구별할 수 있으며 모두 수업에 적절히 사용할 수 있다.

실물이 가지고 있는 가치는 실물이라는 특성 때문에 연령이나 배경이 다른 학습자에게 이해를 쉽게 하고 정확한 지식을 주므로 광범위하게 사용할 수 있으며, 감각을 통하여 직접 경험을 할 수 있으므로 학습자의 주의와 흥미를 끌어 학습을 보다 의미있고 생생하게 해준다.

초등학교 학생들에게 올바른 칫솔질을 하도록 하는 것이 교육목표인 경우는 칫솔과 세치제와 그리고 물을 교육보조매체로 하여 실제 칫솔질 방법을 교육자가 시범을 보인 후 학생 각자가 직접 실습해 볼 수 있도록 하면 가장 좋은 교육이 된다.

2) 실물의 장점

① 사물을 자연의 상태로 관찰할 수 있다.
② 직접적이고 구체적이며 입체적인 관찰을 한다.
③ 형태, 색채, 냄새, 음색, 맛, 단단한 정도를 직접 경험할 수 있다.
④ 자연물의 내용을 교육 후 실생활과 결부시킬 수 있다.

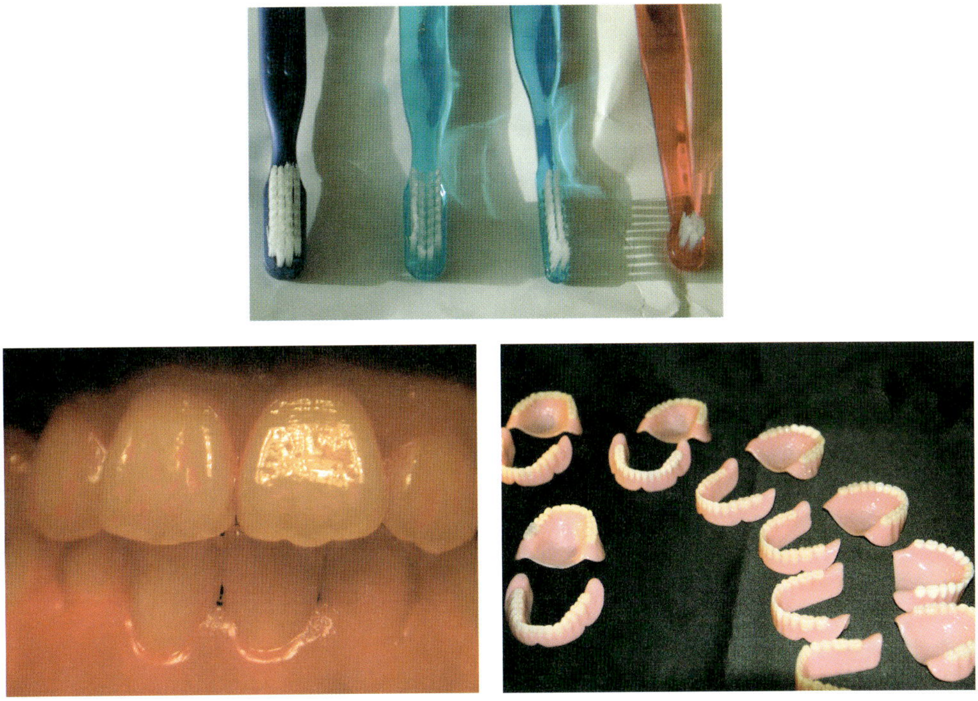

그림 5-10. **실물**

⑤ 수업상황을 종합적으로 체험할 수 있어 실제로 사회생활에 기여할 수 있다.

⑥ 모든 학습자에게 광범위하게 사용할 수 있다.

3) 실물의 단점

① 시간과 시기적인 제약이 있다.

② 이동상의 제한성과 실물 크기에 한정이 있다.

4) 실물 사용의 유의사항

① 실물을 선택하는데 주의하여야 한다.

② 학습자가 직접 다루고 관찰하며 교사는 보충설명을 한다.

③ 학습현장 또는 지역사회에서 구입 또는 수집한 것으로 한다.

④ 다른 자료와 병행해서 사용한다.

⑤ 관찰하고 조사한 학습내용을 종합하여 검토하도록 한다.

2. 표본

1) 표본의 의미

표본은 실물과 같은 종류이긴 하나 실물을 수업현장에 제시할 수 없거나 원상태로는 내부의 상태를 관찰할 수 없을 때 이용하며, 표본만으로는 관찰이 불가능 할 때는 현장과 관련된 영화, 사진, 그림 등으로 보완하여 활용하면 효과적이다.

표본의 종류는 광물표본, 식물표본, 생산품표본, 발굴표본, 생산과정표본 등이 있다.

2) 표본의 장점

① 학습자의 주의와 흥미를 집중시킨다.
② 수업에서 실현 불가능한 것을 합리적으로 경험하게 해준다.
③ 시간 및 공간의 제한을 받지 않는다.
④ 구체적이고 직접적이어서 개념 형성을 용이하게 해준다.

3) 표본의 단점

① 생물체의 표본은 생명이 없다.
② 퇴색하여 색채가 변질되는 것이 있어 원래의 상태를 파악하기 어렵다.

4) 표본사용의 유의사항

① 가능한 한 실물의 형태를 보존하도록 한다.
② 사용, 보존하기에 편리한 것이어야 한다.
③ 표본의 종류 및 내용을 여러 각도로 수집한다.
④ 수업 내용에 적절한 표본을 선택한다.
⑤ 학습자들이 직접 경험하도록 한다.
⑥ 실물과 표본자료의 크기 차이에 보충설명을 한다.
⑦ 가능한 교사와 학습자가 공동으로 표본을 제작한다.
⑧ 사용전에 교사가 자세히 설명하여 자료에 대한 주의를 집중하게 한다.

3. 모형

1) 모형의 의미

모형은 실물의 입체적인 재현으로써 일반적으로 실물의 대체물로 간주된다. 모형은 표현하는 실물과 비교해서 크게도 하고, 작게도 하며 동일하게도 한다. 모형은 수업목표에 따라 실물과 같이 상세히 제작할 수도 있고 실물보다 단순화할 수도 있다. 구강보건교육매체로는 치아 모형, 구강구조 모형, 두경부 해부모형 등을 많이 사용한다.

2) 모형의 종류

① 축소형 모형 : 우주전체나 도시모형, 건물모형, 교통 panorama 등에 많이 사용된다.

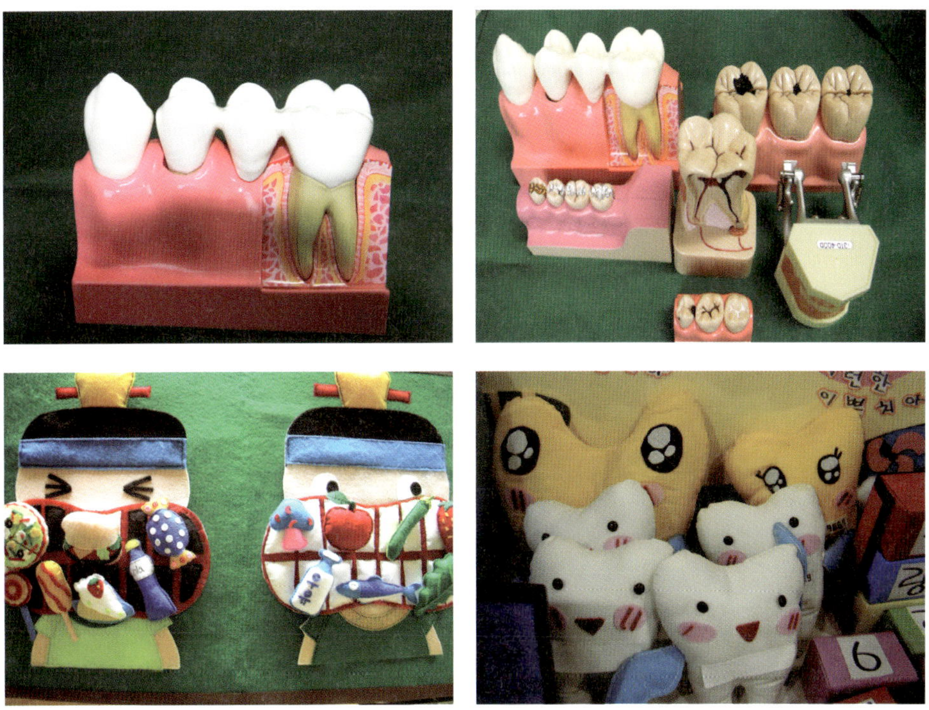

그림 5-11. 모형

② 단순형 모형 : 학습자에게 실물이나 현장이 지나치게 복잡하여 제시하지 못할 때 그 물체를 단순화하여 복잡한 부분의 일부를 노출시켜 제작한 모형으로써 보여줄 수 있다.

③ 단면모형 : 증기기관의 단면은 실물로는 내부의 동작상태를 관찰시킬 수는 없으나 단면 모형으로서 원리를 설명할 수 있다.

④ 실물대용의 모형 : 실물을 얻지 못하여 고고학의 유물이나 모조품을 만들어 보여주기 위한 모형이다.

⑤ 확대모형 : 미생물이나 원자의 모형들을 확대하여 제시하는 모형이다.

3) 모형의 특징

① 책에서 얻은 간접적인 경험을 모양에 의해 현실적인 이해를 할 수 있게 하며, 재현물로 활용할 수 있다.

② 모형은 분해 또는 조립도 가능하여 시각적이고 입체적인 학습자료이다.

4. 사진과 그림

1) 특성

사진과 그림은 주변의 신문·잡지·책·포스터 등에서 쉽게 구할 수 있고, 염가로 제작, 복제가 가능하기 때문에 다양한 형태로 학습에서 활용하고 있다. 교육에서 사진과 그림자료의 특성은 아래와 같이 요약될 수 있다.

① 사진은 추상적인 아이디어를 구체적인 형태로 표현해 준다.

② 신문·잡지·책·카다로그 등에서 인쇄된 사진자료를 손쉽게 구할 수 있어 자료의 수집이 용이하다.

③ 사진과 그림을 활용할 때, 전기적, 기계적 장치를 필요로 하지 않으므로 손쉽게 사용할 수 있다.

④ 사진과 그림촬영에 의해서 사진과 그림 교재를 쉽게 제작 혹은 복제할 수 있다.

⑤ 사진과 그림 대상의 연령층이나 주제에 제한 받지 않고 다양하게 사용할 수 있다.

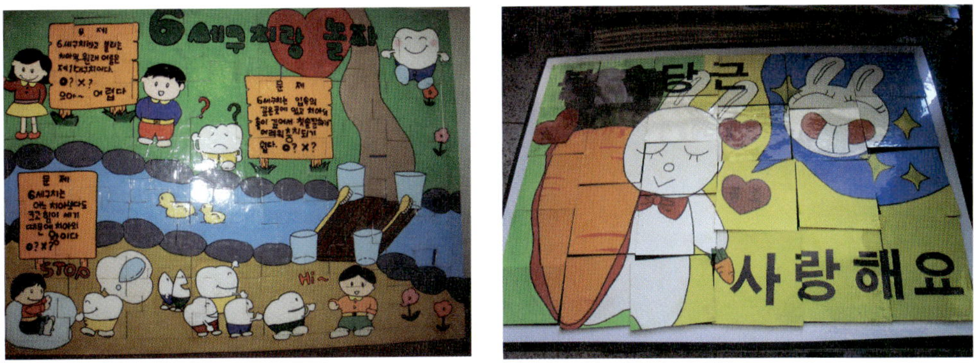

그림 5-12. 퍼즐

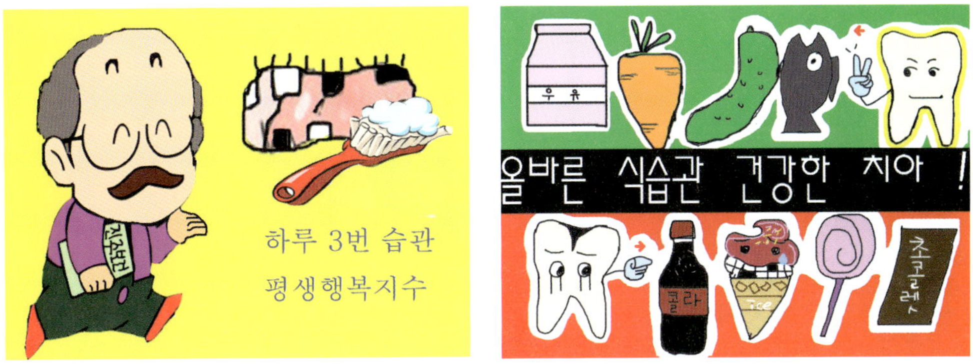

그림 5-13. 포스터

2) 단점

사진과 그림 자료는 다음과 같은 단점을 지니고 있어 교수-학습과정에서 사용하는 데에 제한점을 받지만 이를 다소나마 극복할 수 있는 방법이 있다.

① 평면적이다. 그러나 동일한 물체를 여러 위치와 각도에서 촬영하여 비교함으로써 사진의 비 입체성을 다소 극복할 수 있다.

② 사진은 움직임을 묘사하지 않는다. 그러나 동작을 순서적으로 보여주는 시리즈 사진을 이용하면 움직임의 표현이 다소나마 가능하다.

③ 우리 주변에서 입수되는 사진은 대개 그룹을 대상으로 사용하기에는 크기가 작다. 이것을 실물환등기나 텔레비젼 카메라를 사용해서 확대하면 어느 정도 보완이 가능하다.

3) 사진과 그림자료의 선택

사진과 그림을 수업에 사용하기 위해 선택상 고려해야 할 사항은 다음과 같다.

① 수업목표를 달성하는 데 적합한 것이어야 한다.
② 학습자의 수준에 맞는 것이어야 한다.
③ 내용이 흥미로운 것이어야 한다.
④ 학습자의 상상력을 자극할 수 있는 것이어야 한다.
⑤ 학습자의 지식을 증대시킬 수 있는 것이어야 한다.
⑥ 주제가 명료하게 표현되어야 한다.

4) 사진과 그림자료의 정리

수집한 사진과 그림을 효과적으로 사용하기 위해서는 자료들을 정리하여 보관할 필요가 있다. 여러 자료 중 중요하고 계속 사용해야 할 것은 마운팅(mounting)해서 보관한다. 사진과 그림은 마운팅을 하면 사용하기 편리하고 자료를 보호할 수 있으며 효과를 증가시켜 줄 뿐만 아니라 다루기도 쉽다.

① 수업에 유효하다고 생각되는 사진과 그림은 기회 있을 때마다 수집한다.
② 수집한 그림이나 사진은 대지를 붙여 상하지 않게 한다.
③ 분류하고 정리하기에 편리하도록 라벨(label)을 붙인다.
④ 중요한 자료는 비닐 또는 셀로판으로 씌워서 사용한다.
⑤ 새로 좋은 자료를 입수하였을 때는 낡고 좋지 못한 것은 버린다.
⑥ 서적 중의 사진이나 그림은 백지를 삽입하여 라벨을 붙여 두었다가 실물환등기로 사용한다.
⑦ 사용하기 편리하도록 목록을 작성하고 자료실에 비치해 둔다.

5) 활용기법

효과적인 사진자료의 활용방법은 아래와 같다.

① 어떤 사진을 어떤 방법으로 활용할 것인지를 고려하여 학습 목적에 맞도록 사용한다.

② 올바른 위치에서 사진을 제시하여 학습 효과를 올리도록 한다. 교실에서 사용할 수 있는 크기는 최소한 8″×10″ 정도의 것이라야 하며 학습자 모두가 충분히 볼 수 있는 크기라야 한다. 사진의 크기가 작을 때는 교사가 사진을 들고 교실을 한바퀴 돌아주든지 두세번 장소를 옮겨서 학생들이 충분히 관찰할 수 있게 도와주어야 한다.

③ 비교나 대조를 할 경우를 제외하고는 한 장의 사진을 단독으로 제시하도록 한다. 여러 장의 사진을 한꺼번에 제시하면 주의가 산만해지므로 집중력이 떨어져 수업의 효과가 줄어진다.

이들 사진은 수업 전개 중 적절한 시점에서 제시되어야 하는데 단지 학생들의 시각적인 흥미를 끄는 외에도 교사의 설명을 덧붙여서 전체적인 인상을 강하게 남기도록 한다.

④ 사진의 내용이 무엇을 설명하는지, 강조하고자 하는 내용이 어떤 부분인지를 구체적으로 지적해 주어야 한다. 특히, 게시판에 사진을 전시할 때에는 간단한 사진 설명을 첨가시키면 보다 효과적이다.

5. 칠판

칠판은 전통적인 학교 교육에서 교사들이 가장 오랫동안 필수적으로 사용해 오고 있는 시각 보조물로서 가격이 저렴하고, 손쉽고 편리하게 표현할 수 있어 오늘날 교육현장에서 가장 기본적으로 활용되고 있는 매체다.

1) 칠판의 장점

① 거의 모든 교실에서 쉽게 이용할 수 있다.

② 다른 교구에 비해 쉽게 사용할 수 있다.

③ 교사와 학습자에 의해 광범위하게 사용될 수 있다.

④ 설치비용이 경제적이다.

⑤ 중요한 요점을 강의하고 요약하는데 적당하다.

2) 칠판의 단점

① 많은 양의 자료를 취급할 수 없다.
② 세부적이고 복잡한 그림을 그리기 어렵다.
③ 영구적 기록이 어렵고 같은 내용을 다시 제시하기 힘들다.
④ 분필가루로 인해 건강이 해쳐질 수 있다.

3) 칠판의 활용법 및 유의사항

칠판이 다른 교수 매체와는 달라서 그 사용 방법이 까다롭지 않다고는 하나 칠판 활용에 대한 요령과 기술이 부족하여 이를 최대한으로 활용하지 못하는 경우가 허다하다.

다음과 같은 몇가지 활용기법과 요령을 터득해 놓으면 보다 효과적인 활용을 기대할 수 있다.

① 칠판은 항상 깨끗이 정리해 둔다.
② 판서 시에 한번에 많은 양을 기입하지 않도록 하고 요점만 판서하도록 한다.
③ 학생의 흥미를 유발하여 학습효과를 높이도록 하기 위하여 여러 가지 색의 분필을 사용한다.
④ 판서 시에 모든 학생들이 다 볼 수 있도록 글자와 그림은 충분히 커야 한다.
⑤ 칠판을 향해 설명을 하지 말고, 학생들을 응시하도록 한다.
⑥ 판서하고 있는 방향의 앞에서 학생들의 시야를 가리지 않도록 한다.
⑦ 자료를 효과적으로 배열하기 위하여 수업 전에 미리 계획을 세운다.
⑧ 긴 설명문이나 복잡한 그림은 미리 준비하여 시간을 절약한다.

6. 융판

휄트 보드(felt board) 또는 프란넬 보드(flannel board)라고도 불리워지는 융판은 복잡한 이야기나 내용을 시각적으로 간단히 묘사할 수 있고 융통성 있는 자료의 제시가 가능하다. 융판의 활용은 베니어판이나 두꺼운 하드 보드(hard board)지에 융이나 휄트(felt)를 씌워서 만든 판에 사물의 그림이나 글자, 숫자를 쓴 종이의 뒷면에 융이나 사포(sand paper)를 오려 붙인 것을 부착시켜가며 사용하는 것을 의미한다.

융판은 다른 시청각 기자재와는 달리 기계와 전기장치를 필요로 하지 않으며 적은 비용으로 교사가 직접 제작할 수 있고, 융판자료를 자유롭게 떼었다 붙였다 함으로써 학습내용의 진행을 교사 임의대로 조절할 수가 있어서 특히 초등학교 저학년이나 유치원 아동들에게 매우 흥미롭게 사용될 수 있는 시각 보조물의 하나이다.

1) 융판의 장점

① 자료의 제작과 사용이 손쉽다.
② 비용이 적게 들어 경제적이다.
③ 휴대와 활용이 간편하여 시간을 절약할 수 있다.
④ 전기가 없거나 장비나 기구의 운반이 어려운 환경에서도 사용할 수 있으므로 융통성이 있다.
⑤ 색의 효과를 충분히 낼 수 있다.
⑥ 그림과 사진을 단계적으로 제시할 수 있어 다양한 주제에 활용할 수 있다.
⑦ 반복학습이 필요할 경우에 용이하다.

2) 융판의 단점

① 섬세한 설명에 부적당하다.
② 준비가 필요하다.
③ 내용이 떨어질 수 있다.

3) 융판의 제작

① 융판제작에 필요한 재료

베니어판, 카드보오드, 융 또는 플란넬 모직물 , 졸대, 가위, 풀, 압정, 사포, 작은 못, 철사

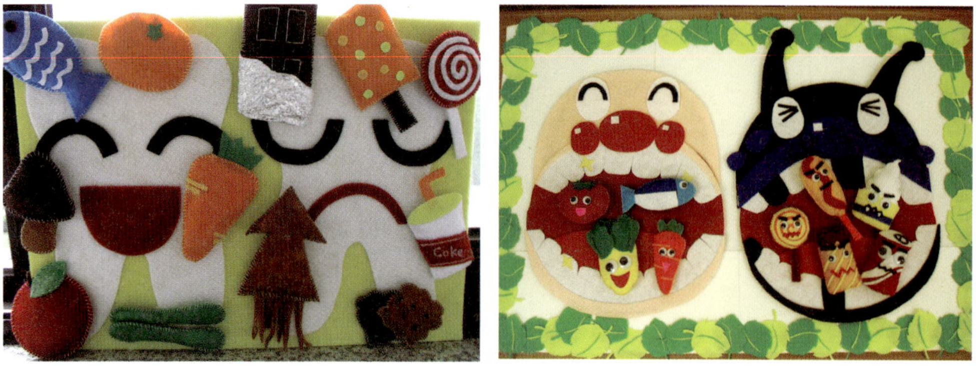

그림 5-14. 융판

② **융판제작 방법**

· 교실의 크기와 학습자 수에 따라 만들고자 하는 크기의 베니어판을 준비한다.
· 베니어판의 크기보다 10cm 정도 여분을 두고 융을 잘라 베니어판 위에 놓고 압정으로 고정시킨다.
· 융을 씌울 때 너무 당겨 고정시키면 융털이 눕기 때문에 제시자료가 잘 붙지 않는다.
· 양면 융판을 만들 경우에는 두 조각의 융을 겹쳐 꿰매고 베니어판에 씌워 고정시킨다.

③ **융판자료의 제작**

융판자료로서 적당한 조건은 첫째, 융판에 붙일 수 있고 쉽게 뗄 수 있어야 하고 둘째, 색채는 교육적 배려가 되어 있어서 융판의 색과 구분될 수 있어야 하며 셋째, 많은 수의 자료를 준비한다는 것이 충족되어야 한다.

· 융판에 사용할 자료는 수업내용별로 필요할 때 수시로 사용할 수 있도록 그때그때 만들어 둔다.
· 신문, 잡지 등에서 필요한 자료를 오려내어 사용한다.
· 모양은 한 눈에 특징을 이해하도록 그린다.
· 크기는 장소에 따라 학습자가 잘 볼 수 있는 정도로 한다.

· 인쇄를 할 때는 윤곽을 명확하게 그린다.

· 자료의 뒷면에다 사포나 융을 붙여 융판에 잘 붙도록 한다.

4) 활용시 유의사항

유치원이나 초등학교에서 널리 사용되는 융판자료는 사용시에 다음과 같은 사항을 유의하면 한층 효과를 거둘 수 있다.

① 융판은 직사광선이 쬐지 않는 쪽에 설치해야 하며 창문 근처는 바람에 자료가 떨어지는 수가 있으므로 피하는 것이 좋다.

② 너무 많은 자료를 한꺼번에 제시하면 오히려 학생들이 혼란을 일으키게 되므로 한번에 하나씩 단일주제를 보여주는 것이 좋다.

③ 융판을 약간 경사지게 뒤로 비스듬히 설치하면 자료가 떨어지는 것을 다소 방지 할 수 있다.

④ 융판의 적당한 설치 높이는 지면으로부터 융판의 하단 높이가 학생들이 앉는 좌석에서의 눈높이인 1.2m 정도가 적당하다.

⑤ 자료가 자꾸 떨어지면 일단 판을 바람이 불지 않는 곳으로 이동시킨 뒤 약간 뒤로 기울여 주고 자료를 아래에서 위로 밀어주는 듯한 기분으로 눌러서 붙여주면 된다.

⑥ 융판이나 자료의 뒷쪽에 먼지나 잡풀이 많이 묻어 있어도 자료가 잘 붙지 않는데 그런 경우에는 스카치 테입이나 매스킹 테입으로 융에 붙은 잡풀을 제거하고 머리빗는 솔이나 손톱으로 누워있는 융의 털을 긁어주면 잘 붙게된다.

7. 게시판

게시판은 원하는 아이디어나 메시지를 명확하고 간결하게 시각화해서 제시하는 판으로서 보는 사람의 관심을 끌게하고 적극적인 흥미와 태도의 변화를 유발시킨다. 또한 내용에 대한 지식을 풍부하게 해 줄 수 있어 일선 교육현장에서 많이 사용되고 있다. Edgar Dale(1969)은 게시판이 학습내용을 시각화시킬 수 있는 가장 오래 된 방법 중의 하나라고 이야기하였다. 이처럼 게시판은 오랫동안 학습지도와 내용전달을 목적으로 사용되어 왔는데 문자나 그림, 기타 공식적인 사항 등을 제시한다.

게시판은 사용목적에 따라 학습용과 공고용으로 구분할 수 있으며 공고용 게시판은 특정한 공지사항이나 뉴스를 보다 신속하게 많은 사람에게 알리기 위해 사용되는데, 도서관의 신간도서 전시나 이용안내자료 게시 등이 이에 속한다.

학습용 게시판은 최근 교실 수업에서 매우 활발히 사용되고 있는데 대부분의 학교 교실의 한쪽벽면에 게시판이 설치되어 있어서 그 사용범위가 넓다고 하겠다. 한편 학교게시판 일부에 매월 구강건강관리에 관한 정보를 게시해둠으로써 학생들에게 구강보건교육의 효과를 얻을 수도 있다.

1) 게시판의 교육적 가치

① 자발적이고 창의적인 활동을 유발한다.

② 사고력과 비판적 태도를 기르는 데 유용하다.

③ 감상력과 표현력을 기르고 정서적 성장을 증진시킨다.

④ 학습의 동기와 흥미를 유발시킨다.

⑤ 수업전후에 수업내용을 전시하므로 학습분위기를 조성한다.

⑥ 전시활동에 참여하므로 협동생활을 경험하게 한다.

2) 게시판의 내용

① 흥미를 일으키는 내용 : 개인소식, 음악회, 운동회, 새로운 수업의 제목

② 교과목을 발전시키는 내용 : 학습의욕을 돋우는 내용

③ 보도역할의 내용 : 뉴스, 연구결과 보고

④ 태도를 변화시키는 내용 : 예의에 관한 내용, 안전포스터, 보건포스터

⑤ 교실환경을 위한 내용 : 학습자들의 작품, 학습 관련 내용

3) 게시판의 구성조건

① 조화 : 내용이나 배열은 글자와 배색 등 전체적으로 잘 어울리게 되어야 한다.

② 균형 : 내용 배열이나 배색 등이 균형이 잡혀져야 하고 불안감이 없어야 한다.

③ 대조 : 게시 내용의 부분이 확실히 보일 수 있도록 명암이나 크기, 색채 또는 형태가 상호 특성이 잘 나타나도록 한다.

④ 율동 : 형체나 선이 적당한 움직임으로 변화를 주도록 되어야 한다.

⑤ 강조 : 특별히 중요한 부분을 강조하여 단조로움을 깨뜨리고 강한 인상을 주도록 한다.

4) 게시판의 글씨

① 글씨의 모양 : 정자로 바르게 쓰고 그리는 글씨는 지나치게 모양을 바꾸지 않는다.

② 글씨의 크기 : 강조할 부분의 글씨는 크게 하고 균형을 맞게 한다.

③ 글씨의 색 : 어두운 색의 글씨는 밝은 배경에, 밝은 색의 글씨는 어두운 배경에 쓴다.

05

8. 괘도

괘도는 복잡한 내용의 요점이나 개념간의 상호 관계를 이해시키기 위하여 챠트(chart), 그래프(graph), 다이아그램(diagram), 지도 등을 일정한 크기의 종이 위에 그리거나 인쇄하여 조직적으로 시각화한 간편한 교재이다.

괘도는 낱장으로 만들어진 것을 책을 묶듯이 윗 부분을 고정시켜 괘도 걸이에 걸어서 사용하는데 칠판의 보조자료로 가장 오랫동안 활용되어 오고 있는 시각자료라고 할 수 있다.

1) 괘도의 교육적인 특성

① 약간의 제작 요령만 터득하면 교사나 학생이 쉽게 제작할 수가 있고 특별한 기재가 필요 없이 어디서든지 그대로 사용할 수 있어 편리하다.

② 내용이 복잡하거나 너무 작아서 잘 볼 수 없는 것, 또는 구조의 이해가 곤란한 것 등을 간단하게 그림이나 글로 요약, 확대하여 제시함으로써 학생들의 이해

를 도울 수 있다.

③ 다른 교재에 비해 제작비용이 저렴하여 필요할 때마다 수시로 부담 없이 만들어 쓸 수 있다.

④ 사진, 그림, 약화 등의 다양한 기법을 사용하여 자료를 제작하면 학생들의 주의집중에 효과적일 뿐만 아니라 학습에 대한 흥미유발도 높아지게 된다.

2) 단점

① 괘도는 너무 평면적이고 정적인 자료이므로 시각적인 제시에만 그치게 되고 장시간 사용하게 되면 학생들이 지루함을 느끼게 된다.

② 많은 내용을 한꺼번에 다룰 수가 없다. 많은 양의 자료를 강의해야 할 경우에는 인쇄물이 더 효과적이다.

③ 정밀하고 복잡한 그림을 그리기가 어려울 뿐 아니라 제작에도 많은 시간이 소요된다.

④ 크기가 제한되어 있기 때문에 대상 학생의 수가 많을 때에는 사용할 수 없다.

⑤ 종이를 자주 사용하면 닳아서 찢어지거나 헐게 되므로 반영구적인 자료로 볼 수 없다.

3) 괘도의 분류

① 형식상의 분류

· 책자형으로 되어 있는 괘도

· 분해, 전시가 가능한 괘도

· 실물, 표본과 병용하는 괘도

· 대형 장부형식의 괘도

② 내용상 분류

· 교과서에 준거된 괘도

· 단원과 평행하는 괘도

· 각 교과, 각 영역에 따른 괘도

③ 기능상의 분류

· 교수 자료로 사용하는 괘도
· 감상용으로 사용하는 괘도
· 수업전개의 도입 및 판서 대용의 종합으로 사용되는 괘도
· 모형이나 교구의 대용으로 사용되는 괘도

4) 활용시 유의사항

① 괘도를 가리지 말자. 교실의 뒤쪽이나 가장자리에 앉은 학생이 잘 볼 수 있도록 괘도의 위치와 거리를 결정해야 한다. 대개 교실의 정면 앞쪽이나 칠판의 좌측 또는 우측에 두는 것이 좋다.

② 사전에 내용을 보이지 말라. 사용할 괘도 부분은 수업시간 처음부터 미리 펴두지 말고 수업시간 중간에 설명이 필요한 부분에서 펼쳐서 사용하는 것이 주의집중이나 흥미유발에 효과가 크다.

③ 학생들이 내용을 이해하고 중요한 사항을 필기할 수 있도록 충분한 시간적인 여유를 주어야 하나 설명이 끝난 자료를 계속 보여주면 지루함을 느끼게 된다. 칠판의 위쪽에 괘도를 걸 수 있도록 쇠로 고리를 만들어 고정시키거나, 별도의 괘도 걸이를 만들 때에는 아래쪽에 바퀴를 달아 교실 사이를 쉽게 이동할 수 있게 하면 편리하다.

④ 요약지는 따로 만든다. 괘도의 내용을 보충해 주기 위해 다른 교수매체가 필요할 때에는 수업 전에 미리 준비해 두어 필요시에 즉각 사용할 수 있도록 한다. 또 괘도를 제시할 때 반드시 동반되어야 할 구두 설명은 앞장의 뒤에 메모해 두면 편리하다.

⑤ 글자와 시각자료를 간단하게 한다. 그러나 뒤쪽에서도 볼 수 있도록 충분히 커야 한다.

⑥ 선명한 색의 펜이나 포스터 칼라를 이용하여 쓰거나 그린다. 잉크를 너무 많이 사용하여 다음장에까지 스며들지 않도록 한다.

⑦ 학습자를 보면서 설명한다. 흔히 괘도를 사용할 때는 괘도를 보거나 자세를 옆으로 하고 말하는 경우가 많은데 학생들을 정면으로 보면서 설명한다.

⑧ 배열순서를 검토한다. 순서가 뒤바뀌어 있으면 수업중에 왔다갔다하여 혼란을 일으키므로 사전에 점검하고 난 뒤 사용하도록 한다.

⑨ 데이터나 내용의 변경이나 정보의 수정이 요구되는 자료는 즉시 수정 보완하여 항상 정확하고, 최선의 정보가 제시될 수 있어야 하겠다.

9. 자석판

자석판은 제작이나 사용에 있어서 칠판이나 융판과 비슷하며, 자석판은 엷은 철판을 사용하는 것이 융판과 다른 것이다. 보통 철판 위에는 백묵으로 판서를 할 수 있도록 칠을 하며 칠판 대용으로 사용할 수도 있으므로 더욱 효과적이다.

자석판에 사용되는 자료는 융판자료와 같은 전시물 뒷면에 적은 자석을 붙여서 만든 것으로 자석판에 자유롭게 붙였다 뗐다 하면서 수업에 활용할 수 있다. 자석판의 크기와 모양은 용도에 따라 적절히 제작 사용할 수 있고, 이동용 소형을 만들거나 경첩을 달아 접어서 휴대에 편리하도록 제작할 수도 있다.

1) 자석판의 장점

① 학습자의 주의집중을 도모할 수 있다.

② 그림자료를 붙여놓고 자석판 뒤에서 자석으로 조정하여 움직이는 활동을 보여줄 수 있다.

③ 그림자료를 겹쳐서 다양하게 사용할 수 있다.

④ 수직으로 세워도 잘 떨어지지 않기 때문에 쉽게 걸어서 사용할 수 있다.

2) 자석판의 활용기법

① 자석의 양극에 유의하여 사용하여야 한다.

② 자료의 크기를 고려하여 자석을 붙인다.

③ 자료를 사용하기 전에 제시하는 순서대로 정리하여 준비한다.

④ 자석판에 칼라 페인트를 사용하면 자석의 힘을 잃게 된다.

⑤ 자석판의 넓이는 학습자 시선에 적절하게 한다.

⑥ 자료의 제시는 다양하게 하되 한꺼번에 많이 하지 않는다.

⑦ 자료를 붙이고 떼는 것을 자연스럽게 하여 학습자의 주의를 산만하지 않게 한다.

⑧ 학습자 스스로 자료를 붙여보고 조작해 보도록 한다.

10. 청각자료

1) 교육적 특성

① 녹음기와 녹음테이프를 이용하면 녹음과 재생을 겸할 수 있다. 녹음기와 녹음테이프로 필요한 소리를 녹음하여 기록할 수 있고 필요할 때 수시로 재생할 수 있다.

② 반영구적으로 보존할 수 있으며 테이프의 녹음을 지우고, 다시 사용할 수 있어 경비를 절감해 주는 이점을 지니고 있다.

③ 교재의 준비가 용이하다. 녹음교재는 손쉽게 복사할 수 있어서 시간이 절약되고, 편집이 용이하여 독자적인 녹음교재를 제작할 수 있다.

④ 일방적이고 고정된 시간에만 청취할 수 있는 라디오에 비하여 녹음자료는 시간과 공간을 초월하여 수시로 사용할 수 있다.

⑤ 개별학습에 유용하다. 기계 조작이 간단하고 휴대하기에 편리한 작은 녹음기가 개발, 보급되어 학생들의 자습활동에 유용하다.

⑥ 음향, 언어학습, 시범 등 단순한 훈련이나 연습에 효과적이다. 앤드리스(endless)테이프는 단일개념을 학습할 때 반복연습 자료로 효과적이다.

⑦ 시각자료의 보조자료로서 효과적이다. 효과음이나 배경음악, 해설을 제공하여 시각정보의 이해를 도울 수 있다.

⑧ 녹음테이프는 부피가 작아 자료의 보관이 간편하다.

11. 투시물 자료

오늘날의 교수-학습과정에서는 한정된 수의 교사가 가르쳐야 할 학습내용이 방대하며 학생의 수는 날로 증가하고 있어 여러 가지 문제들이 생기게 되었다. 이를 해결하기 위해 교수방법에 많은 변화가 일어나고 있는데, 그중 하나가 칠판의 대용품으로 쓰이는 투시물환등기(Over Head Projector : OHP)의 보급이다.

1) OHP

OHP는 교실에서 별도의 암막장치 없이 학생들과 교사가 마주보고 앉아서 교사의 등 뒷쪽 머리 위로 설치된 스크린에 크고 선명한 상을 비추어주는 기재이다. OHP는 영사기나 필름스트립 프로젝터와는 달리 조작이 매우 간단하여 누구나 손쉽게 사용할 수 있어서 교육현장에서 널리 활용되고 있다.

(1) TP 자료

OHP에 동반되어 사용되는 투시물(Transparency : TP)자료는 대개 가로 24cm, 세로 18cm의 아세테이트지나 셀로판지로 만들어지는데 과정, 사실, 요점 등을 시각적으로 명료하고 효과적으로 제시할 수 있으므로 소규모 학습에서 대단위 학습에 이르기 까지 광범위하게 사용되고 있다.

(2) TP제작시 유의사항

① 필름은 세로형보다 가로형을 사용하는 것이 좋다.

② TP는 글보다는 도표, 그래프, 챠트 등의 시각자료를 이용한다.

③ 한 장의 TP에 한가지의 개념을 간단히 표시한다.

④ 너무 많은 문자정보는 포함시키지 않는 것이 좋다(한 줄에 여섯 단어, 한 필름에 여섯 줄 이하의 글).

⑤ 주요 개념은 첫머리에 놓아 학습자의 관심을 집중시킨다.

⑥ 학습자가 읽기에 적합한 글씨체와 크기를 선택한다.

⑦ 복잡한 정보는 한 장에 모두 제시하지 말고 겹쳐 사용하기를 한다.

(3) OHP의 장점

① 칠판 대용으로 사용할 수 있어 시간을 절약할 수 있다.

② 일반 교실에서도 선명하게 확대된 영상을 볼 수 있다.

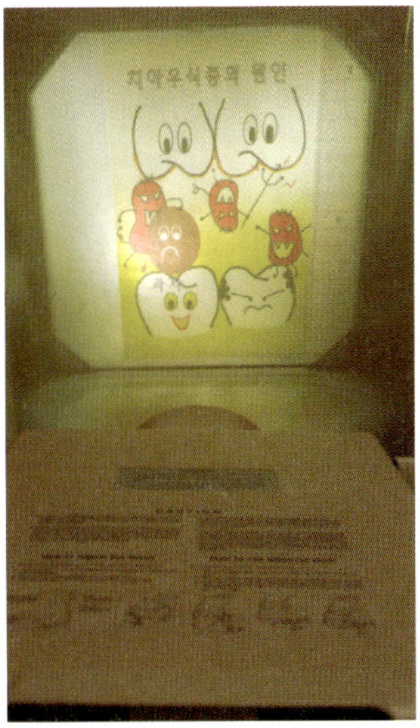

그림 5-15. 투시물환등기

③ 학습자들의 주의를 집중시켜 밀도 높은 수업을 할 수 있다.

④ 각종 자료나 교재제시를 다채롭게 해 줄 수 있다.

⑤ 가까운 거리에서도 확대율을 적절히 조절할 수 있다.

⑥ 여러 겹의 그림판을 이용하여 내용을 간단하게 조직적으로 설명할 수 있다.

(4) OHP의 단점

① 슬라이드나 필름스트립과 같이 교재의 제시순서 등을 녹음자료에 맞추어 미리 프로그램화 할 수 없고 녹음자료가 동반되지 않으므로 교사의 치밀한 사전 준비가 요구된다.

② 편광판을 이용하면 어느 정도 움직임을 제공할 수는 있으나 일반적으로 움직임이 없는 평면적인 상만을 제시하게 된다.

③ 특수한 경우를 제외하고는 제시할 자료가 반드시 투시물로 만들어져야 한다는 불편함이 있다.

④ 교사가 준비한 자료를 일방적으로 제시하는 단조로운 수업이 되기 쉽다. 학습자의 참여를 유도해서 능동적인 수업이 되도록 노력해야 한다.

⑤ 교사가 사전에 준비한 자료를 제시하게 되므로 수업진행의 속도가 빨라져 학습자가 사고할 수 있는 시간적 여유가 줄어들기 쉽다. 그러므로 교사는 학생들에게 필기를 할 수 있도록 충분한 시간을 제공해주어야 하며 학습자의 반응을 고려하여 수업 속도를 조절해야 한다.

(5) 활용기법

① 불필요한 자료가 투시되지 않도록 한다.

② 너무 많은 자료를 연속적으로 제시하면 교사가 기계적으로 수업을 진행하게 되므로 바람직하지 못하다. 40~50분 수업에 6~7매의 투시물 자료를 제시하는 것이 적당하다.

③ OHP 렌즈로부터 화면의 하단부분과 상단부분까지의 거리가 같지 않으면 사다리꼴의 상을 맺는 키스톤현상(keystone effect)이 생기게 된다.

④ 교사가 스크린 앞을 왔다갔다 하면서 설명을 하면 학생들의 시야를 막게 되므로 OHP 앞에 앉아 수업을 진행하는 것이 좋다. 투사될 상의 일부를 가리키거나 읽을 때는 자료제시대 위에 놓인 투시물 자료를 보면서 포인터(pointer)로 지적하여야 한다.

⑤ 학생들이 제시되는 상을 충분해 읽고 또 요약해서 필기할 수 있는 시간적인 여유를 허용하여야 한다.

⑥ 자료제시대 위에 생긴 먼지나 얼룩자국은 화면에 크고 검게 확대되어 나타나서 학생들의 주의를 산만하게 한다.

⑦ 교실 전면 중앙에 설치되는 스크린은 칠판을 가리게 되므로 판서와 병용해서 사용하기가 힘든다. 그러므로 OHP용 스크린은 교실 전면의 왼편이나 오른편에 설치되는 것이 바람직하다.

⑧ 스크린에 투사된 상의 가로길이의 2배에서 6배 사이에 스크린 중앙을 중심으로 좌우 각 450° 이내의 부채꼴 모양의 위치에 학생이 앉으면 왜곡되지 않은 상을 볼 수 있다. 이때 OHP의 위치는 스크린으로부터 투사된 상의 가로길이의 1.3배 정도 떨어진 곳이 된다.

12. 오펙(Opaque) 자료

실물환등기(Opaque Projector)는 그 이름이 암시하듯이 빛을 통과시키지 않는 불투명한 자료를 스크린에 투사시키는 기재이다. 실물환등기는 자료제시대 위에 놓인 사진이나 그림에 1000와트 정도의 강한 빛을 비춘 뒤, 반사되어 나오는 빛을 반사경과 렌즈를 통하여 스크린에 투사하게 된다.

1) 특성

실물환등기는 그 자체가 15kg 정도로 무겁고 많은 열을 발산하므로 최근에 이르러 다소 그 활용이 뒤떨어지는 경향이 있으나 한때는 교수-학습과정에서 중요한 역할을 담당하였다. 최근에는 OHP와 오펙의 두가지 기능을 동시에 할 수 있는 데이터 뷰어(data viewer)가 보급되고 있다.

실물환등기의 특성을 정리해 보면 다음과 같다.

① 사진이나 그림은 물론 부피가 크지 않은 납작한 동전이나 작은 연장 등의 실물을 크게 확대하여 제시할 수 있다.

② 주변에 널려 있는 사진이나 그림엽서 등을 이용하여 테어쉬트(tear sheet) 자료를 손쉽게 만들 수 있다.

2) 단점

책이나 잡지가 자료제시대 위에 놓일 때 편편하게 펼쳐지지 않으면 그 페이지의 모든 부분을 한꺼번에 초점 맞추기가 힘들다. 또 반사광선에 의존하기 때문에 사용 시 반드시 실내조명을 완전히 끄고 암막장치를 해 주어야 선명한 상을 얻을 수 있는 번거로움이 뒤따른다. 그러므로 최근에는 교탁근처에 설치된 텔레비젼 카메라로 실물이나 책을 화면에 제시해 주는 방법이 대신 사용되기도 한다.

① 내장된 전구로부터 발생하는 열로 인하여 기재를 장시간 사용하면 투사하고자 하는 사진의 표면에 금이 가게 되고 가장자리가 말려 올라가는 경우가 있으므로 조심하여야 한다.

② 반사광선에 의존하여 상을 투사하게 되므로 실내를 완전히 어둡게 해주어야만 선명한 상을 볼 수 있다.

13. 슬라이드

필름스트립(film strip)에 비해 일명 컷 슬라이드(cut slide) 혹은 프레임 슬라이드(frame slide)라고 불리우는 슬라이드는 대개 2″×2″짜리 마운트 속의 투명한 필름에 상이 담겨 있는 투시자료를 말한다. 슬라이드의 종류는 마운트의 크기나 마운트 속의 상의 크기에 따라 나누어 볼 수 있다.

화면의 크기에 따라 슬라이드를 분류하면 36mm×24mm의 더블 프레임(double frame)과 24mm×18mm의 싱글 프레임(single frame)으로 크게 구분되는데 일반적으로 슬라이드라고 하면 더블 프레임을 뜻한다.

1) 교육적 특성

① 슬라이드는 실제 행동장면(live action), 사진이나 그림 또는 그래픽 등을 정확하게 확대·재생하여 많은 학생에게 동시에 제공할 수 있다.

② 컬러 필름이 보편화됨에 따라 선명한 색상으로 제시되는 영상은 암막장치가 된 캄캄한 교실에서 학생들의 주의력을 집중시킬 수 있게 해 준다. 그러나 어두운 실내에서 장시간 변화없이 제시되는 슬라이드는 학생들을 졸게 만드는 요인이 될 수도 있다.

③ 움직임을 제시할 수 없는 점이 슬라이드의 큰 약점이기는 하나, 움직이는 장면을 정지시킨 상태로 투사시켜서 원하는 시간동안 분석, 관찰할 수 있게 해줌으로써 학생들이 사물의 관찰방법을 습득하게 해준다. 또한 영사속도를 교사 임의로 조절할 수 있어 편리하며, 학생들의 피드백(feedback)을 받아들여 앞 장면으로 되돌아가 재설명도 가능하다.

④ 카메라와 필름에 대한 기초적인 지식만 있으면 교사가 손쉽게 제작할 수 있으며 제작비가 적게 들고 관리와 보관 및 이용 또한 간편하다. 또 원본 필름만 있으면 수에 제한없이 값싸고 간단하게 복사가 가능하므로 교재의 보급이 매우 용이하다.

⑤ 다양한 학습목적에 따라 슬라이드의 순서를 바꾸어 재편집할 수 있으며 각 장면을 제거 또는 첨가할 수 있어 내용의 전개에 융통성이 있다. 그러나 이와같은 특성으로 인해 분실이나 순서가 바뀔 우려가 있다.

⑥ 오락성이 강한 슬라이드는 그 자체만으로도 좋은 교수매체이지만 해설과 음악이 곁들여진 녹음교재와 동반 사용되면 더 한층 학습효과를 높일수 있다.

⑦ 슬라이드 프로젝터의 조작은 기초적인 원리만 터득하면 매우 쉽다. 특히 동조장치(synchronization)가 내장된 카세트녹음기와 연결시켜 놓으면 프로그램이 한쪽 트랙에 녹음된 저주파 신호에 맞추어 처음부터 끝까지 자동적으로 진행된다.

⑧ 공학의 발전에 따라 슬라이드 프로젝터도 점차 소형화되고 가격이 저렴해져서 우리의 일상생활 주변에서 쉽게 접할 수 있게 되었다. 더구나 간편한 슬라이드 뷰어(viewer)가 등장함에 따라 개별학습에서도 널리 활용되고 있으며 뷰어의 경우는 방 전체의 불을 어둡게 하지 않아도 되므로 매우 편리하다.

05

2) 단점

① 필름스트립에 비해 제작비가 많이 든다. 대개의 필름스트립이 싱글 프레임인 반면 슬라이드는 더블 프레임이므로 필름에 소요되는 비용이 필름스트립의 배가 되며 그외에도 마운트 비용이 별도로 필요하게 된다.

② 차례가 고정되어 있지 않아서 순서가 바뀌거나 분실의 우려가 있다. 그러므로 특히 학생들이 개별적으로 사용하였을 경우 다음 사람의 원활한 사용을 위하여 반드시 순서와 상태를 점검해서 보관해 두어야 한다. 이러한 불편을 막으려면 트레이에 넣어 보관하는 것이 안전하고 좋으나 트레이의 가격 또한 무시할 수 없는 형편이다.

③ 프로젝터의 가격이 다른 매체에 비하여 꽤 비싼 편이다. 대개의 경우 슬라이드 프로젝터 1대 가격으로 쓸만한 필름스트립 프로젝터나 뷰어를 2~3개 살 수 있다.

④ 슬라이드용 필름은 자가 현상이 어려우므로 대부분 현상소에 보내서 현상을 해야 하며 24시간 내지 며칠을 기다려야 그 결과를 볼수 있다.

⑤ 뷰어를 제외하고는 방의 불을 끄거나 어둡게 해야 하므로 여러 형태의 학습이 동시에 일어나고 있는 열린 학습공간(open space)에서 사용이 불편하다.

3) 활용기법

제작이 끝난 슬라이드는 순서대로 정리하여 보관하였다가 필요시에 즉시 꺼내서 사용할 수 있어야 한다. 실수없이 상하 좌우가 올바르게 비칠 수 있도록 하기 위하여 슬라이드를 바로 놓고 보았을때 마운트의 왼쪽 아래에 펀치나 연필로 표시를 해서 트레이에 끼워넣을 때 오른쪽 위, 즉 엄지손가락으로 쥐는 부분(thumb spot)에 펀치자국이 가게 장전시키도록 한다.

14. 컴퓨터

컴퓨터(computer)는 교수학습 방법을 과학화하고 학습활동을 자동관리하며 개인차를 고려한 개별수업의 필요성에 따라 이용되는 교육매체이다. 즉 컴퓨터의 우수한 성능을 교육에 적용하여 학습자 개개인의 특성을 고려한 개별적 교육을 실시하려는 데 목적이 있다. 컴퓨터는 뛰어난 계산기능을 가지고 있고, 한정된 시간에 여러 작업을 신속하게 처리할 수 있는 속도성과 방대한 정보를 기억할 수 있는 기억성을 가지고 있어 교수학습에 효율적으로 이용될 수 있는 것이다.

컴퓨터의 교육적 활용은 크게 두 가지로 나누어진다. 첫째는 교수공학적 이용 방법인 컴퓨터 보조수업(CAI : computer assisted instruction)이고, 둘째는 비교수공학적인 측면에 컴퓨터를 이용하는 컴퓨터 운영수업(CMI : computer managed instruction)이다.

CAI는 컴퓨터시스템을 이용하여 교수학습과정이 기계와 학습자간에 이루어지는 수업방법이며, 다양한 학습형태로 개별적인 지도를 실시함으로써 학습자의 흥미를 유지시켜 줄 뿐만 아니라 많은 학습자를 반복적으로 가르칠 수 있어 결과적으로 교사가 개별적인 학습지도에 전념하도록 수업을 지원해준다.

CMI는 컴퓨터를 활용해서 교수학습활동을 기록 분석하고, 교사의 능률적인 교수활동을 도와주려는데 목적이 있다. 또한 CMI는 학업진단 테스트, 성적처리, 성적 결과에 따른 다음 지도내용, 학습자의 학업향상 관찰 및 기록 등 교사의 작업을 모두 맡아 교사의 보조역할을 효과적으로 수행할 수 있다.

1) 컴퓨터의 교육적 특성

① 학습자에게 호기심과 흥미를 일으킬 수 있어 주의집중력을 높인다.
② 다양한 색상과 움직임을 묘사하여 현실성있는 학습을 할 수 있다.
③ 학습자의 응답에 즉각적인 강화를 줄 수 있어 능률적이다.
④ 학습자의 학습성과를 기록하여 관리할 수 있다.
⑤ 학습자의 오답에 대한 응답이나 학습자의 이름을 기억하는 등 학습자를 개별적으로 취급해 주므로 학습자에 자신감을 준다.
⑥ 교사의 사무처리를 해주므로 교사가 수업계획과 학습자 지도에 철저를 기할 수 있다.
⑦ 미래 컴퓨터 세계에 필요한 컴퓨터 기술을 습득하는데 좋은 출발을 하게 된다.
⑧ 컴퓨터 학습을 통해 자율성을 기를 수 있으며 자기 능력에 대한 만족감을 경험하게 된다.

2) 컴퓨터 수업의 단점

① 컴퓨터 시스템의 구입과 유지에 드는 비용이 적지 않다.
② 컴퓨터 수업에 필요한 교육 프로그램이 빈약한 상태이다.
③ 교사가 교육 프로그램을 제작하기에 어렵다.
④ 컴퓨터 학습과정이 기계적으로 되어 있어 통제적이다.
⑤ 컴퓨터 수업을 하려면 교사교육이 선행되어야 한다.
⑥ 학습특성상 협동보다는 경쟁을 유발하거나 창조성을 위축시킬 수 있다.

3) 활용기법

① 컴퓨터의 설치는 직사광선, 온도변화, 먼지 그리고 진동 등을 고려하여 적절한 장소에 한다.

② 컴퓨터를 여러대 연결하여 사용할 때는 전압장치를 하여 전력에 문제가 생기지 않도록 한다.

③ 컴퓨터가 떨어지지 않도록 설치하고 위에는 물건을 올려 놓지 않도록 한다.

④ 전원 코드 등의 안전상태를 확인한다.

⑤ 시력저하나 중독예방을 위해 장시간 사용하지 않도록 계획한다.

15. PPT(Power Point)

마이크로소프트 파워포인트(Microsoft Power Point)는 프레젠테이션(Presentation) 소프트웨어로 Microsoft Window와 Macintosh OS운영 체제에서 구동이 가능하다.

파워포인트는 프레젠테이션을 목적으로 개발된 소프트웨어이지만, 교육현장에서 그림이나 사진 등을 띄워 강의내용의 이해를 돕는 교육효과 향상에 활용되기도 한다.

CHAPTER 6

구강보건교육평가

- **제1절** 구강보건교육평가의 이해
- **제2절** 구강보건교육 평가 유형
- **제3절** 구강보건교육 평가방법
- **제4절** 구강보건교육평가의 적용

학습목표

1. 평가의 개념을 설명할 수 있다.
2. 평가의 목적을 설명할 수 있다.
3. 구강보건교육 평가방법을 나열할 수 있다.(A)
4. 구강보건교육 평가방법을 적용할 수 있다.(A)
5. 교육목표에 따라 평가방법을 선택할 수 있다.(A)
6. 평가도구를 이용하여 구강보건교육을 평가할 수 있다.(A)

CHAPTER 6

구강보건교육평가

제1절 구강보건교육평가의 이해

1. 평가의 개념

공장에서 생산해낸 물건이 불량이면 A/S를 받거나 버리거나 다시 구입하면 그만이다. 그러나 인간교육에서는 물론 구강보건교육에서도 유일하게 A/S가 없다. 인간의 행동변화를 원하는 교육에서도 유일하게 A/S가 없으므로 교육에서도 계속적이고 빈틈없는 조사와 평가는 대단히 중요하다.

교육을 계획해서 실행하고 현장에서도 어떠한 종류의 교육이든지 시험을 봐서 성적이 나오면 그것을 평가라고 보고 있고, 구강보건교육의 실행 후에는 그러한 평가조차 이루어지지 않고 있는 실정이다. 그러나 실제 평가의 의미는 시험 성적이 아닌 사전에 설정된 목표도달 정도를 알아보고 도달하지 못한 이유들을 구체적으로 분석하여 다음 기회에 이런 점을 보완하고 효율적인 교육을 수행하는 기초자료로서 활용하고자 하는데 있다.

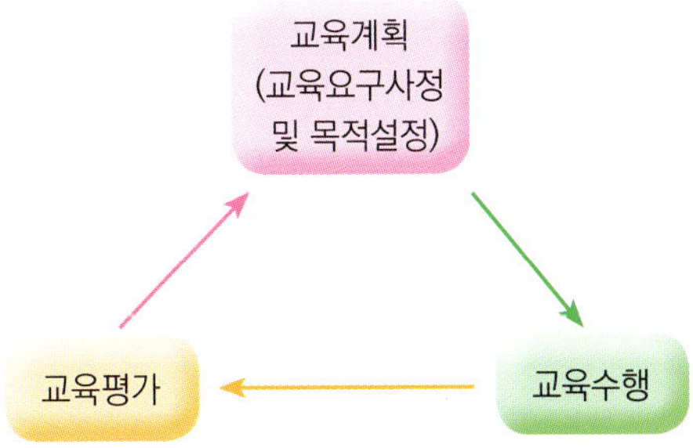

그림 6-1. 교육과정

정범모는 평가의 뜻을 다음과 같이 말하고 있다. 「교육 평가는 교육목적을 다룬다. 교육 평가는 학생의 바람직한 행동의 변화를 다룬다. 교육 평가는 행동의 증거를 수집하는 방법으로 행동의 표집을 다룬다. 교육 평가는 학생평가만이 아니라 교사평가이기도 하고 문자 그대로 교육 평가다.」 또한 타일러(Tyler)는 평가를 교육의 과정과 관련을 지으면서 다음과 같이 정의하고 있다.

「평가의 과정이란 본질적으로 교육과정 및 수업의 프로그램에 의하여 교육목표가 실제로 어느 정도나 실현되었는지를 밝히는 과정이다.」 따라서 구강보건교육평가는 구강보건교육의 목적과 교육대상자의 바람직한 행동의 변화를 다루어 구강보건교육의 목표가 어느 정도 실현되었는가를 밝히는 과정이라고 말할 수 있다.

2. 평가의 기능

많은 학자들이 여러 가지의 평가기능을 제시하고 있으나 대개의 경우 서로 동일한 내용을 중복시켜 표현만을 달리하고 있을 뿐이므로 여러 학자들의 분류를 종합하여 제시하면 다음과 같다.

1) 평가는 대상에 대한 이해, 진단, 치료의 기능을 가진다.

학생 개개인의 성취정도를 정확히 이해한다는 것은 마치 의사가 환자를 진단하는 것과 같다. 의사는 환자의 질환내용을 정확히 진단해야만 바르게 치료를 할 수 있다. 교육평가는 학습자의 성취정도를 정확히 이해하는 것이 목적이다. 그리고 각 교과에 있어서의 발달상태, 특히 학력저하 요인 등을 발견하고 확인함으로써 그 대책을 세울 수가 있다.

만일 치과위생사가 초등학교 학생들에게 구강건강에 관한 학습을 지도만 하고 그 결과에 대한 확인이 따르지 않는다면 구강보건교육의 개선은 기대할 수 없게 된다.

2) 교육 구성요소들을 개선시켜 주는 기능이 있다.

일반적으로 평가란 단지 교육의 대상인 학생만의 평가가 아니라 교사, 치과위생사, 교육지도방법(학습지도법), 교육과정 등을 평가하는데 유용한 증거가 될 수 있다. 즉 학생평가 결과는 구강보건교육자를 평가하는 생생한 증거가 된다. 평가결과가 교육자 자신이 반성하고 비판하여 새로운 자아의 성취나 개선이 이루어지도록 할 때 그 효능적 가치는 더 큰 것이다. 뿐만 아니라, 교육자는 자기 스스로 채택한 교수방법에 대하여 책임을 지고 학생들의 평가결과와 비교하여 보아야 한다.

3) 구강보건교육과정, 즉 교육내용을 개선해 주는 기능이다.

구강보건교육과정은 교육목적의 달성을 위해 주어진 경험내용이다. 그러므로 교육과정에 대한 평가기능은 자연히 교육목적 설정의 문제에까지 관련된다. 가장 타당하고 합리적인 교육목적이 설정되어있느냐에서부터 출발하여 이 목적을 달성하는데 필요한 학습경험을 선정하였느냐의 문제와 선정된 학습내용이 구강보건교육자가 가르치고 학생이 배우기에 가장 적절하게 조직되었느냐의 문제에까지 평가는 중요한 역할을 하는 것이다.

따라서 구강보건교육평가는 평가로서 그치는 것이 아니라, 그 자료에 의하여 학습지도를 개선하게 하는 기능까지 가진다.

4) 평가는 학생들의 학습을 촉진시키기 위해 필요한 학습동기를 유발해 주는 심리학적 기능을 수행한다.

교육결과에 대한 정기적 또는 수시평가는 학생들의 학습동기를 유발시키며 평가결과의 확인으로 학습의욕이 촉진될 수 있다. 이처럼 평가는 오직 교육자만의 필요한 절차인 것이다. 학생들은 평가결과로부터 자신의 이해정도 또는 오류를 정확히 인식하게 되므로 스스로가 보완·수정을 위한 자발적 활동을 하게 되는 내적 동기유발에도 평가활동이 기여한다.

5) 생활지도의 기본자료를 제공한다.

생활지도활동에 있어서 학생 이해활동이 대단히 중요한 자리를 차지한다. 학생의 지적측면, 성격측면, 기능측면, 신체적 측면에 관한 상세한 정보없이 생활지도활동이나 상담활동을 전개시키는 것은 대단히 어렵다.

학습효과의 판정에만 한정시키지 않고 생활지도나 상담의 자료로 활용할 수도 있다. 생활지도 역시 학습지도와 마찬가지로 학교교육의 중요한 기능이기 때문이다. 학생의 학업성적뿐만 아니고 학생들의 적성, 흥미, 성격, 지능, 건강, 가치관, 태도, 개인적 문제 등과 같은 일련의 특성에 대한 정확한 진단과 평가자료는 그 학생을 있는 그대로 정확히 이해할 수 있는 좋은 자료가 된다. 특히 전인교육에는 지적, 정의적 측면의 조화적 발달이 요구되므로 생활지도와 상담을 할 때에도 개인의 능력과 요구, 개인적 관심사 등에 관한 내용을 정확히 파악하여야만 적절한 지도가 이루어질 수 있고 학생들의 구강건강문제를 파악할 수 있다.

6) 교육대상자들이 지닌 능력이나 조건, 현재의 상태에 알맞게 위치지워 주는 기능을 평가가 맡는 것을 말한다.

21세기 국민들의 구강건강 수준은 지금의 상태보다 더욱더 향상되어야 하며 그러기 위해서는 국민들, 다시 말해서 교육대상자들의 개인능력, 소질, 성격, 체력 등을 충분히 고려하여 계획하며 목표도달에 최선을 다해야 할 것이다.

7) 정기적으로 평가가 실시됨으로써 구강건강의 질적수준이 향상될 수 있다.

구강보건교육 평가를 통하여 지금보다 더 나은 구강건강의 질적수준을 높일 수 있을 것이다.

3. 평가의 목적

구강보건교육평가의 종주적인 목적은 교육을 개선하고 피교육자의 보다 나은 구강건강의 향상 및 촉진을 기하려는데 있다고 할 수 있다.

구강보건교육평가 활동의 구체적 목적을 들면 다음과 같다.

첫째, 지도의 대상인 아동·학생의 현재의 실태와 진보의 과정을 알기 위해서이다. 이것은 교사만이 아니라 아동·학생도 함께 알아야 할 필요가 있으므로 그들 자신에 대한 자기 평가가 강조되지 않으면 안 된다.

둘째, 교육을 담당하는 치과위생사가 자기반성을 하는 자료를 얻기 위해서이다. 설정된 교육목표, 채택된 교육과정, 사용된 교과서, 보조교재, 교육방법 등이 바람직한 교육효과를 올리는 데 있어서 중요한 역할이 되었는가 안되었는가를 판정하기 위해서이다.

셋째, 구강보건교육의 향상을 위한 치과위생사의 자질, 그 배치, 치과위생활동 장소의 시설, 치과위생제도, 구강보건교육행정 등의 전반에 대한 관리면에서의 가치를 판정하기 위해서이다.

넷째, 교육대상자의 구강건강관리에 대하여 지도하기 위한 자료를 얻기 위해서이다.

이와 같이 교육평가라고 하는 것은 구강보건교육의 실제를 반성하고 개선하기 위한 필요불가결의 방법이라고 볼 수 있는 것이다.

4. 교육평가의 세 관점

교육평가에서 사용되는 용어 가운데 우리가 자주 듣고 쓰는 용어로 시험, 고사, 측정, 평가, 총평 등을 들 수 있다. 이들 용어가 지닌 강조점에 따라 적절히 가려서 사용하는 것이 좋다. 따라서 시험, 고사, 검사 등의 의미를 먼저 알아보고 난 후에 측정관, 평가관, 총평관에 대해서 하나씩 그 의미를 살펴보고자 한다.

측정이든 평가든, 총평이든 어느 경우이고 간에 거기에는 반드시 정보 수집의 과정으로서 검사(testing)라는 도구, 혹은 과정(processing)이 뒤따른다. Bloom(1970)은 이러한 검사를 정의하여 「학습자에게 어떤 변화가 일어났는지, 또 일어났다면 어느 정도인지를 결정하기 위한 증거를 체계적으로 수집하는 과정」으로 정의하고 있다.

이같은 과정에 접근하는, 즉 증거를 수집하는 과정을 보는 접근방법에 세 가지 관점이 존재한다. 즉, 측정관, 평가관, 총평관이 그것이다. 이 세 가지 관점은 목적, 과정, 결과를 바라보는 기준이 전혀 다르다. 평가시에 사용되는 용어는 다음과 같다.

1) 시험(Examination)

교육평가 사상 제일 먼저 쓰여지기 시작한 것 같다. 뿐만 아니라 지금도 교육일선

에선 평가의 의미로 가장 많이 사용되고 있는 말이기도 하다. 시험지, 시험시간표, 국어시험, 수험생 등의 말들이 매일 수없이 쓰이고 있다. 그런데 우리는 이 용어를 통해서 주로 학교의 학과담당 교사가 만든 필답시험(written examination)을 연상할 수 있다. 그래서 이 용어는 광범위한 교육평가제도 하에서 볼 때 극히 전통적으로 필답시험이라는 한정된 범위 내에서 세대 간의 격차 없이 사용되고 있는 말이다.

2) 고사(Test)

월말고사, 기말고사, 모의고사와 같은 용어는 주로 학교에서 많이 쓰이고 있는데 시험이란 용어와 근본적인 차이는 없는 것 같으나 주로 기말고사, 학년말고사 등과 같이 종합평가의 경우에 많이 쓰여지고 있는 용어가 고사라고 한다면 시험은 종합평가에서 뿐만 아니라 보다 일반화해서 쓰여지고 있다고 할 수 있다.

3) 검사(Test)

시험이나 고사보다 뒤에 사용되기 시작한 용어로서 측정의 홍수시대라고 할 수 있는 20세기 초반기의 산물이다. 우리나라는 1955년부터 테스트 제작의 바람이 불기 시작하였고 이때부터 소위 표준화검사니 심리검사니하는 용어가 우리 교육계에서 본격적으로 쓰여졌다.

시험, 고사, 검사 등의 용어는 측정을 위한 자(尺)와 같은 것으로 행동변화의 증거를 수집하는 도구를 의미하는 것에 지나지 않는다.

즉 몸의 무게를 측정하기 위해서는 "체중기"라는 도구가 있어야 하며, 건물의 높이를 측정하기 위해서는 건물위에서 늘어뜨린 "줄자"라는 도구가 사용되는 것처럼 인간이 가지고 있는 내재적인 능력을 측정하기 위해서 시험, 고사, 혹은 검사라는 도구, 즉 자(尺)가 필요하다는 것이다. 그래서 시험, 고사, 검사를 일괄하여 측정도구(measuring instrument)라고 부르는 것이 보통이다. 그러므로 이들 용어는 측정에 내포되는 좁은 개념인 것이다.

4) 측정(Measurement)

첫째, 측정의 개념은 분트(Wunt), 갈톤(Galton), 비네(Binet)와 같은 초기 실험

심리학, 심리측정, 검사제작 이론에서 출발하였다.

둘째, 세계에 존재하는 실재(reality)나 인간의 행동특성은 고정적이고 불변하며 안정성이 있다. 따라서 관찰가능하고, 관찰 가능한 것은 측정가능 하다.

셋째, 검사점수의 신뢰성과 객관성을 강조한다.

넷째, 측정절차나 방법상의 표준화를 강조한다.

다섯째, 측정 결과를 주로 선발, 분류, 예언, 실험에 이용한다.

여섯째, 측정의 최대 장점은 능률성에 있다.

5) 평가(Evaluation)

첫째, 대표적인 학자로는 타일러(Tyler), 불룸(Bloom), 크론바흐(Cronbach) 등이 있다.

둘째, 평가란 학습자에게 일어난 다양한 변화를 판단하는 일련의 절차이다.

셋째, 평가도구의 내용타당도 및 목표 타당도를 강조한다.

넷째, 평가의 관심은 학습자의 목표달성에 대한 증거의 수집에 있다.

다섯째, 평가결과의 활용은 평점, 자격수여, 배치, 진급 등을 위해 개인을 분류, 판단하는데 있다.

6) 총평(Assessment)

머레이(Murray)가 제안한 개념으로 흔히 평가라는 개념 속에서 같이 혼용되어 쓰이고 있는 개념 중의 하나가 총평(assessment)이다. 총평관의 관점은 임상에 임하는 의사의 임상적 평가방법(clinical evaluation)에 비유하면 가장 이해가 빠를 것이다. 총평의 가장 주된 개념과 특성을 살펴보고자 한다.

첫째, 총평이란 인간의 행동을 특별히 주어진 환경, 특별한 과업, 특별한 준거상황에 관련시켜 판정하는 방법이다.

둘째, 개인에 관한 정보를 양적·물적으로 다양하게 수집한다.

셋째, 객관화된 검사 이외에 자기 보고법, 관찰, 면접, 장면검사, 역할 연기, 자유연상법 등을 사용한다.

넷째, 예언, 실험, 분류 등에 활용한다.

표 6-1. 측정관, 평가관, 총평관의 특징 비교(황정규, 1998)

구분	측정관	평가관	총평관
검사의 강조점	· 규준집단에 비추어 본 개인의 양적 기술 · 간접적 측정 · 정적세계, 개인의 정적 특성 · 객관도와 신뢰도 중시(타당도는 부차적) · 순수측정이 가능하다는 신념 · 표준도구의 개발	· 사회적 가치(교육목적)에 비추어 양적 및 질적 기술 · 직접적 평가 · 계속해서 변화하는 세계, 개인의 변화하는 특성 · 내용타당도 중시(객관도와 신뢰도는 부차적) · 순수측정의 불가능 신념 · 구체적 상황에 필요한 도구의 개발	· 효능적 기능 혹은 전체 적합도에 비추어 본 질적 기술 · 간접적 및 직접적 증거 · 역동적 분석에서 추리한 행동과 환경의 합치성 · 구인타당도 중시(신뢰도와 객관도 고려) · 순수측정의 불가능 신념 · 구체적 상황에 필요한 도구의 개발
환경관	· 환경의 불변성 신념 · 환경변인을 무시 및 통제 · 환경을 오차요인으로 간주	· 환경의 변화성 신념 · 환경요인을 이용 · 환경을 행동 변화의 자원으로 간주	· 환경의 변화성 신념 · 환경-개인의 역동성 이용 · 환경을 행동 변화를 강요하는 압력으로 간주
타당화 과정	· 검사결과와 개인에 과한 다른 판단 자료와의 비교 · 한 검사 결과와 다른 검사 결과와의 비교 · 예언타당도, 공인타당도, 내적 합치도	· 검사상황과 교육목적과의 비교 · 검사상태 속의 개인과 교육 목적과의 비교 · 내용타당도, 목표타당도	· 자체타당화(장면 반복에 의한 타당화) · 총평과 평과와의 비교 · 일치도, 구인타당도
검사 결과의 이동	· 예언, 분류, 자격부여, 실험 · 검사 영향의 완전 배제 및 통제(오차변량으로 간주) · 진단에는 관심 없음	· 예언, 실험, 교육프로그램의 효과판정(분류, 자격부여, 선발은 부차적) · 검사영향의 최대 이용, 성적 증진, 동기화의 수단으로 이용(중요한 교수변인으로 간주) · 사회가치에 비추어 본 교육 목표 달성도의 진단	· 예언, 자격부여, 분류, 실험, 선발 · 검사조건 아래서의 측정의 영향을 강조 · 준거나 역할에 비추어 본 진단 및 예진
기본적 방법	· 필답고사	· 적절한 증거를 얻을 수 있는 모든 방법	· 적절한 증거를 얻을 수 있는 모든 방법
검사의 주안점	· 개인의 정적 행동 · 횡단적 방법(한 시점)	· 개인의 변화 · 종단적 방법(두 시점 이상)	· 개인과 환경의 역동성 · 상황에 비춘 종단적 방법

구분	측정관	평가관	총평관
채점 및 검사 결과의 해석	· 객관적 · 반응의 정확성과 속도 · 점수의 합산 및 종합 · 단일점수 · 집단규준에 비춰본 해석	· 객관적 및 주관적 · 반응의 형태, 모든 적절한 반응 · 형태 및 유형 · 하위점수의 유형, 프로필 · 교육목표에 비춰본 해석	· 주관적 · 반응의 과정, 전체반응 · 과정 · 각종 검사의 점수 · 준거의 분석에서 추리한 가설, 구인, 모형에 비춰본 해석
교육 절차	· 과목에 관련된 형식적 방법 : 교과서, 강의 등	· 바랐던 변화를 초래한 어떤 형태의 교육적 경험도 포함	· 준거에 관련된 성취에 적절하다고 생각되는 어떤 형태의 교육적 경험도 포함
교육의 변화	· 조사 · 학교의 비교 · 외부의 압력	· 평가-평가자가 주도함 · 프로그램, 교수변인의 비교 · 검사성적과 교육목적과의 관계에 적응해서 개선	· 판정-총평자가 주도함 · 교육환경, 교육체제의 효과 · 진단, 예진, 성적 사이의 관계에 적응해서 개선
판정	· 교사가 무엇을 하는가? 비교적 정적	· 교사가 무엇을 하려고 하는가? 비교적 변화적	· 생활상황에서 학생이 무엇을 하는가?
흥미, 태도, 적응	· 교육과정에 반영 안됨 : 조사의 기초가 될 수 있음	· 교육목표가 됨	· 프로그램에 포함되어 있음

06

제2절 구강보건교육 평가 유형

학습성과의 내용 정도 등을 진단하는 데에는 몇가지의 유형이 있다. 평가의 준거에 근거를 둔 유형에는 임의평가, 상대평가와 절대기준평가가 있고, 평가의 목적에 근거를 둔 유형에는 진단평가, 형성평가, 그리고 총괄평가가 있으며, 행동목표에 따른 인지적 평가와 정의적 평가가 있다. 교육에서 말하는 평가의 유형을 살펴보도록 하자.

1. 평가 준거에 따른 평가

1) 상대평가

상대평가는 곧 규준참조평가(norm-referenced evaluation)이다. 즉, 어떠한 측정을 통해 얻어진 한 학생의 점수를 그가 속해 있는 집단의 결과에 비추어 상대적으로 나타내는 평가방법이다. 가장 대표적인 예는 생활기록부에 학력평가의 결과를 한 학년 또는 한 학급을 단위로 하여 성적이 좋은 순서에 따라, 수-10%, 우-20%, 미-40%, 양-20%, 가-10%로 평가하도록 하는 방법이다.

이와 같은 평가방법은 개인의 상대적 위치는 알려주지만 그 개인이 설정된 교육목표를 어느 정도 달성하였는지는 제시해 주지 못한다. 따라서 상대평가에서는 주어진 교육목표의 달성 정도와는 상관없이 다른 학생이 자신보다 점수가 높은가 낮은가에 따라서 자신의 수준이 결정된다.

2) 절대기준평가

절대기준평가란 어떤 준거, 예컨데 설정된 수행기준(established performance standard)에 관련지워서 학생의 현 위치를 확인하는데 사용되는 평가방식이다. 어떤 학생을 다른 학생들과 어떻게 비교하느냐에 관심을 두기보다는 학생들이 무엇을 할 수 있느냐를 알고자 하는 것이다. 다른 학생들이 어떻게 잘 실행하느냐 하는 것이 중요한 것이 아니다. 개개 학생의 숙달(mastery)이 근본적인 초점이다.

표 6-2. 절대기준평가(목표지향평가)와 상대평가(규준지향평가)의 비교

구분 \ 유형	절대기준평가	상대평가
평가의 기본 방향	무엇(what)을 성취했느냐에 주된 관심	얼마나 성취(How much)했느냐가 주된 관심
인간의 활동을 보는 견해	설정된 목표를 추구하는 적극적인 입장에서 인간을 파악	인간을 수동적으로 길러가는 자극-반응의 기제로 파악
평가의 초점	목표 성취 정도	다른 학습자나, 다른 집단에 비해 얼마나 더 성취했는가
평가 대상자의 개인차에 대한 견해	개인차는 있으나 교육의 작용과 노력에 의해 최소화 할 수 있다.	개인차는 필요불가결한 현상으로 본다.
평가의 대상	교수-학습과정 전체	학습자가 주된 대상
평가자	반드시 교육담당자	교육담장자와 제삼자
평가를 위한 측정관	물리적 측정에 기본을 둔 절대측정 중시	심리적 측정에 기본을 둔 신뢰성 중시
중요시되는 변수	타당도	신뢰도
평가 용도	자격, 인정, 학습의 진도확인 등에 적절	비교, 선발, 변별과 같은 결정에 적절

예를 들면 수, 우, 미, 양, 가로 평가하고 수는 교육목표의 90% 이상 달성자, 우는 80~89% 달성자 등으로 정한 경우, 어떤 학급의 전원이 90% 이상의 달성 정도를 나타내면 전원에게 수의 성적을 주는 평가방법이다.

절대기준 평가는 학생들의 현재의 성취수준이나 행동목표의 도달정도를 알아보기 위한 평가법이다. 즉 이는 다른 학생과 상대적으로 비교하는 것이 아니라 교육 또는 교육목표에 비추어 평가하는 것이기 때문에 이를 준거참조평가(criterion-referenced evaluation)라고도 한다.

교육평가의 목적은 계획의 수립이나 의사결정에 필요한 정보를 제공하는데 있으므로 요구되는 의사결정에 따라서 적절한 측정방법을 사용하여야 한다. 비교, 변별, 선발과 같은 결정이 요구되는 경우에는 상대평가가 적합하고, 자격을 부여하거나 학습의 진도를 확인하기 위해서는 절대평가가 적절하다고 할 수 있다.

2. 목적에 따른 평가

1) 진단평가(Pre-test)

교수-학습의 전체적인 과정에서 평가는 세개의 지점에서 서로 만나게 되는 것이 공통적이다.

첫째, 현재의 학습단원에 대한 학습지도가 시작되기 직전이며, 이때의 평가를 진단적 평가라 부른다.

둘째, 현재의 학습단원에 대한 본 수업이 한창 시행되고 있는 도중에 평가가 다시 나타나며, 이때의 평가는 형성적 평가라 부른다.

셋째, 현재의 학습단원에 대한 학습지도가 끝나버린 지점으로, 이때의 평가는 총괄평가라 부른다.

수업 전 활동이라 할 수 있는 진단평가는 수업초기에 학생을 적절히 배치하고 수업 전에 학생학습에 있어서 내재된 결함의 원인을 발견하려는 두 가지 목적을 지닌다. 따라서 진단평가는 수업 전에 학생을 집단편성하려고 할 때 사용된다. 또한 자료의 삭제나 삽입을 통해 교육과정 내용을 변경하고자 할 때나 혹은 개인의 요구를 충족시키도록 학생의 프로그램을 수정하려고 할 때 사용된다. 수업의 효율화와 학습의 능률을 향상시키기 위해서는 학생이 어떠한 특성을 지니고 있으며, 과거 학습의 정도, 준비도, 흥미, 동기, 상태 등 학습이 시작되기 이전의 초기상태에 관한 예진이 아주 중요한 역할을 하게 된다.

Bloom(1981)은 진단적 평가는 학습자들의 요구와 배경에 맞는 수업을 실시하기 위하여 취해지는 조치로서 훌륭한 수업의 본질적인 요소라고 말하고 있다. 그러나 구강보건교육 현장에서는 진단 평가를 실시하고 이에 기준하여 교육을 실시하는 예는 거의 찾아 볼수 없다. 또한 진단 평가를 실시하였다 하더라도 진단 평가의 결과를 실제 교육에 활용하지 않는 경우가 허다하다. 여기에는 여러 가지 변수가 작용하고 있다. 대상자수의 과다, 시간적 제한, 교육자의 진단 평가의 중요성에 대한 인식부족, 행정원 문제 등이 있으나 중요한 것은 교육자 자신이 간단한 진단 평가를 실시하고 교육에 임하려는 노력이다.

2) 형성적 평가

학교학습의 진행과정으로 보면 교수-학습이 진행중일 때 과하는 형성과정의 평가이다.

형성평가는 한 학습과제를 학습하는 동안 완전학습의 수준을 결정하고, 완전학습되지 않은 과제부분을 정확히 지적해 주는 것을 목적으로 한다.

성과평가에서는 학습자와 교사로 하여금 완전학습에 필요한 특정학습에 초점을 맞추도록 도와주는, 즉 학습과정상에 있어서 변화가 요구되는지를 결정하기 위해 학습경험을 하고 있는 동안에 학생들이 얼마나 잘 학습을 진행하고 있는지를 평가해내는 것이다.

최근에 와서 흔히 형성적 평가라는 형태의 평가지를 많이 사용하는 것을 본다. "5분 테스트", "퀴즈", "쪽지검사", "형성검사" 등으로 불리는 검사를 사용하고 있다. 여기에서 특히 주목해야 할 것은 형성적 평가의 역할을 하는 것이 반드시 시험지나 고사와 같은 시험절차에 의해서 되는 것이 아니라, 구두질문, 미소, 고개의 끄덕임, 칭찬 등도 같은 역할을 한다는 사실이다.

3) 총괄평가

전체 코오스나 혹은 그 일부에 걸쳐서 얼마만큼의 성과가 성취되었는가의 수준에 대해 일반적 사정을 한다. 즉 총괄평가는 학생 진보를 확인해내기 위해 학습의 말기에 실시된다. 예를 들어 연합고사나 학력고사와 같은 중요한 시험은 중·고등학교 말기의 학력에 대한 자료를 제공한다.

Bloom(1981)은 총괄적 평가는 수업 프로그램의 효율성을 판단하거나, 점수를 매기거나, 혹은 학생들에게 자격을 부여하는 것을 제일의 목적으로 삼고 있다고 하였으며 Gronlund(1981)는 "총괄적 평가는 수업단위(혹은 코오스)의 말기에 실시하는 것이 전형적이다. 총괄적 평가는 수업목표가 달성된 정도를 결정하기 위해 설계된 것으로 코오스를 부과하거나 혹은 의도된 학습성과에 대한 학생의 숙달정도를 확인하는데 주로 이용되는 것이다."라고 말하였다.

표 6-3. 진단평가, 형성평가, 총괄평가의 비교

구분	진단평가	형성평가	총괄평가
평가시기	학습의 시작 지점	학습이 진행되는 과정	한 학습단위의 종결시점, 학기말, 학년말 등
목 적	선행학습의 진단과 그에 따른 적절한 처방	학생에 교정적 정보제공	성취의 정도 판정
결과의 활용	학생의 지도방법 수립	교수-학습의 개선	자격부여

3. 교육학적 행동목표에 따른 평가

행동목표의 유형에 따라 인지적 평가와 정의적 평가, 정신운동기능적 평가로 분류된다. 행동목표의 영역은 인지적 영역, 정의적 영역, 정신운동기능적 영역 등 셋으로 나눈다. 이들 세 영역은 상호 연관성은 있으나 개념구조상 구분해서 생각할 수 있다.

1) 인지적 영역(Cognitive domain) 평가

인지적 영역은 지식의 재생과 재연, 그리고 지적 능력과 지능의 개발 등을 포함한다. 이 영역에서는 주로 '복합성의 원칙', 즉 인지적 행동에 필요한 개념이나 개념능력의 단순성. 복합성의 차원에 따라 다음 6가지 인지적 행동형이 분류되고 있다. 즉 지식, 이해, 응용, 분석, 종합, 평가로 뒤로 갈수록 이른바 고등 정신과정이며, 앞의 것의 기초 위에서, 뒤의 것이 형성될 수 있다고 본다.

2) 정의적 영역(Affective domain) 평가

정의적 영역은 흥미, 태도 그리고 가치에 있어서의 변화와 감상력, 적응력의 개발 등과 관계가 있다. 이 영역의 목표는 가치를 체득하는 형태가 주로 '내면화의 원칙'에 따라 가치를 감지하는 하위수준으로부터 가치를 내면화하는 최상위 수준으로 이동한다고 가정하여, 위계적 순서에 따라 감수, 반응, 만족, 가치화, 조직화, 성격화로 분류한다.

교사들은 이 두 영역의 중요성에 같은 입장을 취하고 있지는 않다. 그러나 대부분의 교사들이 정의적 목표에 관심을 갖고 있음에도 불구하고, 정의적 목표를 평가하는데는 아직 익숙하지 못한 상태에 있다.

그 이유는 첫째, 교사나 학부모들이 정의적 측면의 가치를 제대로 평가하지 않는 점이고, 둘째, 많은 교사들이 인지적 목표를 성취하는 것이 곧 정의적 행동에 적절한 변화를 가져온다고 믿기 때문이며, 셋째, 정의적 측면의 행동은 변화되기 어렵고 변화된다 하더라도 정확히 측정할 수 없기 때문에 학교에서 과소평가 되기 때문이다.

정의적 목표에 대한 평가를 개선하는 데 있어서 가장 중요한 것은 행동적인 관점에서 목표를 상세히 하는 보다 나은 기술을 발전시키는 일이다. 여기에는 관찰, 질문, 태도, 척도 등의 방법이 있다.

3) 정신운동영역(Psychomotor domain) 평가

정신운동영역은 사람들의 행동의 변화를 가져오도록 하는 것이 교육목표이므로 평가의 내용도 태도변화가 주된 내용이다.

위에서 예를 들어본 것 이외에도 교육목표 분류학에 의해서 구체적이고 다양한 평가항목을 작성할 수 있다. 구강보건교육자는 더욱 창의적이고 활기찬 연구를 계속하여 평가항목을 개발하여야 한다. 평가방법은 직접관찰, 실기의 시범 등이 있다.

표 6-4. 구강보건교육의 평가영역별 평가내용

<table>
<tr><th>평가 영역구분</th><th>평가내용</th></tr>
<tr><td>지적영역</td><td>
구강보건에 관한지식에 관한 평가문항의 예
1. 칫솔질은 언제 해야 합니까?
① 밥 먹은 후 하루 3번
② 밥 먹기 전 하루 3번
③ 아침, 저녁으로 2번
④ 밥 먹은 후와 잠자기 전
⑤ 아침 먹은 후와 잠자기 전
2. 충치예방에 좋은 치약은 어느 것입니까?
① 소금 치약
② 일반 치약
③ 불소치약
④ 액상치약
</td></tr>
<tr><td>정의적 영역</td><td>
구강보건에 대한 태도의 평가
1. 칫솔질을 하는 것
<table>
<tr><th></th><th>매우</th><th>상당히</th><th>약간</th><th>중간</th><th>약간</th><th>상당히</th><th>매우</th><th></th></tr>
<tr><td>상쾌하다</td><td></td><td></td><td></td><td></td><td></td><td></td><td></td><td>불쾌하다</td></tr>
<tr><td>현명하다</td><td></td><td></td><td></td><td></td><td></td><td></td><td></td><td>어리석다</td></tr>
<tr><td>가치있다</td><td></td><td></td><td></td><td></td><td></td><td></td><td></td><td>가치없다</td></tr>
<tr><td>무겁다</td><td></td><td></td><td></td><td></td><td></td><td></td><td></td><td>가볍다</td></tr>
<tr><td>자발적이다</td><td></td><td></td><td></td><td></td><td></td><td></td><td></td><td>수동적이다</td></tr>
<tr><td>복잡하다</td><td></td><td></td><td></td><td></td><td></td><td></td><td></td><td>간단하다</td></tr>
</table>
2. 치아치료를 받는 것
<table>
<tr><th></th><th>매우</th><th>상당히</th><th>약간</th><th>중간</th><th>약간</th><th>상당히</th><th>매우</th><th></th></tr>
<tr><td>좋다</td><td></td><td></td><td></td><td></td><td></td><td></td><td></td><td>나쁘다</td></tr>
<tr><td>상쾌하다</td><td></td><td></td><td></td><td></td><td></td><td></td><td></td><td>불쾌하다</td></tr>
<tr><td>가치있다</td><td></td><td></td><td></td><td></td><td></td><td></td><td></td><td>가치없다</td></tr>
<tr><td>관심있다</td><td></td><td></td><td></td><td></td><td></td><td></td><td></td><td>무관심하다</td></tr>
<tr><td>자발적이다</td><td></td><td></td><td></td><td></td><td></td><td></td><td></td><td>수동적이다</td></tr>
<tr><td>빈번하다</td><td></td><td></td><td></td><td></td><td></td><td></td><td></td><td>드물다</td></tr>
</table>
</td></tr>
<tr><td>정신운동영역</td><td>
구강보건에 대한 행동평가
1. 충치가 생기면 어떻게 합니까?
① 그냥 꾹 참는다.
② 당장 치과로 달려가 치료를 받는다.
③ 급하지 않으므로 아프면 치료를 받으러 간다.
2. 이를 닦을 때 어떻게 닦고 있습니까?
① 옆으로 치아만 닦는다.
② 위 아래로 치아만 닦는다.
③ 옆으로 치아와 잇몸을 닦는다.
④ 칫솔을 회전시키며 치아와 잇몸을 닦는다.
</td></tr>
</table>

4. 평가도구의 구비조건

Bloom(1981) 등은 검사의 본질적인 특성에 대해 타당도와 신뢰도를 갖추고 있는지를 반드시 확인해야 한다고 말하였으며, Gronlund(1981)도 검사 또는 평가도구의 구비요건으로 타당도, 신뢰도, 실용도를 지녀야 된다고 주장하였다. 이 주장들을 종합해 보면 측정도구가 갖추어야 할 요건은 타당도(validity)와 신뢰도(reliability), 객관도(objectity), 실용도(usability) 등으로 요약할 수 있다.

1) 타당도

타당도(validity)란 그 검사 혹은 평가도구가 측정하려고 하는 것을 어느 정도로 측정하고 있느냐에 있다. '이 검사가 실제 무엇을 재고 있느냐?', '이 능력, 성질, 특성을 어느 정도로 재고 있느냐?'라는 질문이 곧 타당도에 대한 것이다.

달리 표현하면 재려는 것 이외의 것을 얼마만큼 재지 않느냐를 뜻하는 것이다. 즉, 원래 재려고 한 내용만을 재고 있느냐, 아니면 원래의 내용 이외의 것을 혼합하여 재고 있느냐의 문제이다. 가령, 수학시험이 실제로는 수학능력이 아닌 국어능력을 재고 있다면 그 수학시험은 타당도가 없는 셈이다. 즉 군더더기가 붙지 않은 행동증거의 알맹이를 어느 정도 정확하게 평가해 낼 수 있느냐가 바로 타당도의 문제인 것이다. 그래서 타당도는 반드시 다른 어떤 근거에 비추어 보아야 비로소 검증할 수 있게 마련이므로 평가의 결과만으로 타당도가 있다거나 없다고 판단하는 것은 추상적이고, 주관적인 해석에 불과한 것이다.

이때 '근거에 비추어 본다'라는 것을 평가에서는 준거(criteria)라고 한다. 그래서 타당도의 개념에는 반드시 준거개념이 수반된다. '무엇에 비추어본' 타당도인지 분명해야 한다. 막연히 일반적인 용어로 타당도가 있다든가 없다고는 할 수 없다. 때문에 타당도를 다른 용어로는 검사의 진실성 혹은 정직성이라고 말하기도 한다.

2) 신뢰도

타당도가 '무엇'을 재고 있느냐의 문제라면, 신뢰도(reliability)는 '어떻게' 재고 있느냐 하는 문제이다. 즉 한 평가도구가 측정하고 있는 정도에 얼마나 일관성이 있느냐 또는 측정의 오차가 얼마나 작으냐 하는 문제다. 따라서 신뢰도는 항상성, 정확성, 예언성, 신용성 등의 뜻이 포함된다. 결국 신뢰도란 척도가 얼마나 믿을 수 있느냐의 정도라고 말할 수 있다. 가령 몸무게를 10번을 재었는데 그 때마다 결과가 다르고 또 차이가 심하다면 그 저울은 믿을 수 없는 저울, 즉 신뢰도 없는 저울이다.

(1) 신뢰도에 영향을 끼치는 요인

① 검사의 길이

일반적으로 검사의 길이가 길면 길수록 신뢰도는 높아진다. 이유는 길이가 긴 검사는 측정하려는 행동의 적절한 표본을 제공해 줄 수 있고, 또 검사의 점수도 추측과 같은 우연한 요인들에 의해서 쉽게 왜곡되지 않기 때문이다.

② 검사 점수의 폭

신뢰도 계수는 검사한 집단 속의 검사 점수의 폭에 직접적인 영향을 받는다. 기타의 사실들이 동일할 경우에는 점수의 폭이 크면 클수록 신뢰도의 추정도 높아진다.

③ 검사의 난이도

검사를 받은 집단성원들에게 너무 쉽거나, 혹은 너무 어려운 기준지향검사는 낮은 신뢰도의 점수를 나타낼 경향이 있다. 이유는 쉽거나 어려운 검사는 모두 제한적인 점수의 폭을 산출하기 때문이다. 쉬운 검사의 경우에는 점수들이 척도의 정상 끝에 밀집되고, 어려운 검사의 경우에는 점수들이 척도의 하단부에 밀집된다. 그러나 이 두가지 검사에 있어서 개개 학생들간의 차이는 적고, 따라서 신뢰롭지 못할 경향이 있다.

④ 객관도

검사의 객관도는 동일한 능력의 득점자는 동일한 결과를 획득하는 정도를 말한다. 적정검사나 성취검사와 같은 대부분의 표준화검사는 객관도가 높다. 검사문항이 객관적 형태(예 : 선다형)이고, 또 얻어지는 점수들은 채점자의 판단이나 의사에 영향을 받지 않는다.

⑤ 추정하는 방법

표준화검사의 신뢰도계수를 검토할 때에는 신뢰도 추정치를 획득하는데 사용했던 방법을 고려하는 것이 중요하다. 일반적으로 신뢰도계수의 크기는 신뢰도를 추정하는 방법과 관련이 있다.

이상 살펴본 타당도 및 신뢰도의 의미를 이해함에 있어서 반드시 염두에 두어야 할 사항은 이들은 서로 독립된 특성이 아니라 상호간에 밀접한 관계 속에서 영향을 주고 받는다는 점이다. 간단히 말하자면, 신뢰도는 타당도의 일부이며 타당도의 필요조건이라고 할수 있는데, 이는 타당도는 낮아도 신뢰도는 높을 수 있지만, 신뢰도가 낮으면서 타당도가 높을 수는 없다는 것을 의미한다.

3) 객관도

객관도란 한 측정의 결과에 대해서 여러 검사자 혹은 채점자 사이에 어느 정도로 일치된 평가를 하느냐의 정도이다. 하나의 답안지를 놓고 A 교사는 50점, B 교사는 70점으로 채점했다면 거기에는 객관성이 없는 셈이다. 즉, 객관도는 검사자 또는 채점자간의 신뢰도이다.

논문형 검사에서는 선택형 검사에서보다 채점자의 주관, 편견 등이 작용할 가능성이 많다. 그러나 객관도란 정도의 문제이지 완전히 객관적이거나 또는 주관적인 검사는 거의 없다 해도 무방하다. 신뢰도가 평가도구 자체에 의해 결정되는 것이라면, 객관도는 채점자의 변덕에 따라 결정되는 신뢰도라고 할 수 있다. 따라서 흔히 객관도를 채점자 신뢰도라고 한다.

객관도를 높이기 위해서는 다음과 같은 항목들에 주의해야 한다.

첫째, 검사문항 자체를 객관화해야 한다. 완전히 객관화된 문항의 채점은 기계에 의해서 가능하다. 대학입학 수능시험의 채점이 컴퓨터에 의하여 이루어지는 것을 보아도 알 수 있다.

둘째, 검사자의 소양을 높여야 한다. 훈련받은 검사자들에 의한 채점은 논문형 검사인 경우에도 채점자 간에 차이가 별로 나타나지 않는다.

셋째, 다수인에 의한 채점결과를 평균하는 것이 좋다. 이 경우 극단적인 점수는 제외하는 수도 있다.

넷째, 반응 내용에만 충실한 채점을 해야한다. 글씨를 깨끗이 쓴다, 평소에 학습 태도가 좋다 등과 같은 인상에 영향을 받지 않도록 조심해야 할 것이다.

4) 실용도

아무리 좋은 측정도구라도 그것이 값이 너무 비싸다거나, 검사실시에 고도의 전문성이 요구된다든지, 검사작성이나 결과처리에 시간과 노력이 너무 많이 들면 실제로 사용하기는 어렵다. 가능한 경비, 시간, 노력을 덜 들이고도 목적하는 바를 바르게 잴 수 있는 검사가 실용성이 높은 검사이다.

앞에서 살펴본 타당도, 신뢰도, 객관도 등이 좋은 평가도구의 이론적 기준이라면, 실용도는 현실적 기준이라고 할 수 있다. 즉, 이론적 기준을 아무리 잘 충족시키더라도 실제 비용이나 노력의 소모가 지나치거나, 실시나 채점 등에 어려움이 따른다면 실용도에 문제가 있는 것이다.

실용도를 높이기 위해서는 다음과 같은 항목들에 유의해야 한다.

첫째, 실시나 채점이 용이해야 한다. 실시조건이 너무 까다롭거나 복잡하지 말아야 하며 채점방법이 간단하고 명료해야 한다.

둘째, 해석이 용이하고 활용성이 높아야 한다. 평가결과가 의미있게 해석되고 활용되는 것이라야 된다.

셋째, 경비와 시간과 노력이 절약되어야 한다. 아무리 좋은 검사라도 비용이 너무 많이 들고 시간이 지나치게 소요되는 것이라면 실용도는 없는 평가도구이다.

제3절 구강보건교육 평가방법

1. 인지적 영역(Cognitive domain)의 평가

인지적 영역의 평가는 학생들의 표현력, 사고력, 종합력, 창의력 등 소위 인간의 정신기능을 측정하는 평가이다. 이에는 논문형(주관식) 검사와 객관식 검사가 있다.

1) 논문형 검사

논문형 검사는 적은 수의 문제를 내고 아는 바를 써라, 설명하라, 논의하라, 요약하라, 비교하라, 비판하라 등의 형태로 문제가 주어지며 이에 대하여 자유롭게 기술하는 방식이다.

(1) 논문형 검사 작성상의 유의점

① 논문형 검사로 측정할 수 있는 교육목표에 한하여 출제할 것

② 교육목표를 명확히 하고 이에 관련되는 정신작용을 고려하도록 문제를 작성할 것. 지식의 암기, 이해보다는 다른 평가방법으로는 도저히 측정하기 어려운 고등정신 능력(사고, 추리, 종합, 비판, 분석, 응용, 표현능력)을 측정하도록 문제를 만들어야 한다.

③ 학생의 정도를 고려하여 이에 맞도록 자유도를 규정할 것
논문형 평가의 단점인 평가의 신뢰도를 높이기 위해서는 문제 출제시 충치에 대해서 기술하라 보다 충치 예방법이나 초기의 발생기전이라고 제한한다면 훨씬 모호성이 배제될 수 있다.

④ 묻는 말을 분명히 나타내도록 문제를 출제할 것

⑤ 곤란도 를 조절하여 제한된 시간내에 모든 문제를 답할 수 있도록 쉬운 것부터 배열할 것

⑥ 평가의 시간과 문제수를 적절히 조절할 것
예를 들면 요약하라(2분) 등으로 시간을 미리 제한해 주면 길게 불필요한 답을 쓰지 않게 하는데 도움이 된다.

06

⑦ 여러 가지 문제 중 몇 문제를 선택해서 쓰지 않도록 할 것

흔히 논문형 문제 출제의 경우 입학시험 자격시험 등에서 논문형 문제를 내어 놓고 이중 2~3개를 택하도록 한다든지 하는 것은 단순히 생각하면 학습자의 부담을 덜어주는 것 같으나 능력의 표본이 다르기 때문에 평가결과를 다음 교육에서 활용할 수 없다. 특히 구강보건교육은 정확한 학습목표 설정 후 목표도달 유무를 측정하는 것이므로 여러 가지 문제 중 선택해서 쓰지 않도록 한다. 연구에 의하면 여러 가지 문제 중 선택한 평가결과와 문제를 지정한 결과의 상관관계는 매우 낮다고 지적하고 있다.

⑧ 채점기준은 가능하면 사전에 제시할 것

(2) 논문형 평가채점기준의 예

총 10점 문제의 채점기준 제시의 예

전체 문장의 조직	1점
내용의 타당성	4점
표현 능력	1점
예시의 타당성	2점
이론적 합리성	2점

(3) 논문형 검사의 장점

① 복잡한 고등정신기능을 측정하는데 유용하다.

② 반응의 자유도가 높다.

③ 인성진단의 자료를 얻는데 유용하다.

④ 학습태도를 개선해 주고 바람직한 학습방향을 제시해 준다. 즉 학습자의 표현, 종합, 조직, 사고 분석능력을 개발시키는데 좋은 경험을 제공하게 된다.

⑤ 문항제작에 시간과 노력이 절약된다.

⑥ 올바른 선택형 문제를 만들기 보다는 올바른 논문형 문제 만들기가 훨씬 쉽다.

(4) 논문형 검사의 단점

① 채점의 신뢰도, 객관도가 부족하다.

② 문항의 표본이 제한된다(포괄도가 낮다).

③ 채점하는데 시간과 노력이 많이 든다.

④ 채점결과 활용도가 다른 평가에 비해서 낮다.

(5) 논문형에서 흔히 쓰이는 용어

- 설명하라
- 논하라(토론하라)
- 비교하라
- 정의내려라
- 항목을 들어라
- 비판하라
- 서술하라
- 선택하라

재조직하라

- 예시하라
- 요약하라
- 개요를 쓰라
- 해석하라
- 원인과 결과를 들어라
- 관련시켜 설명하라
- 분석하라
- 분류하라
- 제시하라

06

2) 객관식 검사

객관식 검사는 여러 가지의 종류로 구분할 수 있는데 중요한 것으로는 진위형, 선다형, 완성형, 단답형, 배합형 등이 있다.

(1) 진위형

진위형은 어떤 문장을 진술문으로 제시하고 그 진술이 맞나, 틀리나를 판단하게 하는 형식으로 옳은 진술에는 O, 틀린 것에는 X 등의 기호로 표시하도록 한다.

① 진위형 문항제작상의 유의점

· 반드시 참이 아니면 거짓인 진술을 사용할 것

· 길고 복잡한 진술을 피할 것

· 교과서에서 따온 것을 그대로 사용하지 말 것

· 가급적 부정적인 문장을 피할 것

· ‘절대로’, ‘반드시’, ‘결코’ 등의 제약을 주는 말은 피할 것

· 참과 거짓의 문항은 거의 같은 수로하며, 문항 배열을 뒤섞어 놓을 것

② **진위형의 장점**

· 문항을 많이 낼 수 있으므로 광범한 능력을 다룰 수 있다.
· 사실의 이해나 과학적인 판단력 측정에 적당하다.
· 문항작성이 쉽다.
· 채점이 용이하며 객관도를 유지할 수 있다.
· 진위형 문제를 계속 누적시키면 나중에는 이것을 기준으로 배합형, 선다형, 논문형 문제 제작의 기본자료로 활용할 수 있다.
· 진위형 문제의 적용은 쓰기나 읽기가 서투른 초등학교 저학년이나 많은 교육을 받지 않은 어머니들의 구강보건교육 후 평가에 적용하면 효과적이다.

③ **진위형의 단점**

· 정답에 대한 우연적 적중률이 객관식 검사 가운데 가장 높다.
· 문항구조가 간단하므로 문항의 초점이 불명확하게 되기 쉽다.
· 고등정신기능을 측정하기가 어렵다.

④ **진위형의 예**

· 구강보건교육은 치위생사의 주요업무이다.( )
· 불소는 치아우식을 예방한다.( )

(2) 선다형

선다형은 한 문항에 답지를 세가지 이상 마련하여 이 중에서 정답을 선택하게 하는 형식으로, 문항작성의 기술에 따라 단순한 지식이나 기초능력에서부터 자료 해석력, 판단력, 추리력 등의 고등정신기능까지도 측정할 수 있다. 답지의 수에 따라 4지 또는 5지 선다형이라 부른다.

① **선다형 문항제작상의 유의점**

· 문항은 의문형 또는 미완성 문장으로 하되 간단 명료하게 쓸 것
· 문항과 답지는 의미상으로 잘 관련이 지어지도록 할 것

· 답지에는 반드시 정답이나 최선답이 있도록 할 것
· 답지에 너무 전문적인 용어를 쓰지 말 것
· 너무 세부적인 설명이나 특수한 사항의 제시는 피하도록 할 것
· 적절한 난이도와 판별력이 유지되어야 할 것
· 정답을 찾아내는데 도움이 되는 다음과 같은 단서는 피하도록 할 것, 즉 정답의 위치가 모두 같게 배열 한다든지 항상 정답에 해당하는 문항이 길다든지 문법의 구조상 "이상 모두" 등을 쓴다든지 다른 문장에서 정답의 힌트를 얻을 수 있는 내용 등은 피해야 할 것
· 문항 속에 불필요한 말이나 허위 사실을 끼워놓지 말 것
· 답지의 내용이 중복되지 않도록 할 것

② 선다형의 장점

· 제작상의 기술에 따라서 고등정신기능까지도 측정할 수 있다.
· 답지가 많으므로 진위형보다 우연 적중률이 적다. 즉 다른선택형(진위형, 배합형)에 비해 추측이나 우연의 요인으로 정답을 맞출 확율이 적으며 답지를 5개로 하면 추측 요인은 거의 배제할 수 있다.
· 채점이 객관적이며 쉬워서 결과 처리를 신속, 정확하게 할 수 있다.
· 문항의 분량이 많아서 포괄도가 높다.
· 답지에 나타난 학습자의 반응은 학습 결과의 중요한 진단 자료로 활용할 수 있다.

③ 선다형의 단점

· 동질적인 선택지의 선정에 시간이 많이 걸린다.
· 표현력. 작문력을 측정할 수가 없다.
· 선다형 문제제작 능력이 없는 교사가 선다형 문제를 만들 경우는 정답이 너무 뚜렷한 문제를 제작하게 되므로 진위형으로 시험봐도 될 단순한 내용을 선다형으로 묻는 경우가 생기게 된다.
· 학습자들이 선다형 문제를 가지고 평가할 때 불필요한 시간, 노력을 소모하게 되므로 선다형 기피현상이 유발되기도 한다.

(3) 단답형

단답형은 질문에 대해서 간단한 대답을 하게 하는 형식으로 누가, 언제, 어디서, 무엇을 등의 사실적 지식이나 간단한 기능을 알아내는데 많이 사용된다.

① 단답형 문항제작상의 유의점

· 정답이 하나만 나오도록 질문을 명료하게 할 것

· 교과서에 나오는 문장을 그대로 따오지 말 것

· 정답이 여러 가지로 표현될 수 있는 경우 모두 정답으로 간주해야 한다.

· 내용을 묻는 문제일 경우는 철자법, 문법, 문장표현 등은 채점대상에서 제외되어야 한다.

· 정답에 맞도록 충분한 공란을 주고 채점하기 쉽도록 배열할 것. 몇 글자만 쓰면 정답이 될 질문을 해놓고 시험지의 반장정도를 남겨놓으면 이 여백 때문에 정답에 혼선을 가져오게 되기 때문이다.

· 모범답안 또는 채점기준을 문제와 동시에 작성할 것

② 단답형의 장점

· 추측만으로는 정답을 맞추기가 어렵다.

· 초점을 묻게 되므로 답을 명확히 쓸 수 있다.

· 문항작성에 전문적인 기술이 필요없으며 짧은 시간에 많은 문항을 낼 수 있다.

③ 단답형의 단점

· 암기위주의 학습을 유도할 우려가 있다.

· 정답이 여러 개 나올 가능성이 있으므로 객관적인 채점이 곤란할 때가 있다.

· 이해력. 판단력. 추리력. 응용력 등을 측정하기가 힘들다.

(4) 완성형

완성형은 한 문장이나 도형적 자료의 중요한 부분을 비워 놓고 괄호 속에 낱말이나 어구를 기입하게 해서 그 문장을 완성시키는 형식인데, 주로 기본적 지식이나 기억을 측정하는데 쓰이며 세련되게 제작하면 고도의 이해력이나 판단력도 잴 수 있다.

① 완성형 문항제작상의 유의점

· 문장 속에 공란을 만들 때에는 제일 중요한 부분을 뺄 것
· 정답이 꼭 하나로 정해진 것을 사용할 것
· 문장 속에 공란을 너무 많이 만들지 말 것
· 공란을 가급적 같은 길이로 할 것
· 채점의 기준은 공란 하나를 채점 단위로 하여야 한다. 예를 들면 한 문제에 두 개의 공란을 만들었다면 이 문제는 다른 한 개의 공란을 가진 문제가 1점일 경우 두 개는 2점으로 간주되어야 한다.

② 완성형의 장점

· 추측에 의한 답이 적어진다.
· 비교적 고도의 이해력이나 판단력을 측정할 수 있다.

③ 완성형의 단점

· 단편적인 지식이나 기억 상기위주의 측정에 그치기 쉽다.
· 추리력, 종합력, 표현력을 평가할 수 없다.

(5) 배합형

선택형의 복합형식으로 전제와 답지를 많이 만들어 좌우 또는 상하에 두 줄로 몇 개 사항을 배열하여 관계가 있는 것끼리 선을 긋게 하거나 번호를 표시하게 한다.

이것은 주로 사건과 연대, 책과 저자, 원인과 결과의 관계 등 지식, 이해를 측정하는데 쓰이며, 연결형이라고도 부른다.

① 배합형 문항 제작상의 유의점

· 양쪽의 계열이 서로 동질적인 것으로 할 것
· 양쪽의 항목수를 서로 달리하여 한쪽이 2, 3개 더 많도록 할 것
· 어떤 관계로 배합할 것인가를 명백히 지시할 것

② 배합형의 장점

· 제작기술 여하에 따라서는 여러 가지 고등정신기능력(분석, 판단, 비교, 해석)

을 측정할 수 있다.

· 짧은 시간에 중요한 인물과 사건 및 시대를 동시에 관련지어 생각하는 능력을 측정할 수 있다.

③ 배합형의 단점

· 피상적 연상이나 기억 위주의 검사가 되기 쉽다.

· 어떤 암시를 주지 않기 위한 동질적인 각 항목의 배열이 힘들다.

표 6-5. **평가유형의 특징 비교**

구분	정의	장점	단점	문항 예
단답형	한두 개 정도의 단어구 또는 숫자, 기호, 간단한 그림이나 한두 줄의 짧은 문장을 이용하여 답하는 문항형식	· 출제가 용이 · 추측에 의해서 우연히 정답할 가능성 희박	· 지적수준 이상의 학습결과를 측정하기 곤란 · 두 가지 이상의 정답이 나올 수 있음 · 철자를 잘못 쓴 답안의 처리 등 채점상의 곤란	· 우리나라에서의 중대구강병은 무엇인가? · 6세구치의 맹출시기는 언제인가?
완성형	한 문장이나 도형적 자료의 중요한 부분을 공란으로 만들어 적당한 단어나 어구, 기호 또는 숫자를 채워 넣는 문장형식	· 단답형의 장점과 비슷	· 단답형의 단점과 비슷 · 응답의 의미가 불명료하여 학습자의 임의적 판단에 의해 응답할 가능성이 큼	· 초등학교 학생에게 충치예방을 위한 칫솔질 방법으로 가장 좋은 방법은 ( )이다. · 우리나라 초등학교 학생들에게 가장 많이 생기는 구강병은 ( )이다.
논문형	주어진 주제에 관한 지시나 질문에 따라 응답자가 문장형태로 답안을 작성함에 어느 정도 자유가 허용되는 문항형식	· 응답자는 자기들의 지식의 배경 속에서 선택하여 답안작성 · 전체적 관련에 주의집중시킴 · 응답자의 창조력 측정	· 채점의 비신뢰성 · 채점에 소요되는 시간과 노력과다 · 학생간의 타당한 비교 불가	· 예방지향적 치과위생사의 자세에 관하여 논하라. · 치과위생사와 구강보건교육과의 관계를 논하라.
진위형	진술문을 제시하고 그 진위나 정오를 묻는 문항형식	· 문항작성이 용이하고 짧은 시간에 많은 문항에 답할 수 있어 광범위한 내용을 검사에 포함시킬 수 있음	· 지식수준 이상의 학습결과 측정에 부적합 · 추측에 의해서 정답할 가능성이 큼	〈아래 문항을 읽고 O, X를 하시오〉 · 구강보건교육은 치위생사의 주요 업무이다.( ) · 불소는 치아우식을 예방한다.( )
배합형·연결형	한쪽에는 일련의 전제가 주어지고 다른 한쪽에는 이에 관련되는 번호를 괄호 속에는 번호를 괄호 속에 쓰거나 짝지워 연결하도록 하는 문장	· 진위형과 같음	· 진위형과 같으며, 배합형에 적합한 동질적인 성격을 가진 학습내용을 찾아내기가 어려움	· 아래 표에서 관계있는 것을 골라 ( ) 속에 번호를 기입하라. ① 회전법 보철장착부위( ) ② 바스법 치주병 발생부위( ) ③ 챠터스법 초등학교 3학년( ) 교정장치물의 아래부위( ) 과민치아부위( )
선다형	3개 이상의 답지 중에서 문항에 제시된 조건에 따라 정답이나 최선답을 선택하도록 하는 문항형식답지의 수에 따라 또는 5지선다형이 부름	· 진위형보다 추측에 의해서 정답할 가능성이 적음 · 주관식 검사가 갖는 주관성과 비능률성이 적음 · 이해력, 적응력 등 어느 정도의 고등정신능력도 측징	· 적당한 수준의 문항을 제출하는데는 상당한 지식과 경험이 요구되고 출제에 어려움이 있음 · 종합력이나 평가력 등 높은 수준의 학습 결과를 측정히기 어려움	· 채점기준의 설정이 가장 어려운 문항형식은? ① 단답형 ② 완결형 ③ 논문형 ④ 배합형 · 데일의 경험의 원추에서 가장 추상적인 것은? ① 언어 ② 극화경험 ③ 견학 ④ 영화

2. 정의적 영역(Affective domain)의 평가

정의적 영역은 감정적 색조나 정서, 수용 또는 거부의 태도 등이 강조되는 목표를 말하며 우리의 일상생활에서 흥미, 감상, 태도, 가치, 적응, 신념체계 등에 관련되는 영역이다. 학력의 평가가 주로 인지적 영역의 평가라고 하면, 정의적 영역은 비지적 영역의 평가이다.

정의적 영역은 인지적 영역에 비하여 평가의 대상과 방법이 불확실하며 따라서 신뢰도. 타당도. 객관도가 낮은 편이다. 그러나 전인교육을 목표로 하고 있는 오늘날의 교육에 있어서 정의적 영역의 평가는 더욱 강조점을 두고 실시되어야 하며 또한 기술도 개발되어야 한다.

정의적 영역의 평가방법으로는 관찰법, 면접법, 질문지법, 사회성 측정법 그리고 평정법 등이 있다.

1) 관찰법

관찰법이란 교육대상자의 행동을 보다 잘 이해하기 위하여 대상자의 현재 행동이나 언어 등을 객관적이고 과학적인 방법으로 관찰하고 분석하는 기법이다. 관찰법의 특성은 직접성과 현재성에 있으며 비교적 손쉽게 사용할 수 있는 방법이므로 구강보건교육 현장에서 많이 활용되고 있다.

관찰법은 관찰하려는 행동장면을 인위적으로 통제하느냐 하지 않느냐에 따라 자연적 관찰법과 통제적 관찰법으로 나눌 수 있으며, 관찰자가 직접 행동장면에 참여하느냐의 여부에 따라 참여관찰과 비참여관찰로 분류할 수 있다(이종승, 1985).

(1) 자연적 관찰과 통제적 관찰

자연적 관찰이란, 관찰장면을 조작하거나 인위적으로 어떤 특별한 자극을 주는 일 없이 자연적인 상태에서 있는 그대로를 관찰하는 방법이다. 통제적 관찰이란 관찰의 시간, 장면, 행동 등을 의도적으로 설정해 놓고 이러한 조건하에서 나다나는 행동을 관찰하는 방법이다.

(2) 참여관찰과 비참여관찰

참여관찰이란 관찰자가 피관찰자와 함께 생활하면서 피관찰자의 행동을 관찰하는 방법이다. 따라서 참여관찰법은 심층적이고 포괄적인 연구를 할 수 있다는 점과 평소에는 관찰할 수 없는 특수한 행동에 대한 관찰 자료를 수집할 수 있다는 장점이 있다. 반면에, 관찰자에게 많은 인내와 용기를 요하며, 감정적 요인에 영향을 받기 쉽고, 경우에 따라서는 피관찰자가 관찰자를 의식한 나머지 일상생활과는 다른 독특한 행동을 할 우려가 있다는 단점이 있다.

비참여관찰이란 관찰자가 피관찰자의 활동에 참여함이 없이 관찰하는 것을 말한다. 대부분의 관찰은 비참여관찰로 이루어진다고 볼 수 있다. 이것은 통제적 관찰일 수도 있고 자연적 관찰일 수도 있다. 비참여관찰에서는 피관찰자들이 관찰자를 의식하고 있어도 하는 수 없다. 이와같은 관찰의 장점은 관찰을 조직적이고 계획적으로 할 수 있다는 것이다. 그러나 심층적인 자료를 얻기 어렵고 관찰이 피상적으로 되기 쉬운 단점이 있다.

(3) 일화기록법(Anecdotal Records)(평가자의 관찰을 통한 평가방법)

다른 평가방법으로 도저히 측정할 수 없는 인간의 인성, 적응능력 등을 평가하고자 할 때 그 대상의 행동을 구체적으로 관찰하여 기록한 후 그 기록을 가지고 결과를 평가하는데 사용하는 평가 방법으로 이는 구강보건교육 실시 후 평가에서는 많이 적용할 수 없으나 학교 등에서는 필요시 활용할 수 있는 평가방법에 속한다.

(4) 행동목록표를 활용한 관찰 방법

행동목록표는 교육목표 도달을 위해서 어떤 행위를 순서에 의해 꼭 실시하도록 교육한 후 그 결과를 평가하기 위하여 관찰방법을 쓸 때 단계별로 거쳐야할 행위를 다 거치는지를 미리 준비된 행동목록표를 가지고 표시해 나가는 방법이다.

행동목록표 사용의 장점은 기록이 능률적이고 양적인 처리가 용이하다는데 있으나 단점으로는 행동단위를 의미있고 조직적으로 분류하기 어렵다는 점이므로 행동의 분류가 서로 배타적이어야 하고 행위 하나 하나가 명료하고 단일해야 하며 관찰하려는 주요 내용이 모두 포함되도록 하여야 한다.

표 6-6. 일화기록표 양식

○○○○년도

관찰대상 :	연령 :	이름 :	관찰자 :
관찰날짜	관찰장소	관찰사실(사건)	해석 또는 진단

표 6-7. TBI 교육평가에 활용되는 Check list

이 름 : ____________ 요 일 : ____________

관 찰 자 : ____________

요 령 : 해당 행동이 관찰되면 '예'에 X표 하시오.
해당 행동이 관찰되지 않으면 '아니오'에 X표 하시오.

	예	아니오
1. 구강보건교육을 할 때 주의집중을 하고 있는가?	______	______
2. 점심 먹은 후 칫솔질을 하는가?	______	______
3. 식후에 치실을 사용하고 있는가?	______	______

(5) 관찰법의 장·단점

① 장점

첫째, 관찰법은 표준화 검사 및 구조화된 질문지 또는 척도 등을 사용할 때보다 실제행동에 가까운 생생한 자료를 얻을 수 있다.

둘째, 관찰법은 다른 심리측정방법들이 지니고 있는 피험자의 허구적 반응 및 사회적으로 바람직하지 못한 행동들을 배제시킬 수 있는 장점이 있으며, 특히 실험장면에서 인위적으로 유도하는 반응 대신에 피험자의 있는 그대로를 관찰할 수 있다.

셋째, 자연관찰법은 다른 연구방법들에 비하여 적용하기가 대단히 용이하다.

넷째, 관찰법은 비교적 자세하고 풍부하며, 생생한 많은 정보를 수집할 수 있으므로 보다 체계적인 실험연구를 위한 연구가설 설정의 기초를 제공할 수 있다.

다섯째, 관찰법은 어린 아동의 행동을 연구하는데 주요 관심을 갖고 있는 학문 분야인 유아교육학 등 발달심리학에 적합하다.

여섯째, 관찰법은 현재 진행중인 행동의 변화과정 및 행동들 간의 상호작용 등에 관한 주요 정보를 얻을 수 있다.

② 단점

첫째, 관찰법이 지닌 가장 큰 단점 중의 하나는 경비가 많이 든다는 점이다.

둘째, 관찰방법에 의해 수집된 정보를 분류하고 이를 유목화하는 과정에서 실험자의 주관적 판단이 개입될 소지가 많으므로 자료 분석상의 정확도를 기하기가 어렵다는 비난을 받기 쉽다.

셋째, 관찰자의 관찰편견 등을 통제하기 어렵다.

넷째, 관찰대상이 어릴 경우 비교적 객관적인 정보를 관찰해 낼 수 있지만, 성인의 경우에는 어려움이 있다.

2) 면접법

면접법은 연구대상을 직접 만나서 언어적인 반응으로 알아보는 것으로, 심층적이고 다양한 사항을 알 수 있으며, 개개인의 상황에 맞는 자료를 얻을 수 있다. 특히 면접법은 인지적 평가에 사용되기도 하지만 주로 정의적 측정, 즉 개인의 태도, 흥미, 인성 등에 관한 정보를 얻는데 훨씬 더 많이 활용되고 있다. 또한 면접법은 다른 평가방법에 비하여 대단히 융통성이 있어 여러 가지 귀중한자료를 얻을 수 있으나 객관도, 신뢰도, 타당도를 높이기 위하여 고도의 기술과 훈련을 요한다.

(1) 면접법의 종류

면접법은 면접의 절차와 방법에 따라 크게 구조화된 면접과 비구조화된 면접으로 구분해 볼 수 있으며, 절충된 형태로서 반구조화된 면접법을 들 수 있다.

첫째, 구조화된 면접은 질문의 내용, 순서 등을 사전에 계획하고 정해진 계획에 따라 진행시키는 방법이다.

둘째, 비구조화된 면접은 면접계획은 세우되 면접목적만을 명백히 하고, 정해진 주제에 대한 내용을 자유롭게 질문함으로써 필요한 정보를 알아내는 방식으로 질문의 구성이나 순서나 방법 등은 상황에 따라 융통성 있게 진행된다.

셋째, 반구조화된 면접은 사전에 치밀한 계획은 세우되 면접장면에서는 면접자가 융통성있게 면접을 진행시키는 방법이다. 반구조화된 면접은 구조화된 면접과 비구조화된 면접의 장·단점을 절충한 것으로 실제로 가장 많이 사용되고 있다.

(2) 면접법의 장점

현재의 일 뿐만 아니라 과거의 사실이나 장래의 희망까지도 파악할 수 있고 면접 중의 태도나 표정을 통해서 상대방의 사정을 알아낼 수 있으며 필요에 따라서 질문을 자유자재로 바꿀 수 있다는 점 등이다.

(3) 면접법의 단점

고도의 기술과 훈련이 필요하며, 결과를 통계적으로 처리하여 해석하기가 어렵다.

(4) 면접법을 사용할 때에 유의할 점

면접 당사자 간에 친밀한 심리적 융합이 되어 있어야 하고 상대방에게 책임을 지우거나 힐책을 하지 말 것이며 면접자는 주로 잘 듣는 편이 되어야 한다. 또 필요한 요점을 기록하거나 정리해 두어야 하며, 면접 중에 알게된 비밀을 지켜 주어야 한다.

3) 질문지법

질문지법은 보통 평가하고자 하는 문제에 대해 일정한 방식 및 내용의 질문지를 작성하여 평가대상자에게 제시함으로써 그들의 반응, 주로 태도, 의견 등을 파악하는 방법이다.

(1) 질문지 사용할 때 유의사항

① 질문지 수준은 연구자의 수준으로 해서는 안되며 가장 낮은 수준으로 제작한다.
② 이중 부정문 사용은 절대 금한다.
③ 한가지 문항에는 한가지 내용만 질문한다.
④ 성인의 경우는 20분에서 30분, 아동의 경우는 15분을 넘지 않는 것이 좋다.

⑤ 앞부분에는 단순하고 흥미있는 것을 많이 넣는다.

⑥ 태도, 사고, 동기, 갈등, 윤리 등의 가치판단 문제는 뒤에 넣는다.

⑦ 앞부분은 구조화된 질문으로 시작하여 점점 자유개방식 질문으로 진행해 나간다.

⑧ 보통 표지에는 인사말, 연구의 목적, 연구내용, 자료의 용도, 비밀보장에 관한 내용, 연구자의 이름, 소속 등을 쓴다.

⑨ 아동용 질문지는 활자를 크게 한다.

⑩ 선택적 반응의 경우는 정확하고 친절한 방법으로 보기 좋게 작성한다.

(2) 질문지법의 장점

다른 조사방법으로는 측정할 수 없는 광범위한 문제에 대해서 많은 대상자를 단시일내에 연구할 수 있다.

(3) 질문지법의 단점

질문을 통제할 수가 없으며 자료를 엄격히 다룰 수 없기 때문에 자료에 대한 신뢰성이 적다는 점이다.

4) 사회성 측정법

사회성 측정은 교실에서의 학생행동, 동료집단, 스포츠집단 등과 같은 집단의 조직유형을 연구하는데 유용한 기법으로, 이 사회도 측정기법은 몇가지의 사전 준거에 비추어 스타와 같이 인기있는 학생과 고립되고 무시당하여 인기없는 학생이 누구인지를 밝혀줌으로써 집단의 기본적인 사회구조를 알 수 있게 해준다. 이와 같이 집단내에서 개인의 사회적 위치 및 비공식적인 집단형성의 구조를 알아내는 방법을 사회성 측정법이라고 한다.

이 기법은 학생에게 어떤 활동을 할 때 누구와 같이 활동하는 것이 좋은가를 물어봄으로써 좋아하는 동료가 누구인지를 밝히려고 한다. 특히 교실에서 가장 옆자리에 같이 앉고 싶은 친구는 누구이고, 방과 후 누구와 놀고싶고, 누구와 같이 일하고 싶은가 등을 물어서 알아볼 수도 있다. 그 결과 선택된 학생들을 사회도에 여러 가지 그림형태로 표시할 수 있으며, 인기있는 학생과 인기없는 학생을 나타내는 교우관계의 유형을 알아볼 수도 있다.

어떤 활동에서 매우 인기있는 학생들은 스타라고 부르며, 선택받지 못한 학생들은 고립된 학생들로 볼 수 있다. 그래서 사회도는 학생의 행동을 통찰할 수 있게 해주고, 집단을 만들어서 활용하고자 하는 교사에게 유익한 점을 시사할 수 있다. 이 기법은 보통 형성평가단계에 활용되며 평가자료를 양적으로 풍부하게 해주는 근거를 제공해 준다.

(1) 사회성 측정법의 장점

문항작성이 쉬워서 교사는 누구나가 작성할 수 있으며 검사시간이 극히 짧아서 5~6분에 실시할 수 있고 그 결과의 응용범위 및 효과가 크다는 것이다.

(2) 사회성 측정법의 단점

인간관계나 집단의 구조는 항상 유동성을 띠고 있는 데도 불구하고 조사결과의 해석에 있어서 고정된 현실적 관계로 생각하기 쉽다는 점이다.

(3) 사회성 측정법을 사용할 때 유의할 점

선택하는 집단의 범위가 명확해야 하고 조사대상자에게 의미있는 특정한 선택기준을 마련해야 하며, 무제한의 선택 또는 거부를 허용하되 지시문은 친절하고 구체적이어야 한다는 것이다.

5) 평점척도법

평점척도법은 개개인의 특징에 대하여 다른 대상과 비교해 그 정도를 평점하는 방법이다. 이 방법은 행동의 관찰에 적당한 장면이나 그 장면에서의 관찰기록의 숙달없이는 신뢰도를 기대하기가 어렵다. 그러므로 숙련된 교사에 의하여 사용되어야 하며, 그 신뢰성은 자료를 수집하고 기록하며 해석하는 기술에 의존한다고 볼 수 있다. 이 방법에는 다음과 같은 평정척도표가 필요하다,

(1) 평점법의 종류

평점법의 종류는 학자에 따라 여러 가지로 분류하고 있으나 구강보건교육 현장에서 활용할 수 있는 평점법의 종류는 다음과 같다.

① 기술 평점척 활용법

이것은 평가하려는 내용이나 단계를 간단한 단어, 구, 문장으로 표시하여 평점하는 방법으로 교육 후 교육내용에 대한 이해도 측정의 예와 같다. 이 기술 평점척을 초등학교나 농촌어머니 산업장종업원 등을 교육 후 이해유무를 알아 보고자 할 때 쉽게 적용할 수 있다.

② 표준 척도법

이 방법은 미리 세밀한 통계적 절차에 따라 결정된 표준인물, 작품 등을 제시하고 평가하려는 작품이나 인물을 같이 배열한 후 어느 것이 표준과 가장 가까운지를 비교하여 평가하는 것이다. 평가대상이 작품일 경우는 작품평점법이라고 하며 인물일 경우에는 인물평점법이라고 한다.

③ 숫자 평점척 활용법

숫자 평점척도에는 단일 척도와 복수 척도가 있다. 단일 척도의 예는 1, 2, 3, 4, 5 등으로 구분하는 방법이고 복수척도는 -2, -1, 0, 1, 2 로 양극을 사용하는 것이다. 구강보건교육후 태도측정에서 지금까지는 많이 사용하고 있는 숫자척은 5단계 숫자척이다.

④ 기술 도표척 활용법

기술 도표척은 기술척과 숫자척을 통합하여 선으로 나타내는 방법인데 구강보건교육에서 가장 많이 활용될 수 있는 방법이며 기술척과 숫자척의 장점을 살리고 단점을 보완하였으므로 장점이 많고 단점이 적은 평정척에 속한다.

예를 들면 학생들에게 칫솔질 방법을 교육 후 기술 숫자척을 사용하여 평가하는 경우는 다음의 예로 들 수 있다.

4	3	2	1	0
완전히 잘한다.	거의 완전하다.	보통 이다.	조금 알고 있다.	전혀 알지 못한다.

06

표 6-8. 평점 척도의 예

정도 교육내용	완전히 이해했다.	대체로 이해했다.	보통정도이다.	조금 이해했다.	전혀 이해하지 못했다.
회전법					
충치예방법					

평가자의 기술도표척 작성시 유의점은 첫째, 평가하려는 행동의 목록을 작성하고 둘째, 평점점 결정 후 평점척도표를 작성한 후 재검토하여 활용하도록 하여야 한다.

6) 수행평가

(1) 수행평가(遂行評價 ; Performance Assessment)의 정의

① "새로운 문제나 특정의 과제를 해결하는 능력을 측정하기 위한 체계적 시도로서 실제 또는 모의 상황에서 피평가자들이 나타내 보이는 반응들을 전문가인 평가자가 직접 관찰하고 판단함으로써 이루어지는 평가방식"이다(스티긴스와 브리지포드 ; Stiggins and Bridgeford, 1982).

② "피평가자의 반응을 평가하는 과정에서 평가자의 관찰과 전문적인 판단을 특히 중시하는 평가방식"이다(메렌 ; Mehrens, 1992).

③ "피평가자들이 특정의 산출물을 만들어 내거나 구체적인 활동을 수행하게 함으로써 자신들의 능력을 직접적으로 나타내 보일 것을 강조하는 평가방식"이다(헤르텔 ; Haertel, 1992).

(2) 기존의 평가와 수행평가

	기존의 평가	수행평가
평가대상	· 암기하고 있는 지식의 양	· 비판적, 창의적 사고력
평가하는 지식의 유형	· 결과적 지식	· 과정적 지식 + 결과적 지식
평가방법	· 선택적 지필 검사	· 그 외의 다양한 방법
평가상황	· 인위적인 시험 상황	· 실제상황이나 유사 모의 상황
평가방법의 성격	· 간접적(검사위주)	· 직접적(관찰위주)

(3) 수행평가의 유사 용어

1980년대까지만 해도 수행평가는 직업관련 분야나 예체능 분야에서 이론시험이 아닌 실기시험(performance-based test)이라는 의미로 사용되었다. 1990년대부터는, 전통적인 평가 체제와는 대비되는 새로운 평가 체제라는 의미로, 여러 가지 유사한 용어들을 수행평가라는 용어로 포괄적으로 지칭하고 있다.

① 대안적 평가(alternative assessment)

· 주류적인 평가 체제와 성질을 달리하는 평가 체제를 말한다.
· 선택형 문항을 사용하는 표준화된 검사에 대한 대안적인 평가를 말한다(예 : 선택형 문항이 아닌 서술형이나 논술형 문항을 강조하는 경우).
· 수행평가는 대안적 평가의 한 예이다.

② 직접적인 평가(direct assessment)

· 직접적인 방법을 중시하는 평가이다.
· 지필 시험보다는 학습자의 행동을 관찰함으로써 평가한다.

③ 실제적 평가(authentic assessment)

· 진정한 평가, 참 평가라고도 한다.
· 평가 상황과 실제 상황의 동일성을 강조한다.
· 수행평가의 방식 중 한 사례로 볼 수 있다.

④ 실기시험 평가(performance-based assessment)

· 필기 시험보다 실기 시험을 중시한다.

· 기억하는 것보다 실제로 할 줄 아는 것을 중요시한다.

⑤ 포트폴리오 평가(portfolio assessment)

· 학생이 쓰거나 만들어 낸 작품집이나 서류철 등을 통해 평가한다.

· 결과도 중요시 하지만 결과를 도출하게 된 과정도 중요시한다.

· 1회적 평가에 그치는 것이 아니라, 지속적이면서도 통합적인 평가를 중시한다.

· 성취의 정도 그 자체도 중요시 하지만 학습자의 노력이나 향상의 정도를 더 중요시한다.

(4) 수행평가의 일반적인 특징

① 학생이 문제의 정답을 선택하게 하는 것이 아니라, 자기 스스로 정답을 작성하거나 행동으로 나타내도록 하는 평가방식이다.

② 교육목표의 달성여부를 가능한 한 실제상황 속에서 파악하려는 평가방식이다.

③ 교수-학습의 결과뿐만 아니라 과정도 함께 중시하는 평가방식이다.

④ 개개인을 단위별로 평가하기도 하지만 집단에 대한 평가도 중시하는 평가방식이다.

⑤ 학생의 학습과정을 진단하고 그 결과를 통해 촉진해 주는 것을 중시하는 평가방식이다.

⑥ 학생 개개인을 종합적으로 평가하기 위해 전체적이면서도 지속적인 평가를 강조한다.

⑦ 학생의 인지적인 영역뿐만 아니라 정의적인 영역, 그리고 운동(심동)적 영역에 대한 종합적이고 전인적인 평가를 중시하는 평가방식이다.

⑧ 낮은 사고능력보다는 고등 사고능력의 측정을 강조하는 평가방식이다.

⑨ 교수-학습 과정의 개선을 지향하는 평가이다.

(5) 수행평가의 여러 가지 방법

평가의 목적이 교수-학습의 과정을 개선하고 개별 학생에게 지도·조언하고 충고하기 위해 사용된다면, 어떠한 방법도 수행평가의 방법이 될 수 있다. 또한 수행평가는 교수-학습활동과 평가활동이 상호 통합적으로 진행되는 것을 강조하기 때문에, 다양한 교수-학습 방법들이 곧 수행평가를 위한 방법이 될 수 있다.

오늘날 일반적으로 사용되고 있는 수행평가의 방법들은 아래에서 기술하지만, 이 방법들의 구분이 상호 배타적이라기보다는 보완적인 것이다.

① 서술형 및 논술형 검사

· 서술형은 학생들이 문제에 대한 답을 직접 서술하는 검사이다.

· 논술형은 학생들이 자신의 생각이나 주장을 창의적이고 논리적이면서도 설득력 있게 조직하여 서술하는 검사이다.

② 실험·실습법

·실험·실습법은 주로 자연과학 분야에서 많이 사용하는 방법이다.

· 일반적으로 학생들에게 실험·실습을 하게 한 후 그 결과보고서를 제출하도록 한다.

· 실험·실습은 개인 단위로 할 수도 있고 팀을 구성하여 공동으로 하게 할 수도 있다.

③ 관찰법

· 교사가 학생들의 지식이나 기능의 정도를 관찰을 통해 평가하는 방법이다.

· 개별 학생 단위로 관찰하거나 집단 단위로 관찰하여 평가한다.

④ 실기시험

· 실기시험은 학생들이 지식이나 기능을 직접 행동으로 나타내 보이는 시험이다.

· 수행평가에서의 실기시험은 시험을 치르는 상황이 통제되거나 강요된 상황이 아니라 자연스러운 상황 속에서 이루어진다.

⑤ 구술시험

· 지필검사 이전부터 시행되어 온 가장 오래된 수행평가의 한 형태이다.
· 학생들에게 특정의 교육내용이나 주제에 대해서 질문한 다음 학생의 의견이나 생각을 발표하도록 하여 평가한다.

⑥ 면접법

· 면접법은 교사와 학생과의 대화를 통해 이루어진다.
· 대화를 통해 교사는 학생에 관한 필요한 자료나 정보를 수집하여 평가한다.

⑦ 토론법

· 토론법은 교수-학습 활동과 평가 활동을 통합적으로 수행하는 방법 중의 대표적인 한 방법이다.
· 특정 주제에 대해 학생들이 서로 토론하는 것을 보고 평가한다.

⑧ 자기평가 및 동료평가 보고서법

· 자기평가(self-evaluation) 보고서법은 특정 주제에 대하여 학생 스스로 학습 과정이나 학습 결과에 대해 자세한 평가하여 보고서를 제출하도록 하고, 그 보고서를 보고 평가하는 것이다.
· 동료평가(peer-evaluation) 보고서법은 동료 학생들이 상대방을 서로 평가하도록 하여 보고서를 제출하도록 하고, 그 보고서를 보고 평가하는 것이다.

⑨ 연구보고서법

· 특정 주제에 대해서 학생 나름대로 자료를 수집하고 분석·종합하여 연구보고서를 작성·제출하도록 하여 평가하는 것이다.
· 연구보고서 작성은 개인적으로 할 수도 있고 관심 있는 학생들이 함께 모여서 단체로 할 수도 있다.

⑩ 포트폴리오법

· 개념 : 포트폴리오(portfolio)법이란 학생이 쓰거나 만든 작품을 지속적이면서도 체계적으로 모아 둔 개인별 작품집 혹은 서류철을 이용한 평가 방법이다. 대체로 학생들의 일기장, 연습장, 미술작품집, 시나 소설 작품집, 과제일지 등

을 가지고 평가한다.

· 의의 : 단편적인 영역에 대해 일회적으로 평가하지 않고 학생 개개인의 변화·발달과정을 종합적으로 평가하는 것을 강조한다.
  학생들은 자신이 제작한 포트폴리오를 통해 자기 자신의 변화과정을 알 수 있고 자신의 장점이나 약점, 성실성 여부, 잠재 가능성 등을 스스로 인식할 수 있다. 교사들은 학생들의 과거와 현재의 상태를 쉽게 파악할 수 있을 뿐만 아니라, 앞으로의 발전 방향에 대한 조언을 쉽게 할 수 있다.

⑪ 비디오 포트폴리오법

· 개념 : 어떤 교사의 실제 수업장면들을 여러번 비디오로 녹화하고 이를 통해 해당 교사의 교수방법에 대해서 반복적으로 관찰·분석·평가하는 것을 말한다. 교사의 수업장면을 직접 관찰하여 평가함과 동시에 관찰의 타당성과 신뢰성을 높이기 위해 수업장면을 비디오로 녹화한 후 필요에 따라 여러번 반복해서 검토하기도 한다.

· 평가의 준거 : '수업 준비 및 전체적인 구성', '교과 내용에 대한 이해도', '학생에 대한 이해도', '교수-학습과제 선정의 적절성', '수업 분위기 조성 능력', '의사소통 능력' 등

· 의의 : 해당 교사는 자신의 비디오 포트폴리오 테이프를 보면서 교수 활동에 있어서 자기 자신의 변화 과정, 자신의 장점이나 약점, 성실성 여부, 잠재 가능성 등을 스스로 파악할 수 있다.
  현직 교사를 대상으로 한 연수나 예비 교사들을 대상으로 교수방법을 가르칠 때, 탁월한 교사들의 수업장면을 녹화해 둔 비디오 테이프를 교수-학습 자료로 활용하기도 한다.

이상에서 여러 가지 평가방법을 살펴 보았는데 학교나 산업장 보건소 등에서 교육을 실시하는 담당자들은 교육후 평가방법 선택시에 자신들이 실시한 교육목표와 대상자들의 특성, 평가결과의 활용, 목표 등에 따라 올바르게 선택하여 활용하여야만 교육의 질적인 향상을 도모할 수 있다.

제4절 구강보건교육평가의 적용

구강보건교육을 실시한 후 설정된 교육목표에 도달되었는지를 알아보는 평가방법은 일반적으로 크게 세가지로 구분할 수 있다.

1. 학습자 성취도 평가

구강보건교육을 실시하고 난 후 학습자의 능력이나 태도나 행동을 어떤 기준에 비추어 평가하여 구강보건교육에 관한 판단을 내리는 것이다. 즉 유치의 수, 유치의 기능, 유치관리의 필요성을 알고 있는지에 관한 평가가 여기에 속한다.

2. 교육유효도 평가

구강보건교육시에 교육방법이나 교육기자재와 같은 교육과정에 관련되는 요인을 어떤 기준에 비추어 평가함으로써 구강보건교육에 관한 판단을 내리는 것이다. 즉 교육에 대한 반응이 어떠했는가? 교육기자재는 적절했는가? 교육방법이 좋았는가? 등을 평가하는 것이다.

3. 구강보건증진도 평가

구강보건교육을 실시한 후 구강건강을 증진시킨 정도를 어떤 기준에 비추어 평가함으로써 구강보건교육에 관한 판단을 내리는 것이다. 즉 구강위생관리를 실시한 여부나 잇몸상태에 따른 칫솔질을 하고 있는지 여부 등에 관한 평가이다.

끝으로 교육성취도, 교육유효도, 구강보건증진도에 관한 평가의 일례를 살펴보고자 한다. 구강보건교육에서는 실제로 교육평가를 하는 과정에서 가장 많이 쓰이는 평가방법은 관찰법과 면접법, 설문법 등이다. 이들 방법에 대한 설명은 이미 앞에서 언급한 바 있으므로 여기에서는 구강보건교육 평가시에 많이 활용하고 있는 설문평가양식을 소개하고자 한다(표 6-9).

표 6-9. 영아의 구강위생관리에 대한 교육평가 항목 총괄표(단국대학교)

구강보건교육 평가내용	배점	세부항목(배점)	평가방법
1. 피교육자 성취도 (지식/행동변화)	7	1. 유치 맹출시기 2. 유치의 수 3. 유치의 기능 4. 치아보호식품 5. 모유와 분유수유, 우유병성 우식 6. 유치과리의 필요성 7. 영아의 구강위생관리	설문조사 (객관식 설문)
2. 교육 유효도	2	1. 부모의 교육에 대한 반응 2. 교육시 적절한 교재 사용 여부	주관적 판단
3. 구강건강증진도	1	1. 모유 수유로의 전환 2. 구강위생관리실시여부	주관적 판단

CHAPTER 7

진료실 구강보건교육

- **제1절** 진료실 구강보건교육시 동기유발과정
- **제2절** 진료실 구강보건교육의 적용
- **제3절** 진료실 치면세균막관리 교육

학습목표

1. 진료실 구강보건교육 동기유발과정을 설명할 수 있다.(A)
2. 구강진료실과정에서 교육의 범주를 설명할 수 있다.(A)
3. 진료실교육개발과정을 설명할 수 있다(A)
4. 구강진료실에서의 동기유발과정을 설명할 수 있다.(A)
5. 대상자에게 알맞은 치면세균막관리 교육계획을 수립할 수 있다.(A)
6. 치면세균막관리를 위한 교육목표 설정시 고려사항을 설명할 수 있다.(A)
7. 치과교정 환자를 위한 구강보건교육을 할 수 있다.
8. 치주염치료 환자를 구강보건교육을 할 수 있다.
9. 보철물 환자를 위하 구강보건교육을 할 수 있다.

CHAPTER 7

진료실 구강보건교육

제1절 진료실 구강보건교육시 동기유발과정

경제적 풍요로움으로 인해 건강에 대한 인식이 높아지면서 구강건강에 대한 필요성도 점차 커지고 있다. 하지만 아직도 많은 사람들이 치아상실을 노령화의 당연한 결과로 받아들이고 있는 실정이다. 자신의 건강을 지키는데 필요한 지식, 태도, 기술의 변화를 가져 올수 있는 가장 우수한 수단은 보건교육이며, 이는 질병예방을 위한 중요한 수단이다.

환자의 지식, 태도, 행동의 변화 없이는 구강건강을 유지하기란 어렵다. 구강질환은 서서히 진행되는 만성질환으로 환자의 동기유발을 통하여 태도를 변화시켜야만 예방과 조기치료로 질환의 악화를 방지할 수 있다. 이는 구강보건교육을 통하여 인식을 개선시켜야 하므로 구강보건교육을 담당하는 치과위생사의 역할이 무엇보다 중요하다.

1. 동기유발과정

일반적인 동기과정은 4가지 단계를 거친다. 먼저 욕구의 발생단계, 두번째는 욕구의 확인, 세번째는 목표달성행동, 네번째가 욕구의 충족과 불안의 해소 등이다. 이러한 과정을 거치면서 환자에게 변화되기를 원하는 행동, 즉 진료실에서 계획된 구강보건교육의 목적과 목표달성을 하게 된다.

1) 욕구발생 단계

진료실에 내원하는 환자를 포함하여 보호자들에게 이미 잠재적인 욕구가 발생되어 있을 것이다. 어떤 문제와 상황 때문에 욕구가 생겼는가를 알고 난 후, 그 욕구를 확인하는 단계에서는 가능한 신속히 파악해야 한다. 무엇보다도 환자 및 환자보호자와 진료팀과의 신뢰를 쌓는 것이 중요하므로 그들의 욕구를 빨리 파악해서 즉각적이고 꼭 필요한 조치를 해 주어야 한다. 따라서 인간발달과 심리에 대한 기초적인 지식과 성격에 대한 이론적인 지식과 대화기법 등의 여러 분야의 폭넓은 지식과 기술이 필요하다.

2) 욕구의 확인단계

다음 단계로는 환자의 동기유발 인자를 파악하는 것이다. 여기서는 환자와 처음 만났을 때부터 시작된다. 환자와의 의사소통이 잘 이루어져야 하며, 언어적인 대화나 비언어적인 대화가 동기유발 인자를 파악하기 위하여 기본적인 정보를 얻는데 도움이 된다. 일반적으로 면접과 관찰 등을 통해 환자의 행동을 파악할 수 있다. 내용은 다음과 같다.

① 환자의 정서적 상태
② 환자의 사회경제적인 면
③ 환자의 구강 내 문제점, 구강보건관련지식과 잘못된 지식
④ 일상적 또는 현재의 진료상태
⑤ 구강의 건강상태
⑥ 환자의 흥미, 관심도

환자를 동기유발 시키는 인자는 매우 다양하며, 개인에 따라, 시간에 따라 변화하기도 하지만, 동통, 심리, 가족관계, 자존심, 사회적 지위, 공포 등이 동기유발인자가 되기도 한다. 또한 저작기능의 상실과 저작기능이 상실될 경우, 심미적인 요구, 환자에게 발생되는 구취, 환자의 사회적 지위, 신분, 학력 등이 모두 동기유발인자가 될 수 있다. 그러나 무엇보다도 중요한 것은 심리적으로 상대방의 입장이 되어 보는 방법이다. 내가 보호자라면, 내가 환자라면 어떻게 생각하고 행동할까 하고 생각해 보면 쉽게 찾을 수 있다.

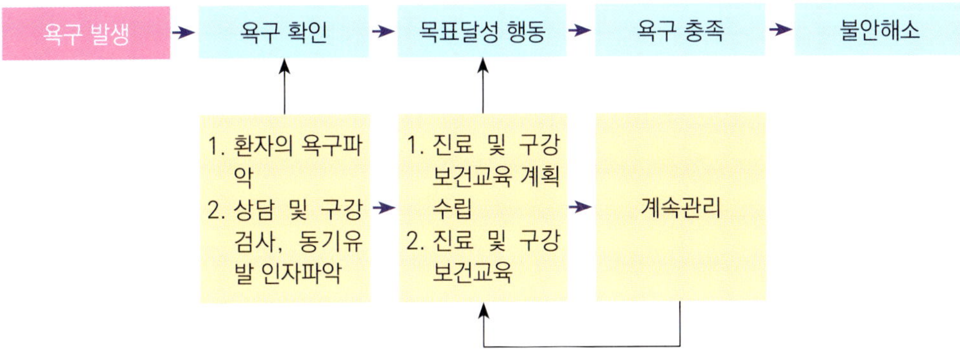

그림 7-1. 치과진료실 구강건강관리과정

3) 목표달성행동 단계

다음 단계는 구강진료 및 구강보건교육계획 수립과 수행이다. 환자의 욕구와 동기유발인자를 찾은 후에는 개인별로 적합한 계획수립을 해야 한다. 앞에서 언급하였지만 모든 사람들의 욕구와 구강상태는 다르므로 적합한 계획을 개별로 세워야 한다.

계획을 수립하기 전에 환자와 충분한 의견교환을 한 후에 구강검사를 한다. 그리고 손거울을 주어 본인의 구강상태를 확인하도록 하여 동기가 부여될 수 있도록 한다.

대화를 진행할 때는 전문적인 용어는 피하고, 가능하면 환자가 쉽게 잘 알아들을 수 있는 용어를 선택하여 설명하도록 한다. 대부분의 환자들은 단순히 시범을 보이는 것만이 아니라 실습을 통하여 보도록 해주면 더욱 쉽게 할 수 있다. 칫솔질 방법 교습의 경우에는 환자의 입안에서 시범을 보인 후, 환자가 스스로 닦게 하여 잘못된 부분을 교정해 주는 방법으로 한다.

가정구강건강관리법의 교습은 점진적으로 실시해야 한다. 한번에 여러 가지를 교육하도록 하면 환자에게 혼동을 주어 실패할 수도 있다. 무엇보다도 스스로 구강관리를 하도록 하고 매일 구강건강관리는 환자의 책임과 의무라는 것을 확실히 인식시켜야 한다. 환자에게 교육할 때 더 큰 효과를 위해서는 구강보건교육매체를 충분히 활용하는 것이 좋다.

4) 욕구충족과 불안해소 단계

마지막으로는 계속관리 단계이다. 환자를 동기유발 시킨 후에는 환자의 동기유발이 오래 지속되도록 하기 위해서는 가장 중요한 것은 환자의 신뢰를 얻고 환자와 친밀한 관계를 맺도록 하는 것이다. 구강건강관리법과 가정에서 하고 있는 여러 가지 구강건강관리습관과 증상 등에 대해서 환자의 이야기를 자세히 경청해야 한다. 아울러 구강보건교육실 등에서 교육을 할 수 있도록 교육을 위한 장소에도 신경을 써야 한다.

제2절 진료실 구강보건교육의 적용

진료실구강보건교육에서는 치과진료실내에서 개인과 가족단위의 구강건강증진을 위한 교육의 목적과 목표, 내용, 매체선정 및 제작, 교안작성, 교육실습, 교육평가 등에 관한 실제적인 부분을 치과교정, 근관치료, 치주염, 보철물, 의치장착, 치아우식증, 발치환자를 대상으로 하는 실습을 다루고자 한다.

1. 치과교정환자의 구강보건교육

1) 치과교정 환자의 특성

치과교정학은 부정교합과 저작장애의 원인, 치료 및 예방법을 연구하는 치학의 한 분야로 치아우식증이나 치주병의 예방, 발육장애, 저작장애, 악관절증, 악골변형증, 나쁜 안모를 개선시키는데 그 목적이 있다. 치과위생사는 교정환자의 구강위생관리 및 부가적인 교정관련 협조업무 및 환자격려, 구강습관제거 및 교정장치 관련 교육에서 큰 역할을 담당한다.

교정의 대상이 되는 부정교합은 유전적인 원인이나 후천적으로 치아 조기상실, 악골 손상, 여러 가지 바르지 못한 습관, 불량 구강진료에 의해서 발생한다. 유전적 소인을 가진 경우라면 성장발육 초기의 교정처치가 중요하며 교정 후에도 재발되는 경향이 있어서 특별한 보정장치가 필요하고, 후천적인 요인이면 조기치료 및 예방이 가능하다.

교정환자는 대개 저 연령자가 많아서 구강청결에 대한 의식이 부족하고, 칫솔질로 구강청결이 어려운 총생 상태가 많으며, 복잡한 구조의 교정장치가 장기간 구강에 장착되어 있다. 교정환자는 구강에 교정장치 장착으로 인하여 구강통증 및 저작시 불편감, 탈착가능 교정장치의 관리에 많은 문제점을 느낀다.

그러므로 환자가 혼자서 자신의 구강위생 및 탈착가능 교정장치의 장착치과위생사는 교정환자에게 교정진단에서부터 치료계획 및 치료과정상의 가철성장치의 착탈과 구강 및 장치관리에 관한 철저한 교육을 시키고 가정에서 잘 실행되도록 격려와 동기유발을 해주어야 한다.

2) 치과교정 환자의 구강위생관리법

(1) 칫솔질 교육

가철성 교정장치를 장착한 환자의 장치물 청결과 구강청결을 교육하여야 한다. 장치는 깨지지 않도록 수건을 깔아놓거나 물이 담긴 대야 위에서 치솔을 이용하여 닦도록 한다. 장치를 구강 내에서 제거한 후에는 반드시 물을 넣은 장치통에 보관하여야 한다.

환자의 구강상태에 따라 건강한 잇몸은 회전법(Rolling method)으로 교육하고 치은염 부위는 바스법(Bass method), 브라켓 부위는 챠터스법(Charter's method)으로 교육한다.

(2) 구강위생용품의 사용

치간치솔은 환자의 치간에 적절한 크기와 모양을 골라서 치아장축에 수직이 되도록 순(협)면에서 설면으로 왕복하면서 사용한다. 또 고정성 교정장치를 장착한 환자는 교합면(절단연)에서 치경부방향으로 치아장축과 평행하게 위아래로 움직이면서 사용한다.

(3) 불소양치용액

불소양치용액은 0.05%의 불화소다를 함유하는 것으로서 매일 한번 사용하는데 구취제거 및 일시적인 세균수 감소를 할 수 있고, 불소가 치면에 도포되므로 치아우식을 예방할 수 있다.

사용법은 칫솔질이 끝난 후 세치제를 깨끗이 제거한 후 10㎖ 정도를 덜어 구강에 넣은 후 뺨과 혀 등을 사용하여 힘차게 1분 동안 입을 헹군 후 뱉고 30분 이상 물이나 음식물을 섭취하지 않는다.

잠자기 전에 사용하면 효과적이다.

3) 평가 항목

표 7-1. 평가항목별 평가방법

구강보건교육 평가내용	배 점	세부항목(배점)	평 가 방 법
1. 피교육자 성취도 (지식/행동변화)	6	1. 칫솔질 시기 2. 칫솔질 방법 3. 구강위생보조용품 사용법	설문조사 (객관식 설문)
2. 교육 유효도	2	1. 환자에 대한 반응	주관적 판단
3. 구강건강증진도	2	1. 구강위생관리능력	관찰법

2. 치주질환 환자의 구강보건교육

치주질환은 치아를 지지하는 백악질, 치은, 치조골 및 치주인대 등의 치아주위조직에 발생되는 질병으로 치주낭의 형성, 치은퇴축, 치아동요 및 치아의 병적인 이동, 치근 분지부 병소, 치주농양 등의 증상이 나타난다. 치주조직 질환은 치면세균막의 세균이 원인요소가 되어 발생한 염증성 질환이다.

07

1) 구강보건학적 특성

치주염이란 치아주위 조직, 즉 치은, 치조골, 백악질, 치주인대 등에 염증이 생기는 것을 말한다. 치주염에 이환시 나타나는 증상은 칫솔질 할 때 피가 나고, 식사 후 음식물이 많이 끼며, 치아가 흔들리거나 잇몸이 붓는다. 치주염은 어느 정도 진행이 될 때까지 전혀 깨닫지 못하는 경우도 있고, 이미 깨달았을 때는 시기가 늦어서 치료가 어려울 경우가 많다.

특히 당뇨환자는 생체의 모든 기능이 저하된 상태로 치태 내의 세균과 독소물에 의한 치주조직 파괴가 더욱 쉽게 일어나므로 구강병 발생을 예방·치료하기 위해서는 세심한 주의가 필요하다.

치주염의 종류에는 성인형 치주염, 유년형 치주염, 급속 진행성 치주염, 임신성 치주염 등이 있다. 치주염은 치태나 치석 등 국소적 원인 외에 유전적인 요인, 호르몬 분비에 의한 복합적 요인에 의해 발생하기도 한다.

치주염의 증상은 조기에 자각증상을 느끼기 어려워 상당히 진행된 후에야 발견되기 때문에 치료가 매우 까다롭고, 일단 한번 나빠지면 원상태로 회복하기가 어려운 범발성 질환이다. 일반적으로 치주염은 기존의 치은염으로부터 생긴다. 반면 모든 치은염이 치주염으로 진행되는 것은 아니다. 숙주의 저항요인, 즉 면역상태와 치태 미생물의 양 및 독성이 염증활성 및 치주조직 파괴의 진행을 결정한다.

치주염의 대표적인 증상은 입에서 냄새가 나고, 잇몸이 자주 붓고, 잇몸 색깔이 변하고, 고름이 나오며, 찬 것을 먹으면 이가 시리고, 이가 흔들린다. 치료방법은 치조골의 흡수정도에 따라 달라지는데 치석제거와 치근활택술로부터 치조골 이식, 치은이식, 치주조직 재생 유도술 등 다양하며 치료비도 차이가 많이 난다. 그러나 치조골이 원래 높이의 1/2 이상이 파괴된 경우에는 치료가 불가능하며 치아를 빼야만 하는 경우가 된다.

치주질환의 진행과정을 보면 다음과 같다.

1단계, 치은염으로 소량의 치석이 형성되어 잇몸이 붓거나 칫솔질할 때 피가 나는 시기이다. 스켈링과 칫솔질로 치료가 가능하다.

2단계, 초기 치주염으로 치석이 치근쪽으로 내려가면서 잇몸이 많이 붓고 피가 나며 치조골의 파괴가 시작된다. 스켈링과 칫솔질로 치료가 가능하다.

3단계, 진행된 치주염으로 치근쪽으로 치조골의 파괴가 많이 진행되어 치아가 흔들리기 시작하고 찬 음식 등에 통증을 느끼게 된다. 스켈링과 치주치료가 필요하다.

4단계, 말기 치주염으로 치조골이 심하게 파괴되어 치아가 많이 흔들리고 농양이 생기며 악취가 난다. 발치가 필요하다.

치주염을 예방하기 위해서는 약 6개월에 한번씩 하는 정기적인 치석제거와 정확한 칫솔질법이 권장된다.

2) 평가 항목

표 7-2. 평가항목별 평가방법

구강보건교육 평가내용	배 점	세부항목(배점)	평 가 방 법
1. 피교육자 성취도 (지식/행동변화)	6	1. 치주염의 원인 2. 치주염의 진행과정 3. 치주염의 예방법	설문조사 (객관식 설문)
2. 교육 유효도	2	1. 대상자의 관심도	주관적 판단
3. 구강건강증진도	2	1. 구강위생관리능력	관찰법

3. 보철물장착 환자를 위한 구강보건교육

1) 구강보건학적 특성

치과보철은 손상되거나 상실된 치아와 그 주위조직을 인공대체물로 수복하는 것이다. 치아 결손이 되어 생긴 공간을 향하여 공간 주변의 치아가 쓰러지게 되며, 치아들의 맞물린 부분이 흐트러지면서 그 부위에 음식이 많이 끼게 되기 때문에 충치가 잘 생기게 되고 치석도 많이 끼게 되어 치주염이 잘 생긴다. 경우에 따라 다르지만 치아가 빠진 후 4~6주 후에는 보철을 해 넣는 것이 좋다. 보철치료의 형태, 재료, 보철 치료와 관련한 술식에 대해 설명하여 환자가 치료시 보철물의 종류, 재료 등을 선택할 수 있도록 하며, 치료가 진행되는 동안 주체가 될 수 있도록 한다. 가철성 보철물 장착 환자인 경우 의치의 착탈과 구강외에서 장치의 관리를 철저히 하도록 동기를 유발시킨다.

치료후에는 보철물 관리를 잘 할 수 있도록 교육하며, 정기적으로 검진을 받을 수 있도록 구강보건교육하여야 한다.

2) 보철물 종류

(1) 금관(Crown)

충치 등의 이유로 치아가 많이 손상되어 있거나, 신경치료를 한 경우 치아가 부러질 위험이 있는 경우의 인공 치관이며, 고정된 보철물이다. 두 세번의 내원이 필요하며, 인공 치관을 부착시키기 위한 공간을 만들기 위해서 치아를 어느 정도 삭제하고 접착재료(Cement)로 부착한다.

(2) 계속가공의치(Bridge)

치아가 상실되었을 경우 인공치아(pontic)를 사용하여 본래의 상태로 회복시켜 주는 술식이다. 소수 치아 결손시 사용되며 인접 치아가 건강하고 잇몸과 지지 조직이 튼튼해야 가능하며, 서너번의 내원이 필요하다.

인공치아와 잇몸이 닿는 부위는 통상적인 칫솔법으로 완전하게 청결히 하기가 어려우므로 소형칫솔이나 보조 청결기구를 사용해야 한다. 이 부위는 치실을 바늘 역할을 해주는 치실고리에 끼워서 이용하면 편리하며, 치간부위는 치간칫솔을 이용하면 쉽게 닦을 수가 있다. 그 부위에 음식물이 낀 상태로 방치해 두면 치은에 염증이 생기게 되며, 구취를 유발시키므로 그 부위를 청결히 해야 한다.

(3) 의치(Denture)

틀니의 종류는 부분틀니와 완전틀니가 있다. 몇 개의 치아가 남아있는 경우, 치아와 잇몸에서 유지와 지지를 얻는 것을 부분틀니(removable partial denture)라고 한다. 클래스프(clasp)라고 하는 고리를 자연치아에 걸어서 틀니를 고정시키게 된다. 남아있는 몇 개의 자연치아가 빠진 치아의 몫까지 부담을 지게 되므로 애초에 정확하게 치료받아야 하고 계속 관리를 잘 하는 것이 중요하다. 심미적으로 하기 위해 치아에 걸리는 클래스프 대신에 어태치먼트(attachment)나 자석을 이용하기도 한다.

치아가 하나도 없을 때 잇몸에 틀니를 얹혀 놓는 것을 완전 틀니(complete denture)라고 한다. 본을 뜨고 틀니를 맞추기 위해 3~5회 내원하며 틀니 장착 후에도 미세한 조정을 위해 다시 몇 차례 내원해야 한다.

의치는 원래의 자연치와는 달리 불안정하며 씹는 힘도 떨어지며 전처럼 음식맛도 느끼지 못하게 된다. 또한 처음 의치를 장착할 때에는 일시적으로 발음 장애가 올 수도 있고, 뺨이 씹히는 느낌이 들 수도 있으며 며칠 동안은 타액 분비가 증가함을 느끼기도 하겠으나 이는 시간이 지남에 따라 의치에 적응 하게 되면 점차 좋아진다. 처음 일정기간 동안은 불편하더라도 참아야 하며 지속적으로 아프거나 불편하면 치과에 내원하여 치과의사의 검사와 치료를 받아야 한다.

3) 환자교육

(1) 고정성 보철물 장착후 환자교육

보철물을 해 넣은 후 얼마간 이물감을 느낄 수도 있고 몇 일 또는 몇 주간은 찬 것에 시리고 불편할 수도 있으나 시간이 지나면 점차 소실된다. 만약 어느 정도 시일이 경과된 후에도 계속 시리고 불편하면 치과에 내원하여 검사를 받아야 하며, 치아 상태에 따라서 신경치료를 할 수도 있다.

치료 후 보철물을 한 치아 주위에는 음식물이 쉽게 잔존하여 충치나 잇몸질환이 진행될 가능성이 많으므로 칫솔질을 한 후 치실과 치간 칫솔을 사용하여 보철물 주위를 깨끗이 닦아준다. 그리고 치과에 정기적으로 내원하여 보철물과 주위 잇몸 조직의 건강 상태를 점검받고 필요한 치료를 받는다.

(2) 가철성 보철물(의치장착) 환자 교육

① 의치를 빼거나 낄 때 무리하게 힘을 가하지 말고 착탈 방향으로 손가락을 이용하여 끝까지 장착한다.

② 의치를 장착한 후에 아픈 곳이 있으면 내원하여 조절해 주어야 한다. 바로 내원할 수 없으면 치과의사에게 갈 수 있을 때까지 의치를 빼놓았다가 내원 2~3시간 전에는 반드시 의치를 다시 끼우고 내원해야 한다.

③ 의치를 장착한 후에는 반드시 양쪽 어금니로 고르게 저작해야 한다.

④ 의치에 적응될 때까지는 부드러운 음식부터 먹어야 하며 어느 정도 단단한 음식을 저작할 수 있을 때까지는 약 6개월 정도가 소요될 수 있다.

⑤ 식사 후에는 잇몸 뿐만 아니라 의치도 칫솔질을 해주어야 한다.

⑥ 취침시에는 반드시 의치를 빼놓아야 한다.

⑦ 의치의 보관은 의치가 건조해져서 변형되는 것을 막기 위해 의치 세정액이나 찬물에 담가두는 것이 좋다.

⑧ 의치는 떨어지거나 밟게 되면 변형이 오기 쉬우므로 보관이 필요할 경우는 의치 보관함에 보관한다.

⑨ 어떠한 경우라도 본인이 의치나 고리(clasp) 등을 고치려 하지 말고 즉시 치과에 와서 검사를 받아야 한다.

⑩ 시간이 경과하면 잇몸이 퇴축하는 등의 변화가 생겨 의치가 헐거워지게 되므로 반드시 6개월에 한번은 내원하여 치조골의 흡수정도 및 잔존치아의 상태 등을 점검하고, 필요시 의치 이장(denture relining, rebasing) 등을 하여야 한다.

(3) 기타 보철과 관련된 환자 교육

① 보철치료시 치아를 삭제하는 이유

보철물을 씌울 때 보철물이 들어가야 할 공간이 있어야 하고, 보철물 장착 후 다른 치아와 높이가 맞아야 위, 아래 교합이 맞게 되므로 보철물이 들어갈 공간만큼의 치질을 삭제하는 것이다.

② 치아삭제 후 인상을 뜨는 이유

구강내에서 보철물을 제작할 수 없으므로 환자의 구강과 똑같은 모형을 만들어 기공소로 보내게 되는데 이때 모형을 만들기 위한 틀이 필요하다. 이때 보철 치료를 하지 않는 대합치의 교합하는 부분도 인상이 꼭 필요하다.

③ 치은 압배를 하는 이유

치은 압배란 일시적으로 치은과 치아 사이에 공간을 만들기 위한 것이다. 치은 압배를 하는 이유는 지대치 인상을 채득할 때 치은과 치아의 연결부위가 잘 나와야만 정확한 보철물이 나오므로 일시적으로 치은과 치아사이에 공간을 만들어 인상을 채득하는 것이다.

④ 교합채득을 하는 이유

보철물 기공작업은 구강외에서 이루어지기 때문에 환자의 교합상태를 재현해 주어야 한다. 보철물 장착후 위, 아래 교합이 잘 형성되어야 저작 등의 구강 기능에 불편감이 생기지 않는다.

⑤ 삭제한 치아를 오랫동안 방치한 경우

완성된 보철물이 기공 과정을 거쳐서 나오기까지는 3일에서 7일 정도 소요되므로 임시 보철물을 장착하게 된다. 그러나 치아를 삭제하고 내원하지 못하여 오랫동안 방치한 경우에는 교합에 문제가 발생한다. 즉 대합치는 깎아놓은 치아쪽으로 깎은 치아의 옆치아는 깎아놓은 치아쪽으로 이동하여 교합관계에 문제가 생긴다.

특히 임시보철물 내부의 임시치아 접착제는 시간이 경과한 후 일부가 없어지므로 내부의 치아우식증이 발생할 수 있다.

4) 평가 항목

표 7-3. **평가항목별 평가방법**

구강보건교육 평가내용	배 점	세부항목(배점)	평 가 방 법
1. 피교육자 성취도 (지식/행동변화)	6	1. 고정성 보철물의 종류 2. 고정성 보철물 관리	설문조사 (객관식 설문)
2. 교육 유효도	2	1. 대상자의 관심도	주관적 판단
3. 구강건강증진도	2	1. 구강위생관리능력	관찰법

07

제3절 진료실 치면세균막관리 교육

1. 치면세균막관리 목적

치면세균막(dental plaque)은 치아우식증과 치주질환을 일으키는 원인물질로 치아나 보철물 표면에 침착 되는 세균의 집합체이다. 치면세균막은 치면에 견고하게 부착되어 있어 칫솔질이나 치면세마 등 물리적인 힘으로 제거되며 양치질 등으로는 일부 표면층의 세균과 침착물만 떨어진다. 치면세균막을 관리함으로 구강내 미생물을 감소하여 치석을 형성을 방지하고 구강내 양대 질환을 예방할 수 있는 치면세균막 관리방법 중 전문가관리법은 치과위생사의 주된 업무로 치면세마, 치간청결물리요법, 와타나베칫솔질법이 있다. 하지만 전문가 관리법으로만 한계가 있어 스스로 구강건강관리를 할 수 있도록 칫솔질과 구강위생관리용품을 사용할 수 있도록 교육하여야 한다. 자가치면세균막관리를 위한 방법 중 물리적 치면세균막 관리인 칫솔질은 대상자의 구강건강상태에 따라 올바른 칫솔질 방법과 구강위생관리용품 사용 실천함으로 구강질환을 예방할 수 있어 꾸준한 반복 교육이 중요하다.

2. 치면세균막 관리 교육과정

칫솔질은 치면세균막 관리방법에서 가장 기본적이고 구강질환 예방에 효과적이다. 잘못된 방법으로 칫솔질을 지속적으로 실시하면 또 다른 질환을 야기 시키고 원래의 상태로 돌아오게된다. 그래서 여러 차례 반복교육을 실시하여 습관과 태도의 변화가 무엇보다 중요하다. 치면세균막관리교육은 평생교육으로 지속적 교육이 필요하므로 재약속을 통하여 계속구강건강관리를 할 수 있도록 유도한다.

1) 대상자의 교육요구도 사정 및 교육목표설정

대상자 개인에 따른 적합한 구강보건교육을 실시하기 위하여 개인의 구강위생상태, 치주조직상태, 전신건강상태, 구강건강상태 등으로 치위생 사정을 하고 그 외 사회경제적특성을 바탕으로 동기유발인자를 고려하여 교육목표를 수립하는 단계이다. 치면세균막관리교육은 평생교육으로 동기유발이 없인 효과적인 교육을 할 수 없고 지속적인 교육이 필요하므로 여러 가지 인자를 고려하여 교육목표를 설정하여야 한다.

2) 교육계획 수립

교육계획수립단계에서는 대상자의 적극참여를 유도하기 위하여 대상자와 함께 교육계획을 수립한다. 이때 대상자의 사회경제적 특성을 바탕으로 교육요구구도에 따라 대상자에 적합한 교육기간, 교육시간, 교육방법의 계획을 수립한다.

교육기간은 단기, 중기, 장기로 나누어 수립하되 너무 급진적인 습관의 변화는 대상자가 포기 할 수 있으므로 대상자의 의견을 반영하여 계획한다. 또한 대상자가 치료를 요하는 경우 먼저 처치하고 간단한 단기계획에서 성취감을 볼 수 있도록 한 후 중, 단기로 확대하여 대상자가 구강건강관리를 위한 습관이 형성될 수 있도록 한다. 교육시간은 대상자가 내원 시 구강검진을 한 후 바로 현재의 구강상태를 기준으로 교육하여 차후평가를 통하여 동기유발 시킬 수 있도록 한다. 이때 교육방법은 교육자가 시범을 보여준 후 대상자가 모형을 통하여 실습하고 교육자가 점검한 후 직접 본인의 구강 내에서 실시할 수 있도록 교육계획을 수립하면 교육효과가 좋다.

3) 교육과정 수행

대상자에 따라 교육 기간을 정하는 것이 효과적이지만 보통 3차례 나누어 교육하고 차시별 3주 간격 혹은 대상자에 맞게 적절하게 간격을 조정한다. 1차 교육에서는 치면세균막의 구성성분과 구강질환과의 관련성, 관리과정, 관리효과 등 대상자가 지속적으로 관리할 수 있도록 교육한다. 2차 교육은 1차 교육의 효과를 평가하고 구강관리 보조용품을 추가하여 교육한다. 3차 교육은 2차 교육의 효과를 다시 평가하고 1,2차와 비교하여 대상자의 동기유발을 시키고 구강관리보조용품 교육을 확대하여 교육시킨다. 구강보건교육은 동기유발이 어렵고 평생교육이므로 지속적 교육이 필요하다. 6개월 후 재약속을 하여 계속구강건강관리를 할 수 있도록 유도한다.

정확한 칫솔질은 치아표면에 부착된 치면세균막을 세정하여 치경부 치면세균막의 형성과 독소의 제조를 방지하고 치은을 적절히 마사지 하여 치은에 혈액을 양호하게 공급하며, 상피를 적절하게 강화시켜 감염에 대한 저항성을 높임으로 치주질환을 예방한다. 이러한 효과를 위하여 올바른 칫솔질 교습이 이루어져야 하므로 대상자에 따라(표 7-4) 올바른 칫솔질을 선택하여 교육한다.

칫솔질만으로 완벽한 치면세균막관리가 이루어질 수 없으므로 환자나이, 구강위생관리습관, 구강상태, 치면세균막지수, 치경부마모증 등을 고려하여 구강위생보조용품을 사용하여 치면에 치면세균막지수 낮출 수 있고 치은 혈액순환을 촉진하고 치은상피, 치은열구 내 상피세포에 각화를 촉진하므로 구강질환을 예방할 수 있다.

치간 사이의 치면세균막 제거를 목적으로 치실, 치간치솔, 첨단칫솔, 고무치간자극기, Water-pik 등이 추천되고 치간치은의 맛사지에는 고무치간자극기, 치은맛사져, Water-pik을 추천한다. 그 외 구강 내 장치물 청결용으로 치실과 치실고리(floss silk & threader), 치간칫솔, 첨단칫솔, Water-pik이 추천되며 구취제거에는 혀세척기, 구강양치용액 등 용도에 맞게 선택하여 사용할 수 있도록 교육한다.

표 7-4. **대상자에 따른 치솔질방법 동작**

대 상 자	방법	동작방법	구강보조용품
·특별한 구강질환이 없는 일반인 경우	회전법 (Rolling)	강모단면이 치근단을 향하게 하고 부착치은에 강모 옆면을 평행하게 위치시킨 후 치경부에서 45도로 약간의 힘을 주고 돌리면서 교합면 방향으로 쓸어 내린다.	- 치실
·치은염, 치주염 환자 ·교정환자 치주염부위	바스법 (Bass)	부드러운 강모를 두줄 혹은 한줄을 치은열구에 삽입(45도)후 미세한 짧은 진동을 준다.	- 치실 고무치간자극기, 치은마사져, 치간칫솔, 물사출기
	스틸맨법 (Stillman's)	강모단면이 치근단을 향하게 하고 강모 측면이 치은과 평행하게 부착지은 깊숙히 위치시켜 짧은 진동을 주면서 치은에서 치면까지 이동시키며 닦는다.	- 치실 고무치간자극기, 치은마사져, 치간칫솔, 물사출기
·교정 장치 장착부위	차터스법 (Charter's)	강모의 단면이 교합면을 향하게 치경부 장치물 하방치은에 45도로 위치 한 후 치아표면과 치간 등에 짧고 미세한 진동을 준다.	- 치간칫솔, 첨단칫솔, 물사출기, 고무치간자극기, 불소양치용액
·고정성 보철물 장착자			- 치간칫솔, 변연칫솔, 치실과 치실고리, 슈퍼플로스
·미취학 아동	폰즈법 (Fones)	상하악을 절단면으로 교합 후 치아 표면에 강모 단면을 수직으로 위치시켜 전치부에서 구치부 방향으로 큰원을 그리듯 돌리면서 닦는다.	- 치실

(1) 치면세균막 관리과정

• 1차관리교육

- 교육내용

가. 치면세균막과 구강질환의 관련성 교육

나. 치면세균막관리의 중요성 교육

다. 치면세균막관리 과정

· 구강보건교육

· 칫솔질 방법 선정

· 칫솔 및 세치제 선정

· 치면세균막 검사

· 모델시범 및 모형실습

· 구강 내 적용

라. 치면세균막 관리 평가

• 2차관리교육

- 교육내용

가. 1차교육 유지 평가

나. 2차 치면세균막관리 교육

다. 2차 치면세균막관리 결과 평가

라. 1차교육 보완 및 구강위생보조용품교육

• 3차관리교육

- 교육내용

가. 2차교육 유지 평가

나. 3차 치면세균막관리 교육

다. 3차 치면세균막관리 결과 평가

라. 2차교육 보완 및 구강위생보조용품교육 확대교육

3. 치면세균막관리 평가

치면세균막관리교육 후 치면세균막의 양과 분포를 검사하여 환자자신의 구강관리능력을 평가하고 계속관리를 위하여 동기를 유발하여 구강보건교육을 효과적으로 실시할 수 있다. 임상에서 많이 사용하는 검사는 구강환경관리능력지수, 개량구강환경관리능력지수, 올리어리지수 이다.

1) 구강환경관리능력지수(Patient Hygiene Performance, PHP)

개인의 구강관리능력을 착색된 치면세균막의 양을 측정하여 표시하는 지표로 검사대상치아는 상악좌측제1대구치협면, 상악우측제1대구치협면, 상악우측중절치순면, 하악좌측중절치순면, 하악좌측제1대구치설면, 하악우측제1대구치설면으로 각 치아당 한 치면을 대상으로 한다. 검사대상 치면은 근심, 원심, 치경부, 중앙부, 교합부(절단부)로 5부위로 분할하여 각 부위에 치면세균막 부착시 1점, 미부착시 0점으로 평가한다. 검사치아의 착색점수의 합을 평가치아수로 나누어 점수를 산정한다. 이때 최고점은 5점, 최저점은 0점이다.

16(협)	11(순)	26(협)
46(설)	31(순)	36(설)

▶ 구강환경관리능력지수(PHP index) $= \dfrac{\text{검사치아의 착색점수 합}}{6}$

▶ 판정표

구강환경관리능력지수	판정기준
0	양호
0.1~0.7	보통
0.8~3.4	불량
3.5~5.0	매우불량

2) 개량구강환경관리능력지수 (Modified Patient Hygiene Performance, PHP-M)

구강환경관리능력지수를 개량하여 나타내는 지표로 검사 대상치아는 상악우측제2소구치, 상악우측견치, 상악좌측제1대구치, 하악좌측제1대구치, 하악좌측측절치, 하악우측제1소구치 6개 각 치아의 협(순),설면 12개 치면을 평가한다. 이때 치면세균막 부착정도를 각각 근심, 원심, 치은부, 중앙부, 절단부(5개)로 구분하여 치면세균막 부착시 1점, 미부착시 0점으로 평가하여 합산한 절대치이다. 이때 최고점은 60점, 최저점은 0점이다.

15(협,설)	13(순,설)	26(협,설)
44(협,설)	32(순,설)	36(협,설)

▶ 개량구강환경관리능력지수(PHP-M index) = 각 치면에 치면세균막 값을 평가하여 합산한 절대값

▶ 판정표

개량구강환경관리능력지수	판정기준
0~12	양호
12~24	보통
25~36	불량
37~60	매우불량

3) 올리어리 지수(O'Leary index)

대상자의 구강위생상태를 평가하는데 효율적인 지표로 많이 이용되고 있다. 구강내에 있는 모든 치아를 대상으로 하며 고정성보철물도 평가한다. 각 치아를 근심, 원심, 협면, 설면 4등분으로 나누어 치은연(gingival margin)부위 존재하는 치면세균막 존재여부를 검사 한다. 일반 환자는 15%, 치주수술, 보철치료 대상자는 10% 미만이 되게 목표를 설정하여 환자교육을 실시한다.

▶ $\text{O'Leary index} = \dfrac{\text{착색된 치면수}}{\text{전체치아수} \times 4} \times 100$

▶ 치면세균막 관리 점수 = 100 - 올리어리 지수

-5. 치면세균막관리점수조견표

32	31	30	29	28	27	26	25	24	23	22	21	20		32	31	30	29	28	27	26	25	24	23	22	21	20
99	99	99	99	99	99	99	99	99	99	99	99	99	**65**	49	48	46	44	42	40	38	35	32	29	26	23	19
98	98	98	95	98	98	98	98	98	98	98	98	98	**66**	48	47	45	43	41	39	37	34	31	28	25	21	18
97	98	98	97	97	97	97	97	97	97	97	96	96	**67**	48	46	44	42	40	38	36	33	30	27	24	20	18
96	97	97	97	96	96	96	96	96	96	95	95	95	**68**	47	45	43	41	39	37	35	32	29	26	23	19	15
95	96	96	96	96	95	95	95	95	95	94	94	94	**69**	46	44	43	41	38	36	34	31	28	25	22	18	14
94	95	95	95	95	94	94	94	94	93	93	93	93	**70**	45	44	42	40	38	35	33	30	27	24	20	17	13
93	94	94	94	94	94	93	93	93	92	92	92	91	**71**	45	43	41	39	37	34	32	29	26	23	19	15	11
92	93	93	93	93	93	92	92	92	91	91	90	90	**72**	44	42	40	38	36	33	31	28	25	22	18	14	10
91	93	93	92	92	92	91	91	91	90	90	89	89	**73**	43	41	39	37	35	32	30	27	24	21	17	13	9
91	92	92	91	91	91	90	90	90	89	89	88	88	**74**	42	40	38	36	34	31	29	26	23	20	16	12	8
90	91	91	91	90	90	89	89	89	88	88	87	86	**75**	41	40	38	35	33	31	28	25	22	18	15	11	6
89	90	90	90	89	89	88	88	88	87	86	86	85	**76**	41	39	37	34	32	30	27	24	21	17	14	10	5
88	89	89	89	88	88	88	87	86	86	85	85	84	**77**	40	38	36	34	31	29	26	23	20	16	13	8	4
87	88	88	88	88	87	87	86	85	85	84	83	83	**78**	39	37	35	33	30	28	25	22	19	15	11	7	3
86	87	88	87	87	86	86	85	84	84	83	82	81	**79**	38	36	34	32	29	27	24	21	18	14	10	6	1
85	86	87	86	86	85	85	84	83	83	82	81	80	**80**	38	35	33	31	29	26	23	20	17	13	9	5	0
84	85	86	85	85	84	84	83	82	82	81	80	79	**81**	37	35	33	30	28	25	22	19	16	12	8	4	
84	85	85	84	84	83	83	82	81	80	80	79	78	**82**	36	34	32	29	27	24	21	18	15	11	7	2	
84	84	84	84	83	82	85	81	80	79	78	77	76	**83**	35	33	31	28	26	23	20	17	14	10	6	1	
82	83	83	83	82	81	81	80	79	78	77	76	75	**84**	34	32	30	28	25	22	19	16	13	9	5	0	
82	82	83	82	81	81	80	79	78	77	76	75	74	**85**	34	31	29	27	24	21	18	15	11	8	3		
81	81	82	81	80	80	79	78	77	76	75	74	73	**86**	33	31	28	26	23	20	17	14	10	7	2		
80	81	81	80	79	79	78	77	76	75	74	73	71	**87**	32	30	28	25	22	19	16	13	9	5	1		
81	80	80	79	79	78	77	76	75	74	73	71	70	**88**	31	29	27	24	21	19	15	12	8	4	0		
80	79	79	78	78	77	76	75	74	73	72	70	69	**89**	30	28	26	23	21	18	14	11	7	3			
80	78	78	78	77	76	75	74	73	72	70	69	68	**90**	30	27	25	22	20	17	13	10	6	2			
79	77	78	77	76	75	74	73	72	71	69	68	66	**91**	29	27	24	22	19	16	13	9	5	1			
78	77	77	76	75	74	73	72	71	70	68	67	65	**92**	28	26	23	21	18	15	12	8	4	0			
77	76	76	75	74	73	72	71	70	68	67	65	64	**93**	27	25	23	20	17	14	11	7	3				
77	75	75	74	73	72	71	70	69	67	66	64	63	**94**	27	24	22	19	16	13	10	6	2				
76	74	74	73	72	71	70	69	68	66	65	63	61	**95**	26	23	21	18	15	12	9	5	1				
75	73	73	72	71	70	69	68	67	65	64	62	60	**96**	25	23	20	17	14	11	8	4	0				
74	73	73	72	71	69	68	67	66	64	63	61	59	**97**	24	22	19	16	13	10	7	3					
73	72	72	71	70	69	67	66	65	63	61	60	58	**98**	23	21	18	16	13	9	6	2					
73	72	71	70	69	68	66	65	64	62	60	58	56	**99**	23	20	18	15	12	8	5	1					
72	71	70	69	68	67	65	64	63	61	59	57	55	**100**	22	19	17	14	11	7	4	0					
71	70	69	68	67	66	64	63	61	60	58	56	54	**101**	21	19	16	13	10	6	3						
70	69	68	67	66	65	63	62	60	59	57	55	53	**102**	20	18	15	12	9	5	2						
70	69	68	66	65	64	63	61	59	58	56	54	51	**103**	20	17	14	11	8	4	1						
69	68	67	66	64	63	62	60	58	57	55	52	50	**104**	19	16	13	10	7	3	0						
68	67	66	65	63	62	61	59	57	55	53	51	49	**105**	18	15	13	9	6	2							
67	66	65	64	63	61	60	58	56	54	52	50	48	**106**	17	15	12	9	5	1							
66	65	64	63	62	60	59	57	55	53	51	49	46	**107**	16	14	11	8	4	0							
66	65	63	62	61	59	58	56	54	52	50	48	45	**108**	16	13	10	7	4								
65	64	63	61	60	58	57	55	53	51	49	46	44	**109**	15	12	9	6	3								
64	63	62	60	59	57	56	54	52	50	48	45	43	**110**	14	11	8	5	2								
63	62	61	59	58	56	55	53	51	49	47	44	41	**111**	13	10	8	4	1								
63	61	60	59	57	56	54	52	50	48	45	43	40	**112**	13	10	7	3	0								
62	60	59	58	56	55	53	51	49	47	44	42	39	**113**	12	9	6	3									
61	60	58	57	55	54	52	50	48	46	43	40	38	**114**	11	8	5	2									
60	59	58	56	54	53	51	49	47	45	42	39	36	**115**	10	7	4	1									
59	58	57	55	54	52	50	48	46	43	41	38	35	**116**	9	6	3	0									
59	57	56	54	53	51	49	47	45	42	40	37	34	**117**	9	6	3										
58	56	55	53	52	50	48	46	44	41	39	36	33	**118**	8	5	2										
57	56	54	53	51	49	47	45	43	40	38	35	31	**119**	7	4	1										
56	55	53	52	50	48	46	44	42	39	36	33	30	**120**	6	3	0										
55	54	53	51	49	47	45	43	41	38	35	32	29	**121**	5	2											
55	53	52	50	48	46	44	42	40	37	34	31	28	**122**	5	2											
54	52	51	49	47	45	43	41	39	36	33	30	26	**123**	4	1											
53	52	50	48	46	44	42	40	38	35	32	29	25	**124**	3	0											
52	51	49	47	46	44	41	39	36	34	31	27	24	**125**	2												
52	50	48	47	45	43	40	38	35	33	30	26	23	**126**	2												
51	49	48	46	44	42	39	37	34	32	28	25	21	**127**	1												
50	48	47	45	43	41	38	36	33	30	27	24	20	**128**	0												

출처 : 임상치위생학실습 편집위원회(2020), 임상치위생학실습, 서울: 청구문화사

CHAPTER 8

공중구강보건교육

학습목표

1. 공중구강보건교육의 개념을 설명할 수 있다.(A)
2. 구강보건교육자의 임무를 설명할 수 있다.(A)
3. 공중구강보건교육방법을 분류할 수 있다.(A)
4. 공중구강보건교육방법을 설명할 수 있다.(A)
5. 공중구강보건교육의 5원칙을 나열할 수 있다.
6. 영.유아 구강보건교육 내용을 설명할 수 있다.(A)
7. 초등학교 구강보건교육 내용을 설명할 수 있다.
8. 성인 구강보건교육을 적용할 수 있다.
9. 노인 구강보건교육을 적용할 수 있다.
10. 보건교육사의 역할을 나열할 수 있다.

CHAPTER 8

공중구강보건교육

제1절 공중구강보건학의 개요

1. 공중구강보건교육의 개념

공중구강보건교육이란 치아수명을 연장하고, 구강건강을 유지증진하기 위하여 공중이 스스로 구강관리를 할 수 있도록 지도하는 행위를 말한다. 즉 공중이 합리적으로 구강관리를 할 수 있도록 구강건강에 관련된 구강보건지식과 태도 및 행동을 바람직한 방향으로 변화시키는 지속적인 노력과정이다. 공중구강보건교육은 개인의 구강건강행위를 하도록 하는 것뿐아니라 지역사회에 구강보건사업을 시작하게도 하며, 구강보건사업이 지속될 수 있도록 한다.

2. 공중구강보건교육의 분류

공중구강보건교육은 학습자 집단의 크기, 의사소통방향, 지식주입 경로, 교육형식, 교육자와 학습자의 접촉여부에 따라 여러 가지로 구분된다.

1) 학습자 집단의 크기에 따른 분류

집단구강보건교육과 공중구강보건교육으로 구분할 수 있다.

집단구강보건교육은 수를 파악할 수 있을 정도의 학습자가 있는 경우이다. 개인구강보건교육방법보다는 부정확하나 공중구강보건교육방법보다는 정확한 편이다.

4) 지식주입 경로에 따른 분류

지식주입경로에 따라서는 시각,청각, 시청각 구강보건교육으로 구분된다. 시각구강보건교육은 시각교육자료 제작에 걸리는 시간과 경비 노력이 필요하며, 청각교육보다는 정확한 정보전달이 된다. 구강보건전시 등을 활용한 교육이 여기에 해당된다.

청각구강보건교육은 제한된 시간에 많은 양의 구강보건지식을 전달할 수 있으나 정확한 내용을 전달하기 어려운 한계가 있다. 라디오 등을 이용한 교육방법이 여기에 해당된다.

시청각구강보건교육은 시각과 청각구강보건교육의 장점을 결합한 방법으로 오늘날 많이 사용한다. TV, 구강보건 영사회, X선 악골사진을 제시하며 유치와 영구치의 관계 설명하기 등이 해당된다.

표 8-4. 지식주입 경로에 따른 공중구강보건교육 분류

분류	내용
시각구강보건교육	- 시각교육자료 제작에 걸리는 시간과 경비 노력이 필요하다. - 청각교육보다는 정확한 정보전달이 된다. - 구강보건전시 등을 활용한 교육이다.
청각구강보건교육	- 제한된 시간에 많은 양의 구강보건지식을 전달할 수 있다. - 정확한 내용을 전달하기 어렵다. - 라디오 등을 이용한 교육방법이다.
시청각구강보건교육	- 시각과 청각구강보건교육의 장점을 결합한 방법이다. - 오늘날 많이 사용하는 교육방법이다. - TV, 구강보건영사회, X선 악골사진을 제시하며 유치와 영구치의 관계설명하기등이 해당된다.

5) 교육형식에 따른 분류

교육형식에 따른 구강보건교육은 이론과 실천구강보건교육으로 구분할 수 있다. 이론구강보건교육은 이론형식으로 학급별 순회구강보건교육이 여기에 해당된다.

실천구강보건교육방법은 많은 노력과 시간을 필요로 하지만 구강보건교육의 효과가 가장 정확하다.

표 8-5. **교육형식에 따른 공중구강보건교육 분류**

이론구강보건교육	- 이론형식으로 하는 구강보건교육이다. - 학급별 순회구강보건교육이 여기에 해당된다.
실천구강보건교육	- 많은 노력과 시간을 필요로 한다. - 구강보건교육의 효과가 가장 정확하다.

6) 교육자와 학습자의 접촉여부에 따른 분류

교육자와 학습자의 접촉여부에 따라 직접과 간접구강보건교육으로 구분할 수 있다.

직접구강보건교육은 교육자가 직접 학습자와 대면하여 교육하므로 간접구강보건교육에 비해 효과가 정확하지만 시간과 노력이 많이 소요된다. 모형이나 사진 등 매체를 이용하면 도움이 된다.

간접구강보건교육은 교육자와 학습자가 대면하지 않고 책자와 팜플렛, 여러 매체를 활용하여 실시하며 시간과 노력을 절약할 수 있지만 동기유발성이 적고 효과가 불확실한 단점이 있다.

표 8-6. **교육형식에 따른 공중구강보건교육 분류**

직접구강보건교육	- 교육자가 직접 학습자와 대면하여 교육한다. - 간접구강보건교육에 비해 효과가 정확하다. - 시간과 노력이 많이 소요된다. - 모형이나 사진 등 매체를 이용하면 도움이 된다.
간접구강보건교육	- 교육자와 학습자가 대면하지 않는다. - 책자와 팜플렛, 여러 매체를 활용한다. - 시간과 노력을 절약한다. - 동기유발성이 적다. - 효과가 불확실하다.

7) 특수구강보건교육방법

특수구강보건교육방법은 구강보건심포지움, 단상구강보건토의법, 분임 구강보건토의법, 구강보건주간 행사법 등이 있다.

표 8-7. **교육형식에 따른 공중구강보건교육 분류**

구분	내용
집단 구강보건토론	- 10~20명의 집단구 성원일때 - 구강보건에 대한 의견 발표하게 하고 사회자가 전체의견을 종합 - 학습자가 지역사회지도자들인 경우에 적합하다.
구강보건심포지움	- 특정구강보건문제에 대하여 수인의 교육자가 분담하여 강연 - 학습자는 지루함을 덜 느낀다. - 학습자가 지역사회 주민들인 경우에 적합하다.
단상구강보건토의	- 몇 명의 구강보건전문가가 단상앞에서 자유롭게 토론진행 - 학습자는 토론을 보면서 구강보건지식 정립 - 학습자가 지역사회 주민들인 경우에 적합하다.
분임구강보건토의	- 참가자가 많은 경우 전체참가자를 몇 개의 분임으로 나누어 토의 - 전체회의에서 종합하는 방식 - 학습자가 지역사회지도자들인 경우에 적합하다.
구강보건주간행사	- 대중의 구강보건에 관한 관심을 높이기 위하여 매년 다양한 내용과 방법의 구강보건교육을 시키기는 주간을 설정하여 범국가적으로 실시하는 구강보건교육활동

3. 공중구강보건교육 요소

1) 공중구강보건교육자원

공중구강보건교육자원은 교육자, 피교육자, 교육내용을 기본요소로 한다. 이 세 가지의 요소가 없이는 공중구강보건교육은 성립되지 않는다.

(1) 공중구강보건교육자

구강보건교육자는 구강보건교육내용을 피교육자에게 잘 전달하는 사람으로 그들이 교육내용을 잘 이해하고 또 실천할 수 있는 마음가짐과 실행력을 갖도록 동기유발을 시켜야 한다. 공중구강보건교육활동에서 치과위생사는 다음과 같은 역할을 담당한다.

먼저 공중구강보건교육을 시작하기에 앞서 구강보건교육 필요도 조사를 실시하는데 이는 개인구강보건교육과정에서 교육요구도 사정과 비슷하다. 공중구강보건사업을 시행하기 전에 교육자와 피교육자 교육내용 등을 확인해보고 투입되어야 할 인력이나 장비, 혹은 시설 등에 대한 확보와 점검이 필요하다. 또한 공중구강보건교육에 관한 정보를 입수하여 공중구강보건교육에 관한 목적을 설정하고, 방법을 결정하고 절차를 설계하는 사업기획을 시행한다. 실제 구강보건교육사업을 시행하는 한편 시행중 부서간 담당자간 혹은 주민들과 사이에 발생하는 문제를 조정하면서 한다. 공중구강보건교육이 일단락되면 효과를 측정하기 위하여 평가를 시행한다. 대개의 공중구강보건교육은 지속되는 사업이므로 평가한 결과는 다음번 공중구강보건기획과정에 반영한다.

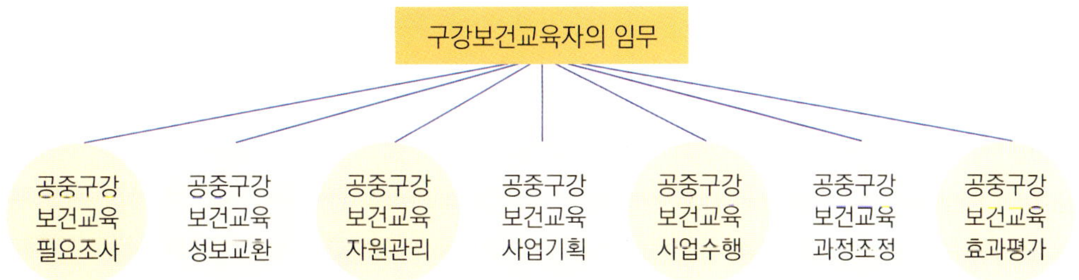

그림 8-1. 구강보건교육자의 임무

(2) 공중구강보건피교육자

공중구강보건교육의 피교육자는 지역사회주민이나 유치원, 초등학생, 중고등학생, 성인, 노인, 유병자등 복수의 사람들이 대상이 될 수 있으며, 교육자로부터 구강보건교육내용을 전달받는 사람들이다.

(3) 공중구강보건교육내용

구강보건교육내용은 대상자를 사정하고 필요한 구강보건교육내용을 선정한다.

교육목표를 설정하고, 교육목표를 달성할 수 있는 내용으로 꼭 알아야 할 것 위주로 내용을 정한다.

제2절 공중구강보건교육개발과정

공중구강보건교육개발과정은 공중구강보건목적설정 → 공중구강보건교육지도 → 공중구강보건교육평가 과정으로 설명할 수 있다.

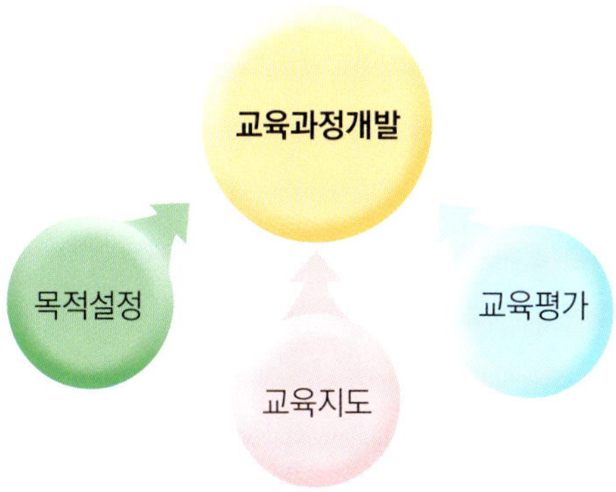

그림 8-2. 교육과정개발

1. 공중구강보건목적설정

공중구강보건교육의 목적은 피교육자가 인지적, 정의적, 정신운동(심동적)영역에서 바람직한 방향으로 지속적으로 건강에 도움이 되는 행위를 선택하는 데 있다. 따라서 교육자는 피교육자가 구강에 대한 올바른 변화를 시도하도록 도와주어야 한다. 따라서 공중구강보건교육은 다음과 같은 원칙을 감안하여 교육목적을 설정하여야 한다.

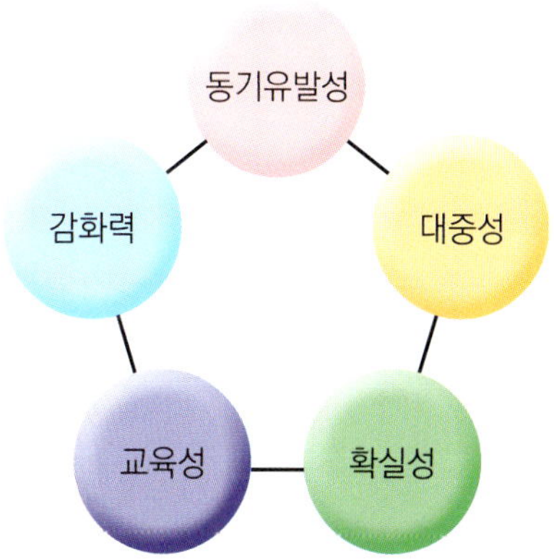

그림 8-3. 공중구강보건교육 원칙

또한 공중구강보건교육의 목표를 설정할때는 Bloom교수의 RUMBA로 불리는 교육목표개발 5원칙을 적용하여 설정한다.

첫 번째 실용적인(Real) 교육목표를 설정한다. 학습자들이 교육받은 바를 실천할 수 있는 실질적인 목표를 설정해야 한다는 것이다. 현실을 외면한 교육목표를 세우지 않아야 한다.

두 번째 이해가능한(Understandable) 교육목표를 설정한다. 학습자가 교육목표를 읽고 정확하게 이해할 수 있도록 하여야 한다. 어려운 용어나 적절하지 못한 표현은 학습자가 도달하여야 할 목표를 정확하게 알기 어렵게 한다.

세 번째 측정가능한(Measurable) 교육목표를 설정한다. 교육목표를 설정하고 교육을 실시한 후 목표를 달성하였는지 평가하기 위해서는 측정할 수 있는 목표여야 한다.

네 번째 행동적인(Behavioral) 교육목표를 설정한다. 학습자가 교육을 받은후 행동으로 변화되지 않는다면 교육의 효과가 나타났다고 보기 어렵다. 따라서 구강보건교육목표는 행동적인 결과를 가져오도록 설정하여야 한다.

다섯 번째 달성가능한(Achievable) 교육목표를 설정한다. 달성이 불가능한 구강보건교육목표는 공중구강보건교육을 실패하게 한다. 따라서 노력하여 달성할 수 있는 목표를 설정하여야 한다.

2. 공중구강보건교육 지도

공중구강보건교육지도는 구강보건목적(목표)를 달성하기 위하여 학습자를 동기유발시켜 변화하게 하는 과정을 말한다. 공중구강보건교육지도과정은 표와 같다.

교육내용정리 과정에서는 목적달성에 필요한 교육내용을 순서에 맞게 체계적으로 정리하고, 교육방법 선정과정에서는 구강보건교육방법의 장점과 단점을 비교 검토하는데 교육대상자의 수용능력과 교육시설 등을 모두 고려하여야 한다. 교재제작과정에서는 정리한 교육내용을 선정한 교육방법으로 효율적으로 지도하는데 필요한 매체를 제작정리하며 새로 개발한 교육매체가 반드시 좋은 것은 아님을 알고 교육목표를 달성하기에 가장 적절한 교재를 선택하여야 한다. 교육지도과정에서는 학습자가 목표에 도달하도록 행동수정원리를 적용하여야 하며 피교육자가변화하는 과정에서 적절한 시기에 반복 접촉하여 필요한 정보를 제공하여야 한다.

피교육자의 구강보건행동으로 변화하는 과정은 이해-관심- 참여-행동 순인데 교육자와 피교육자의 반복접촉 관심-참여단계이므로 이 시기를 잘 파악하고 반복 접촉하여 교육의 효과를 높일 필요가 있다.

표 8-8. 공중구강보건교육지도과정

과정	내 용
교육내용정리	목적달성에 필요한 교육내용을 순서에 맞게 체계적으로 정리
교육방법선정	구강보건교육방법의 장점과 단점을 비교검토 교육대상자의 수용능력과 교육시설등을 모두 고려
교재제작정리	정리한 교육내용을 선정한 교육방법으로 효율적으로 지도하는데 필요한 매체를 제작정리 새로 개발한 교육매체가 반드시 좋은 것은 아니다
교육지도활동	학습자가 목표에 도달하도록 행동수정원리를 실용 *구강보건행동 유발과정 이해 - 관심 - 참여 - 행동(교육자와 학습자의 반복접촉 관심-참여단계)

3. 공중구강보건교육 평가

1) 학습자 성취도 평가

학습자의 구강건강에 대한 지식이나 태도 행동을 정해진 목표와 비교하여 평가하는 것으로 공중구강보건교육의 평가는 절대평가로 실시한다.

2) 교육유효도 평가

구강보건교육을 실시할 때 사용한 교육과정, 교육기자재, 교육방법등에 대하여 어떤 기준에 비추어 평가함으로써 교육에 관한 판단을 내린다.

3) 구강건강증진도평가

구강보건교육이 실제 지역사회 주민들의 구강건강을 증진시킨 정도를 어떤 기준에 비추어 판단하는 것이다.

제3절 영·유아 구강보건교육

1. 일반적 특성

영아는 생후 2주부터 만 2세까지의 시기에 있는 아이를 의미하며 유아는 일반적으로 만 6세 이하의 아이를 뜻한다. Piaget의 인지발달 이론에서 인간의 인지발달은 감각 동작기-전조작기-구체적 조작기-형식적 조작기의 4단계를 거쳐 발달되며 이 4단계는 연속적이고 점진적인 변화로 나타난다. 이러한 발달단계는 단계별로 연령이 설정되어 있지만 개인차이나 환경차이에 따라 연령의 범위는 달라질 수 있다.

① 감각 동작기(0~2세)

모든 정보를 감각을 통하여 받아들이며 신체의 근육을 통하여 반응한다.

② 전조작기(2~7세)

언어가 발달하나, 논리적으로 사고할 수 없고, 자아중심적이고, 변형, 보존성, 가역성 개념을 갖지 못한다.

③ 구체적 조작기(7~11세)

변형, 보존성, 가역성 개념을 가지고, 구체적 경험에 의한 논리적인 조작이 가능한 시기이나 추상적인 논리조작은 불가능하다.

④ 형식적 조작기(11세 이상)

구체적 물체나 직접적인 관찰이 없어도 추상적, 형식적 사고를 할 수 있다. 이론적 추리에 의해서 추상적인 방법으로 문제에 접근하며, 문제를 해결하기에 앞서 예상되는 모든 해답을 논리적으로 고려할 수 있다. 즉 가설-연역적인 사고를 할 수 있다.

2. 구강발달 특성

1) 신생아 구강건강

생후 6개월까지 치아는 맹출 되지 않고 치아가 맹출 할 위치의 뼈와 잇몸의 모양이 생성되어 있다.

2) 생후 6개월~2세 유치의 맹출 시기 및 유아의 조작기능 관계

표 8-9. 유치맹출시기 및 유아의 조작기능

유치	맹출시기	조작기능
유중절치	6~7개월	엄지손가락을 사용하지 않고 손바닥으로 물건을 쥔다.
유측절치	7~8개월	엄지손가락을 사용하지 않고 손바닥으로 물건을 쥔다.
제1유구치	12~16개월	엄지손가락을 사용하여 물건을 쥔다.
유견치	16~20개월	손가락을 모두 사용하여 물건을 쥔다.
제2유구치	20~30개월	손가락을 모두 사용하여 물건을 조작한다.

3. 영·유아 구강보건교육 항목

1) 유치 맹출 시기에 따른 구강건강 관리방법

생후 6개월부터 2세까지는 치아가 맹출하며 이시기의 유아는 불안, 손가락 빨기, 타액 증가, 식욕 감퇴 등이 나타난다. 영·유아 구강건강관리방법으로 유아의 보호자가 손가락 사이에 젖은 거즈를 사용하여 부드럽게 치아를 닦아주어야 한다.

구강위생용품 사용은 불소치약과 캐릭터가 있는 유아용 칫솔을 선택하여 흥미를 유발시킨다. 칫솔사용은 2세 때 보호자가 유아의 치아를 닦아주면서 유아 스스로 할 수 있도록 보호자가 지도한다.

2) 유아의 구강질환

(1) 치아우식병

① 치아우식병 발생원인

- 구강내 세균이 당을 분해해서 생성하는 산에 의해 치아가 썩으면서 발생(1890 Miller설)한다.
- 숙주요인 + 음식 + 세균 = 치아우식병 발생

② 치아우식병 세균감염 발생기전

- 껴안고 입맞춤하는 과정에서 세균이 감염된다.
- 칫솔과 식기를 통해 감염된다.

③ 구강보건교육

- 부모의 구강관리 중요성을 인식시킨다.
- 부모의 습관을 모방하므로 부모의 구강위생관리습관을 올바르게 교육시킨다.

④ 우유병 우식증 발생

- 0~3세경 발생한다.
- 위 앞니에 발생하며 급속하게 진행된다.
- 우유병을 수시로 사용할 경우 발생한다.
- 우유병을 물고 잠들 때 발생한다.

⑤ 우유병 우식증 예방법

- 우유는 엄마가 아기를 똑바른 자세로 안고 먹인다.
- 구멍이 작은 젖꼭지를 사용하여 우유가 새는 것을 방지한다.
- 빨리 컵으로 우유를 먹는 습관을 기른다.
- 일정시간을 정해서 규칙적으로 우유를 먹인다.

3) 올바른 칫솔질 방법

① 치약의 양을 작게 사용한다.

② 미취학 아동은 아동이 먼저 칫솔질한 후 보호자가 다시 닦아준다.

③ 씹는면과 치아 안쪽면도 반드시 닦도록 강조한다.

4) 유아의 올바른 칫솔 선택 기준

① 손잡이가 직선인 것을 선택한다.

② 강모의 세기는 부드러운 강모를 선택한다.

③ 강모의 단면은 직선인 것을 선택한다.

④ 강모 종열은 3열강모를 선택한다.

⑤ 칫솔머리는 작은 것을 선택한다.

⑥ 아동의 어금니 2개를 덮는 정도의 칫솔을 선택한다.

5) 아동의 치아 외상

① 아동이 외상을 받았을 때에는 즉시 치과에 가서 치료를 받는다.

② 치아가 파절되면 수복재료로 수복할 수 있다.

③ 성장기 아동에게 구강보호기를 장착시켜 치아외상을 막는다.

6) 영유아 구강보건교육의 필요성

① 칫솔 대신 거즈를 사용하다가 점차 칫솔로 전환하도록 한다.

② 영유아는 스스로 구강건강 관리능력이 거의 없기 때문에 보호자를 통해 지도가 이루어지도록 한다.

③ 잠재적으로 형성된 구강건강 습관이 성인까지 이어지므로 영유아의 구강건강 지도는 매우 중요하다.

7) 영·유아 구강보건교육의 내용

① 유치의 수와 배열상태

② 유치 이름

③ 유치 맹출 순서

④ 영구치 맹출 순서

⑤ 유치의 기능

⑥ 유치 우식예방법

⑦ 유치·영구치의 감별법 : 육안적 관찰방법
(유치의 색깔, 유치의 모양, 유치의 크기)

8) 영아 구강보건관리

영아기에 대표적인 구강병인 우유병성 치아우식을 예방하기 위해서는 불소복용 90%, 식이조절 10% 순으로 중요하게 관리해야하며, 부모가 주도적으로 영아에게 기본적인 구강위생관리가 이루어져야 한다.

9) 유아 구강보건관리

유아기에는 이유식이 시작되는 시기이므로 정기적으로 치과를 방문하여 구강병을 예방하는 것이 필요하며 불소복용 40%, 불소도포 20%, 가정 구강위생관리 10%, 치면열구전색과 교환기 유치발거가 필요한 전문가 예방처치 10% 순으로 중요하다.

제4절 초등학교 구강보건교육

1. 학교구강보건교육

1) 학교구강보건교육의 정의

학생이 졸업한 후에 구강건강을 관리하기 위해 필요한 기초적인 구강보건지식을 교육함으로서, 올바른 구강건강관리 태도를 형성시켜, 평생 동안 구강건강을 효율적으로 관리하기 위해서 필요하다. 학생 개인과 그룹의 흥미도와 요구에 따라서 구강보건지식과 태도에 영향을 미치기 위해 학습 경험을 제공하는 과정이다(Bruess와 Gay, 1978). 학생 개인과 학교 전체의 건강관련 지식과 태도 및 행위에 영향을 주기 위해 학습 경험을 제공하기 위한 과정이다(Kaplan, 1972).

2) 치아우식병 예방법의 상대중요도

초등학생 시기에는 유치와 영구치가 함께 구강 내에 존재하는 혼합치열기 상태이므로 구강건강관리가 필수적이다. 대표적인 구강병인 치아우식병 예방을 위해서는 전문가 예방처치와 가정구강 위생관리가 각각 30%, 불소도포는 25%, 식이조절은 15% 순으로 중요하다.

3) 학교구강보건교육의 원칙

① 흥미위주로 교육시킨다.
② 전문용어는 되도록 피하도록 한다.
③ 이론과 실제가 적절히 부합되어야 한다.
④ 적당한 예를 들어 자세히 설명한다.
⑤ 구강문제는 학생 스스로 해결할 수 있도록 한다.
⑥ 학생의 심리적 동기가 무엇인가를 파악한다.
⑦ 수시로 평가를 시행해야 한다.
⑧ 최신 지식과 기술을 활용하여 훈련한다.

4) 학교구강보건교육 계획수립시 고려사항

① 실천이 가능한 교육계획을 수립한다.

② 행동의 변화를 가져올 수 있는 교육계획을 수립한다.

③ 종합적이고 전반적인 학교교육계획의 일부로서 구강보건교육계획을 수립한다.

④ 교직원과 함께 수립한다.

⑤ 학생과 함께 수립한다.

⑥ 학교와 지역사회가 종합적인 구강보건사업계획을 수립한다.

⑦ 지역사회의 협조를 얻을 수 있는 교육계획을 수립한다.

⑧ 지속력이 있도록 계속적으로 수립한다.

⑨ 학교의 주도적인 역할로서 계획한다.

5) 학교구강보건교육계획서 목차

① 교육 목적

② 교육 시기

③ 교육 방법

④ 교육 대상과 인원

⑤ 교육 목표와 교육 내용

⑥ 교육 소요시간

⑦ 평가

⑧ 기대되는 효과

⑨ 참고문헌과 기타사항

2. 아동기

1) 아동기의 일반적 특성

아동기는 7세부터 사춘기 전인 12세경까지를 가리키며 아동이 취학하여 초등학교에 다니는 때이므로 학령기라고도 한다. 아동의 생활중심이 가정에서 학교로 옮겨지면서 부모와 가족구성원은 물론 선생님, 친구, 지역사회의 다른 사람들, 책, TV, 컴퓨터 등에 의하여 크게 영향을 받는다.

학령기에는 또래와의 그룹 활동을 통해 또래끼리 어울려 지내는 과정에서 사회성을 체험하게 되며, 또한 자연스럽게 원만한 대인관계를 학습하고 이를 통하여 단체의식을 형성하며, 경쟁적 운동이나 게임 등을 많이 하게 되면서 자기평가를 하게 되므로 자아와 자존감을 형성하게 된다.

한편 다양한 심리·행동변화로 불안, 우울감, 좌절감, 강박감 등의 정서장애와 자기충동의 억제나 행동조절을 못하는 행동장애, 학교 등교거절 등을 관찰할 수도 있다. 부모의 과중한 기대와 주위의 지나친 관심으로 스트레스와 긴장감을 겪게 되는 예도 있다. 따라서 초등학교 학생들의 심리·발달적 변화 및 사회적 환경에 따른 특성을 면밀하게 분석하여 자신의 사회적 역할을 인식시키고 아울러 구강보건교육을 통한 구강건강관리가 효율적으로 이루어질 수 있는 보살핌이 반드시 필요한 시기이다.

2) 구강보건학적 특성

초등학교 저학년인 6~7세부터는 유치가 탈락하고 영구치가 맹출하는 시기이며 안면의 윤곽이 90% 정도 형성되는 중요한 시기이다. 특히 치아상실이라는 유치탈락은 구강에 대한 불안감을 줄 수 있으며 영구치의 맹출은 구강 및 점막의 변화로 불편함을 느끼게 한다. 그리고 유치, 영구치 교환 시기를 바로 알지 못하면 부정교합과 함께 발음의 정확성을 떨어뜨리며 안면성장에 장애를 초래하고, 이와 같은 이유로 인하여 아동의 사회 활동 시 심리적 위축과 함께 사회성의 결여를 빚게 될 수 있음을 상기하여야 한다. 또한 치아우식감수성이 예민한 7~12세 연령은 학교라는 집단생활이 시작되는 시기로 부모의 구강에 대한 관심이 줄어들 수 있으며, 무분별한 간식섭취는 불량한 구강상태가 될 우려가 많고 아울러 치아우식감수성은 더욱 증가될 수 있다.

아동기에 나타나는 치은질환은 주로 치아사이의 치은과 치아에 근접한 치은에 염증을 보이게 되며, 칫솔질 시 출혈이 되는데 치은염증을 방치할 경우 치아주위조직의 파괴를 야기 시킬 수 있다. 그러므로 칫솔질을 철저히 실천하게 하여 깨끗한 구강위생을 유지하도록 하고 예방치료 및 조기치료의 중요성도 강조되어야 한다. 특히 과격한 운동이나 사고 등의 외상으로 치아가 부러지거나 탈락되는 경우 빠른 시간 내에 적합한 치과치료를 받아야 함을 인지시켜야 한다.

초등학생 시기에 습득된 구강건강 관리에 관한 지식 및 올바른 태도와 습관은 일생동안 구강건강을 유지, 증진시킬 수 있는 능력을 배양시켜 준다는 점에서 매우 중요하다. 그러므로 초등학교 아동에 대한 면밀한 검토와 체계적인 분석과 이를 기초자료로 한 구체화된 구강보건교육이 반복적이고, 계속적으로 이루어져야 한다.

3) 초등학교 구강보건교육내용

표 8-10. 초등학생 구강보건교육내용

초등학교 저학년(1, 2, 3)	초등학교 고학년(4, 5, 6)
· 치아의 구조 및 역할	· 치아의 구조 및 역할
· 유치·영구치 교환 시기	· 유치·영구치 교환 시기
· 제1대구치의 중요성	· 제1대구치의 중요성
· 올바른 칫솔질 방법	· 칫솔질의 시기, 칫솔질의 중요성
· 치아우식증이란	· 치아우식병의 원인, 진행과정, 예방법
· 올바른 식습관(치아에 이로운 음식, 해로운 음식)	· 올바른 식습관(치아에 이로운 음식, 해로운 음식)
· 혀 닦는 법	· 치간칫솔 시용법과 목적
· 부정교합의 정의, 원인, 예방법	· 부정교합의 정의, 원인, 예방법
· 정기검진과 조기 치료	· 계속 구강 건강관리의 필요성

4) 우리나라 학년별 구강보건교육 목표

(1) 1학년 교육목표

① 자신의 구강 내에 있는 제 기간들을 확인할 수 있다.

② 구강의 기능에 대해서 알 수 있다.

③ 치아의 기능을 설명할 수 있다.

④ 자기에게 알맞은 칫솔을 고를 수 있다.

⑤ 칫솔을 바르게 잡을 수 있다.

⑥ 칫솔의 보관 방법을 알 수 있다.

⑦ 칫솔질 시기를 설명할 수 있다.

⑧ 올바른 칫솔질 방법을 설명할 수 있다.

⑨ 치아에 이로운 음식을 알 수 있다.

⑩ 치아에 해로운 음식을 알 수 있다.

⑪ 불소는 인체에 필요한 미량 영양소임을 알 수 있다.

⑫ 불소는 치아를 건강하게 만드는 물질임을 설명할 수 있다.

⑬ 치아외상을 예방하기 위한 안전수칙을 알 수 있다.

⑭ 치과진료팀의 구성원을 알 수 있다.

(2) 2학년 교육목표

① 구강상태의 정상과 비정상을 구분할 수 있다.

② 유치와 영구치를 구별할 수 있다.

③ 6세 구치의 중요성을 인식시킨다.

④ 칫솔의 교환 시기를 설명할 수 있다.

⑤ 칫솔질의 목적을 설명할 수 있다.

⑥ 치아에 대한 보호식품과 우식성 식품을 정확하게 구분할 수 있다.

⑦ 불소세치제로 이를 닦을 수 있다.

⑧ 가정 내 위험구역을 확인한다.

⑨ 학교 내 위험구역을 파악한다.

⑩ 치아우식병의 증상을 설명할 수 있다.

⑪ 부정교합의 문제점을 인식할 수 있다.

⑫ 치과진료팀의 업무를 설명할 수 있다.

(3) 3학년 교육목표

① 치아의 구조를 알 수 있다.

② 칫솔질로 치면세균막을 제거할 수 있다.

③ 식품과 치아우식병과의 관계를 설명할 수 있다.

④ 점착성이 높은 식품을 고를 수 있다.

⑤ 불소의 이용방법을 알 수 있다.

⑥ 불소가 치아우식병을 예방하는 원리를 설명할 수 있다.

⑦ 불소용액 양치법을 설명할 수 있다.

⑧ 치실사용의 중요성을 인식할 수 있다.

⑨ 치실로 치간 사이를 닦을 수 있다.

⑩ 학교 내에서 치아외상을 예방하기 위한 안전수칙을 실천한다.

⑪ 치아우식병의 진행과정과 결과를 설명할 수 있다.

⑫ 치주조직병의 특징적 증상을 설명할 수 있다..

⑬ 치주조직병의 원인을 설명할 수 있다.

⑭ 부정교합과 정상교합을 비교할 수 있다.

⑮ 조기발견과 치료의 중요성을 설명할 수 있다.

(4) 4학년 교육목표

① 구강과 전신과의 관계를 연결시킬 수 있다.

② 회전법으로 이를 닦아야 하는 이유를 설명할 수 있다.

③ 당분과 세균의 작용을 설명할 수 있다.

④ 불소용액 양치를 할 수 있다.

⑤ 치실의 사용방법을 설명할 수 있다.

⑥ 치실 사용을 시범할 수 있다.

⑦ 치아외상의 응급처치 요령을 설명할 수 있다.

⑧ 치아우식병의 예방법을 설명할 수 있다.

⑨ 치주조직병의 예방법을 설명할 수 있다.
⑩ 부정교합의 원인을 설명할 수 있다.
⑪ 조기발견과 초기치료의 중요성을 설명할 수 있다.

(5) 5학년 교육목표

① 회전법과 횡마법을 비교하여 설명할 수 있다.
② 영양표시의 성분을 확인할 수 있다.
③ 치아에 이로운 간식품 섭취 계획을 작성할 수 있다.
④ 수돗물 불소화에 대하여 설명할 수 있다.
⑤ 치실을 이용하여 치간을 청결히 할 수 있다.
⑥ 치아 보호장비를 나열할 수 있다.
⑦ 치면세균막이 어떻게 치아질환을 유발시키는지에 대해서 설명할 수 있다.
⑧ 치면세균막 형성과 치조골 파괴의 과정을 설명할 수 있다.
⑨ 부정교합의 예방법을 설명할 수 있다.
⑩ 치과예방 처치의 중요성을 설명할 수 있다.

(6) 6학년 교육목표

① 올바른 칫솔질 방법을 설명할 수 있다.
② 식이조절을 할 수 있다.
③ 식품포장을 보고 정보를 파악할 수 있다.
④ 치아의 불소도포 효과에 대해서 설명할 수 있다.
⑤ 수돗물 불소화를 이용할 수 있다.
⑥ 구강 내 모든 치간부위에 치실질로 세균막을 제거할 수 있다.
⑦ 치아외상의 응급처치요령을 알 수 있다.
⑧ 치아우식병의 각종 예방법을 병행하는 이유를 설명할 수 있다.
⑨ 치주조직병을 예방하기 위하여 칫솔질과 치면세마의 중요성을 설명할 수 있다.
⑩ 정기적으로 치과를 방문할 수 있다.

제5절 중등학교 구강보건교육

1. 일반적 특성

사춘기를 포함하는 시기로서 12세부터 18세까지를 가리키며 청년전기라고도 한다. 급속한 신체의 성장과 생리적 변화를 겪게 되고, 한편으로는 인격이 형성되는 시기이며, 정서적으로는 새로운 것에 대한 두려움, 불안, 욕구좌절 등의 갈등을 경험하게 된다. 청소년기는 어린이 상태에서 어른의 상태로의 이행을 의미하는 시기로서 심신의 모든 부분이 과도기적인 현상을 나타낸다. 그러므로 대부분의 사고과정이 불안정하기 때문에 심리적 반항기 또는 2차 반항기 등으로 표현한다.

이 시기의 심리·발달적 특성을 바르게 이해하고 슬기롭게 대처하지 못한 경우에 비행(misdemeanors)으로 나타날 수 있으며, 교우관계는 아동기의 또래 모임에서 점차로 단짝 친구를 갖게 되어 우정관계에 이르며, 이성에 대한 호기심이 많아진다. 이성에 대한 관심이 높아지고, 외모에 신경을 쓰게 되면서 비로소 구강건강관리의 필요성을 인식하게 된다.

2. 구강보건학적 특성

사춘기 연령을 포함한 12~18세의 중등학생의 경우 성장과 발육이 급속히 일어나고 그에 따른 스포츠 활동이 활발해지면서 탄수화물 및 당분함유식품과 탄산음료의 섭취가 증가되어 다발성 치아우식병을 유발시킬 수 있다.

또한 치아관리에 대한 올바른 지식을 갖추었다고 하여도 학교생활이라는 집단적 특성 때문에 구강위생관리를 소홀히 할 수 있다. 그리고 호르몬과 관련한 사춘기성 치은염 및 구취 현상과, 무분별한 흡연을 원인으로 나타나는 치주조직병의 진전과 정기적인 치과검진의 어려움 등이 중등학교 구강보건교육의 필요성을 말해준다. 따라서 구강보건교육자를 중심으로 학생과 중등학교 교직원, 관련행정부서의 적극적인 지원과 협력으로 계획적인 구강보건교육활동이 이루어져야 한다.

3. 중등학교 구강보건교육내용

표 8-11. 중등학생 구강보건교육내용

중학교 구강보건교육 내용	고등학교 구강보건교육 내용
· 구강조직의 구조, 치아의 구조, 치아의 기능	· 구강조직의 구조, 치아의 구조, 치아의 기능
· 치아우식병의 원인, 진행과정, 예방법	· 치아우식병의 원인, 진행과정, 예방법
· 부정교합의 원인, 진행 과정, 예방법	· 부정교합의 원인, 진행 과정, 예방법
· 치주조직병의 원인, 진행과정, 예방법	· 치주조직병의 원인, 진행과정, 예방법
· 구취의 원인, 예방법	· 구강암의 원인, 예방법
· 올바른 칫솔질의 목적, 시기, 방법	· 올바른 칫솔질의 목적, 시기, 방법
· 치간칫솔 사용법	· 구강 위생용품 선택, 사용법
· 치과 응급처치(치아탈락, 치아파절 등)	· 구취의 원인, 증상, 예방법
· 조기치료의 중요성	· 흡연과 치주조직병과의 관계
· 정기검진	· 구강건강문제
· 계속구강건강관리의 중요성	· 식이습관
	· 정기검진
	· 계속구강건강관리의 중요성

4. 치아우식병 예방법의 상대중요도

중·고등학교의 학생들은 대부분 호르몬의 변화와 무분별한 간식섭취로 인해 구강관리측면에서 치아우식병 예방이 필수적이며 불소도포 30%, 불소복용과 가정구강 환경관리 각각 20%, 전문가 예방처치는 15% 순으로 중요하게 예방되어야 한다.

제6절 성인 구강보건교육

1. 일반적 특성

성인에 해당하는 시기는 사람마다 다르기 때문에 명확히 구분하기는 어렵지만 보통 만18세 이상 65세 미만의 연령으로 성인의 구강건강을 증진, 유지시키는 원리와 방법을 연구 실천하는 계속적인 과정을 성인구강보건이라 한다.

예전의 구강진료체제는 발생된 질환의 치료와 발거된 치아의 기능을 재활시키는 의치 보철사업 등 단편적이고 재활 지향적인 사업에 역점을 두어왔다. 하지만 근래에 들어서 일반인들의 지식수준과 경제력 향상으로 인하여 질환이 발생되기 전 예방에 역점을 두는 포괄적이고 예방 지향적으로 바뀌어 가고 있다.

성인기는 초기와 중기로 나눌 수 있는데 초기에는 타인과의 새로운 인간관계를 넓혀가고 취업과 결혼, 자녀양육, 가정관리를 해야 하는 등 활발한 사회활동이 진행되어 자신의 구강위생관리를 소홀하기 쉬우므로 자신의 구강건강에 대한 책임을 가지도록 교육이 필요하다. 중기에는 생활이 경제적으로 안정되고 성인으로서 시민적, 사회적 책임수행이 따르는 시기이며 구강병으로 인해 치아상실이 되는 시기이므로 정기적인 구강검진이 요구된다. 또한 성인기에서는 사회생활로 인한 시간제약으로 구강진료를 받기가 곤란하므로 직장별 계속 구강건강관리사업을 개발하여 효율적인 구강건강관리사업이 이루어져야 한다.

2. 구강보건학적 특성

성인기의 구강건강특성은 치아우식병의 발병률은 감소하지만 치주조직병이 증가하며 잘못된 칫솔질로 치경부 마모증이 발생하여 우식으로 진행될 수 있으며, 음식물 저작과 관련하여 교모증이 발생된다. 이렇듯 여러 질환이 진행되는 시기로 치면세마와 같은 예방처치와 치주처치에 대한 교육이 필요하며 또한 고정성보철물, 가철성보철물, 임플란트 등을 많이 보유하고 있으므로 스스로 구강건강관리를 할 수 있도록 구강보건교육에 중점을 두어야 한다.

1) 치주질환

성인기에서 대표적인 구강질환으로 치주조직병을 들 수 있다. 20대 전반에서는 주로 잇몸의 출혈과 부종을 가진 치은염이 나타나지만 40세 이후에서는 치조골 상실을 일으키는 치주염으로 많이 이행된다. 치주조직병은 세균성 치면세균막이 주원인이며 그 외 전신질환, 호르몬 변화 등에 영향을 받는다.

2) 과민성치아

치관부의 법랑질 제거나 결손, 음식물 저작에 의한 교모와 칫솔질로 인한 기계적 마모, 치근노출, 산 등에 의해 복합적으로 나타나며 상아질 지각과민증은 젊은 층에서 호발하나 나이가 들면서 제2상아질의 생성으로 인하여 감소한다. 치경부에 나타나는 마모증은 횡마법을 사용하는 사람에게서 볼 수 있으며 이들은 구강위생상태가 비교적 양호한 편이다. 과민성치아는 칫솔과 기구사용에 의한 기계적 자극과 치면세균막, 신 음식에 의한 화학적 자극, 공기와 차고 더운 음식물 등의 물리적 자극 등으로 인하여 증상을 호소하므로 환자의 교육이 필요하다.

3) 치아우식병

성인의 치아우식병이 발병할 확률은 다른 연령층에 비해서는 적다. 하지만 잇몸퇴축으로 인해 노출된 치근면과 예전에 치료한 부위에서 재발되는 2차 우식증이 주로 발생한다. 우식을 예방하기 위해서 불소화된 음료수를 먹거나 불소 국소도포를 이용하여 치질의 내산성을 증가시키고, 정제된 당질식품을 억제하고 6개월마다 치면세마 처치를 하며 올바른 칫솔질로 구강관리를 하여야 한다.

4) 구강암

구강암의 90% 이상이 40대 이후에 주로 발병한다. 발암요인은 국소적, 전신적 요인으로 나누어지는데 흡연과 음주, 불량한 구강환경 등이 국소적 요인에 속한다. 구강암의 조기 발견시 생존율은 타 악성종양에 비하여 높으나, 종양의 크기나 부위에 따라 생존율이 매우 낮을 수도 있다. 구강보건교육자는 구강내외검사로 구강암을 감지할 수 있어야 하며, 환자들이 스스로 발견할 수 있는 자가진단법을 교육하여야 한다.

구강암을 예방하기 위해서는 발암물질에 노출을 피하고 구강조직에 대한 만성적인 자극을 가하지 않도록 하며 정기적인 구강검진으로 구강암을 조기에 발견하여 초기에 치료할 수 있도록 교육하여야 한다.

5) 악관절 기능장애

최근 들어 악관절 기능장애 환자들이 많이 늘어나고 있다. 안면외상, 이갈이, 불량한 수면자세, 편측저작, 이 악물기, 부정교합, 심리적 원인 등 다양한 요인들이 복합적으로 작용하여 발생한다. 개구시 통증과 두통을 호소하거나 입을 크게 벌리지 못하고, 악관절에 비틀림이 생기게 된다. 이러한 기능장애에 대한 진단은 방사선촬영과 임상적인 검사와 개구 등으로 검사한다. 물리치료, 약물요법, 전기자극, 고정방법, 수술 등으로 교정이 가능하며 악관절 기능장애에 대한 구강보건교육이 이루어져야 한다.

제7절 노인 구강보건교육

1. 일반적 특성

노인의 개념은 생리적·신체적·정신적·심리적·사회적 연령 등 개인차가 있기 때문에 일률적으로 정의하기는 힘들지만 우리나라 법정연령으로 65세 이상을 의미한다. 전체 인구 중에서 노인 인구가 차지하는 비율로 구분해보면, 고령화 사회(aging society)는 65세 이상 노인인구가 7% 이상, 고령사회(aged society)는 14% 이상, 초고령사회(super-aged society)는 20% 이상일 때를 의미한다. 우리나라는 경제성장과 더불어 급속하게 진행된 고령화로 인해 2020년 기준으로 65세 이상 고령인구가 812만 5,000명으로 전체 인구대비 노인인구는 15.7%를 차지하여 고령사회이며, 향후에도 계속적으로 증가하여 2025년에는 20.3%에 이르러서 초고령사회로 진입할 것으로 예상되며 2060년에는 43.9%를 초과할 것으로 예측된다.

통계청에서 발표한 장래인구특별추계 2017-2067년의 연령별 인구 구성비를 살펴보면, 15~64세 생산연령인구 비중은 73.2%에서 45.4%로 감소하였으며, 65세 이상 고령 인구의 비중은 13.8%에서 46.5%로 증가하였으며, 베이비붐 세대가 고령 인구로 이동하는 2020년대에는 연평균 -33만명, 2030년대는 연평균 -52만명씩 감소할 전망이다. 0~14세 유소년인구 비중은 13.1%에서 8.1%로 감소되어질 전망이다. 그러므로 2017년부터 10년간의 생산연령인구는 250만명 감소되고, 고령인구는 452만명 증가한다고 나타나고 있다.

국제노인학회(International Association of Gerontology)에서는 노인이란 환경변화에 적절히 적응할 수 있는 자체조직에서 결손이 있는 사람, 자신을 통합하려는 능력이 감퇴되어 가는 시기에 있는 사람, 인체기관 조직기능에 쇠퇴현상이 일어나는 시기에 있는 사람, 생활체 적응성이 정신적으로 결손되어 가고 있는 사람, 조직 및 기능저장의 소모로 적응력 감퇴 현상을 겪고 있는 사람으로 정의하였다.

시간의 흐름에 따라서 인간뿐만 아니라 모든 생물은 변화한다. 즉 인간은 늙어가기 마련이며 생체조직이나 세포, 기관 등 생체 전반에서 쇠퇴나 무기력 등의 현상이 나타나게 된다. 이와 같이 늙어가는 현상을 노화 또는 노화현상이라고 말한다. 노화

08

란 복잡한 현상으로 한마디로 정의하기가 어렵다.

노인병은 증상이 애매하고 노화와의 구분 또한 애매하다. 노인병은 노화와 밀접한 관련을 갖고 발생하는 신체적, 정신적 질병을 말하며 크게 두 가지로 나뉜다. 하나는 젊어서 생긴 질병이 지속된 것들로 고혈압, 당뇨병, 관절염, 만성폐질환, 암, 만성위염, 만성간질환 등이 여기에 속한다. 또 하나는 노인 특유의 병적 상태인 노인성 난청, 노안, 노인성 백내장, 노인성 치매, 노인성 우울증, 노인성 골다공증, 노쇠 등이다 .

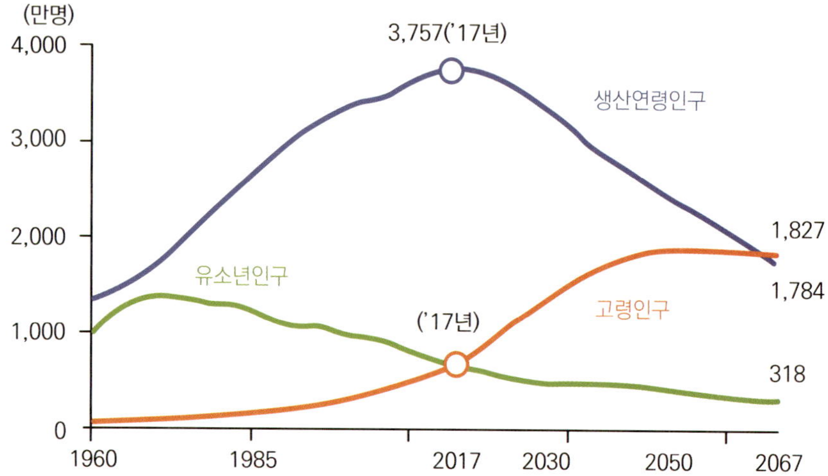

그림 8-4. 연령별 인구구조(1960-2067). 장래인구특별추계: 2017-2067. 통계청. 2019.

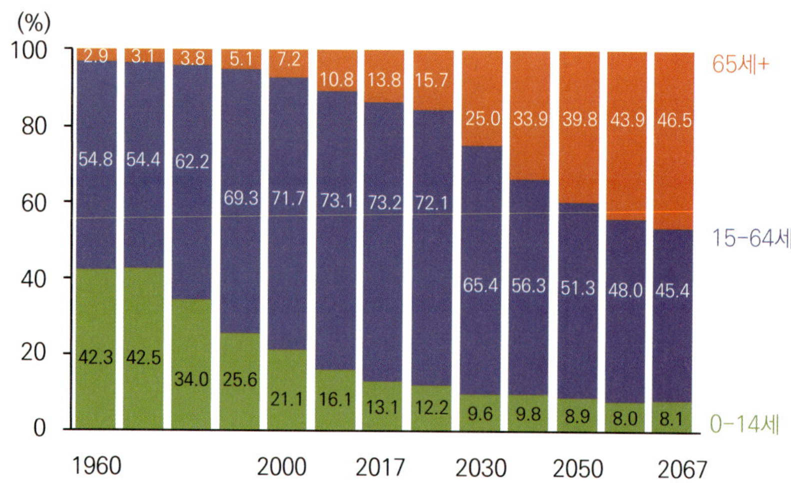

그림 8-5. 연령별 인구구성비(1960-2067). 장래인구특별추계: 2017-2067. 통계청. 2019.

2. 구강특성

우리나라도 고령화 사회로 접어들면서 노인들의 활발한 사회생활과 경제적으로 안정되어 가고 있는 실정이어서 노인인구에 대한 구강건강관리의 필요성이 대두되고 있다. 노인인구의 구강건강을 유지 및 증진시키는 원리와 방법을 연구 실천하는 계속적 과정을 노인구강보건이라 한다.

1) 전신적인 생리적 변화

노화가 이루어지는 동안 모든 기간의 세포대사와 활동적인 세포 수의 감소로 전반적인 능력이 점점 저하된다. 조직은 탈수, 위축, 섬유화, 탄력성의 감소, 재생능력의 저하 등의 증상이 나타나게 된다. 이런 특성의 많은 부분은 병적 변화와 분리하는 것이 불가능하다.

2) 노인의 구강소견

(1) 연조직

구강점막에 여러 형태의 퇴행성변화가 나타난다. 점막 표면은 타액선과 점액선의 분비감소로 인해 윤활작용의 변화에 영향을 받는다. 혀에서는 위축성 설염, 매끄럽고 광택이 나며, 위축성 유두 때문에 벗겨진 것처럼 보인다. 이런 변화는 철 결핍이나 다른 영양소의 결핍의 결과로 빈혈과 관계가 있다. 노인은 영양적 요소 때문에 다른 연령층보다 결핍성 빈혈이 더 많이 발생하지만 특별히 노화 때문은 아니다. 미각 미뢰 수는 줄지 않는데, 주로 병을 앓는 사람들에게 미뢰 수가 감소하는 비정상적인 미각반응이 나타난다. 그러나 이런 변화는 대부분의 건강한 노인에서는 드물다.

(2) 구강건조증

구강건조증은 병적상태, 약물로 인한 변화, 또는 방사선에 의한 타액선의 변성이 있는 노인에게 종종 나타난다. 노화의 결과가 아니라 다른 질병이나 약제와 관련되므로 건강한 사람은 정상적인 타액량을 유지한다.

구강점막이 건조하면 입안이 마르고, 탄력성 상실과 각화의 저하가 나타나며, 구강점막에 염증이 생겨 타액양의 저하로 자정작용이 줄어 치면세균막이 축적되어 치아우식병, 치아과민증, 미각과 후각에 변화가 생긴다.

(3) 치아우식병

치주조직병에 의해 치근이 노출된 경우 백악질의 치아우식이 진행되어 치근우식병이 많이 발생한다. 성인까지 계속되는 치관우식병은 부착치은의 상실에 의해 치근우식병으로 발생한다

65세 이상의 노인은 구강건조증, 저작능력 감소, 불규칙한 생활습관 등에 의해 영향을 받아 다발성 치아우식병의 급격한 증가를 보인다. 치주조직병과 치아우식병 같은 축적되어진 구강병에 의해 치아상실이 많이 나타난다.

(4) 의치 하방 병소

잘 맞지 않는 의치와 구강위생 관리 부족, 지속적인 의치 장착과 저작, 이갈이, 이 악물기, 의치의 딱딱한 합성수지(resin)의 압력으로 인해 구강점막에 염증과 궤양이 발생할 수 있다. 구강점막이 휴식할 수 있도록 수면시간에는 의치를 의치보관함에 보관하여 구강 내 점막이 휴식으로 인해 회복되면 타액의 자정작용이 원활해질 수 있다.

(5) 구강암

노인들의 기초대사작용 저하와 면역기능의 변화, 흡연, 음주, 불량한 구강위생상태 등으로 인하여 구강암 발생이 많아지고 있다. 구강암의 대부분이 혀에서 발생하며 구강저, 입술, 혀, 치은, 협점막 등에서 발생하고 있다.

3. 노인 구강보건교육 내용

구강 진료 시 환자의 육체적, 심리적, 사회적 및 경제적 상태를 고려하여 주의를 산만하게 하는 음악과 소음은 제거하고 천천히 명확하게 큰 소리로 말한다. 그리고 서두르지 말아야 하며, 걱정을 감소시켜 신뢰를 조성하며 노인을 공경하는 모습으로 항상 예의를 갖추어 교육하여야 한다.

노인들은 지금까지 살아오면서 습관화된 것을 하루아침에 바꾸기란 상당히 어려우므로 조금씩 변화시킬 수 있도록 교육목표를 단순화하여야 하며, 구강 건강관리를 통하여 전신건강을 증진시켜 삶의 질이 개선될 수 있도록 구강 위생관리에 관한 동기유발을 시켜야 한다.

- 구강건강의 중요성
- 노년기 구강의 변화와 문제점
- 구강과 전신질환과의 연관성
- 치아우식병(정의, 원인, 진행과정, 치료법, 예방법)
- 치주조직병(정의, 원인, 진행과정, 치료법, 예방법)
- 구강건조증(정의, 원인, 증상, 치료법, 예방법)
- 입냄새(정의, 원인, 증상, 치료법, 예방법)
- 치경부 마모증(정의, 원인, 증상, 치료법, 예방법)
- 구강관리교육 : 틀니사용시 주의점, 임플란트 관리법, 올바른 칫솔질법, 치간칫솔 사용법, 혀세척기 사용법, 입체조, 식이조절, 정기적인 구강검사, 치석제거, 무자격자 치료금지 등

제8절 보건교육사의 이해

1. 보건교육사의 개념과 활동영역

보건교육사는 체계적이고 효율적인 보건교육을 통하여 개인 및 집단, 산업체와 지역사회가 건강에 바람직한 행동을 자발적으로 할 수 있도록 교육하고 환경을 조성하며 사전 예방적 건강관리사업을 수행함으로서 국민의 질병을 예방하고 건강을 증진하는 전문직업인이다

2. 우리나라와 미국보건교육사의 역량비교

표 8-12. 한국과 미국의 보건교육사 역량비교

우리나라 보건교육사	미국 보건교육사
- 개인,집단,산업체 및 지역사회의 건강증진 환경 조성 - 사전예방적 건강관리사업의 정보 수집 및 분석 - 사전예방적 건강관리사업의 수행 - 보건교육의 전문성 개발 - 개인,집단,산업체,지역사회의 보건교육 요구도 조사 및 진단 - 보건교육,건강증진 프로그램 기획 - 보건교육,건강증진 프로그램 실행 - 보건교육,건강증진 프로그램 평가 및 관리 - 보건교육방법 및 건강증진 교육자료 개발 - 보건교육,건강증진서비스 연계 및 조정 - 보건교육 및 건강정보 제공 - 보건의료기관에서 일반환자 및 가족의 보건교육 - 산업장에서 근로자 건강증진 및 보건관리사업 수행 - 학교보건교육의 실시와 지원 - 노인요양 및 수발서비스에서 교육 및 상담 - 건강정보의 생성과 확산 - 의사소통 및 애드보커시 - 보건교육,건강증진에 관한 연구 수행	- 보건교육을 위한 지역사회 요구사정 - 보건교육 전략, 중재, 프로그램 기획 - 보건교육 전략, 중재, 프로그램 시행 - 보건교육과 관련된 평가와 연구수행 - 보건교육 전략, 중재, 프로그램 관리 - 보건교육 정보원으로서의 활동 - 건강과 보건교육 지원 및 의사소통

3. 공중구강보건교육과 건강증진영역에서 보건교육사

보건교육사는 우리나라 여러 법률에서 공무원채용시 가산점은 물론 건강증진사업 영역에서 활동할 수 있다.

국민건강증진법 12조 4항에는 국가 및 지방자치단체는 대통령령이 정하는 국민건강증진사업 관련 법인 또는 단체 등에 대하여 보건교육사를 그 종사자로 채용하도록 권장해야 한다고 적시되어 있다.

- **공무원임용시험령 제27조제1항, 제31조제2항**

경력경쟁채용시험 등에 응시할 수 있는 자격증, 6급 이하 공무원 및 기능직공무원 채용시험(경력경쟁채용시험 등의 경우에는 필기시험을 실시하는 경우만 해당) 가산점 인정대상 자격증으로 지정하고 있다.

계급	5급	6급	7급	8급	9급
보건	보건교육사 1급(7)	보건교육사 1급(3)	보건교육사 1급	보건교육사 2급	보건교육사 3급

- **경력경쟁채용 등을 위한 자격증 구분표(제27조제1항 관련 별표 8)**

※ 비고: 해당 자격증을 소지한 후 ( ) 안의 기간(년) 이상 관련 분야에서 연구 또는 근무한 경력이 있어야 한다. 다만, 소속 장관이 필요하다고 인정하는 경우에는 3년의 범위에서 ( ) 안의 기간을 단축할 수 있다.경력경쟁채용 등을 위한 자격증 구분표(제27조제1항 관련 별표 8)

- **6급 이하 채용시험 가산대상 자격증(제31조제2항 관련 별표 11,12)**

직렬 계급	가산비율 적용기준		
	기사자격증	산업기사 자격증	기능사 자격증
보건	보건교육사 1급 (5%) 의사, 한의사, 치과의사, 약사 등	보건교육사 2급 (6·7급: 3%, 8·9급: 5%) 간호사, 영양사, 치과위생사, 물리치료사, 위생사 등	보건교육사 3급 (3%)

• **사회서비스투자사업 제공인력 자격기준 고시 (보건복지부 고시 제2012-55호)**

아동·청소년 분야 건강관리서비스, 노인·장애인 분야 노인맞춤형 운동처방서비스, 장애인·노인 등 건강취약계층 운동처방서비스 제공에 적합한 인력으로 제정고시

• **지역사회통합건강증진사업 전문인력 (지역사회 통합건강증진사업 총괄 안내서)**

금연, 절주, 신체활동, 비만 분야의 원활한 사업수행을 위한 전문인력으로의 채용 권장

CHAPTER 9

특수집단구강보건교육

학습목표

1. 임산부 구강보건교육 내용을 설명할 수 있다.(A)
2. 임산부 구강보건교육을 수행할 수 있다.(A)
3. 장애인 구강보건교육 내용을 설명할 수 있다.(A)
4. 장애인 구강보건교육을 수행할 수 있다.(A)
5. 고혈압 환자를 위한 구강보건교육을 실시할 수 있다.
6. 당뇨병 환자를 위한 구강보건교육을 실시할 수 있다.
7. 근로자 구강보건교육의 특성을 설명할 수 있다.(A)
8. 근로자 구강보건교육을 수행할 수 있다.(A)

CHAPTER 9

특수집단구강보건교육

제1절 임산부 구강보건교육

1. 일반적 특성

임신, 분만, 산욕(puerperium)은 정상적인 생리 과정이며 여성의 삶과 건강에 밀접한 관계를 맺는다. 한 인간의 인생 주기에서 볼 때 짧은 기간 내에 신체적, 정신적, 사회적 및 정서적으로 많은 변화를 동반하기 때문에 적응상에 어려움이 있고 산모와 태아가 자칫 질병의 위험에 처하기 쉬우므로 산전관리를 통하여 안전한 임신, 분만, 산욕관리를 위한 지식을 갖추고 임산부 자신이 자율적으로 산전 관리 프로그램에 참여하는 적극적인 자세를 가질 것이 요구된다.

2. 구강보건학적 특성

임신과 분만, 산욕은 대부분의 결혼한 여성이 경험하는 보편적인 현상으로 정상적인 생리 과정임에도 불구하고 생식 기계, 혈액 순환기계, 치아 근골격계, 대사작용, 호르몬 분비 등의 임신 여성 개인의 생리적 변화를 가져오는 중요한 시기이다. 특히 임신 시에는 입덧으로 인한 구강위생 관리의 소홀, 잦은 간식 섭취, 음식에 대한 기호변화 등으로 인해 치아우식증과 치은의 변화 등 다양한 증상이 발생할 수 있다.

3. 구강건강관리의 중요성

임신 여성의 30~100% 정도가 임신성 치은염의 발생을 경험하고 실제로 임신 여성의 치은염의 원인과 그 영향에 관련된 많은 임상 증례들이 보고되어 왔다. 이러한 임신성 치은염의 원인에 대한 다양한 보고들을 살펴보면, 에스트로겐이나 프로게스트론의 호르몬 과잉분비가 치은 삼출액을 증가시켜 치은의 출혈이나 부종의 발생을 증가시킨다. 또한 백혈구의 증가로 인한 면역반응의 변화가 치은염을 증가시킨다는 보고가 있다. 그러나 임신성 치은염은 호르몬 변화뿐만 아니라 영양 상태, 구강위생 불량, 전신적 요인 등에 의해 발생하고, 치석이나 치태와 같은 자극요소와 밀접한 관련이 있으며, 임신하지 않은 여성에 비해 빈번하고, 출산 후 보다 임신기간 중에 치은에 대한 자극이 더 많이 발생한다. 또한 임신성 치은염은 치태의 축적과 치주 건강상태, 직업수준, 교육수준, 임신 전에 치주관리 정도와도 관련이 있다. 그리고 치주병이 있는 여성은 건강한 치은을 가진 여성에 비해 저체중아 조기 출산의 위험요인과 임신중독증 위험이 높다.

이러한 임신성 치은염은 가벼운 염증과 같은 발적, 출혈, 부종으로 특징 지어지고, 흔히 일시적인 출혈을 동반하며, 심하면 임신성 육아종으로 진행된다. 이처럼 임신성 치은염의 원인이 다양하며, 발생률 또한 높으므로 임신 여성의 구강질병 위험 요인을 조기에 발견, 관리할 수 있는 포괄적이고 다각적인 프로그램의 개발되어 구강 보건학적 관점에서 이루어져야 한다.

4. 임산부 구강건강증진 프로그램

임산부에게 적용할 구강건강 증진 프로그램은 구강 보건교육, 구강 위생교육, 식이조절로 구체적인 내용은 다음과 같다.

1) 구강보건교육

개인의 성공적인 구강 보건관리에 기초를 둔 성취 경험과 구강보건 관리 지식 및 신념을 증진하기 위하여 교육한다. 교육내용은 임신 중 구강질환의 주된 원인, 구강질환에 있어서 치면세균막, 임신 중에 발생하는 임신성 치은염 및 치아우식증 등과 같은 구강질환의 예방법과 치료법 등으로 한다.

2) 구강위생교육

타인의 행동을 통해 간접 경험을 하고, 자신의 행동에 표준을 설정하는 대리 경험을 통해 구강위생 관리능력을 증진하기 위한 교육을 한다. 교육내용은 치면세균막을 관리하는 가장 기본적인 칫솔질과 관련하여 시기, 칫솔 선택 방법, 칫솔질 방법과 세치제 선택 방법, 구강위생보조용품인 치실 사용법 및 구강양치액 사용법 등으로 한다.

3) 식이조절

임신 여성의 식습관 개선을 위한 식이 조사로 식습관 및 식생활을 파악한 후 식단 상담과 식단 처방한다. 식습관과 식단을 크게 변화시키지 않으면서, 산모와 태아의 건강을 위한 균형 잡힌 영양소를 공급할 수 있도록 식단을 조절하도록 한다.

프로그램의 적용 방법은 대상자들의 신념 변화를 유도하기 위한 집단교육, 구강보건 행태의 변화를 유도하기 위한 개별교육 및 전화상담 등이다. 프로그램 적용 기간은 12주이고, 구체적인 프로그램 진행 절차는 다음과 같다.

진행 과정은 제1주에는 30분 동안 집단교육을 실시하여 구강 보건에 대한 신념를 강화하고, 교육의 효과를 극대화하기 위해 슬라이드 및 OHP, Power point를 활용하고, 구강 보건교육, 구강 위생교육, 식이조절 등의 내용이 포함된 유인물을 배부한다. 또한 식이조절을 위한 5일간 식생활일지를 배부하여 작성하도록 한다.

제2주에는 개별교육으로 동기부여를 통한 바람직한 구강 보건행태를 유도하기 위하여, 칫솔질에 대한 시범교육을 치면 착색제를 도포하여 확인하고, 치실 및 구강양치액 사용법을 교육한다. 또한 식생활일지를 회수, 분석한다.

제3주에는 식이 분석을 기준으로 개별상담과 개별적인 보충 교육을 하여 구강 위생관리에 대한 자신감을 느끼도록 한다. 또한 식단상담에 따른 식이조절을 위해 5일간 식생활일지를 배부한다.

제4주에는 식생활일지를 회수, 분석하여 식단 처방을 작성한다. 바람직한 구강보건행위 실천을 지지하고 탈락률을 방지하기 위하여 전화 상담을 한다.

위의 과정을 1개월 단위로 3회 반복 시행한다.

제2절 장애인 구강보건교육

장애인의 복지 관련법과 제도의 개선으로 고용과 처우 등 형식적인 사회참여의 기회나 생존권은 넓어졌으나, 편의시설과 의료혜택은 낙후되어 있다.

보건복지부는 2010년 12월 말 기준으로 우리나라 장애인등록 결과 남성 장애인 1,468,333명, 여성장애인 1,048,979명으로 총 2,517,312명이라고 밝혔다. 이는 전체 인구의 5.6%에 이르는 통계이다. 급속한 산업화와 도시화에 따른 교통사고, 산업재해 증가와 환경오염 및 의학의 발달에 따른 인구의 고령화 등으로 장애 인구는 더욱더 증가하고 있다.

우리나라의 장애인 구강보건 실태에 관한 다양한 연구 결과에 의하면, 장애인의 구강병 발생률은 비장애인과 큰 차이는 없고, 비장애인의 경우 조기에 치료, 유지되는 반면에 대부분의 장애인은 조기 치료가 방치되어 상태가 더욱더 악화하고 있다. 또한 장애인은 구강위생에 대한 지식의 부족으로 구강 관리상태가 양호하지 못하고, 정상인보다 구강 진료에 대한 불안과 공포로 치과 내원에 불편한 점이 많아 구강건강 수준을 증진하는 것이 어렵다.

치과에 내원하는 장애인의 주된 호소(chief complaint)는 치아우식증으로 인한 통증이 87.8%로 가장 많았고, 치주질환 73.0%, 치아우식증 치료가 67.6%이었다(최길라, 2000). 또한 치아의 연성부착물은 치아우식증이나 치주병의 발생과 진행에 직접 영향을 미치기 때문에 장애 유형이나 연령과 관계없이 적절한 예방관리가 필요하다(정의태, 김종열, 정성철, 1988). 하지만 장애인은 장애로 인하여 구강 진료의 예후가 보장되지 않고, 계속 관리가 어려워 힘들게 진료를 받았다 할지라도 그 효과가 지속하지 못하며, 얼마 지나지 않아 더욱더 어려운 진료를 필요로 한다.

경기도 하남시의 등록 장애인 수는 전체인구의 2.63%인 3,640명으로, 장애 유형별 분포는 지체 장애 2,179명, 시각장애 361명, 뇌병변장애 286명, 청각장애 277명, 정신지체 260명, 정신장애 154명, 신장 장애 87명, 심장 장애 21명, 발달장애 15명 순으로 나타났다.

장애인 구강 건강관리에 많은 구강보건 전문인력이 참여하고 있지만, 장애인의 치과 이용이 원활하지 못하고, 구강보건 전문가 간에 정보공유가 제대로 이루어지지 못하고 있다. 그동안 대부분 장애인에 대한 구강 보건사업은 일회성의 구강 위생교육과 구강 진료로 끝나는 사례가 많았고, 지속성을 지닌다고 하더라도 단순 진료에 치중하는 경우가 많았다. 이러한 구강 건강관리의 한계는 자신을 통제할 수 없는 장애인들에게는 구강질병의 재발률이 높아져 구강 건강상태는 점점 악화하고 있다.

1. 장애인의 행동조절

치과라는 새로운 환경에 대한 적응을 위해서는 치과 의료인의 인내와 배려가 필요하다. 말-시범(tell-show-do) 시행을 기본원칙으로 하며, 경악 반사(깜짝 반사, startle reflex)를 방지하기 위해 갑작스러운 움직임, 소음, 빛 등의 자극은 미리 알려주는 것이 좋다.

자폐증의 경우에는 말-시범-시행 등 심리적인 방법에 의한 행동조절이 효과적이지 못한 경우가 대부분이지만 행동조절의 노력을 포기해서는 안 된다. 필요한 경우 약물을 사용하거나 전신마취를 고려한다. 쉽게 지치므로 치료를 오래 하지 말고, 여러 차례 훈련이 필요하며 긍정적 강화(positive reinforcement)를 사용한다.

다운증후군 아동의 경우 지적장애, 행동 지체 등의 문제를 포함하여 시력, 청력의 문제를 가지고 있는 경우가 많으므로 이러한 사항을 고려하여 적절한 행동조절 기법을 선택하여야 한다. 또한 지적장애 환자의 정도에 따른 적절한 행동조절 방법을 사용해야 한다. 대부분 교육 가능한 지적장애(IQ 50~70)를 보이므로 짧은 설명과 단순한 언어의 사용, 개념에 대한 설명보다는 지속적인 격려, 말-시범-시행, 긍정적 강조와 칭찬의 방법으로 행동조절 및 구강 위생관리를 시행하는 것이 바람직하다.

경련성 환자는 치료 전에 항경련제 복용 여부 및 조절 여부를 확인해야 하고, 치과 치료환경에서 경련이 유발될 수 있음을 인식해야 한다. 치과 치료 중 경련이 발생할 경우 치과 치료를 즉시 중단해야 한다. 우선 토사물이나 분비물에 의하여 기도가 막히지 않도록 하는 것이 가장 중요하므로 우선 누운 자세에서 고개를 한쪽으로 돌려주거나 몸을 옆으로 눕게 하여 호흡하기 편한 자세를 유지하게 해준다. 이때 입속에 약, 손가락, 설압자, 헝겊 등을 넣지 말아야 하며 경련을 억제하기 위하여 팔다리 혹은 몸을 눕히는데 힘을 가해서는 안 된다.

발육지연 아이에 대해서 잘 파악하기 위해서는 테스트를 하고, 성격이 예민하니 주의해야 한다. 신경안정제로 진정시킬 필요도 있으며, N_2O/O_2를 사용한다.

09

2. 시설방문 장애인 구강건강관리

장애인 구강 건강관리 프로그램은 치과위생사가 수행해야 할 가장 중요한 부분으로 장기적인 계획수립과 치료에 앞서 철저한 구강 보건교육, 식이조절, 치면세마, 정기적인 구강검진 등의 예방적인 구강 건강관리가 지속하여 필요하다.

1) 장애인 구강보건교육

장애인 구강 건강관리의 가장 기본적인 방법은 스스로 구강 관리에 참여함므로써 궁극적인 자아상과 독립심을 키워 줄 수 있다. 그리고 장애인 스스로 인간적인 존중감을 지키고, 구강위생 관리에 관심을 지속시킬 수 있도록 동기를 장애인 구강보건교육 시에는 시범, 치면착색제 및 거울의 사용, 모형 사용, 그림이나 글씨 등의 사용이 권장된다. 또한 교육 시에는 잦은 접촉과 미소로 편하게 대하고, 장애인이 이해할 수 있는 범위 내에서 서서히 실시되어야 하며 장애 유형별로 분류하여 실시하는 것이 중요하다.

(1) 시각 장애인

① 큰 움직임으로 동작하여 가르치고, 녹색 또는 붉은색 치실을 사용하며 냄새로 구강 상태를 확인하는 방법을 사용한다.

② 시각장애인에게는 치태 축적을 착색재를 통하여 확인하는 전통적 방법이 맞지 않으며 치태가 혀로 느껴지게끔 해야 하고 교육자 손을 환자의 손 위에 올려놓아 칫솔질 방법을 가르쳐주도록 한다.

③ 보호자들에게 환자의 치태제거 시 시야와 적절한 조명을 유지하면서 환자의 머리와 몸의 운동을 조절하는 교육을 하고, 보호자가 장애인의 일상적인 구강위생관리를 철저히 할 수 있도록 교육한다.

④ 점자 형태의 구강 보건교육 매체를 활용하여 동기유발을 시킨 후 교육한다.

⑤ 시각 장애인들을 위한 전신 병력조사지와 구강 보건교육 책자를 항시 갖춘다.

⑥ 시각장애인들이 읽을 수 있도록 코팅 처리 되지 않은 무광택 용지를 사용한다.

⑦ 글자의 크기는 적어도 4mm 이상으로 하며, 고도로 장식된 글씨체는 사용하지 않도록 한다.

⑧ 대문자와 소문자를 함께 사용하며 종이 색과 글씨 색이 서로 대조를 이루도록 한다.

(2) 청각 장애인

보청기를 장착한 후 교육을 하고, 진료 혹은 상담 시 구강 카메라를 이용하여 상태를 촬영하여 환자에게 보여주며, 시각 자료나 글로 써서 설명하는 것이 효과적이다.

(3) 언어 장애인

'예', '아니오'로 대답을 시켜서 구강 보건교육을 시키는 것이 필요하다.

2) 장애인 구강위생관리

장애인의 구강 위생관리는 재활 프로그램에 포함되어야 하고, 구강위생 관리교육 후 동기유발을 위한 칭찬과 보상이 필요하다. 그리고 익숙한 장소에서 익숙한 사람이 일정한 순서로 하고, 몸 상태나 기분, 자세 긴장 상태를 배려하여 구강에 칫솔을 넣는 순간 반사적으로 저작하는 씹기 반사(bite reflex)를 억제하도록 한다. 그러나 씹기 반사 상태에서 칫솔질이 어려운 경우에는 비닐 블록이나 거즈 블록을 물게 한 다음 칫솔질을 한다. 이때 주의할 점은 블록으로 입술을 상처 내거나 치아가 부서지거나 부러져 교환이 얼마 남지 않은 유치를 탈락시켜 삼키지 않도록 주의한다.

또한 입을 벌릴 수 없거나 입 헹구기가 불가능한 경우의 대응 방법은 물을 입에 품으면 상체를 앞으로 숙이게 한 다음 입 가장자리 쪽에 나무젓가락이나 칫솔들을 물려서 흘러내리게 한다.

일반적인 구강위생 관리법으로 추천되는 것은 다음과 같다.

① 매 식사 후와 취침 전에 칫솔질한다. 칫솔질 후에는 무설탕 껌이나 사탕을 제공함으로써 장애인에게 동기유발을 줄 수 있다.

② 환자가 치약 사용이 가능하면 시중의 불소치약은 모두 권장된다. 치약 때문에 보호자가 구강 내를 관찰하며 칫솔질해 주는 것이 힘들고, 환자가 구토하거나 다른 이유에서 사용 불가능하면 물만 적셔서 하거나, 양치 용액 및 불소 젤을 이용해도 좋다.

③ 정상 또는 정상에 가까운 지적 능력을 갖추고 있는 협조적인 장애인은 치태착색제를 사용하는 것이 유용하다.

④ 치면열구 전색제의 사용은 어린이나 구강위생이 불량하고, 우식 활성이 높은 성인에서 유용하지만 이갈이가 심해서 치아형태가 불분명한 경우에는 바람직하지 못하다.

⑤ 클로르헥시딘 글루코네이트와 같은 항 치태 용액의 사용은 치은염과 치과 질환을 관리하는 데에 있어서 유용하다. 또한 발치나 치은 수술 전후에 사용할 수도 있고 감염위험을 줄여야 하는 전신질환이 있는 사람에서도 필요하다. 그러나 구강 내 정상 세균총의 불균형을 유발할 수 있으므로 장기간 사용하지 않도록 한다. 반드시 뱉어내도록 하고 삼키지 않도록 교육한다. 뱉는 것이 어려운 환자에서는 칫솔이나 스펀지에 묻혀서 치아에 문질러 주며 이 과정에서 적절한 흡인(suction)이 필요하다.

⑥ 구강건조증은 장애인에서 나타나는 흔한 문제점이다. 인공 타액을 사용하기도 하며 무설탕 껌이나 사탕을 사용하기도 한다.

⑦ 구강 점막 염증은 장애인에 따라 나타나는 증세가 모두 다르다. 구강 점막 염증이 있을 때에는 도포 마취제로 통증을 완화하며, 베이킹소다와 식염을 혼합한 물로 양치하면 효과가 있다.

⑧ 전동 칫솔은 보호자가 칫솔질을 해 줄 때 유용하다. 이는 특별히 정상적 칫솔질이 불가능할 경우, 전동칫솔질을 사용하여 스스로 칫솔질을 함으로써 독립심을 극대화하는 장점이 있다.

⑨ 특수용품으로서 칫솔의 손잡이를 잡기 편하도록 크고 둥글게 제작한 변형 칫솔과 미세한 손동작을 할 수 없는 환자를 위한 전동 칫솔의 사용을 권장한다.

⑩ 뜨거운 물에 넣어 구부린 칫솔이나 전동 칫솔을 사용하는 것이 근육운동이 부적절한 환자에게 추천되며 보조적으로 개구기, 치실 유지기 등을 유용하게 사용할 수 있다.

3) 보호자 교육

가족과 보호자의 교육은 구강 위생관리에 대한 적절한 감독과 도움을 제공하는

데 필수적이다. 그러나 이들은 환자 스스로 관리가 불가능할 때와 불가능한 부위만 도와주는 것이 원칙이다. 교육은 장애인 시설에서 교육하는 것이 실제로 큰 도움이 되며, 정기적인 행사로 시행하는 것이 보호자뿐만 아니라 모든 시설 관리자가 참여하여 구강 보건관리에 관해 관심을 두도록 하는 것이 좋다.

장애인의 구강 청결 시의 자세와 고정 및 보호자에 대한 지도는 먼저 보호자에게 지도한 다음 다음번 내원 때 흔히 듣는 대답은 "여기서는 잘하고 있지만, 집에서 내가 해 주려고 하면 거부하는 바람에 잘할 수가 없습니다"는 것이다. 그러므로 지도하는 사람이 이 닦는 방법에만 열중하여 칫솔 강모의 운동을 주로 지도하는 데에 원인이 있다고 할 수 있다. 치과위생사가 습관적으로 하는 방법이라도 처음 해보는 보호자에게는 쉬운 일이 아니므로 지도할 때에는 보호자의 방법을 잘 관찰해서 초보적 단계부터 조금씩 지도 바로잡아 나가야 한다.

4) 식이조절

장애인들에게 동정과 보상의 일환으로 단 음식을 제공하는 경우가 종종 있는데 이는 치아우식증과 치주병을 유발하는 원인이 되므로 알리고 가르쳐서 청정식품을 권장하도록 한다.

5) 국소적 불소도포

국소적 불소도포는 치아우식증 발생이 높고, 구강건조증이 있는 사람에게 시행되어야 한다. 국소적 불소도포는 정기적 재 내원 시 시술하며, 가정에서는 불소겔로 칫솔질을 하거나 부드러운 트레이에 얹어 사용하는 것도 바람직하다. 그리고 불소용액양치는 뱉는 것이 가능한 환자에서 적용하고, 전신적인 불소 복용 처방 시에는 상수도수불소화 등 다른 환경적 불소섭취 가능성을 파악해야 한다.

6) 치석제거

시설 장애인의 치석제거는 장애인의 구강 위생상태 및 장애 정도에 따라 3개월에서 6개월 주기로 하는 것이 바람직하다. 거동이 불편한 시설 장애인의 경우는 치과에 내원하기 어려우므로 직접 방문 치석 제거가 필요한데 주의할 점은 다음과 같다.

먼저 자세에 대한 배려는 운동기능 발달이 늦어 목을 제대로 가누지 못하거나 제대로 앉아있지 못하는 경우는 눕히거나, 옆으로 앉거나 책상다리로 앉아 자세의 안정을 꾀하면서 치석 제거한다. 또한 성인의 경우는 쿠션 의자나 개량 의자를 사용할 수 있고, 항상 누워 지내는 경우는 삼각 매트나 수건, 담요, 목욕 수건 등을 몸 사이에 끼워 넣어 안정된 자세를 확인한 다음에 실시한다.

심리적인 측면에서는 긴장을 감소하기 위해 안정된 장소에서 신뢰할 수 있는 사람들에 의해 습관화하는 것이 좋다. 이때 급격한 자세 변화나 갑작스러운 자극(소리, 접촉, 냉온수, 맛, 냄새 등)을 피하고 놀라게 하거나 긴장시키지 않도록 주의한다.

7) 계속 구강보건관리(Recall system)

장애인의 계속 구강보건관리는 환자의 필요와 능력에 따라 결정하고, 보통 3개월마다 내원 시키고 심한 경우에는 더 자주 내원시키기도 한다. 내원 계획은 장애의 정도보다는 치과 질환 상태 및 구강 위생상태와 연관 지어 결정하고 있다.

장애인 복지정책의 기본적인 목표는 장애인의 완전한 사회참여와 평등이고, 장애인들의 복지 욕구 가운데 가장 큰 비중을 차지하는 것이 의료시설에 관한 욕구로 파악되고 있다.

장애인의 구강보건 향상을 위해서는 어느 한 편의 일방적인 노력과 일회성 노력으로는 불가능하다. 따라서 지역사회 구강보건 전문인력과 지방자치단체의 적극적인 지원으로 장애인의 구강 보건향상과 재활 의지를 심어주어 함께하는 사회 분위기를 조성하는 것이 필요하다고 생각된다. 특히 하남시에서 실시한 장애인 구강 건강관리 사업은 의료 소외 계층에 대한 민·관·학(하남시 치과의사회, 하남시 보건소, 여주대학 치위생과)의 상호 협조 공조체계 시스템의 모형을 제시하여 장애인들의 구강 건강의 향상 및 삶의 질을 높이는데 기여한 바가 크다고 생각된다.

따라서 공공기관과 지역사회 치과의사들의 이웃을 향한 사회참여가 촉매제가 되어 각자의 전문분야에서 소외된 이웃을 위한 봉사에 적극적으로 참여하여 나눔을 실천하는 사회 분위기 조성에 기여했으면 한다.

제3절 전신질환자 구강보건교육

1. 고혈압 대상자 구강보건교육

1) 일반적인 특성

고혈압은 심혈관 질환, 뇌졸중 및 신장 질환의 주요 위험인자이다. 미국의 수천만 명의 사람들이 고혈압이 있으며 항고혈압제를 복용하고 있다.

고혈압은 증가한 말초 저항 또는 증가한 심장 박출의 결과로 동맥압이 비정상적으로 상승하는 것을 말하며 보통 확장기 혈압이 지속해서 90㎜Hg 이상, 수축기 혈압이 지속해서 140㎜Hg 이상일 때를 고혈압이라 한다.

고혈압은 '고요한 살인자'라고도 불리는데 이는 이 질환이 증후가 없어 환자의 반 이상이 자신이 고혈압이라는 사실을 모르기 때문이다. 고혈압의 초기증상으로 후두통, 시력 변화, 귀울림, 현기증, 허약감과 손발의 타진통(tingling) 등이 나타나기도 한다.

고혈압 환자에게는 많은 종류의 약물이 처방되는데 이에는 이뇨제, 교감신경 차단제, 혈관확장제 등이 있다.

대한고혈압학회에서 발표한 고혈압을 예방하는 7가지 생활수칙은 아래와 같다.

① 음식을 싱겁게 골고루 먹는다.
② 살이 찌지 않도록 알맞은 체중을 유지한다.
③ 매일 30분 이상 적절한 운동을 한다.
④ 담배는 끊고 술은 삼간다.
⑤ 지방질을 줄이고 채소를 많이 섭취한다.
⑥ 스트레스를 피하고 평온한 마음을 유지한다.
⑦ 정기적인 혈압측정과 의사의 진찰을 받는다.

2) 구강보건학적 특성

① 치과와 관련된 스트레스와 불안은 혈압의 상승을 유발할 수 있다.
② 혈압이 상승한 경우 외과적 처치나 치석제거술 후에 출혈이 될 수 있다.
③ 항고혈압제를 투여 중인 환자는 치과 진료 시 자세성 저혈압을 유발할 수 있으며, 진정제를 함께 투여하면 저혈압을 초래할 수 있다.
④ 혈관수축제의 과다한 사용은 혈압상승을 유발할 수 있다.
⑤ 국소마취가 필요한 경우에 혈압강하제 복용 여부를 확인하고 급격한 혈압 상승에 의한 증상발현에 주의와 관리가 필요하다. 에피네프린을 포함하는 국소마취제 사용 시 에피네프린이 1:100,000 이상 들어 있는 것을 사용하고 최소량을 사용하는 것이 좋다. 국소마취제나 국소지혈제로 사용되는 Bosmin에 포함된 에피네프린은 혈압상승에 커다란 역할을 한다.
⑥ 항고혈압제의 부작용으로 졸림, 우울, 혼동, 구강건조증이 있다.
⑦ 니페디핀 등의 칼슘 길항제를 사용하는 사람이 치태 제거를 하지 않으면 치은 비대가 발생하므로 치아 청결에 대한 지도가 필요하다.

3) 구강건강관리의 중요성

치과에 내원하는 환자 중 일반적으로 관찰되는 전신질환은 고혈압이 전체 전신질환의 27.6%로 가장 많다(김지홍과 김영균, 2001). 약으로 잘 조절되는 고혈압은 거의 모든 치과 치료와 치주 치료를 받을 수 있지만 조절되지 않는 심한 고혈압을 가진 환자의 치과 치료 시 어떠한 일상적 치료도 해서는 안 된다. 치과와 관련된 스트레스와 불안은 혈압의 상승을 유발할 수 있으며 혈압이 상승한 경우 외과적 처치나 치석제거술 후에 출혈이 될 수 있다.

항고혈압제를 투여 중인 환자는 치과 진료 시 자세성 저혈압을 유발할 수 있으며, 진정제를 함께 투여하면 저혈압을 초래할 수 있다. 고혈압 대상자에게 혈관수축제, 국소마취제, 국소지혈제의 과다한 사용은 혈압상승을 유발할 수 있다. 이처럼 고혈압 대상자들은 구강 관리에서 위험요소들이 많고 응급상황에 이를 수 있으므로 고혈압 대상자의 구강 관리를 위한 포괄적이고 다각적인 프로그램의 개발이 구강 보건학적인 견지에서 이루어져야 한다.

4) 고혈압대상자의 구강건강증진 프로그램

(1) 구강보건교육

① 구강 보건 교육에 앞서 고혈압 환자와 진단되지 않은 고혈압을 가진 환자를 인지하는 것이 아주 중요하다. 치과위생사는 미진단 무증후성의 고혈압 환자를 찾아내는데 중요한 임무를 수행한다. 의학적 병력과 관련 합병증 등을 조사하고 혈압을 수 분 간격으로 두 번 측정하여 그 평균치를 그날의 혈압으로 한다.

② 우선, 고혈압에 관한 치료를 받도록 한다.

③ 치과 치료에 대한 스트레스와 불안을 감소하려는 방법을 적용한다.

④ 구강 관리는 예방이 최우선임을 강조한다.

⑤ 약으로 잘 조절되는 고혈압은 거의 모든 치과 치료와 치주 치료를 받을 수 있음을 설명한다.

⑥ 조절되지 않는 심한 고혈압을 가진 환자의 치과 치료 시 어떠한 일상적 치료도 해서는 안 된다. 그러나 부득이하게 환자에게 진료를 반드시 시행하여야 할 경우에는 심한 스트레스와 동통의 발생을 최소화하는 보존적인 응급처치만 시행하는 것이 바람직하다고 설명한다.

⑦ 구강건조증을 극복하려는 방법으로 음료수를 소량씩 마시는 것, 물로써 입안을 헹구는 것, 딱딱한 사탕이나 무설탕 껌을 씹는 것 등이 있겠으나 근본적인 방법은 침이 마르기 때문에 치아우식이 생기기 쉬우므로 반드시 식사 후에 양치질을 하는 습관을 길러야 한다.

⑧ 고혈압 1기에서는 보통 발치가 가능하다. 그러나 환자의 신뢰감을 형성하고, 정신적으로 안정되게 하며, 통증을 조절하여 내인성 카테콜아민의 분비를 낮추어 혈압과 맥박을 안정시키는 것이 기본적으로 필요하다. 혈압이 오르면 기다리지 말고 바로 혈압강하제를 투여한다. 갑자기 혈압이 올랐을 때도 칼슘길항제인 니페디핀 캡슐(상품명: 아달라트)을 경구로 투여하면 신속히 혈압이 떨어진다. 아달라트 캡슐을 터트려 설하로 투여하면 효과가 더욱 신속하다.

⑨ 고혈압 2기에서는 외래환자로 치료는 가능하지만 매복치의 발치와 같은 장시간의 처치가 필요한 경우에는 혈압상승에 대한 대처방법을 주치의와 의논하여 실시한다. 그러나 시술 직전 다시 혈압을 측정하여 180/110 ㎜Hg을 넘는 경

우에는 충분한 혈압강하가 있을 때까지 연기한다.

⑩ 고혈압 3기에서는 치과 외래에서 발치 등의 치료는 허혈성 병변에 의한 심부전이나 급격한 혈압 상승에 동반한 증상을 일으킬 위험이 크다. 따라서 의사의 감시하에 위험도를 평가하여 치료를 시작해야 한다.

표 9-1. 고혈압의 분류와 고혈압의 분류에 따른 추적 측정과 치과치료

고혈압의 분류	수축기 혈압	확장기 혈압	추적측정	치과치료
정상	〈 130	〈 85	2년 후 재측정	제한 없음
높은 정상	130~139	85~89	1년 후 재측정	제한 없음
고혈압				
1기(경중)	140~159	90~99	2개월 후 재측정	제한 없음
2기(중등도)	160~179	100~109	1개월 내 의뢰	제한 없음
3기(중증)	180~209	110~119	1주일 내 내과에 의뢰	응급처치만, 혈관수축제 없이
4기(매우 중증)	≥ 210	≥ 120	즉시 의뢰	통증처치만, 혈관수축제 없이

2. 당뇨병 대상자 구강보건교육

1) 일반적인 특성

당뇨병은 만성적인 고혈당증과 비정상적인 탄수화물과 지질의 대사를 보이는 흔한 내분비 질환으로, 췌장에서 생산되는 인슐린의 절대적인 또는 상대적인 결핍에 의해서 초래된다. 이 질환으로 인한 합병증은 혈관, 눈, 췌장, 치주조직, 신경 등에서 일어나며 치과의사에게는 중요한 전신질환이다.

당뇨에는 두 가지가 있다. 하나는 인슐린 의존성 당뇨(Type I, IDDM : Insulin-Dependent Diabetes Mellitus)이고 다른 하나는 인슐린 비의존성 당뇨(Type II, NIDDM : Non Insulin-Dependent Diabetes Mellitus)이다.

인슐린 의존성 당뇨병은 전체 당뇨병의 10~20%를 차지한다. 이 질환은 췌장의 베타세포 파괴로 인한 이차적인 심한 인슐린 부족이 초래된다. 발병은 빠르며 사춘기를 전후해서 나타난다. 내과적 조절방법은 미리 처방된 인슐린을 주기적으로 자가주입하는 것이다.

당뇨병의 80~90%는 인슐린 비의존성 당뇨병이다. 발병은 느리고 30세 이상에서 나타난다. 초기에는 췌장의 베타세포가 건전하여 인슐린 생성을 할 수 있으며 이때의 치료는 식이조절이나 경구용 저혈당제를 투여한다. 지속적인 인슐린 비의존성 당뇨병에서 마침내 베타세포의 소실이 일어나며 이때는 조절을 위해 주기적인 인슐린 투여가 필요하다.

정상적인 식사를 거르거나 너무 많은 인슐린을 복용하는 경우 인슐린 쇼크라 불리는 위험스러운 응급상황을 초래할 수 있다. 인슐린 쇼크의 초기 증상과 증후는 정신 혼미, 횡설수설, 빠른 심박박동, 오심, 오한, 축축한 피부 등이 있다. 이 때 초기 응급처치로 오렌지 주스와 같이 당분을 포함한 물질을 공급하면 수 분 내에 회복된다.

2) 구강보건학적 특성

① 당뇨병 환자의 구강 상태는 다양하게 악화하며, 특히 정중능혈설염(median rhomboid glossitis)이 당뇨일 때 잘 발생하는 것으로 보고되었고 치은염과 치주질환, 구강칸디다증, 발치 후 국소적 골염, 혀의 작열감 등이 구강 병변으로 나타난다.

② 치주병을 포함하여 감염에 대한 감수성이 증가하는데 이는 호중구의 항균작용이 비정상으로 되는 것이 원인이다.

③ 무증후성의 귀밑샘 확장과 감소되는 침으로 인한 구강건조증이 있다.

③ 치주질환은 비당뇨병성 대조군보다 당뇨병 환자에게 더 일찍 발생하고 타액유출양도 줄어들어 치아우식에 이환될 확률이 커지고 치주적 문제를 일으킬 확률이 커진다.

④ 일반적으로 치과에서 사용되는 국소마취제에 포함된 에피네프린은 혈당을 증가 시켜 혈관수축을 유발하며 발치 시 국소적 골염의 발생 가능성을 증가시키므로 사용을 하지 않거나 사용하더라도 최소량을 사용하는 것이 좋다.

⑤ 저혈당성 쇼크로 응급상황이 유발될 수 있으므로 포도당이나 설탕, 사탕, 오렌지 주스, 벌꿀, 음료 등을 응급상황의 처치목적으로 갖추고 있어야 한다.

⑥ 절개 및 배농이 필요한 경우는 시술 전 항생제요법을 실시한다.

⑦ 치과치료시 처방된 인슐린의 복용과 식사 유무를 확인하고 조직에 외상을 가하지 않도록 주의하면서 가능한 2시간 내로 치료를 끝내도록 한다.
⑧ 당뇨병 환자에게 처방하는 약은 무가당이어야 한다.

3) 구강 건강관리의 중요성

치과에 내원하는 환자 중 일반적으로 관찰되는 전신질환 중에서 당뇨병은 두 번째로 흔한 질병이다(김지홍과 김영균, 2001). 당뇨병 환자의 구강 상태는 다양하게 악화하며, 특히 정중능혈설염(median rhomboid glossitis)이 당뇨일 때 잘 발생하는 것으로 보고되었고 치은염과 치주질환, 구강칸디다증, 발치 후 국소적 골염, 혀의 작열감 등이 구강 병변으로 나타난다.

식사 시간에 진료 약속이 잡히거나 장시간의 치과 치료로 인해 식사 시간이 지연되면 오히려 저혈당을 일으킬 수 있으므로 치과 약속은 혈당이 잘 조절되는 오전 중에 아침 식사 후에 이루어지는 것이 유리하다. 모든 당뇨병 환자에서 공복 시 치과 치료는 피하여야 한다.

이처럼 당뇨병 대상자들은 구강 관리에서 위험요소들이 많고 응급상황에 이를 수 있으므로 당뇨병 대상자들의 구강 관리를 위한 포괄적이고 다각적인 프로그램의 개발이 구강 보건학적인 견지에서 이루어져야 한다.

4) 당뇨병 대상자의 구강 건강증진 프로그램

(1) 구강보건교육

① 구강 보건 교육에 앞서 당뇨병 대상자와 진단되지 않은 당뇨병을 가진 대상자를 인지하는 것이 아주 중요하다. 의학적 병력과 관련 합병증 등을 조사하고 가능하면 혈당을 측정하도록 한다. 대상자가 당뇨병이라고 알고 있는 경우라면 다음과 같이 문진한다.

· 공복시 혈당치는 얼마입니까?
· 식사 조절은 어떻게 하고 있습니까?
· 경구 혈당강하제를 사용하고 있습니까?

· 인슐린 주사를 맞고 있습니까?

정상 혈당치는 70~100㎎/㎗이며, 비정상적 고혈당으로 판정되는 경우는 공복 시 혈당치가 140㎎/㎗ 이상인 경우가 두 번 이상 발생하거나, 당부하 검사에서 200㎎/㎗ 이상인 경우이다.

② 우선, 당뇨병에 관한 치료를 받도록 한다. 치과 내원 전에 당뇨병 환자는 내과에 의해 처방된 약을 계속 먹도록 교육한다.

③ 심한 스트레스에 의한 과혈당을 예방하기 위하여 치과 치료에 대한 스트레스와 불안을 감소하는 방법을 적용한다

④ 구강 관리는 예방이 최우선임을 강조한다. 당뇨병 대상자는 감염이 잘되기 때문에 치과 치료 후 감염의 예방에 주의한다. 또한 당뇨병 대상자는 치주병의 위험이 높기 때문에 예방적 차원에서 약속 간격을 자주 하는 것이 좋다

⑤ 식사 시간에 진료 약속이 잡히거나 장시간의 치과 치료로 인해 식사 시간이 지연되면 오히려 저혈당을 일으킬 수 있으므로 치과 약속은 혈당이 잘 조절되는 오전 중에 아침 식사 후에 이루어지는 것이 유리하다. 모든 당뇨병 환자에서 공복 시 치과 치료는 피한다.

⑥ 전신마취는 정맥을 통한 인슐린과 혈당 조절을 위해 입원 하에서만 행한다.

⑦ 구강건조증을 극복하려는 방법으로 음료수를 소량씩 마시는 것, 물로써 입안을 헹구는 것, 딱딱한 사탕이나 무설탕 껌을 씹는 것 등이 있겠으나 근본적인 방법은 침이 마르기 때문에 치아우식이 생기기 쉬우므로 반드시 식사 후에 양치질하는 습관을 길러야 한다.

⑧ 혈당강하제에 의하여 저혈당이 되면 기분이 나빠지는 것은 물론이고 허탈과 실신을 일으킨다. 아스피린은 혈당 강하작용을 증진하기 때문에 투여에 주의한다.

제4절 산업장 구강보건교육

산업장의 근로자들이 작업능률을 유지하면서 생산성을 높일 수 있도록 노동력을 보존하며 기업의 손실을 방지하고, 근로자의 구강 건강을 유지하는데 장애가 되는 근로환경과 방법, 근로조건 및 생활 조건을 개선 및 관리하는 방법에 관해 연구하여 근로자의 구강 건강을 증진 유지하는 원리와 방법을 연구 실용하는 특수 구강보건학을 산업구강보건학(Industrial dental health)이라 한다.

구강질환은 생명에 위협을 주는 직접적인 원인은 아니지만, 만성피로와 생산성에 영향을 미칠 수 있다. 성인층의 다수를 차지하고 있는 근로자들은 직업성 구강질환, 일반적인 구강 건강수준에 있어서도 일반인보다 떨어진다. 이에 예방 구강보건사업으로 구강질환을 예방하며 구강 보건교육을 통하여 근로자의 구강 건강에 대한 동기를 부여함으로써 구강건강을 유지하며, 사업주들의 위험요인 관리를 통하여 질병 예방과 감소로 더욱 건강한 노동력을 확보할 수 있을 것이다.

1. 근로자의 구강특성

직업의 종류에 따라 그 직종과 연관되어 치아 및 주위조직에 생기는 질환으로 이환 부위별로 치아마모, 치아우식증, 치아착색, 치주질환 등이 있으며 병리학적 과정에 따라 마모, 탈회, 우식, 착색, 염증, 순환장애, 퇴행, 신생물 등으로 구분되며, 원인요소별로 물리적, 화학적, 생물학적으로 분류할 수 있다.

1) 물리적요인

① 전치부 마모증 : 목공, 기와공, 재봉, 유리 용기 제조, 실내장식 전문가, 관악기 연주자 등은 전치부에 홈이 패이기 쉽다.

② 교모증 : 석공, 채석공, 광부, 건설업 종사자는 마모성 분진에 노출되어 치아를 교모, 마모, 치석 형성을 초래한다.

③ 치아우식증 : 제과, 제빵, 제분업자들은 공기 중 당분진 농도가 높아 치경부에 반달 모양의 치아우식증을 초래한다.

2) 화학적요인

① 치아우식증 : 산, 금속판 등의 제조공장에서는 공기 중의 산성물질에 의하여 치아 부식을 초래한다.

② 치주질환 : 전기도금사의 아연흡수, 용접공과 금속연소공의 용접 시 발생하는 금속산화물에 의해 치주질환을 유발한다.

③ 수은 : 치은염, 구내염, 타액분비 증가, 치은착색, 금속맛

④ 카드뮴 : 치경부 황색 띠

⑤ 납 : 치은 착색, 미각 이상

⑥ 크롬 : 편도에 궤양성 구내염

⑦ 인 : 악골 괴사

3) 업무상재해요인

악안면 부위 외상으로는 치아 파절, 탈구, 치조골 및 악골 골절, 악관절 장애가 있다. 직업성 구강병 원인 외 성인층 다수를 차지하고 있는 근로자들은 시간적, 경제적인 면에서 여유를 갖지 못하므로 예방이 아닌 치료를 위하여 치과를 방문한다. 그러므로 일반적인 구강 건강수준은 많이 떨어져 있는 현실이다.

2. 산업장 구강보건교육내용

09

우리나라 법정직업성 구강병은 직업성 치아부식증이다. 1994년 노동부가 황산, 염산, 질산, 불소, 염소 등의 다섯 가지 화공물질을 취급하는 소위 산 취급 근로자에게 발생하는 치아부식증을 직업성 치아부식증으로 지정하였다. 현재 직업성 구강질환인 치아부식증을 조기에 발견하여 치료하는 직업성 구강질환관리사업과 일반 구강질환관리사업이 법정제도로 수행되고 있다. 직업성 구강질환의 예방과 관리를 위해서 유해 물질별 허용농도를 기준으로 작업환경과 작업공정 개선하여 체계적인 근본대책이 수립되어야 할 것이다. 그리고 구강 보건교육을 통하여 근로자 개개인의 직업성 구강질환의 원인 및 대책, 예방법을 인식하도록 하여 원인에 따른 대응책을 마련하여야 한다. 방진마스크 착용과 일과 후 칫솔질하여 예방에 적극적으로 참

여하도록 하여야 한다.

산업장에서 근로자 전체를 대상으로 구강 보건교육을 실시하고, 근로자들의 구강 건강에 대한 행동변화를 유도하여 산업에 종사하는 근로자의 구강 보건을 보전하고 향상하는데 목적을 두어야 한다.

1) 구강검진

근로자의 구강 건강을 증진, 유지하고자 실시되고 있으며, 일반 구강검진, 채용 시 구강검진, 특수 구강검진으로 분류된다. 검진 항목은 치아우식증, 열구전색 대상 치아, 상실치, 치주질환, 치아 마모증, 제3 대구치 이상 여부, 구내염 및 구강 연조직질환, 악관절 이상, 의치상태, 기타 등을 검진 기록하여 통보한다.

2) 근로자의 구강 보건교육

우리나라 근로자의 치아 상실의 원인으로 작용하는 치아우식증과 치주질환을 예방하고 조기 발견하여 치료하는 양대 구강질환 관리에 초점을 맞추어 실시한다. 교육내용으로는 칫솔질 교육, 보철물 및 틀니 관리, 과민성 치아 관리, 식이조절, 금연교육, 기타 구강 건강 상담 등의 교육을 통하여 치료 및 예방 처치를 하도록 유도하고 구강 건강관리가 체계적이고 효율적으로 산업장 구강보건 관리가 이루어져야 겠다.

CHAPTER 10

구강보건교육실행

- **제1절** 치과위생사와 구강보건교육
- **제2절** 구강보건교육자의 자질
- **제3절** 구강보건교육 실시의 고려사항

학 습 목 표

1. 치과위생사의 자질을 설명할 수 있다.
2. 치과위생사의 역할을 설명할 수 있다.
3. 구강보건교육자의 자질을 설명할 수 있다.
4. 구강보건교육을 실시할 수 있다.
5. 구강보건교육자로서 치과위생사를 설명할 수 있다.(A)

CHAPTER 10

구강보건교육실행

제1절 치과위생사와 구강보건교육

1. 치과위생사의 자질

치과위생사는 구강보건교육에 있어서 중요한 역할을 담당하는 전문요원으로서 질 좋은 진료의 생산과 구강보건활동을 실천하기 위해서는 훌륭한 자질을 갖추어야 한다. 치과위생사의 자질이란 치과위생사에게 부여된 역할을 성공적으로 수행하기 위해서 요구되는 조건으로서 치과위생사가 갖추어야 할 기본적인 바탕을 뜻하는 것이다. 따라서 훌륭한 치과위생사가 갖추어야 할 전문적인 능력과 인성적 특징을 살펴보고자 한다.

1) 신체적으로 건강해야 한다.

어느 직업이나 건강한 직업인을 원하지만 직업의 특성상 치과위생사의 건강은 가장 필수적인 요소다. 왜냐하면 치과위생활동의 대상은 환자와 어린아이, 학생, 성인, 노인, 장애인들까지 포함하게 되며 활동과정에서 그들에게 도움을 주어야 할 부분이 너무 많고 힘들기 때문에 치과위생사의 건강이 좋지 않을 경우에는 그 영향이 직접 그들에게 영향을 미치게 되기 때문이다.

건강한 치과위생사는 자기의 일에 적극적이고 진취적이다. 또한 건강한 치과위생사는 환자를 돌보고 치과의사를 도와주는데 싫증을 내지 않으며 그의 생활 자체가 긍정적이고 역동적이 될 수 있어 발전적이다. 이에 비하여 건강하지 못한 치과위생사는 소극적이고 수동적이며 전문적인 일을 수행하는데 소홀할 가능성이 높다.

2) 정신적, 사회적으로 안정성을 갖추어야 한다.

치과위생사에게 있어서 정신적인 건강과 사회적인 건강은 신체적인 건강 못지않게 중요하다. 치과위생활동과정, 즉 진료과정이나 환자교육과정에서 늘 불안해하는 치과위생사나 감정의 기복이 많은 치과위생사, 항상 비판적이고 공격적인 치과위생사, 타인을 곤란에 빠지게 하는 치과위생사, 치과위생사로 일하고 있으면서 환자를 싫어하는 치과위생사, 의사와 진료보조원이라는 종속적인 관계로 인식하여, 관계가 원만하지 못한 치과위생사 등은 모두 정신적으로 불건강한 상태에 있으며, 정서적으로 안정되지 못한 상태에 있다. 이와 같은 정신적 불안으로 인해 사회적으로 건전한 생활을 하지 못하게 된다.

정신적, 사회적으로 건강하고 안정되어 있는 치과위생사는 자신이 처해 있는 위치를 바로 볼 줄 알며, 그 토대 위에서 병원에서 환자들과 지역사회 주민들 그리고 의사와 진료보조원과의 인간관계를 포함한 모든 사회관계를 원만하게 처리할 수 있다.

3) 전문지식과 교양을 갖추어야 한다.

훌륭한 치과위생사는 전문적인 지식은 물론 상식과 교양을 갖출 필요가 있다. 치과위생사를 전문적이라고 함은 치과위생사가 자기가 맡은 분야에 대해서는 전문적인 지식을 갖추고 있음을 의미한다.

전문적인 지식으로는 예방지향적 활동과 구강보건교육, 그리고 진료협조와 자기개발 등이 있다. 또한 치과위생사는 환자나 학생들이나 지역사회주민들이나 장애인들을 대할 때에도 전문적인 지식뿐만 아니라, 그들과 같이 호흡하면서 의사소통을 할 수 있는 교양을 갖추고 있어야 한다.

4) 인간이해에 관한 능력을 갖추어야 한다.

훌륭한 치과위생사는 모든 인간, 즉 영아에서부터 노인, 그리고 장애인을 보는 눈이 긍정적이고 발전지향적 이어야 한다. 모든 인간의 가치를 수단이 아닌 목적론의 관점에서 이해하고, 인간의 존엄성을 인정하는 자세이어야 한다.

제일 먼저 자기 자신에 대한 이해가 필요하다. 다시 말해서 자기에 대한 존중감을 먼저 갖는 것이다. 이것은 내가 나를 사랑하고 존중할 줄 알아야 다른 사람을 이해할 수 있기 때문이다.

다음으로는 이러한 기본적인 것이 바탕이 되고 난 후에는 병원을 찾는 환자나 방문객, 보호자들과 치과위생사가 직접 찾아 가보아야 할 학생들이나 장애인들, 그리고 지역사회주민들에게 치위생활동을 제공해야 한다.

마지막으로는 같이 일을 하게 되는 치과의사에게도 진료에 있어서 협조적이어야 하며, 진료보조원이나 치기공사 등과 다른 직원들과의 인간관계도 원만하고 협조적인 자세를 지녀야 하고 개방적인 자세와 포용성을 지니며, 지도성을 지녀야 한다. 그렇지 않았을 때에 환자나 방문객들에게 큰 영향을 미친다는 것을 명심해야 한다.

2. 치과위생사의 역할

치과위생사의 역할이란 치과위생사에게 부여되는 기대에 따라 한 치과위생사가 수행하는 행동을 말한다. 이 기대는 일반적인 기대만으로 그 지위의 모든 사람이 똑같이 행동할 것이라고 단정할 수 없다. 치과위생사에게 있어서도 여러 활동장면 등에서 기대되는 역할들은 실제로 다양하지만 여기서는 그 중 몇 가지 역할에 대해 언급하고자 한다.

1) 예방처치자로서의 치과위생사

치과위생사의 예방에 대한 역할은 많은 비중을 차지한다. 예방은 질병의 진행과정별로 구분짓는데, 치과위생사는 3차예방보다는 2차예방을, 2차예방보다는 1차예방에 관한 예방처치내용의 전문적인 업무를 수행하게 된다.

2) 구강보건교육자로서의 치과위생사

건강한 사람과 질병의 위험에 노출된 사람들에게 가장 먼저 행해져야 할 내용이 구강보건교육이다. 또한 구강보건교육을 통해서 우식경험영구치지수를 줄일 수 있으므로 구강보건교육은 예방과정 중에서도 우선되는 것으로 가장 기본적이라고 말할 수 있다.

구강보건교육자로서의 역할을 수행하기 위해서 구강보건에 관한 전문적 지식과 일반 교육학 분야의 지식도 함께 갖춰야 한다.

3) 진료 협조자로서의 치과위생사

구강진료팀들은 구강진료를 생산하여 소비자(모든 국민)들에게 제공하게 된다.

구강진료를 생산하는 단계에서 질 좋은 진료, 즉 대상자들에게 적합한 진료를 생산하기 위해서 최선을 다하여 의사와 환자를 도와야 한다. 전문적인 지식을 잘 적용하고 활용하여 구강병이 더이상 진행되지 않도록 하고, 치료하고 수복한 부분에 대하여는 잘 회복될 수 있도록 최선의 노력을 다해야 한다. 이러한 치과위생사의 역할은 의사나 환자가 기대하는 바가 크다.

4) 국민구강건강증진조력자로서의 치과위생사

국민들의 구강건강증진을 위해서는 구강병관리의 기본원칙에 의한 구강건강관리가 이루어져야 한다. 구강병관리의 원칙은 치아를 뽑은 후에 보철을 해넣는 삼차예방보다는 구강병을 조기에 발견하여 치료하는 이차예방이, 또 이 보다는 아예 구강병이 생기지 않도록 하는 일차예방 중심으로 관리해야 한다.

다시 말해서 그 시대 국민의 구강건강 수준은 치과위생사의 역할수행과 정비례한다고 볼 수 있다. 그러므로 치과위생사는 국민구강건강증진에 대한 책임감과 사명감을 갖고 조력자로서 역할을 충실히 해나가야 한다.

제2절 구강보건교육자의 자질

구강보건교육은 모든 사람들에게 구강건강 상태가 어떤 조건에 처해있던 간에 구강건강을 최적의 상태로 증진시켜 유지시키므로 치아수명을 연장시키기 해서 구강건강증진에 대한 지식과 태도와 행동의 변화를 위한 실천적인 행위이다. 구강보건교육은 치과위생사의 주요한 업무이므로, 치과위생사이면서 구강보건교육자는 어떠한 자질을 갖추어야 하는지 다음에서 살펴본다.

1. 교육내용에 대한 지식

기본적으로 교육자는 나누어주는 사람이다. 교육자가 나눠주는 첫 번째 대상은 지식이다. 전문화되고 분업화된 사회에서 구강보건교육자가 자기가 맡은 교육내용에 대한 해박한 지식을 갖고 있지 않는다면 교육자와 대상자(학생)간의 일차적 상호작용이 일어나는 장면에서 문제가 야기될 수 있다.

2. 전문적인 지식

교육은 '인간행동의 계획적인 변화 과정'이라고 했고, 구강보건교육은 '모든 사람들에게 구강건강에 대한 지식, 태도, 행동을 바람직한 방향으로 계획적으로 변화시키는 것'이라고 했거니와 이러한 인간행동의 계획적 변화를 격려하고 유도하는 기술이 바로 교육방법이라 할 수 있기 때문이다.

3. 인간과 사회에 대한 명확한 철학 실천

치과위생사의 자질에서도 논의 하였듯이 교육자는 자신과 타인과 사회에 대한 이해가 우선되고 수용적인 태도를 갖추도록 인간과 사회에 대한 관심 있는 연구를 계속해야 하며 명확한 철학적 소명을 갖고 실천해야 한다.

4. 지도력과 영향력

사람들이 모여 있는 곳이면, 우리는 자연스럽게 다른 사람들에게 영향을 미치고 또한 그 사람들로부터 영향을 받게 된다. 블레인 리(Blaine Lee)는 The Power Principle이라는 저서에서 지도력에 대한 것을 강압적 지도력(coercive power), 실리적 지도력(utility power), 원칙중심의 지도력(principle-centered power)의 세 가지로 설명하고 있다.

① 강압적 지도력

더 이상 다른 방법이 없다고 느낄 때, 마감시간을 지키지 못할 것이라고 느낄 때, 다른 사람들이 우리 의견에 귀를 기울이지 않는다는 생각이 들때, 즉, 대상자들의 구강상태의 위험성과 심각성으로 더이상 방치되어서는 안될때나 교육의 효과가 없을 때, 우리는 대부분 강압적 지도력에 의존하게 된다.

② 실리적 지도력

때로 강압적 지도력 대신 협상이라는 방식을 선택하기도 한다. 즉 '당신은 나를 위해 무엇을 해줄 수 있고, 나는 당신을 위해 무엇을 해줄 수 있는가?'라는 질문에 바탕을 둔 지도력이다. 구강보건교육에서 교육자와 대상자는 구강건강증진을 위해 서로 의견이 의지적으로 상호전달 되어야 한다.

③ 원칙중심의 지도력

사람들이 나에 대해 갖는 존경심 혹은 내가 사람들에 대해 느끼는 존경심에 바탕을 둔 것이다. 서로 존경하는 사람들 간에 신뢰감이 생기게 마련인데, 그것은 상호의존과 깊은 존경심, 나아가서 시너지로 이어진다. 이 지도력에는 윤리적인 행위를 낳는다. 다른 사람들이 가장 원하는 것이 무엇인지, 지금 당장보다는 장기적으로 원하는 것이 무엇인지를 스스로 고려해 자유로운 결정을 내리기 때문이다. 구강보건교육자가 원칙중심의 지도력을 갖게 되면, 생각했던 것보다 더 큰 영향력을 행사할 수 있어서 좋은 교육의 효과가 장기간 지속된다. 따라서 이 세 가지를 상황에 따라 적절하게 영향력을 행사할 수 있을 때 훌륭한 자질을 갖춘 구강보건교육자가 된다.

5. 자기수용과 좋은 대인관계형성

빌 밀리켄(Bill Milliken)은 "프로그램이 사람을 변화시키지 않는다. 좋은 관계가 사람을 변화시킨다"라는 말을 자주 하였다.

구강보건교육자는 학습자인 모든 사람들과의 좋은 대인관계를 형성하고 유지하기 위해서 자기의 성격을 파악하여 수용하고, 타인의 인격, 연령, 성, 가족, 종교를 초월하여 다양성을 인정하고, 있는 그대로 수용하여 모두에게 차별없이 믿음과 편안함을 줄 수 있어야 한다. 따라서 사람들이 찾아오기를 기다리는 것 보다 먼저 찾아가서, 이야기를 경청하고 관심을 보이며 공감하고 배려함으로 함께 해결해 나갈 수 있는 자질을 갖추어야 한다.

6. 원활한 의사소통

구강보건교육은 구강건강에 대한 태도와 행동의 변화를 위해서 분명한 의사전달을 하고 또 의사를 경청하여 명확하게 전달받을 수 있어야 한다. 구강보건교육자는 상대방이 누구이든지 존중하고 말에 주의를 집중하고 경청해야 하며 어떠한 논쟁도 삼가야 한다.

7. 편견배제

구강보건교육자는 모든 사람들의 다양성을 인정하여 각 사람들 모습 그대로를 수용하되 편견을 버려야 한다. 이 세상의 모든 사람들 모습이 다르듯이 마음과 태도와 행동도 다르다. 대상자를 미리 짐작하거나 그럴 것이라는 전재를 깔고 함부로 판단해서 교육을 해서는 안된다. 그러므로 교육자는 어떠한 상황과 여건에서도 편견으로 대하지 말아야 한다.

8. 학습자에게 동기부여 촉진

구강보건교육은 학습자(교육대상자)의 건강증진을 목적으로 태도와 행동의 변화를 위한 교육과정이며, 교육이 성립되는데 학습자의 요소는 중요하다. 구강보건교육 시에는 대상자의 자발적인 참여를 유도해야한다. 즉, 구강보건교육자는 대상자 자신의 구강건강문제를 해결하기 위해서 관심을 가지고 참여하도록 할 수 있어야 하며, 대상자에게 적합한 동기를 부여하여 적극적이고 능동적인 참여를 할 수 있도록 해야 한다.

9. 평가활동 참여

구강보건교육활동의 결과는 구강보건교육성과를 통해서 알 수 있는데 이를 위해서 교육자는 교육평가활동에 참여해서 객관적이고 타당성 있는 평가를 해야 한다. 평가활동이 제대로 이루어지지 않는다면 더 나은 구강건강증진과 유지를 기대하기 어렵다. 따라서 구강보건교육자는 평가에 대한 이론적 지식과 여러가지 기법들을 다양하게 습득하여 구강보건교육활동과정에 적용하는 자질을 갖추어야 한다.

제3절 구강보건교육실시의 고려사항

구강보건교육자는 개인, 집단, 지역사회주민을 대상으로 구강보건교육을 계획하고 실시하여 평가하는 모든 사람을 말한다. 전문가인 구강보건교육전문가로서의 진정한 활동은 이론을 토대로 실무를 개발하고자 하는 독창성과 계속된 노력에 좌우된다고 보아도 과언이 아니다. 변화의 단계별로 전문지식과 경험이 필요하며, 효율을 꾀하기 위해 '교육자'로서, '변화촉진자'로서의 역할을 수행해 낼 수 있는 능력을 배양해야 한다. 구강보건교육수행에 있어서 고려되어야 할 사항은 크게 교육자와 학습자와 학습환경에 대한 것으로 구분할 수 있다.

1. 밝은 표정과 단정한 옷차림

구강보건교육자는 교육대상자 앞에서 교육을 할 때는 밝게 웃는 모습으로 교육을 해야 한다. 강의를 들을때 강의내용을 기억하는 것은 7% 정도이며, 목소리는 38%로 차지하며, 시각적인것, 즉 웃는 얼굴, 표정, 옷차림은 55%나 기억한다고 한다. 그러므로 교육시에 머리에서 발끝까지 옷차림을 단정히 해야 한다. 이것은 말없는 학습자에 대한 사랑, 이해, 존경의 표현이 되기 때문이다. 지역주민들 앞이나 늘 보는 학생들과 어린이 앞이라고 해서 흐트러진 옷차림과 맨발로 슬러퍼를 신는다던지 하는 생각은 교육자의 자세가 아니다.

2. 관계형성

교육을 시작하자마자 '해야 할 일이 바빠서 빨리 끝내야 한다, 이 시간 후 바로 중요한 회의가 있어서 오늘은 좀 일찍 끝내겠다' 등은 교육자가 범하는 대표적인 잘못이라고 할 수 있다. 실제 상황은 그렇다 하더라도 교육대상자 앞에서는 만나서 반갑다든지 나는 많은 지식을 갖고 있지 않으나 여러분과 같이 서로 노력하겠다든지 등으로 자연스럽게 접근해야 한다.

10

교육을 시작하기 전에 교육대상자의 긴장을 풀 수 있도록 하는 대화나 간단한 운동, 게임을 통해서 친밀감을 도모하고 닫혀있던 마음을 열도록 해 주는 작업이 필요하다.

3. 효과적인 예를 제시

교육자가 의도적으로 노력하지 않아도 모든 학생이 스스로 학습하려는 의욕과 흥미에 충만해 있다면 그것 이상 바람직한 것이 없다. 그러나 대개의 경우 그렇지 못한 것이 일반적 현상이다. 이러한 경우, 교육자는 수업에 관심을 집중시키기 위한 동기를 부추기기 위해 최대한 노력을 기울여야 한다. 그래야만 구강보건행동이 유발될 수 있기 때문이다.

동기유발에 보다 효과적인 예를 드는 방법은 교육대상자들의 주변 환경의 예가 가장 현장감 있게 받아들여지므로 우리 주변의 예를 이용하여 가르치는 것이 바람직하다. 어떤 수업의 내용이건 실생활과 관련되지 않은 것은 없다. 예를들면 초등학생이 좋아하는 컴퓨터 게임용어나 TV프로그램 등과 여고생일 경우에 구취와 남자친구에 관한 내용의 예시 등이나 구강보건실태조사에 나타난 통계의 백분율(%)을 제시하는 등과 같이 실생활과 관련시켜 제시하면 교육대상자는 이해하기 쉽고 재미있기 때문에 경청하게 된다. 그러므로 교육자는 항상 필요에 따라 이용할 수 있는 많은 예시와 에피소드와 레퍼토리를 준비해 갖고 있는 것이 바람직하다.

4. 학습자와 시선 일치

구강보건교육자는 전체 대상자를 다 보면서 교육하여야 한다. 교사의 바로 앞에 앉은 사람을 향하여 계속 이야기하고 질문한다면 나머지 사람들의 주의가 흐트러지고, 그런 교육자의 모습이 우스워 바라보는 동안 실제 교육내용이 이탈하게 된다. 시선은 항상 교육대상자를 향해야 하며, 교육자가 창밖을 본다든지 한곳이나 한 사람에게만 응시하지 않아야 한다. 시선을 맞추라는 것은 눈을 똑바로 쳐다보라는 것이 아니다. 똑바로 쳐다보면서 노려보는 것으로 오해할 소지가 있다. 시선을 마주치는 것이 사실 좀 힘든 경우가 많이 있다. 이때는 눈을 직접적으로 보는 것이 아니라 양미간 사이를 보면 된다. 시선을 다른 곳으로 이동할 때는 한 문장이 끝나는 시점에서 하는 것이 바람직하다.

5. 목소리 조절

목소리는 감정이 전달되도록 해야 한다. 억양은 대화하듯이 하면 된다. 말의 속도가 너무 빠르거나 너무 느린 것은 좋지 않다. 너무 빠른 속도나 느린 속도로 이야기하면 학생들이 청취하기 힘들며, 너무 작거나 너무 큰 목소리는 교사를 쉽게 피로하게 한다. 고저강약의 리듬, 스피드를 적절히 조절한다. 말의 속도는 보통 1분에 100~200단어가 적당하다. 선거운동원들이 선거운동을 하는 것처럼 하는 것은 좋지 않다.

목소리가 클 경우에는 적절히 음성을 조절하고 작을 경우에는 강의실이 작더라도 마이크를 사용하는 것이 좋다. 음성의 크기나 고저의 변화는 학생들의 주의를 끄는 방법이 되기도 하는데 강조할 부분에서는 대개 소리를 높이고 크게 이야기하는 것이 필요하다. 가급적 표준어를 쓰고 서두르지 않아야 한다.

6. 질문과 대답

교육자의 질문은 교육을 진행하는 동안 계속되는 활동이다. 질문은 특정인을 지정하여 질문을 하는 지명 질문과 릴레이식 질문, 반대질문, 전체질문 등의 종류가 있는데 구강보건교육에서는 주로 대답할 사람을 특별히 정하지 않고 참석자들 중에서 아무나 대답할 수 있도록 하는 전체 질문을 하도록 한다. 질문에 대답을 강요하거나 대답을 했을 때 잘못하거나 부족한 부분에 대한 구체적인 지적은 피하도록 한다. 또한 교육 중간에 인격손상을 줄 수 있는 언어는 피한다.

7. 철저한 교안준비

어느 분야에서건 철저한 준비는 필수적이지만 구강보건교육에서 성공하기 위해서는 이 조건이 더욱 절실하다. 남에게 가르치는 일을 전적으로 하는 직업인 경우는 대단히 자유로운 직업이지만, 한편으로 훌륭한 교육자, 좋은 수업을 하는 교육자가 되기 위해서는 철저한 준비와 항상 긴장해야 하는 의무와 책임이 뒤따르게 된다.

특히 구강보건교육 시에는 준비가 불충실하면 그것이 곧 수강생에게 반영되고 신망을 잃게 되며 신뢰감을 상실하게 된다. 그러나 무엇보다도 중요한 사실은 수업에 대한 평판이 나빠지는 것은 한번의 불충실로 족하지만, 구강보건에 관한 지식이 잘못 전달됨으로써 일생의 구강건강의 자세가 달라질 수 있으며, 이것을 만회하는데 오랜 시간과 노력이 요구된다는 점이다.

8. 반드시 알아야 할 내용 위주

수업을 처음 해보는 사람이 흔히 범하는 실수의 하나가 자기가 준비해 간 것, 자기가 수업하고자 만들어 간 내용을 모두 학생에게 전달해 주려고 하는 것이다. 강의노트에 잔뜩 써가지고 가서 그것을 일일이 학생에게 전달하려다 보면, 어떤 경우에는 시간이 부족해서 모두 다 가르치지 못하고 나오는 경우도 있다. 열성은 있어야 하지만 과욕은 금물이다.

오히려 한 시간에 다루어야 할 분량은 약간 부족한 듯 하게 준비하는 것도 현명한 방법이다. 수업도중에 원래 의도하지 않았던 화제를 끌어들일 경우도 있고, 학생 측의 질문이나 토론이 있을 경우도 생기기 때문에 어떤 면에서는 “여백을 남겨두는 것”이 현명한 일이다.

제시와 설명은 수업내용의 줄거리를 잘 엮어내는 능력에 있다. 복잡하고 이해하기 어려운 내용을 충분히 소화해서 그 속에서 강조해야 할 부분과 가볍게 다루어야 할 부분을 잘 추려서 제시하는 일이다. 따라서 교육내용 선정의 요령에 따라 꼭 알아야 하는 것(must learn)부터 알면 유익한 것(useful to learn), 알아두면 좋은 것(nice to learn)위주로 가르치는 것이 좋다.

자기가 수업하려고 하는 내용을 다양한 학생 수준에 맞게(이것을 흔히 ‘지적으로 정직한 형태’라고도 한다) 설득력 있는 수준으로 제시하고 설명 못하는 교육자는 좋은 평가를 받는 것을 포기해야 한다.

9. 내용조직 원칙 고려

구강보건교육의 내용을 나열식으로 제시하거나 두서없이 구성하면 학생들이 흥미를 상실하거나 이해하기 어렵게 된다. 어떤 내용이건 그것을 면밀히 관찰하면 그 속에는 조직원리가 있기 마련이다. 간단한 것에서 복잡한 것으로, 구체적인 것에서 추상적인 것으로, 일반적인 것에서 특수한 것으로, 사실에서 개념으로 조직을 한다. 교육자는 학생을 가르치는 데 있어 앞에서 언급한 바 있는 조직 원리를 먼저 파악하고 그것을 뼈대로 하여 살을 붙이고 맥을 통하도록 해야 한다. 설사 피상적 수준에서 보면 그 속에 조직이 있을까 의심이 가는 내용도 보다 심층적이고 밀도 있는 관찰을 하면 어떤 형태로든지 조직할 수 있는 가능성을 찾을 수 있다. 만약 이것이 불가능하면 다소 "억지"로라도 조직을 해야 한다. 구강보건교육자가 교육내용을 얼마나 잘 조직했느냐에 따라 학생들의 이해도와 학습능률 상승을 좌우한다.

10. 자신감

모든 인간사가 다 그러하지만 수업의 성공도 자신감이 충만할 때 가능하다. "나는 멋진 수업, 훌륭한 수업을 할 수 있다", "나는 성공적인 수업을 할 수 있다", "내가 수업을 하면 학생의 인기를 얻을 수 있다", "나는 하면 된다"라는 긍정적이고 적극적인 자신감을 가질 때 수업은 성공한다. 그러므로 항상 수업을 준비하는 시간에나, 수업에 들어가기 직전에나, 또 수업을 진행하고 있는 동안에도 이같은 자신감을 가짐으로써 스스로 자기암시를 하는 것이 필수적인 심리적 태세이다.

"나는 자신 없다", "내 수업이 성공하겠나?", "내 수업은 언제나 신통한 반응이 없어", "수업을 열심히 해 봐야 그저 그래"라는 자신감을 상실한 부정적 심리상태나 부정적 자기암시는 실제로 그 수업을 부정적 결과로 끝맺게 만들고, 이어 이것은 다음 수업을 할 때도 다시 자신 없는 심리적 태세를 맞게 되는 악순환을 낳게 된다. 이 같은 현상을 자기충족적 예언(self-fulfilling prophecy)이라고 한다. 특히, 초등학교 구강보건교육을 수행할 때 자기가 준비한 교육내용을 자신감 있게 교수할 수 있어야 학생들의 반응도 좋아진다. 반대로 교육자가 자신이 없이 우물쭈물 한다면 학생들의 분위기가 금방 엉망되고 산만해지며 주의집중이 되지 않는다.

11. 실수 인정

정직하다는 것은 많은 사람들에게 있어서 아마도 가장 어려운 일의 하나일 것이다. 더욱이 이 정직성의 대상이 자기 자신의 결점이나 단점, 미숙함에 있을 때는 더욱 그렇다. 그러나 잘 모른다는 말을 하는 것이 알지 못하는 내용을 거짓으로 답하는 것보다 학습자들로부터 존경의 대상이 될 수 있다. 교육자도 모든 것을 알 수는 없다.

12. 수업시간 준수

인간의 기억구조는 기계처럼 단순하지 않다. 기계는 계속 움직여도 똑같은 단조로운 생산량을 보장하지만 인간의 성취량은 시간에 따라 리듬이 있는 기복을 보인다.

일반적으로 수업의 효율성은 50분이 지나면 저조해지는 것을 알 수 있다. 따라서 계속해서 수업을 하기보다는 45~50분씩 나누어서 수업하는 것이 훨씬 능률적이다. 특히 유치원생이나 초등학교 학생일 경우에는 앞의 교육시간배정에서도 언급하였지만 집중할 수 있는 시간이 얼마 되지 않으므로 수업시간을 45분 이내에 끝낼 수 있어야 한다.

13. 다양한 매체활용

인간의 두뇌가 외부에서 투입되는 정보를 받아들이는 길에는 보기, 듣기, 만지기, 맛보기, 냄새 맡기가 그것이다. 오감에 의한 지각 정도는 시각 85%, 청각 11%, 후각 3.5%, 촉각 1.5%, 미각 1.0% 정도이다. 따라서 매체를 선정하여 활용할 때 고려해야한다.

각 개인은 이러한 다섯 가지 기관에 모두 우수한 사람이 있는가 하면, 그렇지 않고 어느 한 가지나 두 가지가 다른 것보다 뛰어난 경우가 있다.

이와 같은 원리는 수업할 때에는 말하기, 판서, 도형의 제시, 때로는 동작과 제스처 등 전달매체를 다양하게 사용하는 것이 효과적임을 말해 준다. 뿐만 아니라 시각적 매체로서 영상적 형태(도형의 이용), 혹은 앞에서 배운 괘도, 실물, 도표, OHP, PPT 등을 마련해서 함께 이용한다면 더욱 효과적일 것이다.

14. 학급분위기 파악

수업을 해보면 학생 대상에 따라 학급분위기는 각양각색이다. 교육자는 교실 전체의 모습, 학생 하나하나의 모습이 한 눈에 들어오도록 노력해야 한다. 어떤 교사는 학생을 응시하지 않고 바깥을 쳐다보거나, 준비해 간 강의노트나 허공, 칠판, 천정 등을 응시하면서 수업을 하는 경우가 있다. 이러한 습관을 기르면 이러한 태도가 고착되어 그것이 평생의 강의 스타일로 굳어져 버린다.

교사는 학생 하나하나를 자기의 시선 속에 묶어두고, 선생의 "언(言)", "행(行)"하나 하나에 따라 학생이 함께 움직이도록 해야 한다. 그러면 자연히 교실 분위기를 쉽게 파악할 수 있고, 분위기의 변화에 따라 수업방향의 리듬을 조정할 수 있는 순발력을 가질 수 있다.

15. 개인적인 버릇 교정

교실 안에서는 교육자의 조그마한 손짓, 몸짓, 또는 말버릇과 같은 작은 요인들이 교육대상자의 주의를 산만하게 하는 원인이 된다. 그러므로 평소에 습관적인 행동은 피하도록 한다.

예를 들면 강의도중 "나는 호주머니에 손을 넣은 채 교육하지 않은가", "나는 교탁에 몸을 기댄 채 서있지는 않은가", "'에', '또'라는 말을 반복하는 습관은 없는가" 등의 버릇들에 유의해야 한다. 강의 중에 한 친구가 아주 열심히 뭔가를 체크하고 있었다. 강의 후 물어보니 강사가 '엉'하는 소리를 체크한 것이라면서 바를 정자 '正'자를 30개 정도 노트에다 표시해 놓은 것을 보여줬다. 이 친구는 강의 두 시간 내내 '엉' 소리만 들었다는 것이다.

또 강의시간에 피식 웃는 것도 좋지 않다. 말을 하다가 할 말이 없거나 쑥스러울 때 피식 웃는 경우가 많이 있는데, 이것은 좋지 않은 버릇이다. 순간적인 부끄러움을 해소하기 위해 피식 웃는 경우도 많이 있는데, 고쳐야 할 습관이다.

16. 학습자 최대한 배려

학습자가 건강의 문제로 강의에 참여할 수 없을 때는 상황을 파악하고 해결하도록 하거나 조치를 취하도록 해야 한다. 시력이 좋지 않거나 앉은키가 작은 사람은 앞자리로 배치한다. 학습의 효과를 위한 동기부여를 위해 포상 제도를 활용하고, 학습자의 의견을 청취하거나 받아들일 수 있는 채널을 알려줘서 요구를 반영하도록 한다.

17. 좋은 학습환경 조성

교육장소의 채광이나 좌석배열, 의자의 편이도, 교육장소의 실내온도 및 교육장소의 시설 및 기자재 등 소음이 없는 교육장소를 선택하여 주의 집중할 수 있도록 해야 한다.

Supplement

부록

- **제1절** 구강보건교육 목표 설정의 예
- **제2절** 구강보건교육의 실제
- **제3절** 구강보건교육매체 제작실습

제1절 구강보건교육 목표 설정의 예

1. 학년별 구강보건교육 목표설정

우리나라 학년별 구강보건교육목표

학 년	교 육 목 표
1	1-1. 자신의 구강 내에 있는 제 기간들을 확인할 수 있다. 1-2. 구강의 기능에 대해서 알 수 있다. 1-3. 치아의 기능을 설명할 수 있다. 1-4. 자기에게 알맞은 칫솔을 고를 수 있다. 1-5. 칫솔을 바르게 잡을 수 있다. 1-6. 칫솔의 보관 방법을 알 수 있다. 1-7. 칫솔질 시기를 설명할 수 있다. 1-8. 올바른 칫솔질 방법을 설명할 수 있다. 1-9. 치아에 이로운 음식을 알 수 있다. 1-10. 치아에 해로운 음식을 알 수 있다. 1-11. 불소는 인체에 필요한 미량 영양소임을 알 수 있다. 1-12. 불소는 치아를 건강하게 만드는 물질임을 설명할 수 있다. 1-13. 치아외상을 예방하기 위한 안전수칙을 알 수 있다. 1-14. 치과진료팀의 구성원을 알 수 있다.
2	2-1. 구강상태의 정상과 비정상을 구분할 수 있다. 2-2. 유치와 영구치를 구별할 수 있다. 2-3. 6세 구치의 중요성을 인식시킨다. 2-4. 칫솔의 교환시기를 설명할 수 있다. 2-5. 칫솔질의 목적을 설명할 수 있다. 2-6. 치아보호식품과 우식성 식품을 정확하게 구분할 수 있다. 2-7. 불소세치제로 이를 닦을 수 있다. 2-8. 가정내 위험구역을 확인한다. 2-9. 학교내 위험구역을 파악한다. 2-10. 치아 우식증의 증상을 설명할 수 있다. 2-11. 부정교합의 문제점을 인식할 수 있다. 2-12. 치과진료팀의 업무를 설명할 수 있다.

3	3-1. 치아의 구조를 알 수 있다. 3-2. 칫솔질로 세균막을 제거할 수 있다. 3-3. 식품과 치아우식증과의 관계를 설명할 수 있다. 3-4. 점착성이 높은 식품을 고를 수 있다. 3-5. 불소의 이용방법을 알 수 있다. 3-6. 불소가 치아우식증을 예방하는 원리를 설명할 수 있다. 3-7. 불소용액 양치법을 설명할 수 있다. 3-8. 치실사용의 중요성을 인식할 수 있다. 3-9. 치실로 치간 사이를 닦을 수 있다. 3-10. 학교내에서 치아외상을 예방하기 위한 안전수칙을 실천한다. 3-11. 치아 우식증의 진행과정과 결과를 설명할 수 있다. 3-12. 치주질환의 특징적 증상을 설명할 수 있다. 3-13. 치주질환의 원인을 설명할 수 있다. 3-14. 부정교합과 정상교합을 비교할 수 있다. 3-15. 조기발견과 치료의 중요성을 설명할 수 있다.
4	4-1. 구강과 전신과의 관계를 연결시킬 수 있다. 4-2. 회전법으로 이를 닦아야하는 이유를 설명할 수 있다. 4-3. 당분과 세균의 작용을 설명할 수 있다. 4-4. 불소용액 양치를 할 수 있다. 4-5. 치실의 사용방법을 설명할 수 있다. 4-6. 치실 사용을 시범할 수 있다. 4-7. 치아외상의 응급처치 요령을 설명할 수 있다. 4-8. 치아 우식증의 예방법을 설명할 수 있다. 4-9. 치주질환의 예방법을 설명할 수 있다. 4-10. 부정교합의 원인을 설명할 수 있다. 4-11. 조기발견과 치료의 중요성을 설명 할 수 있다.
5	5-1. 회진법과 횡마법을 비교 설명할 수 있다. 5-2. 영양표시의 성분을 확인할 수 있다. 5-3. 치아에 이로운 간식 계획을 작성할 수 있다. 5-4. 수돗물 불소화에 대하여 설명할 수 있다. 5-5. 치실을 이용하여 치간을 청결히 할 수 있다. 5-6. 치아 보호장비를 나열할 수 있다. 5-7. 세균막이 어떻게 치아질환을 유발시키는지에 대해서 설명할 수 있다. 5-8. 세균막 형성과 치조골 파괴의 관계를 설명할 수 있다. 5-9. 부정교합의 예방법을 설명할 수 있다. 5-10. 치과예방 처치의 중요성을 설명할 수 있다.

6	6-1. 올바른 칫솔질 방법을 설명할 수 있다. 6-2. 식이조절을 할 수 있다. 6-3. 식품포장을 보고 정보를 파악할 수 있다. 6-4. 치과의 불소도포 효과에 대해서 설명할 수 있다. 6-5. 수돗물 불소화를 이용할 수 있다. 6-6. 구강내 모든 치간부위에 치실질로 세균막을 제거할 수 있다. 6-7. 치아외상의 응급처치요령을 알 수 있다. 6-8. 치아우식증의 각종 예방법을 병행하는 이유를 설명할 수 있다. 6-9. 치주질환을 예방하기 위하여 칫솔질과 치면세마의 중요성을 설명할 수 있다. 6-10. 정기적으로 치과를 방문할 수 있다.

미국 캘리포니아주 구강보건교육목표

학 년	교 육 목 표
1	1-1. 불소의 주된 점을 기술할 수 있다. 1-2. 세균막이 초래하는 결과를 안다. 1-3. 좋은 칫솔의 특징을 열거 할 수 있다. 1-4. 치실질의 중요성을 안다. 1-5. 주요음식군을 알고 이를 피라미드로 나타낼 수 있다. 1-6. 이가 빠지는 절차를 설명할 수 있다. 1-7. 담배 연기로부터 자신을 지키는 세 가지 방법을 열거할 수 있다. 1-8. 실란트의 기능을 설명할 수 있다. 치과에서 사용되는 도구들을 기술한다.
2	2-1. 불소 사용의 잇점을 기술할 수 있다. 2-2. 세균막으로 인한 구강상의 불결함을 기술할 수 있다. 2-3. 바른 칫솔질을 설명할 수 있다. 2-4. 치실을 잡는 법을 시범할 수 있다. 2-5. 어떤 음식이 왜 피라미드의 정점에 있는지 설명 할 수 있다. 2-6. 치아 구급장비의 내용과 목적을 설명할 수 있다. 2-7. 담배의 영향을 받는 신체의 세 가지 부분을 설명할 수 있다. 2-8. 치아의 기능을 분류 기술할 수 있다.
3	3-1. 불소의 두 가지 유형을 분류,설명할 수 있다. 3-2. 치아질환의 증상들은 설명할 수 있다. 3-3. 칫솔을 제대로 잡는 법과 프라그가 제거되는 것을 시범할 수 있다. 3-4. 치실을 사용하는 것을 시범할 수 있다. 3-5. 음식 피라미드를 재검토하고 치아건강에 미치는 피라미드의 중요성을 설명할 수 있다. 3-6. 치아 위급 상황에 어떻게 대처하는지를 기술할 수 있다. 3-7. 무연담배가 일반담배와 기타 담배제품을 대신할 만큼 안전하지 않음을 설명할 수 있다.
4	4-1. 불소의 근원을 기술할 수 있다. 4-2. 세균막으로 인한 치아질환의 증상들을 설명할 수 있다. 4-3. 치주질환의 증상과 원인데 대해 설명할 수 있다. 4-4. 치실을 사용하는 것을 시범할 수 있다. 4-5. 어떤 음식이 왜 피라미드의 정점에 있는지 설명할 수 있다. 4-6. 이가 빠지는 절차를 설명할 수 있다. 4-7. 흡연에 대해 "안돼"하고 말할 수 있는 세 가지 방법을 열거한다. 4-8. 현대 치과학의 혜택을 기술할 수 있다.

5	5-1. 불소의 군원을 기술할 수 있다. 5-2. 치아질환의 증상들은 설명할 수 있다. 5-3. 치아를 소흘히 해서 충치가 생겨나게 된 결과를 설명한다. 5-4. 치실을 사용하는 것을 시범할 수 있다. 5-5. 주요 음식군을 알고 이를 피라미드로 나타낼 수 있다. 5-6. 치아 위급 상황에 어떻게 대처하는지를 기술할 수 있다. 5-7. 흡연에 대해 "안돼"라고 말할 수 있는 세 가지 방법을 열거할 수 있다. 5-8. 현재 치과학의 혜택을 기술할 수 있다.
6	6-1. 불소의 주된 점을 기술할 수 있다. 6-2. 치실질을 해서 세균막을 제거한다. 6-3. 좋은 칫솔의 특징을 열거할 수 있다. 6-4. 치실사용을 시범 할 수 있다. 6-5. 주요음식군을 알고 이를 피라미드로 나타낼 수 있다. 6-6. 이가 빠지는 절차를 설명할 수 있다. 6-7. 담배 연기로부터 자신을 지키는 세 가지 방법을 열거할 수 있다. 6-8. 실런트의 기능을 설명할 수 있다. 6-9. 치과에서 사용되는 도구들을 기술한다.

미국 워싱턴주 구강보건교육목표

학 년	교 육 목 표
1	1-1. 치아의 역할에 대해서 알 수 있다. 1-2. 우식 진행과정을 설명할 수 있다. 1-3. 우식을 예방하는 방법으로서 불소치약으로 이를 닦아야 한다는 것을 확인한다.
2	2-1. 6세 구치의 위치를 파악한다. 2-2. 치아홈메우기의 우식 예방을 설명할 수 있다.
3	3-1. 각 치아의 기능을 파악한다. 3-2. 불소가 치아우식을 예방함을 알 수 있다. 3-3. 불소치약의 중요성을 설명할 수 있다.
4	4-1. 5대 기초영양소 섭취를 이해한다. 4-2. 당분의 섭취가 왜 구강보건에 좋지 않은지를 설명할 수 있다. 4-3. 피라미드 식단 안내서가 섭취하는 당의 양을 제한하는 이유를 이해할 수 있다.
5	5-1. 씹는담배에 대해 정의를 내릴 수 있다. 5-2. 씹는담배의 위험성을 알 수 있다.
6	6-1. 주요 구강 보건에 관한 개념을 이해한다. 6-2. 효과적인 교육기술을 실행할 수 있다.

미국 캔터키주 구강보건교육목표

학 년	교 육 목 표
1	1-1. 구강의 구조와 기능을 설명할 수 있다. 1-2. 영구치와 유치의 기능을 알 수 있다. 1-3. 치아에 대한 세균막의 영향을 설명할 수 있다. 1-4. 영양과 식습관이 치아우식에 영향을 미친다는 것을 알 수 있다. 1-5. 치주질환 예방에 칫솔질의 영향을 알 수 있다. 1-6. 치아에 이로운 음식을 알 수 있다. 1-7. 담배가 미치는 영향을 알 수 있다. 1-8. 치아외상의 원인을 알 수 있다. 1-9. 치과 진료팀을 알 수 있다.
2	2-1. 구강의 기능을 설명할 수 있다. 2-2. 영구치와 유치의 발육상태를 알 수 있다. 2-3. 치아우식증을 예방하는 세균막제거법을 알 수 있다. 2-4. 설탕이 포함된 음식이 치아우식에 영향을 미친다는 것을 알 수 있다. 2-5. 치주질환 예방의 치실 영향을 알 수 있다. 2-6. 치아와 인체의 좋은 음식을 알 수 있다. 2-7. 금연 프로그램이 구강병을 예방함을 알 수 있다. 2-8. 부정교합을 설명할 수 있다. 2-9. 치아외상의 예방법을 알 수 있다. 2-10. 치과의 역사를 알 수 있다. 2-11. 치과 전문인의 중요성을 알 수 있다.
3	3-1. 구강의 중요와 부위와 기능을 설명할 수 있다. 3-2. 치아의 구조와 기증을 설명할 수 있다. 3-3. 치아우식증예방법을 설명할 수 있다. 3-4. 불소과 우식을 예방하는 기전을 알 수 있다. 3-5. 치주질환예방에 칫솔질과 치실의 영향을 설명할 수 있다. 3-6. 치아에 좋은 음식들을 알 수 있다. 3-7. 담배연기의 유해성을 알 수 있다. 3-8. 부정교합을 설명할 수 있다. 3-9. 치아외상의 예방법을 알 수 있다. 3-10. 치과의 변천사를 알 수 있다. 3-11. 구강 보건팀의 중요성을 인식할 수 있다.

4	4-1. 구강내 모든 구조를 알 수 있다. 4-2. 유치와 영구치를 구별할 수 있다. 4-3. 세균막과 치아우식증과의 관계를 설명할 수 있다. 4-4. 우식예방에 치아홈메우기의 영향을 알 수 있다. 4-5. 치주질환의 예방법을 설명할 수 있다. 4-6. 치아의 이로운 음식을 알 수 있다. 4-7. 씹는 담배의 위험성을 알수 있다. 4-8. 부정교합을 설명하고 비교할 수 있다. 4-9. 치아외상의 예방법을 알 수 있다. 4-10. 치과의 변천사를 알 수 있다. 4-11. 구강보건팀의 중요성을 알 수 있다.
5	5-1. 구강을 일반적으로 이해할 수 있다. 5-2. 치아의 구조와 기능을 설명할 수 있다. 5-3. 산 형성과 치아우식증과의 관계를 설명할 수 있다. 5-4. 치아우식증의 예방법을 알 수 있다. 5-5. 치주질환의 예방에 치실과 칫솔질의 영향을 알 수 있다. 5-6. 치아의 이로운 음식을 알 수 있다. 5-7. 담배의 위험성을 알 수 있다. 5-8. 치아외상의 예방법을 설명할 수 있다. 5-9. 치과의 변천사를 알 수 있다. 5-10. 구강보건팀의 예방사업을 알 수 있다.
6	6-1. 구강에 대한 모든 것들을 설명할 수 있다. 6-2. 치아의 기능과 발육을 설명할 수 있다. 6-3. 치아우식증을 예방하는 처치에 대해서 설명할 수 있다. 6-4. 우식증예방에 불소와 치아홈메우기를 확인할 수 있다. 6-5. 치주질환 예방에 칫솔질과 치실의 영향을 알 수 있다. 6-6. 식사일시를 기록한다. 6-7. 치아외상의 예방법을 알 수 있다. 6-8. 치과역사의 오늘과 미래를 안다. 6-9. 구강보건팀의 중요성을 알 수 있다.

미국 노스캘롤라이나주 구강보건교육목표

학 년	교 육 목 표
1	1-1. 영구치를 파악할 수 있다. 1-2. 세균막을 보고 느낄 것이다. 1-3. 치아를 골고루 닦을 수 있다. 1-4. 치간을 치실질로 닦을 두 있다. 1-5. 세균막의 해로움을 가족에게 설명할 수 있다. 1-6. 불소가 왜 우식을 예방하는지 알 수 있다. 1-7. 치과진료팀을 알 수 있다. 1-8. 치아홈메우기의 예방을 알 수 있다. 1-9. 세균막이 어떻게 우식을 일으키는지 설명한다. 1-10. 달지 않은 식품을 파악한다. 1-11. 당(설탕)이 해롭다는 것을 부모에게 설명한다. 1-12. 치아외상을 보호하기 위한 안전규칙을 알 수 있다.
2	2-1. 구강상태를 관찰한다. 2-2. 칫솔로 세균막을 제거할 수 있다. 2-3. 학급을 칫솔질 잘 하도록 유도한다. 2-4. 전치부를 치실질 할 수 있다. 2-5. ADA인증 치약을 선택할 수 있다. 2-6. 불소용액양치법을 설명할 수 있다. 2-7. 불소이용방법을 파악할 수 있다. 2-8. 불소에 대한 지식을 부모에게 설명할 수 있다. 2-9. 치과진료팀의 업무를 설명할 수 있다. 2-10. 치과용 기구 및 장비를 파악한다. 2-11. 치과위생사의 역할을 설명할 수 있다. 2-12. 치아홈메우기의 우식예방효과를 설명할 수 있다. 2-13. 치아에 이로운 간식을 선택할 수 있다. 2-14. 무설탕 간식품에 대해서 설명할 수 있다. 2-15. 치아에 좋은 간식계획을 작성 할 수 있다. 2-16. 치아외상에 대한 안전수칙을 알 수 있다. 2-17. 치아안전규칙을 학교내에서 실천할 수 있다.

3	3-1. 구강상태의 정상 비정상을 구분할 수 있다. 3-2. 무연담배의 단점을 설명할 수 있다. 3-3. 세균막이 구강에 미치는 영향을 설명할 수 있다. 3-4. 칫솔질로 세균막을 제거할 수 있다. 3-5. 불소이용을 설명할 수 있다. 3-6. 치과 방문의 필요성을 설명할 수 있다. 3-7. 치아 홈메우기를 설명할 수 있다. 3-8. 식이조절을 할 수 있다. 3-9. 구강외상의 원인을 알 수 있다.
4	4-1. 구강상태에 대해서 설명할 수 있다. 4-2. 씹는담배의 위험성을 알 수 있다. 4-3. 세균막과 구강병과의 관계를 설명할 수 있다. 4-4. 칫솔질과 치실사용으로 세균막을 제거할 수 있다. 4-5. 가족에게 세균막제거법을 설명할 수 있다. 4-6. 불소가 구강보건을 증진시키는 이유를 설명할 수 있다. 4-7. 불소용액양치를 할 수 있다. 4-8. 수돗물 불소화를 설명할 수 있다. 4-9. 치과에 대해서 알 수 있다. 4-10. 인스턴트식품을 확인할 수 있다. 4-11. 포장식품의 정보를 파악할 수 있다. 4-12. 구강외상을 예방법을 설명할 수 있다. 4-13. 구강외상에 대한 응급처치를 설명할 수 있다.
5	5-1. 치아외 주위조직의 구조를 알 수 있다. 5-2. 잇몸 염증의 증상을 알고 검사할 수 있다. 5-3. 구강암에 대한 정보 자료를 탐색할 수 있다. 5-4. 세균막에 대해서 알 수 있다. 5-5. 치주질환의 진행과정을 알 수 있다. 5-6. 신뢰할 만한 보건정보자료를 찾을 수 있다. 5-7. 불소사용법을 알 수 있다. 5-8. 전신적인 불소화를 이용할 수 있다. 5-9. 불소의 공급원을 알 수 있다. 5-10. 불소용액양치를 할 수 있다. 5-11. 예방과 치료에 차이를 분류한다. 5-12. 치과의사를 방문할 수 있다. 5-13. 치과적 활동을 평가할 수 있다.

	5-14. 당이 첨가된 식품을 알 수 있다. 5-15. 식품포장의 라벨을 읽을 수 있다. 5-16. 구강외상의 치료 계획을 세울 수 있다. 5-17. 구궁외상의 예방법을 설명할 수 있다. 5-18. 치아외상에 대한 처리 과정을 찾을 수 있다.
6	6-1. 구강과 전신과의 관계를 알 수 있다. 6-2. 세균막 제거와 치주질환에 대한 정보를 찾을 수 있다. 6-3. 치과의료소비자를 정의할 수 있다. 6-4. 물과 불소의 관계를 알 수 있다. 6-5. 수돗물불소화에 대해서 알 수 있다. 6-6. 불소용액양치를 실행한다. 6-7. 치과진료팀의 역할을 설명할 수 있다. 6-8. 치의학과 기술과학에 대해서 탐색할 수 있다. 6-9. 다른 나라의 구강보건에 대해서 탐색할 수 있다. 6-10. 소화작용과 치아의 역할에 대해서 알 수 있다. 6-11. 국가와 개인의 식습관에 대해서 연구한다. 6-12. 식품선택의 영향을 주는 요인들을 알 수 있다. 6-13. 치아외상 예방에 사용되는 보호장비를 알 수 있다. 6-14. 치아외상예방법을 설명할 수 있다.

출처: 이형숙(2000),학교구강보건교육목표 및 내용의 모형개발, 경남대학교 대학원 박사학위논문

2. 우리나라 각 기관 수준별 교육목표 분석 자료

1) 국가 수준 학년별 교육목표진술 분석

(1) 1학년 목표진술

- 자기에게 알맞은 칫솔을 고를 수 있다.
- 칫솔을 올바르게 잡을 수 있다.
- 칫솔 교환시기를 설명할 수 있다.
- 칫솔질한 후 칫솔을 잘 보관하는 방법을 설명할 수 있다.
- 칫솔질을 해야하는 시기를 설명할 수 있다.
- 회전법으로 이를 닦을 수 있다.
- 칫솔에 적당한 세치제를 묻힐 수 있다.
- 치아에 좋은 세치제를 고를 수 있다.
- 6세 영구치를 구별할 수 있다.

(2) 2학년 목표진술

- 치아가 하는 일을 나열할 수 있다.
- 치아에 해로운 음식을 나열할 수 있다.
- 치아에 이로운 음식을 나열할 수 있다.

(3) 3학년 목표진술

- 3대구강질환을 나열할 수 있다.
- 3대구강질환을 구별할 수 있다.
- 회전법으로 치아를 닦을 수 있다.
- 회전법으로 칫솔질을 해야하는 이유를 설명할 수 있다.
- 올바른 칫솔질방법을 설명할 수 있다.
- 우식성 식품과 청정 식품을 구별해서 설명할 수 있다.

(4) 4학년 목표진술

- 학생은 치아의 구조를 이해할 수 있다.
- 불소용액 양치를 설명할 수 있다.
- 주기적으로 구강건강 진단을 받아야하는 이유를 설명할 수 있다.
- 치아우식증의 진행과정과 결과를 설명할 수 있다.
- 치아우식증의 진행과정과 결과를 설명할 수 있다.
- 치아우식증의 예방법을 나열할 수 있다.
- 치아우식증의 예방법을 설명할 수 있다.

(5) 5학년 목표진술

- 치아우식증의 각종 예방법을 병행하는 이유를 설명할 수 있다.
- 영구치의 맹출시기를 설명할 수 있다.
- 부정교합이 생기는 원인을 설명할 수 있다.
- 부정교합을 예방해야하는 이유를 설명할 수 있다.
- 부정교합의 예방법을 나열할 수 있다.
- 나열한 부정교합 예방법을 설명할 수 있다.

(6) 6학년 목표진술

- 치주병의 원인을 설명할 수 있다.
- 치주병의 진행과정을 설명할 수 있다.
- 치주병의 예방법을 나열할 수 있다.
- 나열한 치주병 예방법을 설명할 수 있다.
- 치아가 부러지는 원인을 설명할 수 있다.
- 치아가 부러졌을때는 즉시 치과의원에 가서 치료를 받아야 하는 이유를 설명할 수 있다.
- 영구치과 빠졌을 때 응급처치 요령을 알고 있다.

2) 지역 수준 구강 보건 교육목표진술 분석

(1) 1학년 목표진술

- 치아의 구조와 하는 일을 알 수 있다.
- 치아의 더러움을 알 수 있다.
- 유치의 중요성을 알 수 있다.
- 알맞은 칫솔을 고를 수 있다.
- 칫솔질 시기 및 보관방법을 알 수 있다.
- 회전법의 장점을 알 수 있다.
- 치아에 좋은 치약을 고를 수 있다.
- 치아우식증 예방을 불소의 기전을 알 수 있다.

(2) 2학년 목표진술

- 치아가 하는 일을 나열할 수 있다.
- 영구치가 나는 순서를 알 수 있다.
- 치아의 이로운 음식을 알 수 있다.
- 치아의 해로운 음식을 알 수 있다.
- 세균막의 원인과 예방을 알 수 있다.
- 치아우식증 예방법을 알 수 있다.
- 올바른 칫솔질 방법을 알 수 있다.

(3) 3학년 목표진술

- 3대구강병을 알 수 있다.
- 치아우식증의 원인과 예방법을 알 수 있다.
- 부정교합의 원인과 예방을 알 수 있다.
- 정기적인 구강검진의 필요성을 알 수 있다.
- 세균막제거 방법을 알 수 있다.

(4) 4학년 목표진술

- 치아우식증의 원이과 진행과정을 설명할 수 있다.
- 우식증의 원인과 예방법을 설명할 수 있다.
- 구강병의 예방과 조기치료의 중요성을 설명할 수 있다.
- 불소가 치아우식을 예방하는 기전을 설명할 수 있다.
- 정기검진의 필요성을 설명할 수 있다.

(5) 5학년 목표진술

- 부정교합의 생기는 악습관을 알 수 있다.
- 치아우식증의 예방의 4가지를 알 수 있다.
- 불소를 이용하여 치아우식증을 예방할 수 있다.
- 식후 3분이내에 이를 닦아야 하는 이유를 설명할 수 있다.
- 치아의 역할을 알 수 있다.

(6) 6학년 목표진술

- 잇몸병의 원인을 설명할 수 있다.
- 치주질환의 원인과 예방을 알 수 있다.
- 치주조직 구성에 대해서 알 수 있다.
- 구ØM의 원인에 대해서 알 수 있다.
- 흡연이 구강건강에 미치는 영향을 알 수 있다.
- 치아가 부러지는 원인과 치료에 대해서 설명할 수 있다.

3) 학교 수준 구강보건 교육목표진술 분석

(1) 1학년 목표진술

- 칫솔질을 해야 하는 시기 및 올바른 칫솔질법을 설명할 수 있다.
- 자기에게 알맞은 칫솔을 고를 수 있다.
- 칫솔을 올바르게 잡을 수 있다.
- 자기에게 좋은 세치제를 고를 수 있다.

(2) 2학년 목표진술

- 치아가 하는 일을 나열할 수 있다.
- 차아에 이로운 음식과 해로운 음식을 구별할 수 있다.

(3) 3학년 목표진술

- 3대구강병을 구별할 수 있다.
- 3대구강병을 나열할 수 있다.

(4) 4학년 목표진술

- 학생은 치아의 구조를 도해할 수 있다.
- 치아우식증의 진행과정과 결과를 설명할 수 있다.
- 치아우식증이 생기는 원인을 설명할 수 있다.
- 치아우식증의 예방법을 설명할 수 있다.

(5) 5학년 목표진술

- 영구치의 맹출시기를 이해할 수 있다.
- 부정교합이 생기는 원인을 설명할 수 있다.
- 치아우식증의 각종예방법을 병행하는 이유를 설명할 수 있다.

(6) 6학년 목표진술

- 치주병의 원인을 설명할 수 있다.
- 치주병의 진행과정을 설명할 수 있다.
- 치주병의 예방법을 나열할 수 있다.

출처: 이형숙(2000),학교구강보건교육목표 및 내용의 모형개발, 경남대학교 대학원 박사학위논문

제2절 구강보건교육의 실제

1. 영·유아 구강보건교육

1) 학습지도안

교육주제	유치 구강보건교육	교육방법	강의		
교육대상	영아 및 부모	교육시간	30분	차시	1차시
학습목표	1. 부모는 유치의 맹출 시기를 설명할 수 있다.				
	2. 부모는 유치의 역할을 설명할 수 있다.				
	3. 부모는 치아건강과 발육을 위한 음식을 선정할 수 있다.				

학습단계	학습요소	교수-학습내용	시간	자료 및 유의점
도입	주의집중 동기부여 학습문제 제시	▷ 부모가 관심을 가질 수 있는 분위기를 조성한다. · 노인 무치악 사진제시 · 노인 유치악 사진제시 · 영아의 구강질환을 가진 사진제시 · 유치 보철물 모형제시 ▷ 만 6개월부터 유치가 맹출하는 시기이므로 치아 건강관리 필요성을 설명한다. · 영아 구강관찰하기 ▷ 유치맹출 시기, 치아의 역할, 구강건강관리	5분	유치악 모형 그림(구강사진) 실물화상기 OHP 구강위생용품 도안 챠트 CD VIDEO
전개	학습활동	▷ 각 유치별 맹출 시기 유중절치 6~7개월 유측절치 7~8개월 제1유구치 12~16개월 유견치 16~20개월 제2유구치 20~30개월 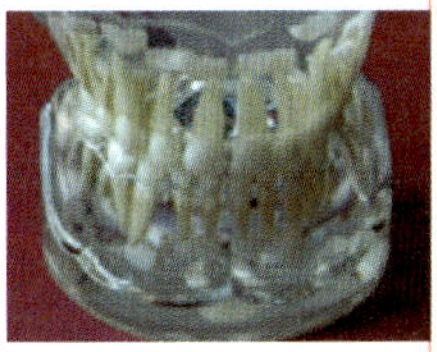 ▷ 유치의 역할 · 심미적 기능, 발음기능, 저작기능 · 턱뼈의 발육 · 영구치의 위치선정 ▷ 치아발육 및 우식예방에 도움을 주는 성분 · 칼슘, 불소	3분	유치맹출모형 유치맹출순서그림 도안 챠트

정리	학습내용 정리 차시예고	▷ 유치 맹출 시기 : 6~30개월 · 유치 맹출 순서 확인 · 이유식 제공시기 ▷ 유치의 역할은 영구치가 날 때까지 간격을 유지하는 역할 · 조기상실시 간격유지 장치 필요 ▷ 치아 발육을 돕는 음식 · 칼슘과 인이 많이 함유된 음식 · 불소성분(1mg/일 이하) 섭취시 우식예방에 도움이 됨. ▷ 우유병성 우식증	1분	유치맹출모형 유치간격유지장치 모형 칼슘과 인이 함유된 음식 제시

2) 구강보건교육평가를 위한 설문지

대상 : 영유아 부모　　　　　평가점수 ________ 점

Ⅰ. 피교육자 성취도(6점)

1. 아기가 태어날 때 치아의 갯수는?

① 2개　② 4개　③ 6개　④ 없음

2. 유치의 역할이 아닌것은?

① 심미적 기능　② 유치가 나올 때까지 간격유지

③ 저작기능　④ 발음기능

Ⅱ. 교육유효도(2점)

1. 구강보건교육이 구강위생관리에 도움이 되었습니까?

① 매우 유익(2점)　② 다소 유익(1.6점

③ 유익(1.2점)　④ 유익하지 않았음(0.8점)

⑤ 매우 유익하지 않았음(0.4점)

Ⅲ. 구강건강증진도(2점)

1. 분유수유 후 구강위생관리를 하고 계십니까?

① 예 (2점)　② 아니오 (0점)

2. 초등학교 구강보건교육

1) 학습지도안

<table>
<tr><th>교육주제</th><td>식이조절</td><th>교육방법</th><td colspan="3">토론학습, 게임</td></tr>
<tr><th>교육대상</th><td>초등학교 저학년</td><th>교육시간</th><td>5분</td><th>차시</th><td>1차시</td></tr>
<tr><th rowspan="2">학습목표</th><td colspan="5">1. 치아에 이로운 음식을 나열할 수 있다.</td></tr>
<tr><td colspan="5">2. 치아에 해로운 음식을 설명할 수 있다.</td></tr>
<tr><th>학습단계</th><th>학습요소</th><th colspan="2">교수-학습내용</th><th>시간</th><th>자료 및 유의점</th></tr>
<tr><td>도입</td><td>주의집중
동기부여

학습문제
제시</td><td colspan="2">▷ 인사 및 자기소개
· 치아우식증 사진을 보여줌으로써 동기를 유발하여 주의를 집중시킨다.
▷ 치아우식증의 발생원인
▷ 치아에 이로운 음식
▷ 치아에 해로운 음식</td><td>1분</td><td>포스터
챠트
식품모형
OHP
융판
Power point</td></tr>
<tr><td>전개</td><td>학습활동</td><td colspan="2">▷ 치아우식증의 발생원인
· 구강내 충치균이 설탕을 섭취한 후 산을 배설하여 치아를 탈회시켜 치아우식을 유발한다.
▷ 치아발육에 좋은 칼슘, 무기질, 인, 비타민이 다량 함유된 음식물을 섭취하여 치아를 튼튼히 한다.
▷ 치아에 이로운 음식
· 치아 발육시기 섭취음식 : 멸치, 우유, 계란, 생선 등 단백질 식품
· 치아가 발육된 후 섭취음식 : 야채, 채소, 과일 등 청정식품
▷ 치아에 해로운 음식
· 쵸콜렛, 사탕 등 단성분이 들어간 음식
· 빵, 과자 등 끈적이는 성질의 음식</td><td>3분</td><td>포스터
챠트
식품모형
OHP
융판
Power point</td></tr>
<tr><td>정리</td><td>학습내용
정리

차시예고</td><td colspan="2">▷ 치아우식증의 발생원인인 설탕 함유 음식을 안다.
▷ 치아에 이로운 음식을 선택한다.
▷ 치아에 해로운 음식을 선택한다.

▷ 3대 구강병을 나열할 수 있다.</td><td>1분</td><td>포스터
챠트
식품모형
OHP
융판
Power point</td></tr>
</table>

2) 구강보건교육평가를 위한 설문지

대상 : 초등학교 저학년　　　　　　　　　　　　평가점수 ________ 점

Ⅰ. 피교육자 성취도(6점)

1. 치아에 이로운 음식은?

① 멸치　② 초콜렛　③ 사탕　④ 케이크

2. 치아에 해로운 음식은?

① 우유　② 계란　③ 생선　④ 과자

Ⅱ. 교육유효도(2점)

1. 구강보건교육이 구강위생관리에 도움이 되었습니까?

① 매우 유익(2점)　② 다소 유익(1.6점)
③ 유익(1.2점)　④ 유익하지 않았음(0.8점)
⑤ 매우 유익하지 않았음(0.4점)

Ⅲ. 구강건강증진도(1점)

1. 구강검사 후 환자의 치면 세균막 지수(PHP-S)지수를 측정하여 구강위생관리 능력 감소율은?

① 50% 이상(2점)　② 30~40%(1.6점)
③ 20~30%(1.2점)　④ 10~20%(0.8점)
⑤ 10% 미만(0.4점)

3. 중등학교 구강보건교육

1) 학습지도안

<table>
<tr><td>교육주제</td><td colspan="2">부정교합에 관한 교육</td><td>교육방법</td><td colspan="2">토론학습, 게임</td></tr>
<tr><td>교육대상</td><td colspan="2">중등학교</td><td>교육시간</td><td>5분</td><td>차시 1차시</td></tr>
<tr><td rowspan="3">학습목표</td><td colspan="5">1. 부정교합의 원인을 알 수 있다.</td></tr>
<tr><td colspan="5">2. 부정교합을 분류할 수 있다.</td></tr>
<tr><td colspan="5">3. 부정교합의 예방법을 설명할 수 있다.</td></tr>
<tr><td>학습단계</td><td>학습요소</td><td>교수-학습내용</td><td>시간</td><td colspan="2">자료 및 유의점</td></tr>
<tr><td>도입</td><td>주의집중
동기부여

학습문제
제시</td><td>▷ 인사 및 자기소개
· 부정교합 사진을 보여줌으로 동기를 유발하여 주의를 집중시킨다.
▷ 부정교합의 발생원인
▷ 부정교합의 분류
▷ 부정교합의 예방</td><td>1분</td><td colspan="2">포스터
챠트
OHP
Power point
VIDEO
교정장치모형</td></tr>
<tr><td>전개</td><td>학습활동</td><td>▷ 부정교합의 발생원인
· 선천적 원인 : 유전, 악골이상, 구순열, 구개열
· 후천적 원인 : 유치의 조기상실, 유치의 만기잔존, 영구치의 조기상실, 악습관
▷ 부정교합의 분류
· Class Ⅰ : 총생, 과개교합, 정중이개
· Class Ⅱ : 상악전돌
· Class Ⅲ : 하악전돌
▷ 부정교합의 예방
· 구강악습관의 제거, 유치의 적절한 관리 및 발거, 영구치의 조기탈락 방지</td><td>3분</td><td colspan="2">포스터
챠트
OHP
Power point
VIDEO
교정장치모형</td></tr>
<tr><td>정리</td><td>학습내용
정리

차시예고</td><td>▷ 부정교합의 선천적원인과 후천적원인을 안다.
▷ 부정교합을 Class Ⅰ, Class Ⅱ, Class Ⅲ로 분류한다.
▷ 부정교합의 예방법을 안다.

▷ 치주질환의 원인</td><td>1분</td><td colspan="2">포스터
챠트
OHP
Power point
VIDEO
교정장치모형</td></tr>
</table>

2) 구강보건교육평가를 위한 설문지

대상 : 중등학교 평가점수 ____________ 점

Ⅰ. 피교육자 성취도(6점)

1. 부정교합의 발생원인이 아닌 것은?

① 유치의 만기잔존 ② 유전

③ 악습관 ④ 치주질환

2. 부정교합의 분류에 속하지 않는 것은?

① 총생 ② 상악전돌 ③ 하악전돌 ④ 치아변색

3. 부정교합의 예방법은 ?

① 칫솔질 ② 불소도포 ③ 구강악습관 제거 ④ 치면열구전색

Ⅱ. 교육유효도(2점)

1. 구강보건교육이 구강위생관리에 도움이 되었습니까?

① 매우 유익(2점) ② 다소 유익(1.6점)

③ 유익(1.2점) ④ 유익하지 않았음(0.8점)

⑤ 매우 유익하지 않았음(0.4점)

Ⅲ. 구강건강증진도(2점)

1. 치주가료필요도 지수 감소율은?

① 20% 이상(2점) ② 15~20%(1.6점) ③ 10~15%(1.2점)

④ 5~10%(0.8점) ⑤ 5% 미만(0.4점)

4. 성인구강보건교육

1) 학습지도안

<table>
<tr><td>교육주제</td><td colspan="2">흡연에 관한 구강보건교육</td><td>교육방법</td><td colspan="3">토론학습, 강의</td></tr>
<tr><td>교육대상</td><td colspan="2">성인</td><td>교육시간</td><td>30분</td><td>차시</td><td>1차시</td></tr>
<tr><td rowspan="2">학습목표</td><td colspan="6">1. 흡연시 전신건강에 미치는 원인을 알 수 있다.</td></tr>
<tr><td colspan="6">2. 흡연시 구강건강에 미치는 원인을 알 수 있다.</td></tr>
<tr><td>학습단계</td><td>학습요소</td><td colspan="3">교수-학습내용</td><td>시간</td><td>자료 및 유의점</td></tr>
<tr><td>도입</td><td>주의집중
동기부여

학습문제
제시</td><td colspan="3">▷ 인사 및 자기소개
· 흡연 피해 사례를 사진으로 보여줌으로 동기를 유발하여 주의를 집중시킨다.
▷ 전신건강에 미치는 원인
▷ 구강건강에 미치는 원인</td><td>1분</td><td>포스터
챠트
OHP
Power point
Video</td></tr>
<tr><td>전개</td><td>학습활동</td><td colspan="3">▷ 전신건강에 미치는 원인
· 흡연을 함으로 폐, 위장, 간, 혈액 등에 질환을 유발하여 사망률을 높인다.
▷ 구강건강에 미치는 원인
▷ 치아에 이로운 음식
· 구강과 후두에 질병을 유발하며 구강위생상태가 나빠짐으로 치아우식증과 치주질환, 구강내 감염, 종양, 선천성기형, 구강암의 발생률이 높아진다.</td><td>20분</td><td>포스터
챠트
OHP
Power point
Video</td></tr>
<tr><td>정리</td><td>학습내용
정리

차시예고</td><td colspan="3">▷ 전신건강에 미치는 원인을 안다.
▷ 구강건강에 미치는 원인을 안다.

▷ 정기구강검진의 필요성</td><td>5분</td><td>포스터
챠트
OHP
Power point
Video</td></tr>
</table>

2) 구강보건교육평가를 위한 설문지

대상 : 성인　　　　　　　　　　　　　　평가점수 ____________ 점

Ⅰ. 피교육자 성취도(6점)

1. 흡연에 의해 발생되는 전신질환이 아닌 것은?

① 혈액질환　② 폐암　③ 간암　④ 치주질환

2. 흡연에 의해 발생되는 구강질환은?

① 총생　② 상악전돌　③ 하악전돌　④ 구강암

Ⅱ. 교육유효도(2점)

1. 구강보건교육이 구강위생관리에 도움이 되었습니까?

① 매우 유익(2점)　② 다소 유익(1.6점)

③ 유익(1.2점)　④ 유익하지 않았음(0.8점)

⑤ 매우 유익하지 않았음(0.4점)

Ⅲ. 구강건강증진도(2점)

1. 치주가료필요도 지수 감소율은?

① 20% 이상(2점)　② 15~20%(1.6점)

③ 10~15%(1.2점)　④ 5~10%(0.8점)

⑤ 5% 미만(0.4점)

5. 임산부구강보건교육

1) 학습지도안

<table>
<tr><th>교육주제</th><td colspan="2">임산부구강보건교육</td><th>교육방법</th><td colspan="3">토론학습, 강의</td></tr>
<tr><th>교육대상</th><td colspan="2">임산부</td><th>교육시간</th><td>30분</td><th>차시</th><td>1차시</td></tr>
<tr><th rowspan="2">학습목표</th><td colspan="6">1. 신체변화에 대하여 설명할 수 있다.</td></tr>
<tr><td colspan="6">2. 구강건강관리에 대해 설명할 수 있다.</td></tr>
<tr><th>학습단계</th><th>학습요소</th><th colspan="2">교수-학습내용</th><th>시간</th><th colspan="2">자료 및 유의점</th></tr>
<tr><td>도입</td><td>주의집중
동기부여

학습문제
제시</td><td colspan="2">▷ 인사 및 자기소개
· 임신으로 생기는 구강질환 사례 사진을 보여줌으로써 동기를 유발하여 주의를 집중시킨다.
▷ 임신시 신체변화
▷ 임신시 구강건강관리</td><td>1분</td><td colspan="2">포스터
챠트
OHP
Power point
Video
팜플렛
악치모형</td></tr>
<tr><td>전개</td><td>학습활동</td><td colspan="2">▷ 임신시 신체변화
· 호르몬변화로 구강이 산성이 되어 치아우식증을 유발한다.
· 신체변화로 인한 구강관리 소홀로 구강질환을 유발한다.
▷ 임신시 구강건강관리
· 올바른 칫솔질, 식이조절, 불소도포, 정기적 구강검진</td><td>3분</td><td colspan="2">포스터
챠트
OHP
Power point
Video
팜플렛
악치모형</td></tr>
<tr><td>정리</td><td>학습내용
정리

차시예고</td><td colspan="2">▷ 임신시 신체변화를 안다.
▷ 임신시 구강건강관리를 할 수 있다.

▷ 적절한 구강위생용품 선정</td><td>1분</td><td colspan="2">포스터
챠트
OHP
Power point
Video
팜플렛
악치모형</td></tr>
</table>

2) 구강보건교육평가를 위한 설문지

대상 : 임산부　　　　　　　　　　평가점수 ____________ 점

Ⅰ. 피교육자 성취도(6점)

1. 임신시 신체변화 원인은?
   ① 호르몬 변화　② 위장질환　③ 고혈압　④ 당뇨병
2. 임신시 구강건강관리법으로 틀린 것은?
   ① 식이조절　② 불소도포
   ③ 정기적 구강검진　④ 폰즈법으로 칫솔질

Ⅱ. 교육유효도(2점)

1. 구강보건교육이 구강위생관리에 도움이 되었습니까?
   ① 매우 유익(2점)　② 다소 유익(1.6점)
   ③ 유익(1.2점)　④ 유익하지 않았음(0.8점)
   ⑤ 매우 유익하지 않았음(0.4점)

Ⅲ. 구강건강증진도(2점)

1. 치주가료필요도 지수 감소율은?
   ① 20% 이상(2점)　② 15~20%(1.6점)
   ③ 10~15%(1.2점)　④ 5~10%(0.8점)
   ⑤ 5% 미만(0.4점)

6. 산업장구강보건교육

1) 학습지도안

교육주제	치경부마모증	교육방법	토론학습, 강의		
교육대상	산업장근로자	교육시간	30분	차시	1차시
학습목표	1. 치경부마모증의 증상을 알 수 있다. 2. 치경부마모증의 원인을 알 수 있다. 3. 치경부마모증의 치료방법을 설명할 수 있다.				

학습단계	학습요소	교수-학습내용	시간	자료 및 유의점
도입	주의집중 동기부여 학습문제 제시	▷ 인사 및 자기소개 · 치경부마모증의 사례를 사진으로 보여줌으로 동기를 유발하여 주의를 집중시킨다. ▷ 치경부마모증의 증상 ▷ 치경부마모증의 원인 ▷ 치경부마모증의 치료방법	5분	포스터 챠트 OHP Power point VIDEO 팜플렛 악치모형
전개	학습활동	▷ 치경부마모증의 증상 · 견치와 소구치 치아와 잇몸 사이에 함몰부위가 생겨 찬것에 시린 증상을 느낀다. ▷ 치경부마모증의 원인 · 잘못된 칫솔질, 화학적 요인에 의한 치경부 부식, 상아질 노출 등이 주원인으로 작용한다. ▷ 치경부마모증의 치료방법 · 함몰부위에 지각둔화제 도포, 불소도포, 신경치료(올바른 칫솔질 교습, 약 마모제 첨가된 치약 사용함으로 예방할 수 있다.)	20분	포스터 챠트 OHP Power point VIDEO 팜플렛 악치모형
정리	학습내용 정리 차시예고	▷ 치경부마모증의 증상을 안다. ▷ 치경부마모증의 원인을 안다. ▷ 치경부마모증의 치료방법을 안다. ▷ 계속구강건강관리	5분	포스터 챠트 OHP Power point VIDEO 팜플렛 악치모형

2) 구강보건교육평가를 위한 설문지

대상 : 산업장근로자　　　　　　　　　평가점수 ____________ 점

Ⅰ. 피교육자 성취도(6점)

1. 치경부마모증 환자의 증상을 유발하는 인자는?

① 찬물　② 더운물　③ 단것　④ 짠것

2. 치경부마모증의 원인은 ?

① 악습관　② 잘못된 칫솔질　③ 유전　④ 구강암

3. 치경부마모증의 치료방법은?

① 치아미백　② 올바른 칫솔질　③ 레진도포　④ 횡마법

Ⅱ. 교육유효도(2점)

1. 구강보건교육이 구강위생관리에 도움이 되었습니까?

① 매우 유익(2점)　② 다소 유익(1.6점)

③ 유익(1.2점)　④ 유익하지 않았음(0.8점)

⑤ 매우 유익하지 않았음(0.4점)

Ⅲ. 구강건강증진도(2점)

1. 구강검사 후 환자의 치면 세균막 지수(PHP-S)지수를 측정하여 구강위생관리 능력 감소율은?

① 50% 이상(2점)　② 30~40(1.6점)

③ 20~30%(1.2점)　④ 10~20%(0.8점)

⑤ 10% 미만(0.4점)

7. 학습지도안의 사례 예

Case 1.

교육주제	적합한 구강위생용품 선정과 사용	교육방법	PPT와 리플릿을 이용한 이론 및 시범 실습		
교육대상	진료실내원환자	교육시간	10분	차시	1/2
학습목표	1. 환자는 구강위생보조용품의 종류를 설명할 수 있다. 2. 환자는 구강위생용품을 바르게 사용할 수 있다.				

학습단계	학습요소	교수-학습내용	시간	자료 및 유의점
도입	분위기 조성	구강위생용품이란 무엇인가?	2분	내용과 관련한 PPT자료 익치모형 칫솔
전개	구강위생 용품의 전반적인 개념정리	구강위생용품의 종류 - 치실 - 치간 칫솔 - Tongue Cleaner - - 구강위생용품의 올바른 사용법	5분	구강위생용품의 종류(실물) 사용방법에 대한 동영상 사진 사용방법 시범&실습
정리	정리 : 요약 및 강조	구강위생용품 사용 시 효과	3분	임상사진과 리플렛을 통한 반복학습 질의응답 및 평가

리플릿 제작순서

1. 적정한 리플릿의 크기, 종이의 재질등을 결정한다.
2. 내용의 중요성에 비례한 테두리 및 표지의 차별화를 고려한다.
3. 강조하고자하는 순으로 스토리의 순서를 결정한다.
4. 보는 이의 시선을 집중 할 수 있도록 사진의 색상, 글자크기, 글씨체등을 선정한다.
5. 기능성과 보존성을 고려하여 제작한다.

Case 2.

교육주제	임플란트		교육방법	PPT와 리플릿을 이용한 이론 및 관찰학습		
교육대상	진료실내원환자		교육시간	20분	차시	1/2
학습목표	1. 환자는 임플란트의 좋은점을 설명할 수 있다. 2. 환자는 임플란트를 바르게 관리할 수 있다.					
학습단계	학습요소	교수-학습내용	시간	자료 및 유의점		
도입	분위기 조성	- 환자 기초상담 - 치아와 임플란트의 차이점 - 임플란트의 좋은점	5분	- 내용과 관련한 PPT 자료 - 시술과정에 대한 동영상 사진		
전개	임플란트	- 임플란트와 일반보철물과의 차이점(장,단점 비교) - 임플란트 시술 후 자가 관리법 - 임플란트의 tnad - 정기검진 및 계속관리의 필요성	10분	- 임상증례 동영상 사진 - 리플릿 & 팜플렛을 통한 철저한 구강위생관리법 주지		
정리	정리 : 요약 및 강조	- 임플란트의 유지관리법 - 치료 후 예후	5분	- 정기적 구강검사 - 계속관리		

제3절 구강보건교육매체 제작실습

1. 교육매체제작 OHP

1) 교육매체제작활용

1. 매체 선정	**OHP Projector를 활용한 교육매체 제작**
2. 목표	① 치아우식증 원인 ② 치아우식증 진행과정 ③ 치아우식증 예방법
3. 제작 소요시간	3주
4. 기구 및 재료	① 투명지(Transparency) : 복사기용, 잉크젯 프린트용, 레이저 프린트용 ② 펜 : 수성과 유성 ③ 마운트 ④ 클리어 파일 ⑤ 아세톤

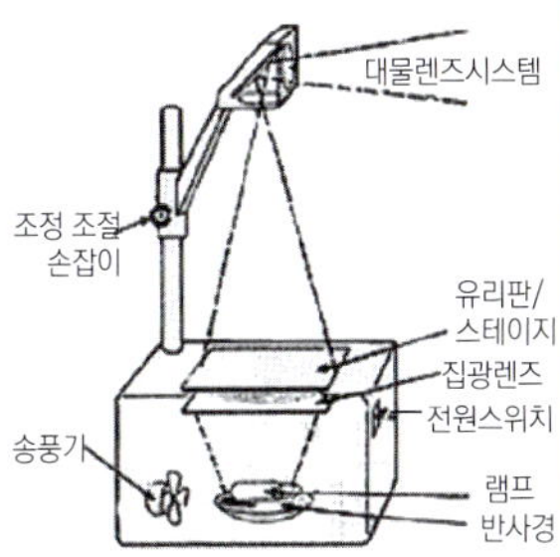

OHP Projector 부분적 명칭

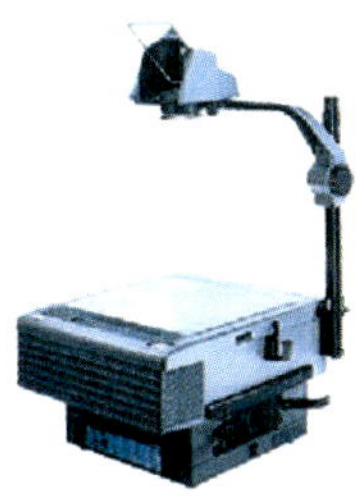

OHP Projector

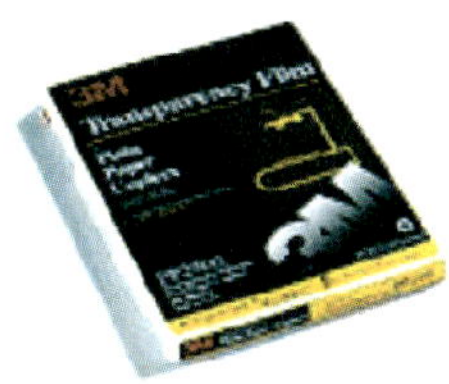

투명지(Transparency)

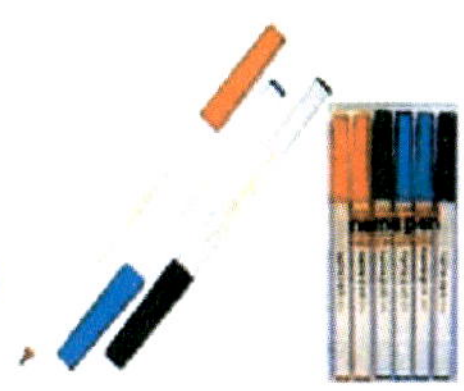

유성 펜

5. 교육매체 제작과정	1) 1단계 : 학습내용과 목표의 분석 2) 2단계 : 표현 방법의 구상 - 주어진 내용 묘사 및 배열 방법, 그림과 글자 구성방법, 색상결정방법 3) 3단계 : 제작기법의 결정 ① T.P에 들어갈 내용을 결정한다. ② 도화지에 내용을 대략적으로 구성해 본다. ③ T.P film에 직접 그림을 그리거나 준비된 내용을 복사한다. (도화지에 밑그림을 그린 후 T.P film 그림의 윤곽을 본을 뜬다.) 4) 4단계 : 제작 (1) 손으로 직접 그리는 법 손쉽고 제작비가 저렴하게 만드는 방법으로 유성사인펜을 사용하여 투명지 위에 직접 그리는 방법이다. 원본 그림이 작을 경우 사무용 복사기로 확대 복사하여 사용한다.

	(2) 사무용 복사기 이용법 사무용 복사기를 이용하면 원하는 그림이나 글자를 빠른 시간 안에 정확하게 투시물 자료로 만들 수 있다. 검은색의 토너(toner)를 사용하여 건식현상을 하는 복사기를 이용하여 간단하게 투시물 자료로 만들 수 있는데 현재 시중에서 판매되고 있는 대부분의 복사기가 여기에 속한다. ① 만들고자 하는 그림을 복사한다. 크기의 조절이 필요하면 확대하거나 축소할 수 있다. ② 깨끗한 복사용지에 복사해 놓은 그림 중 원하는 부분이나 글자를 잘라내어 배치한 뒤 풀로 붙여 밑그림을 완성시킨다. ③ 그 다음, 사무용 복사기를 이용하여 종이에 일반 복사하는 것과 같은 방법으로 복사를 하되 복사용 종이 대신 흑백 복사기용 투명지를 사용한다.
6. 교육매체 제작시 유의사항	① 투시물 자료는 요점만을 간추려 제시하는 것이 효과적이다. ② 다양한 색깔과 변화있는 제작기법을 사용하여 학습자들의 주의를 집중시킨다. ③ 제시되는 자료를 잘 읽을 수 있게 하려면 세로로는 일곱줄 이상 글자를 쓰지 않는 것이 좋고, 가로로는 여섯 내지 일곱 단어 이상을 쓰지 않는 것이 좋다. 이 때 글자의 높이는 투시물 자료 세로길이의 1/12보다 크거나 1.5cm 이상이 좋고, 그림의 세로길이는 투시물자료 세로길이의 1/4보다 크거나 5cm보다 커야 한다. 한글프로그램의 경우 최소한도 24포인트 이상의 진한 글자를 사용해야 보기가 좋다. ④ 마운트를 사용할 경우 마운트의 안쪽 면적보다 사방 1cm 정도 작게 내용을 담는 것이 여유가 있어 주의를 끌 수 있다.
7. 투시물자료의 활용	① 40~50분 수업에 6~7매 ② 키스톤 현상(keystone effect) 확인? ③ OHP 앞에 앉아서(75~82cm)? ④ 시간적인 여유? ⑤ 먼지나 얼룩자국? ⑥ 스크린은 교실 전면의 왼편이나 오른편에? ⑦ 상의 가로길이 2~6배, 좌우 각 45° 이내

2) Transparency 제작의 기초

TP제작 양호	TP제작 불량
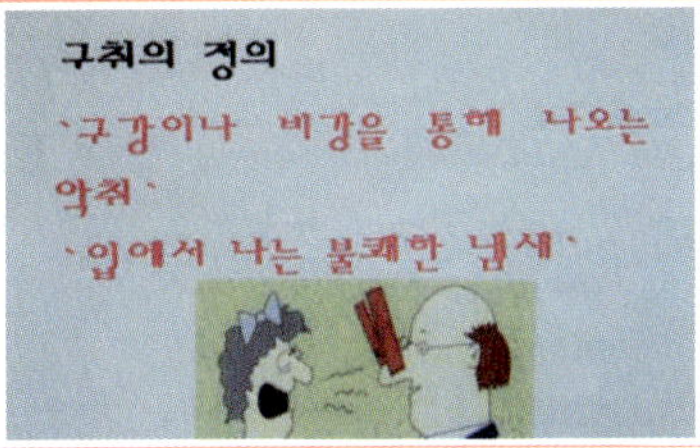 적당한 문자 사용	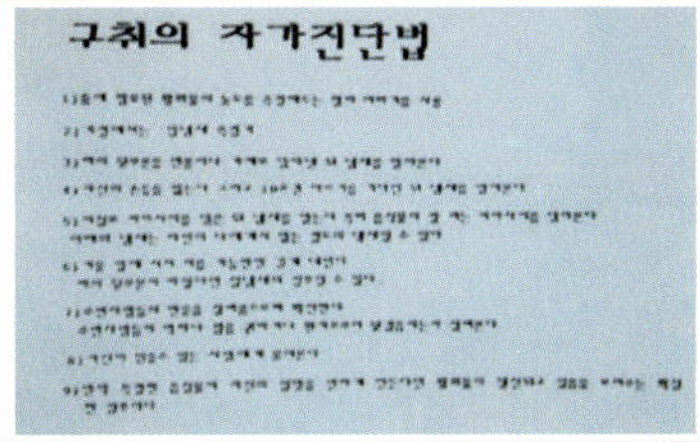 많은 문자 정보
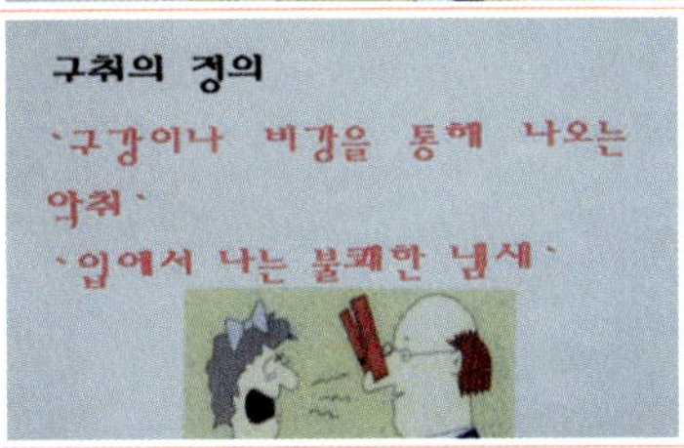 가로형 작성	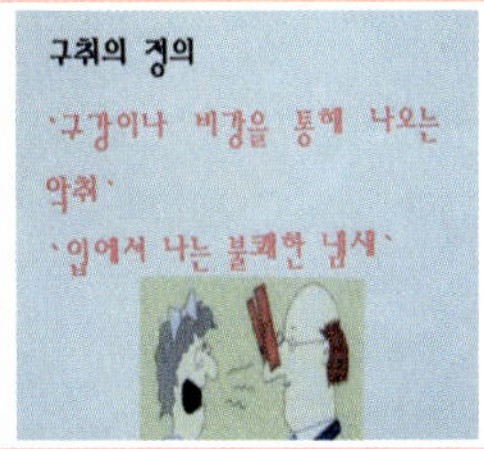 세로형 작성
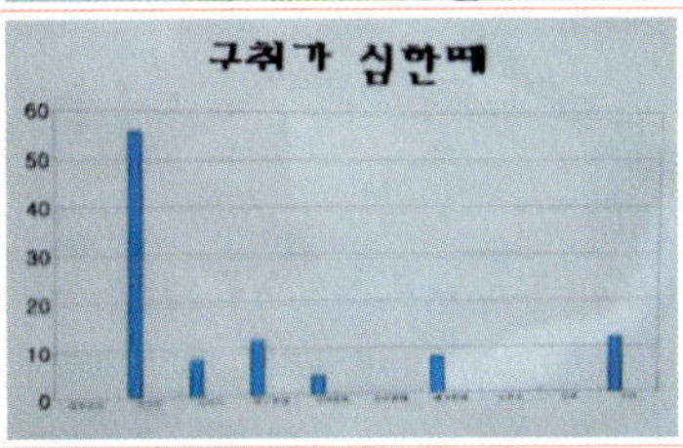 도표, 그래프, 챠트	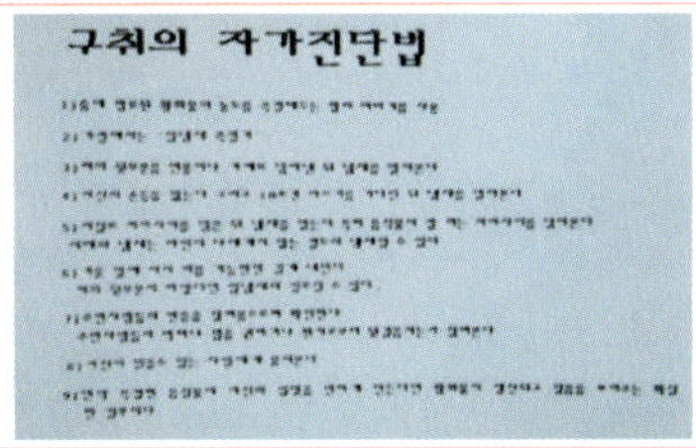 문자 자료
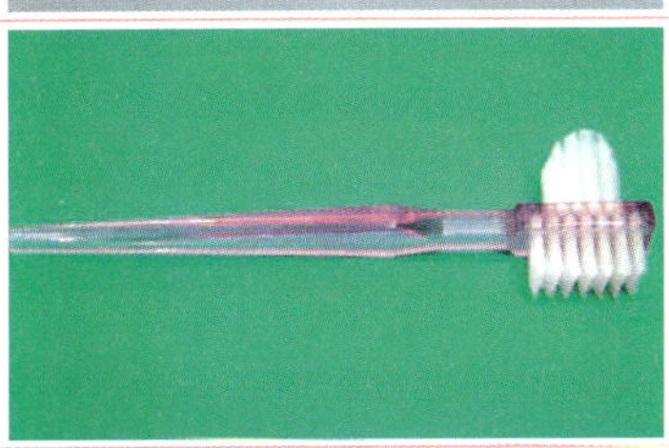 한 개 개념	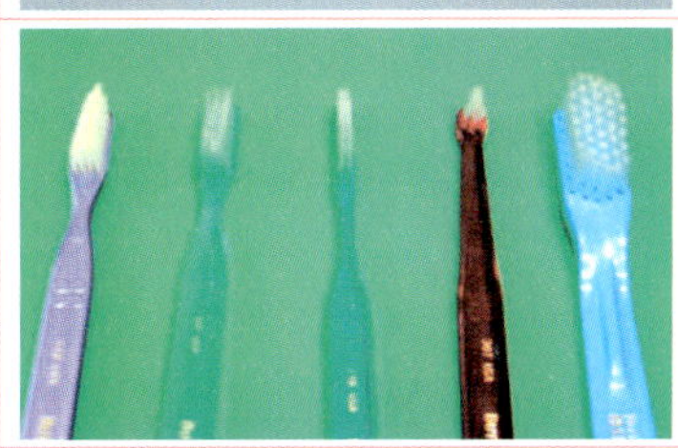 여러개 개념
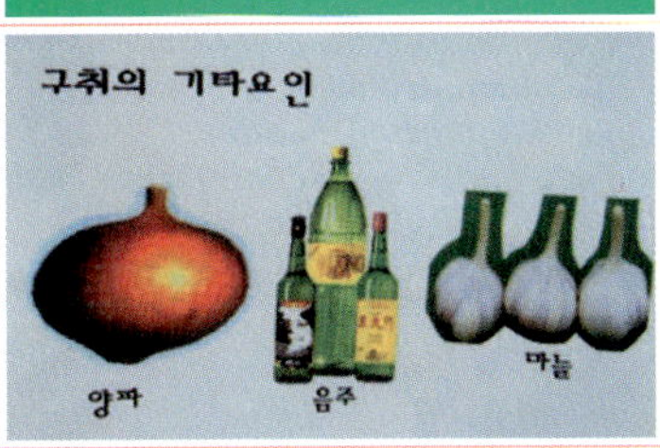 주요개념 앞부분	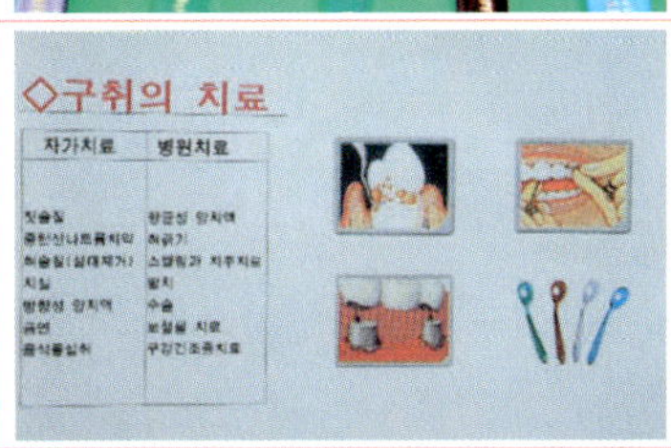 중요한 부분은 중앙
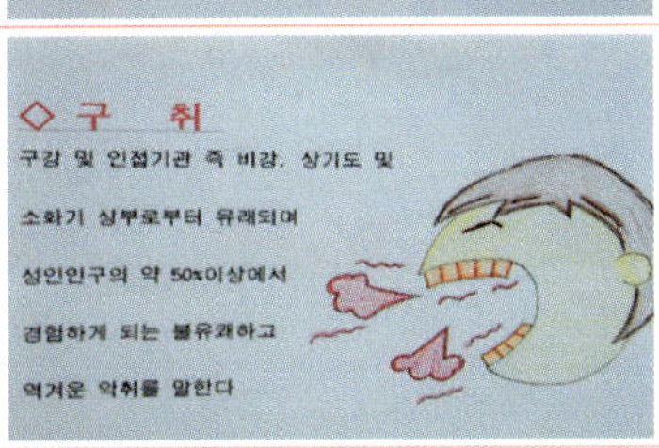 읽기 적합한 크기	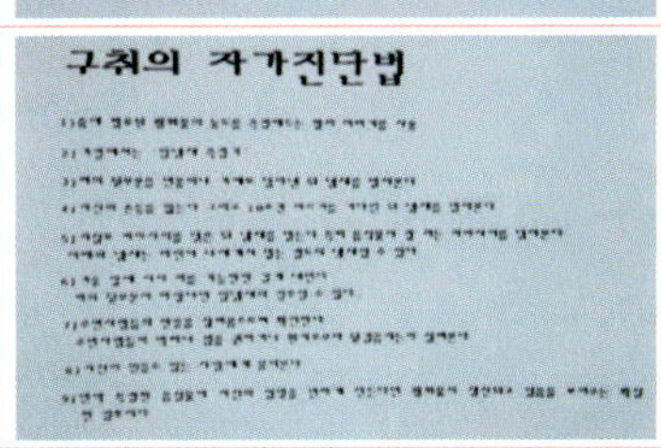 글자 크기 작다
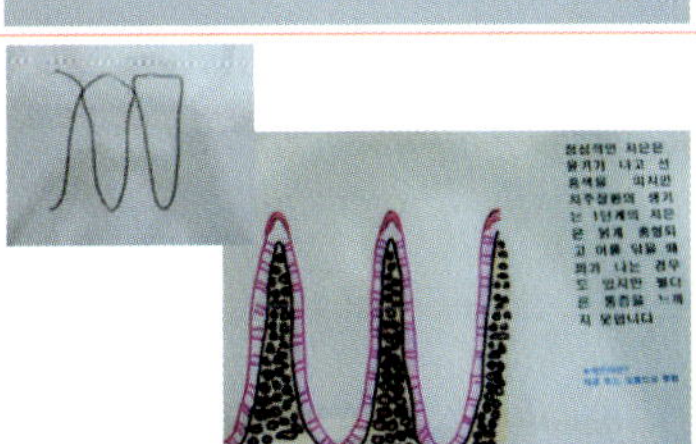 복잡한 정보 겹치기 제작	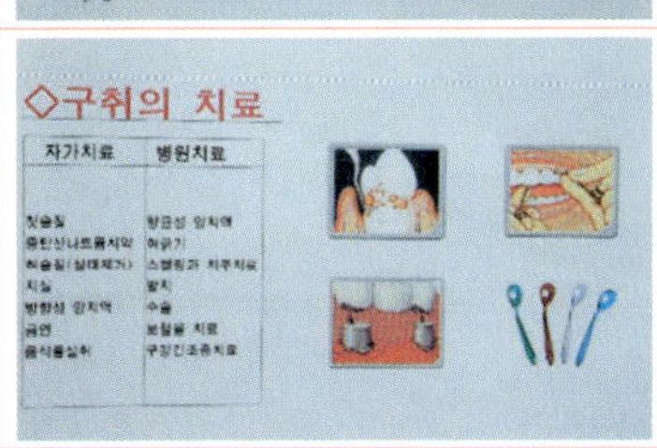 복잡한 정보

2. 교육매체제작 슬라이드

1) 교육매체제작활용

1. 매체 선정	슬라이드 환등기(Slide Projector)를 활용한 교육매체 제작
2. 목표	① 구취 원인 ② 구취 진행과정 ③ 구취 예방법
3. 제작 소요시간	3주
4. 기구 및 재료	① 슬라이드 환등기(Slide Projector) ② 슬라이드 필름 ③ 슬라이드 마운트 ④ 슬라이드 트레이 ⑤ 슬라이드 카세트

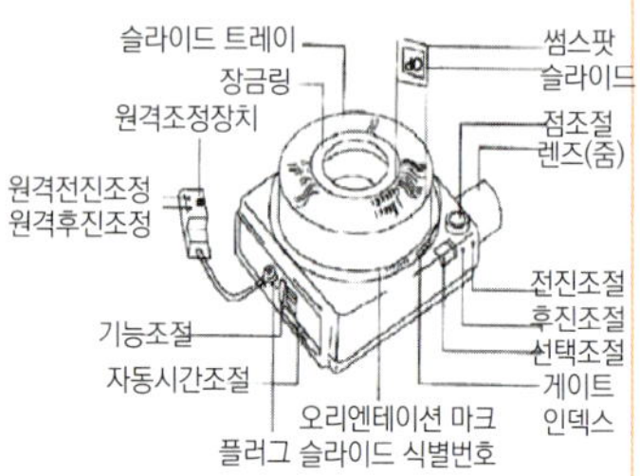

슬라이드 환등기

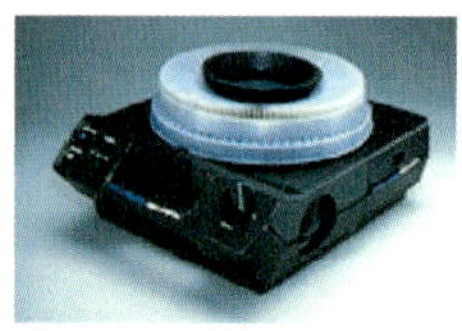
슬라이드 환등기, 트레이

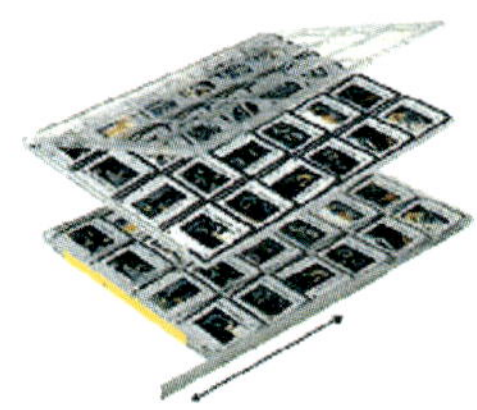
슬라이드 카세트

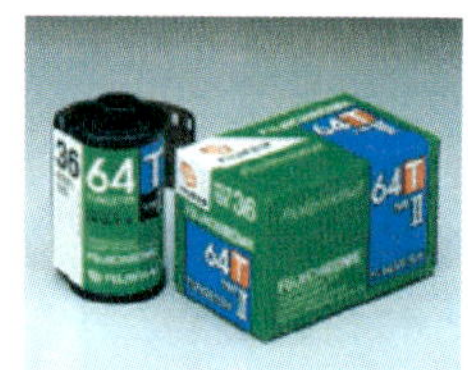

슬라이드 름

5. 교육매체 제작과정

1) 1단계 : 학습내용과 목표의 분석
2) 2단계 : 표현 방법의 구상
 - 주어진 내용 묘사 및 배열 방법, 그림과 글자 구성방법, 색상결정방법
3) 3단계 : 제작기법의 결정

(1) 기획
① 슬라이드 제작의 목적과 주제를 결정하고 어떤 학습내용을 담을 것인지를 결정한다.
② 누가 사진촬영을 담당할 것인지, 스크립트를 어떻게 작성할 것이며, 예산과 자료제시는 누가 맡아서 해나갈 것인지 등등의 제작에 필요한 여러 가지 사항들을 결정한다.

(2) 콘티(스토리 보드) 작성
① 학습자의 특성을 고려해서 내용의 중요 비중 정도를 분석해 놓는다.
② 해설은 중복없이 이해하기 쉬운 명료한 문장으로 기록한다.
③ 녹음과 음향효과 등의 지시를 기입한다.

(3) 스크립 작성
유의할 점은 화면을 통하여 나타낼 내용이 시각적으로 명확히 표현되어야 하며 해설은 내용을 간단명료하게 묘사해야 한다.

(4) 촬영 및 현상
촬영 방법은 자연광선 아래서 직접 찍는 야외촬영, 인공조명을 이용해서 찍는 실내촬영 및 복사대를 이용하는 복상촬영 등 기본적으로 세가지가 있다.

로그 쉬트지(Log Sheet)				
1. 제목 :	2. 날짜 :	3. 필름 :	4. 카메라 :	5. 장소 :
장면번호	촬영횟수	f/stop	셔터 스피드	비고

	(5) 마운팅 슬라이드를 바로 보이도록 놓고, 왼쪽 아래 구석을 펀치로 뚫어 주거나 색연필로 표시를 해놓는다. 이것은 슬라이드를 트레일러에 끼울 때, 엄지손가락으로 잡게 되는 부분(thumb spot)이 된다. (6) 편집 ① 슬라이드를 조명상자 위에 놓고 검토해 본다. ② 노출과 구도가 좋은 슬라이드를 대본 순서대로 나열한다. (7) 녹음 ① 배경음악과 효과음을 넣어 활용하면 슬라이드의 효과성을 높일 수 있다. ② 슬라이드 한 장면에 대한 해설은 5~10초 정도의 길이가 가장 좋다.
6. 교육매체 제작시 유의사항	① 수업 전에 영상을 보아 내용을 검토하고, 제시 순서 및 시간 등을 확인해 둔다. ② 슬라이드는 바로 놓고 보았을 때 마운트의 왼쪽 아래에 펀치가 있다. 상하 좌우가 올바르게 꽂아 있는지 확인한다. ③ 활용하기 전에 학생들에게 필요한 사전 지식이나 주의해서 관찰할 부분 등을 지도해 준다.
7. 투시물자료의 활용	① 파워포인트에서 만들어진 슬라이드를 OHP 필름에 흑백이나 투명한 컬러로 인쇄하면 투시물 자료로 만들 수 있다. ② 35mm 슬라이드 : 슬라이드 제작 업체에 의뢰하여 만들 수 있다. ③ 노트, 유인물, 개요 : 프리젠테이션에 대한 이해를 돕기 위한 유인물 제작이 가능하다. ④ 웹 문서 : 월드 와이드 웹에서 사용할 프리젠테이션을 구성하여 HTML과 같은 웹 호환 형식으로 저장할 수 있다. ⑤ 인화지 : 파워포인트에서 컬러로 만든 프리젠테이션을 레이저 프린터에서 흑백명암이나 흑백으로 인쇄할 수 있다.

3. 교육매체제작 파워 포인트

1) 매체 제작 지도안

1. 매체 선정	**파워 포인트(Power point)를 활용한 교육매체 제작**
2. 목표	① 부정교합분류 ② 부정교합 원인 ③ 부정교합 치료법
3. 제작 소요시간	1주
4. 기구 및 재료	① Microsoft Power point 2000(마이크로소프트 파워포인트) ② 컴퓨터 ③ 디지털 카메라 ④ 클리어 파일 ⑤ 모니터
5. 교육매체 제작과정	1) 1단계 : 학습내용과 목표의 분석 2) 2단계 : 표현 방법의 구상 - 주어진 내용 묘사 및 배열 방법, 그림과 글자 구성방법, 색상결정방법, 동화상, 소리, 그래프, 그림 3) 3단계 : 제작기법의 결정 (1) 파워포인트 발표용 자료 ① 개요 보기(outline) ② 슬라이드/OHP ③ 슬라이드/OHP 보기 ④ 여러 슬라이드 보기(hand out) ⑤ 슬라이드 쇼(slide show) (2) 파워포인트의 기동과 종료 [시작] 메뉴 → "MS Powerpoint" 선택 → [대화상자] 조작 → 새 슬라이드 구성 → [슬라이드 구성선택] → 타이틀 → [작업 화면] → 제목 입력 → 컷 작성 → [종료] (3) 내용 구성 마법사 활용 (4) 개요 보기 모드에서 문자열 입력 (5) 그래프 조작 및 클립아트, 그림 삽입 (6) 발표자료의 저장 (7) 발표자료의 인쇄(TP)
6. 교육매체 제작시 유의사항	① 주제 : 자유, 분량 : 디스크 한 장으로 8매 내지 10매 ② 파워포인트 자료를 제작할 때 가장 중요한 부분생각하기
7. 자료의 활용	1) 종이에 출력하여 인쇄하는 방법 ① OHP 필름에 출력하여 투시물자료화하는 방법 ② 슬라이드로 현상하는 방법 ③ 대형 모니터, 빔 프로젝터, LCD 프로젝터를 이용하여 투사하는 방법 ④ 직접 컴퓨터 슬라이드 쇼로 제시하는 방법

2) 매체 제작방법

〈 프레젠테이션이란? 〉

프레젠테이션(presentation)이란 증정, 선물, 소개, 발표, 제출, 공연, 표현 등을 의미한다. 자신의 생각이나 아이디어를 여러 사람 앞에서 발표해야 하는 경우, 보다 효과적으로 자신의 생각을 표현하고 반대되는 의견을 설득해야 할 것이다. 프레젠테이션이란 이러한 목적으로 만들어진 프로그램을 의미한다.

파워포인트는 학습 자료를 비교적 짧은 시간에 제작할 수 있으며, 그 응용 효과와 기능은 실로 막강하다고 할 수 있다. 소리, 그림, 문자, 동영상, 웹 자료 등을 손쉽게 삽입하거나 링크시킬 수 있으며, 복합적인 효과와 함께 다양한 애니메이션을 구현할 수가 있다.

학습 자료를 파워포인트로 작성할 때, 유익한 점은 다음과 같다.

① 짧은 시간과 노력으로 효과적인 학습자료를 제작할 수 있다.
② 다양한 화면 디자인이 가능하여 효과적인 교수매체로 활용 가능하다.
③ 발표 내용을 설명문, 유인물, OHP 등 다양한 전달 매체를 통해 전달할 수 있고, 손쉬운 슬라이드 편집 기능이 있다.
④ 쉽게 외부자료(멀티미디어 매체, WINDOW 프로그램(예 : 엑셀, MS-WORD)을 활용할 수 있다.

〈 새 프레젠테이션 만들기 〉

새 프레젠테이션을 만드는 방법은 내용 구성 마법사를 사용하여 만드는 방법, 서식 파일을 사용하여 만드는 방법, 새 슬라이드 구성으로 만드는 방법이 있다.

그리고, 이미 저장했던 프레젠테이션을 다시 작업하기 위해 기존 프레젠테이션 열기가 있다.

① 내용 구성 마법사를 사용하여 프레젠테이션 만들기

내용구성 마법사란 Power Point에 구성되어 있는 각종 양식을 참조로 하여 프레젠테이션에 대한 내용이나 디자인을 다양한 주제로 작성할 수 있도록 해주며 여러 가지 예제와 인터넷에서 사용 가능한 프레젠테이션이 있다.

프레젠테이션 형식에는 전략제안, 진행상황보고, 회사 홈페이지, 프로젝트 소개, 정보 찾기, 마케팅계획, 개인 홈페이지, 효율적인 회의 등 여러 가지 예제가 있으며, 프레젠테이션 용도에 따라 프레젠테이션이나 인터넷을 선택 후 인쇄형식을 정하여 프레젠테이션을 작성하는 것을 도와준다.

② 서식 파일로 프레젠테이션 만들기

서식파일이란 내용구성 마법사는 작성하고자 하는 내용에 대하여 도와주는 것이지만 서식 파일은 각각의 슬라이드에 대한 디자인에 대한 양식을 제공한다.
서식파일에 적용된 디자인은 슬라이드 보기에서 슬라이드 마스터 편집으로 수정하여 사용할 수 있다.

③ 새 프레젠테이션

새 프레젠테이션이란 내용구성 마법사나 서식파일에서 적용할 수 없는 내용이나 디자인을 사용자가 직접 구성할 때 선택한다. 물론 편집과정에서 서식파일이나 내용구성 마법사의 일부를 삽입할 수 있다.

④ 기존 프레젠테이션 열기

이미 저장했거나, 다른데서 구한 프레젠테이션을 편집할 때 사용한다.

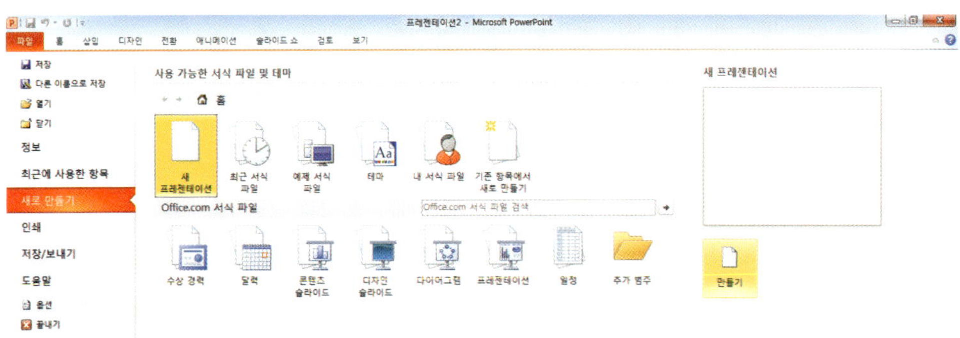

[파일] 메뉴에서 [새로 만들기]를 선택하고 옵션에서 [새 프레젠테이션]을 선택후 [만들기]를 누른다.

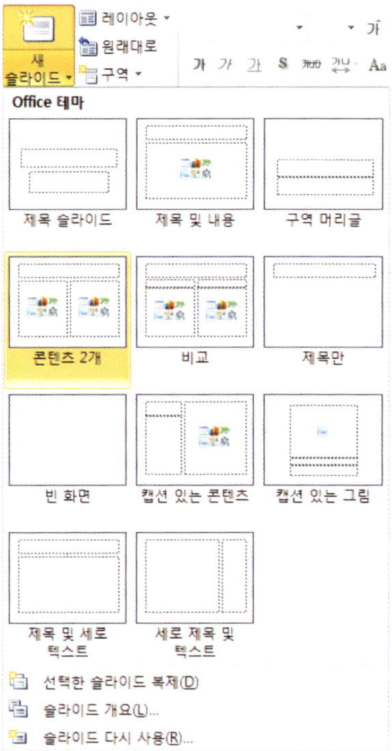

[새 슬라이드] 메뉴에서 [콘텐츠 2개]를 선택한다.

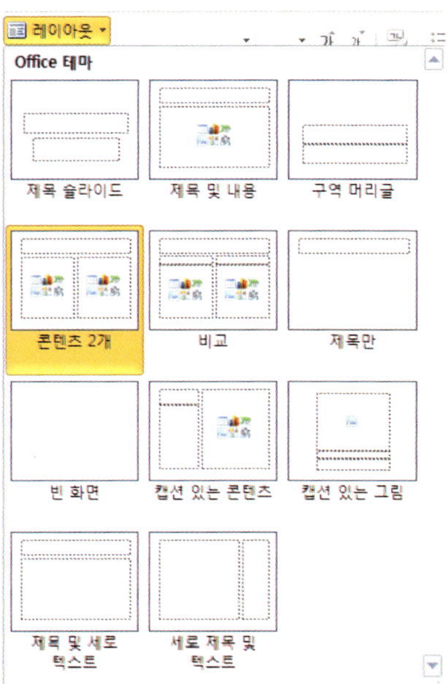

슬라이드 구성을 바꾸고자 할 때에는
[레이아웃] 메뉴에서 선택하여 사용한다.

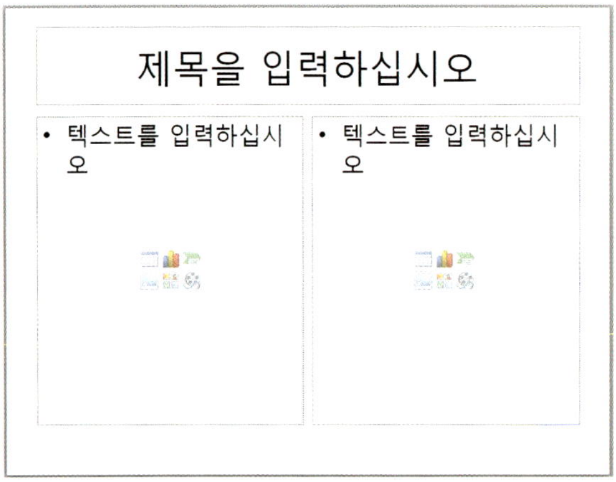

[새 슬라이드] 메뉴에서 [콘텐츠 2개]를 선택하면 다음과 같은 화면이 나타난다. 내용을 입력하는 방법에는 개요와 슬라이드에서 입력할 수 있다. 여기에서는 슬라이드에서 입력해보자.

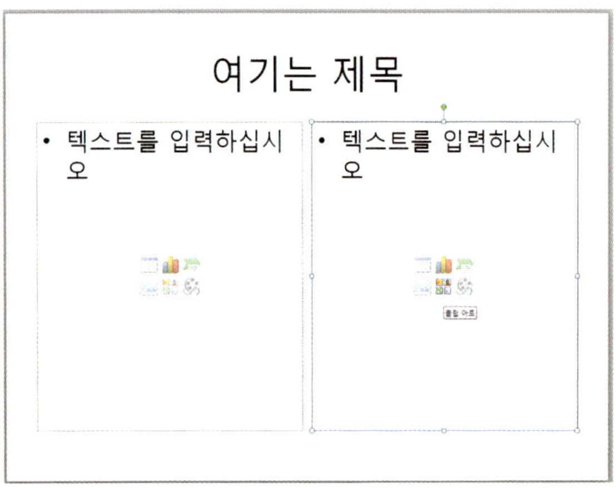

위의 슬라이드에 마우스를 누르면 커서(|)가 나타나는데, 그 곳에 해당 내용을 다음과 같이 입력하면 된다. 텍스트도 마찬가지로 입력한다. 클립아트를 추가하기 위해 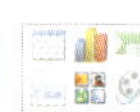을 클릭한다.

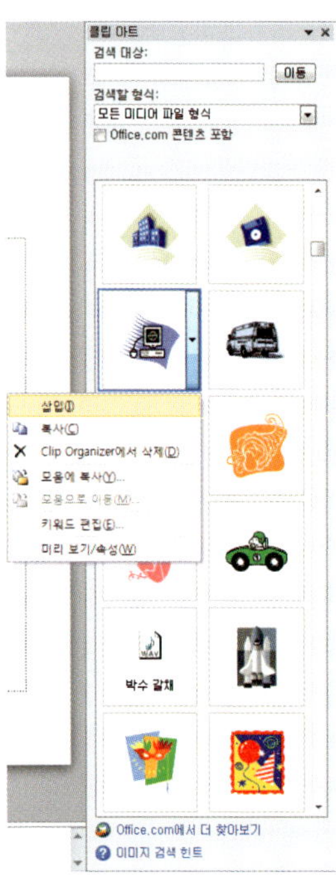

오른쪽의 메뉴에서 적당한 그림을 선택하여 메뉴가 나타나면, 맨 위의 [삽입]을 선택한다.

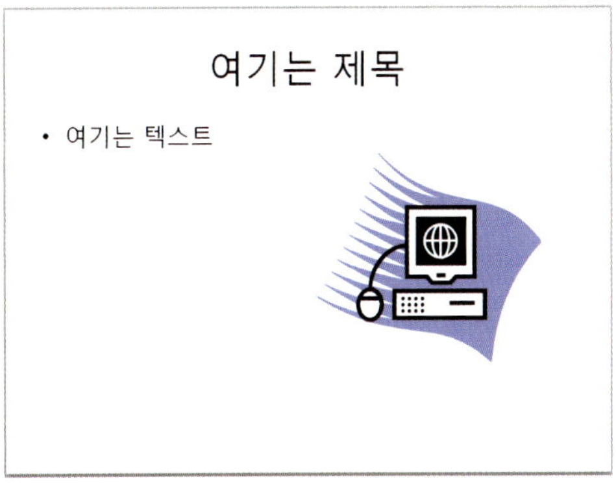

다음 화면처럼 클립아트가 삽입되어, 슬라이드가 완성된다.

새 슬라이드 구성

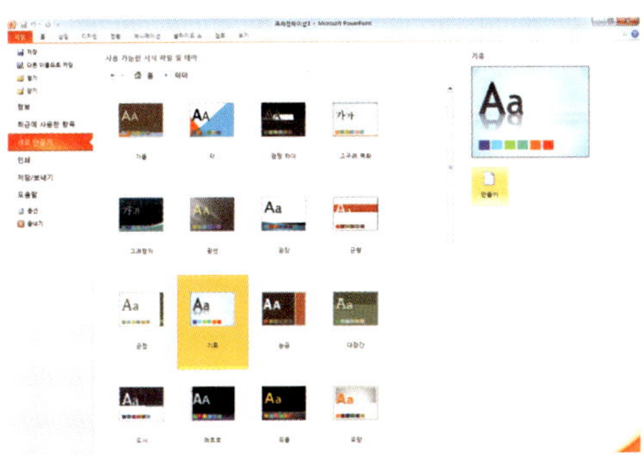

[파일]의 [새로 만들기]에서 [테마]를 선택하고, 하위메뉴에서 [기류]를 선택하고 만들기를 누른다.

테마를 선택하여 새 프레젠테이션을 시작하면 내용은 포함하지 않고 디자인을 지정할 수 있으며 다른 응용 프로그램에서 가져온 개요나 서식 없는 새 슬라이드 구성으로 새 프레젠테이션을 만들 수 있다.

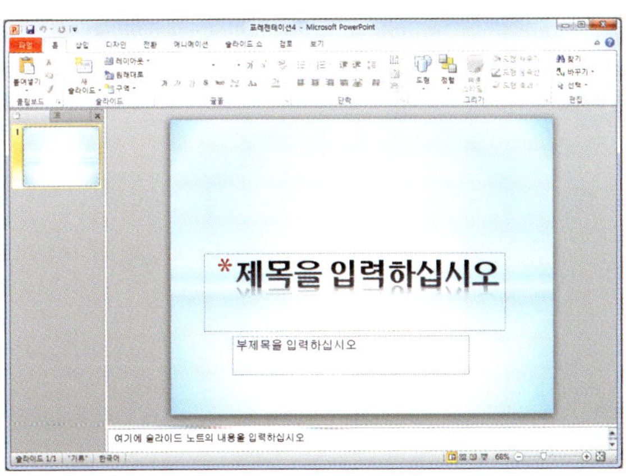

예제 프레젠테이션이 [기본 보기]로 나타난다.

오른쪽 슬라이드에서 [제목][부제목] 입력란을 마우스로 누르고 제목과 부제목을 입력한다(혹은 왼쪽 개요보기에서 작업할 수도 있다).

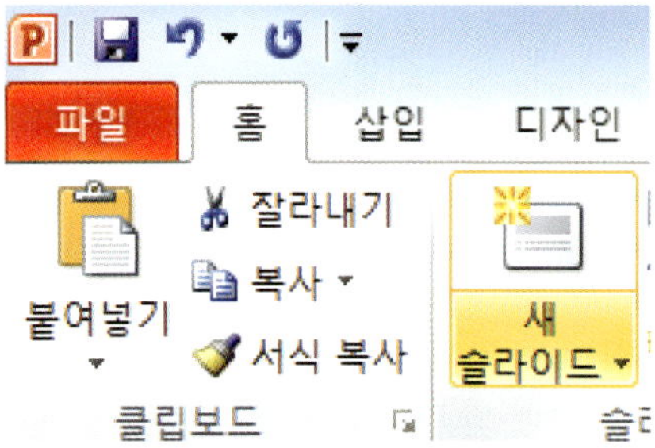

메뉴의 [새 슬라이드]를 누르고 다음 슬라이드로 사용할 구성을 반복하여 선택한다.

작업 도중 디자인 서식 적용

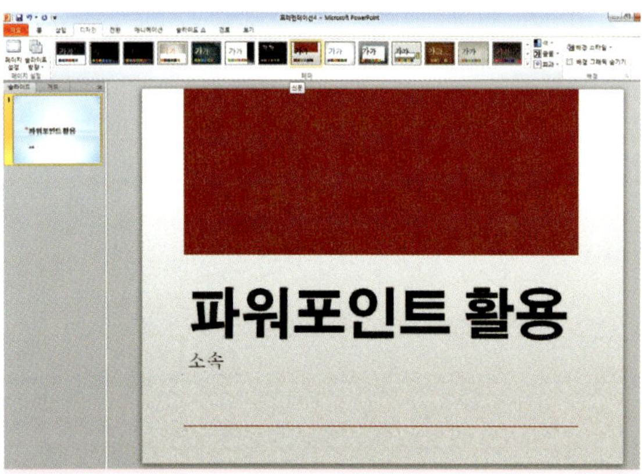

메뉴 표시줄의 [디자인]에서 사용할 디자인의 아이콘을 선택하여 디자인을 적용한다.

선택한 디자인이 화면에 나타난 것을 볼수 있다.

〈 배경장식 〉

배경

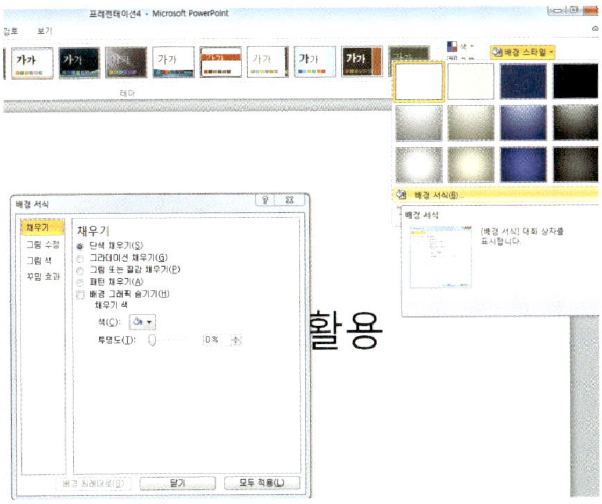

슬라이드의 서식을 없애기 위해서 [디자인]의 [배경스타일]에서 [배경 서식]을 선택하거나 마우스 오른쪽을 눌러 바로 가기 메뉴에서 [배경 서식]을 선택한다.

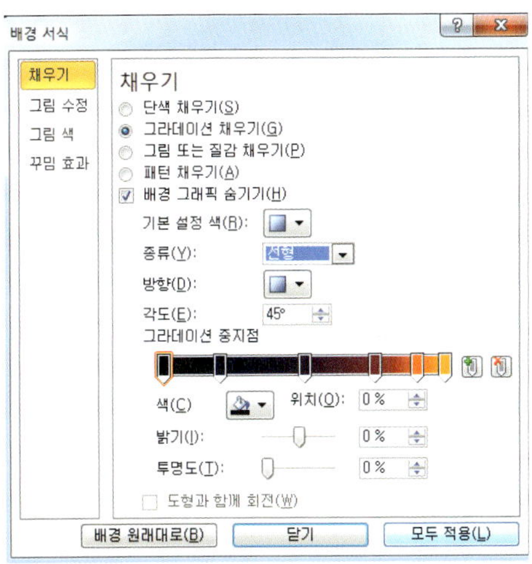

[배경 서식] 대화상자에서 [배경 그래픽 숨기기]를 선택한 후 그라데이션 채우기를 선택한다.

[기본 설정 색]을 설정하고 유형은 [선형]을 적용하고 모두 적용을 누른다.

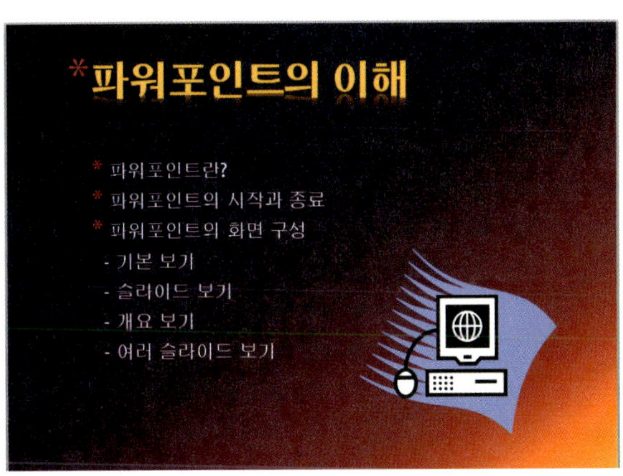

[적용]을 누르면 기존에 있던 바탕색이 없어지고 [채우기 효과]에서 선택한 바탕이 삽입된 것을 볼 수 있다.

〈 문자열 서식 〉

문자열 입력

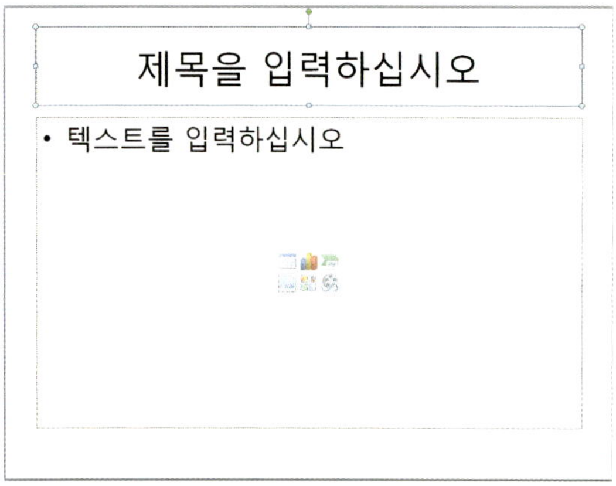

[제목을 입력하십시오] 입력란을 마우스로 클릭하면 커서가 나타나는데 커서가 나타나는 곳에서 제목을 입력한다. 여기서는 파워포인트의 시작이라고 입력한다.

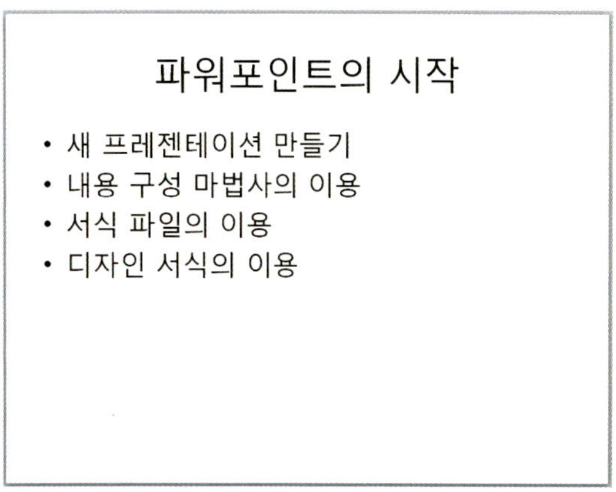

문자열을 입력한 후 [서식 도구모음]을 이용하여 단락의 수준, 간격, 글꼴의 크기 등을 편집할 수 있다.

글머리표

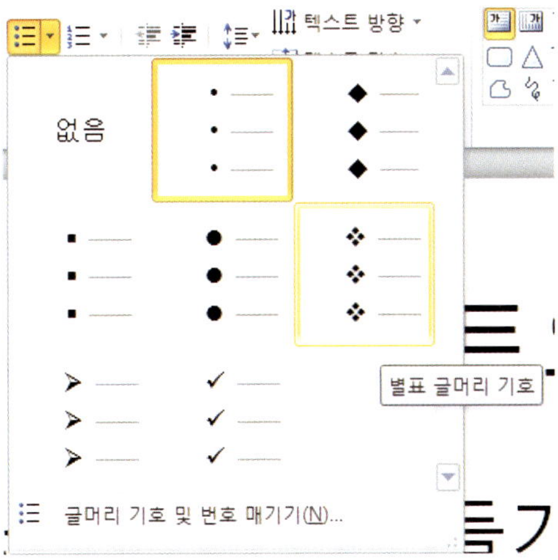

홈 메뉴의 글머리 기호 및 번호매기기 항목을 클릭한다.

그림과 같은 대화 상자가 뜨는데 적당한 글머리 기호를 선택하거나, 다른 글머리표로 바꾸고 싶으면 그림(P)이나, 문자(H)를 선택하고 확인을 클릭한다.

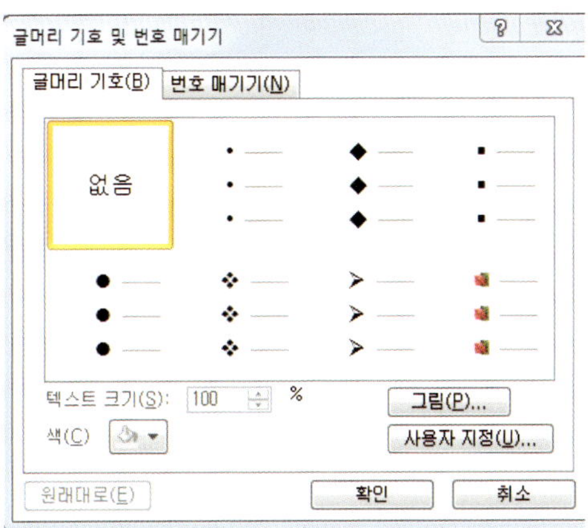

그림 메뉴를 선택하면, 옆의 그림처럼 그림 글머리 기호 대화상자가 나타난다. 적당한 글머리표를 선택하고 확인을 클릭한다.

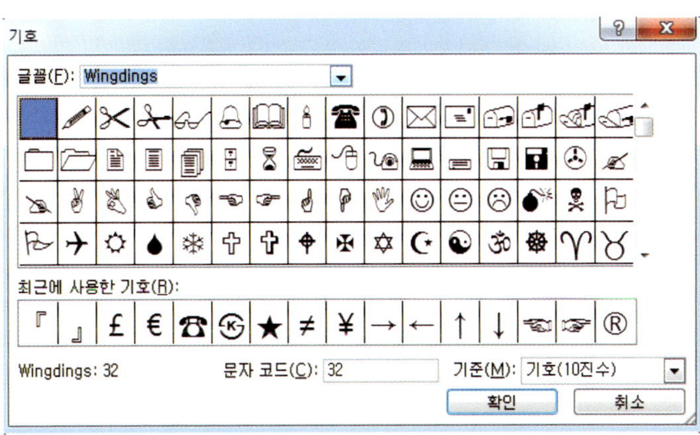

사용자지정을 선택하면 옆의 그림처럼 기호 대화상자가 나타난다. 글꼴에서 적당한 글자를 선택한다. Wingdings 글꼴에 적당한 글자들이 많이 있다.

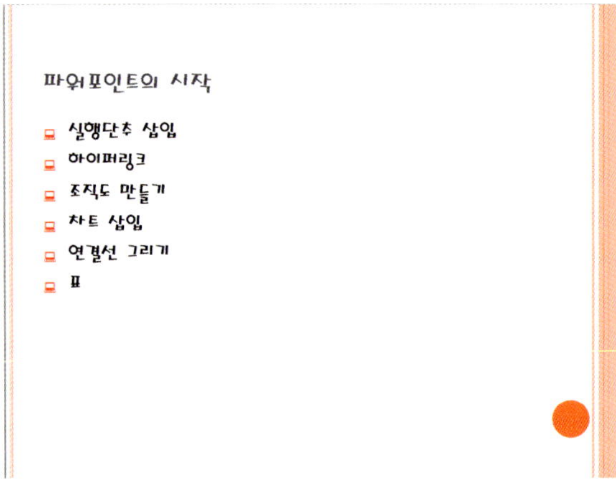

선택한 글머리가 프레젠테이션에 나타남을 볼 수 있다.

〈그림 삽입〉

그림 삽입

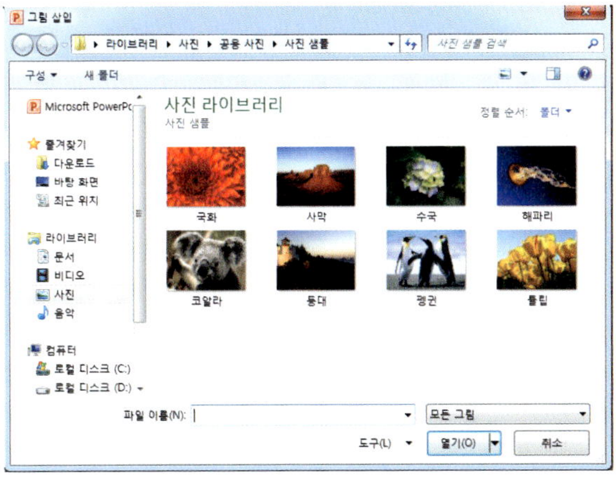

삽입 메뉴의 그림을 선택한다.

[그림삽입] 대화상자가 나타나면 사진을 선택하고 [삽입]을 누른다.

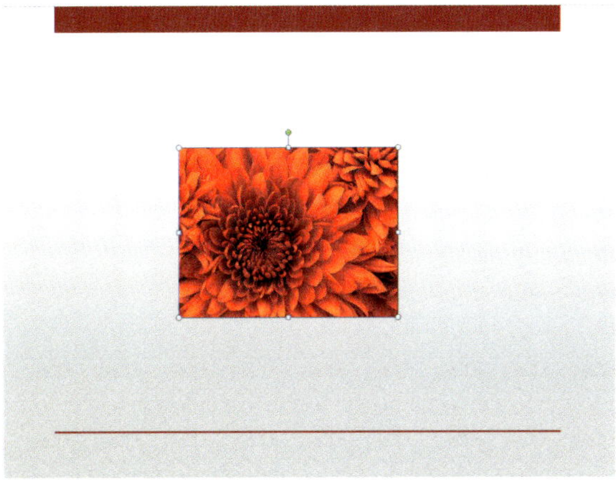

슬라이드에 그림 개체가 그림과 같이 삽입된다.

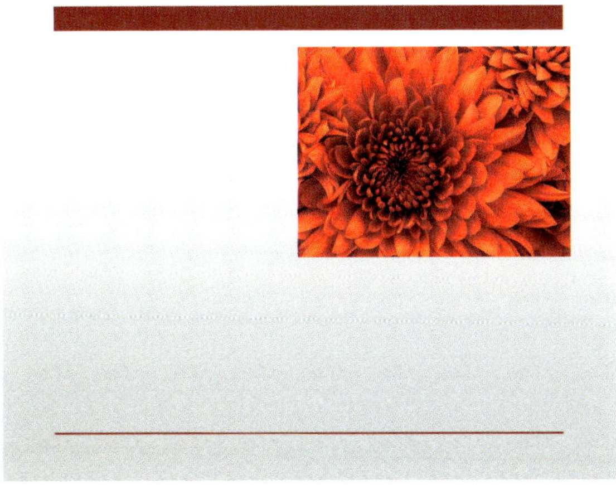

8개의 테두리 점을 드래그하여 크기와 위치를 적당히 조절한다.

〈 차트 만들기 〉

차트 삽입

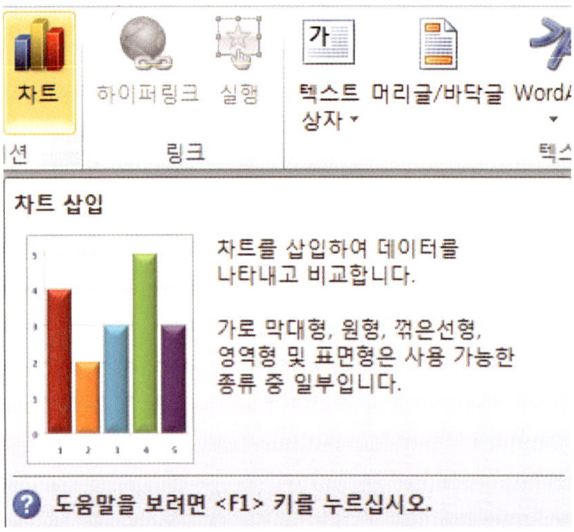

삽입 메뉴의 [차트]를 선택한다.

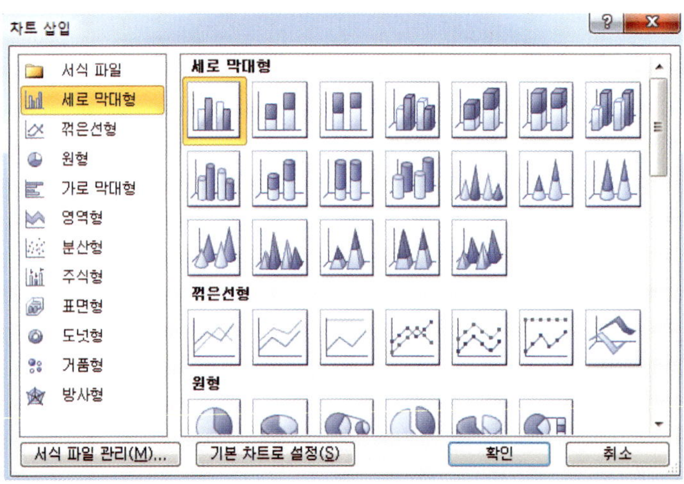

[차트 삽입]창이 나타나고 원하는 차트 유형(여기서는 세로 막대형)을 선택한다.

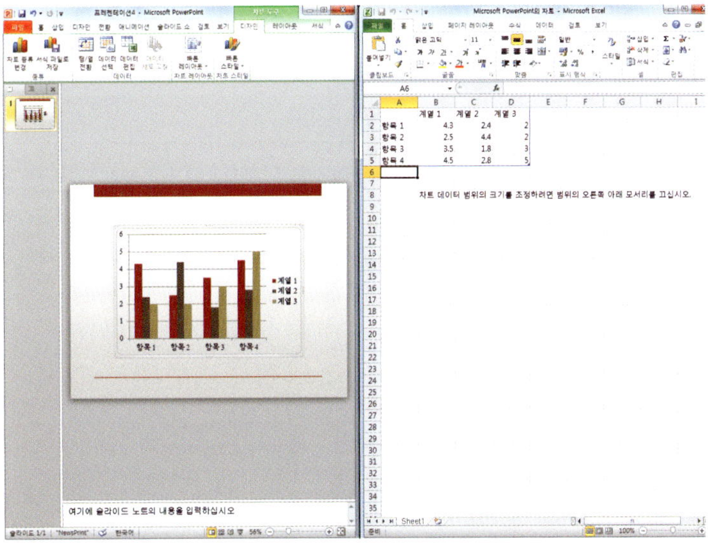

차트 영역 표시가 나타나고 [엑셀 시트]와 [차트]가 삽입된다. 이때 메뉴표시줄에 [데이터]와 [차트]창이 생기며 도구모음줄에 [차트편집]에 필요한 아이콘들이 나타난다.

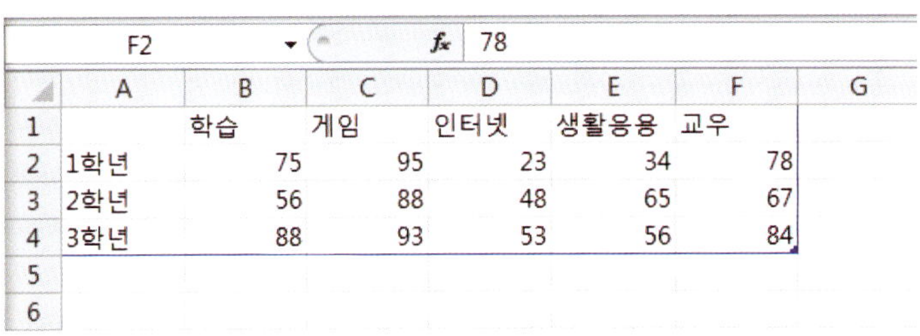

F2 f_x 78

	A	B	C	D	E	F	G
1		학습	게임	인터넷	생활응용	교우	
2	1학년	75	95	23	34	78	
3	2학년	56	88	48	65	67	
4	3학년	88	93	53	56	84	
5							
6							

데이터 시트에서 해당 항목들을 기입하고 닫기(Alt + F4키)를 실행한다.

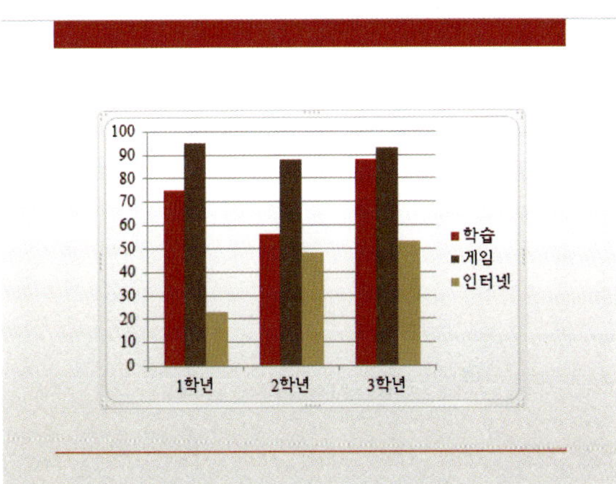

[차트 만들기] 슬라이드에 [학생들의 컴퓨터 활용 분야]에 대한 차트가 삽입된 것을 볼 수 있다.

〈 기본보기 〉

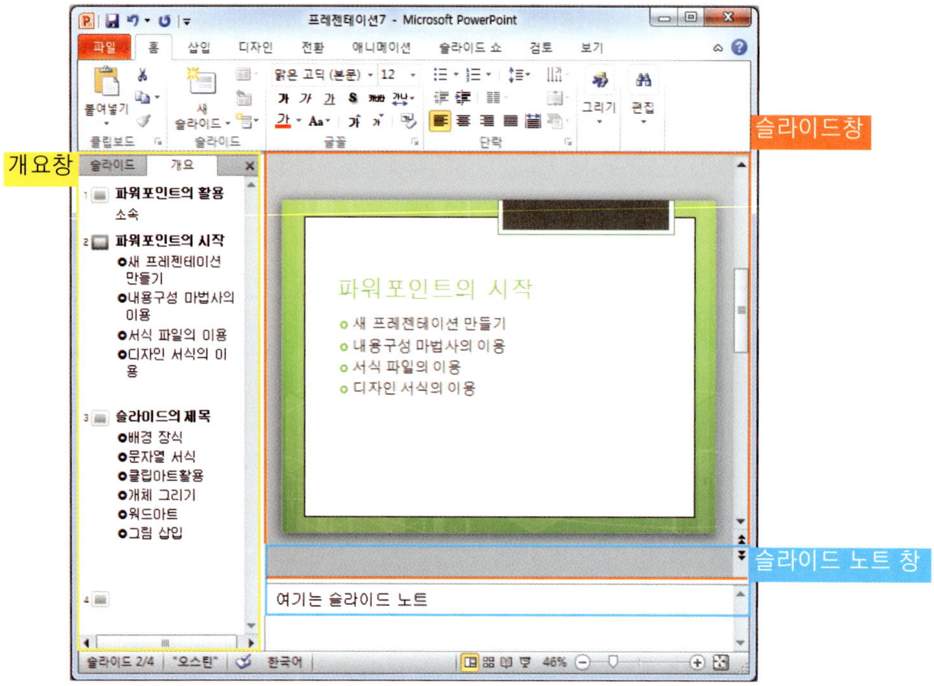
프레젠테이션7 - Microsoft PowerPoint
슬라이드창
개요창
파워포인트의 활용
소속
파워포인트의 시작
새 프레젠테이션 만들기
내용구성 마법사의 이용
서식 파일의 이용
디자인 서식의 이용
슬라이드의 제목
배경 장식
문자열 서식
클립아트활용
개체 그리기
워드아트
그림 삽입
슬라이드 노트 창
여기는 슬라이드 노트

〈 디자인 서식 파일의 이용 〉

디자인 서식 파일로 새 프레젠테이션 만들기

기본 보기는 개요 창, 슬라이드 창, 슬라이드 노트 창 등의 세 창을 포함한다. 이러한 창을 사용하여 한 장소에서 프레젠테이션의 모든 작업을 할 수 있다. 창 테두리를 끌어서 여러 창의 크기를 조정할 수 있다.

· 개요 창 : 개요 창을 사용하여 프레젠테이션의 내용을 구성하고 전개한다. 프레젠테이션의 모든 텍스트를 입력하고 글머리 기호, 단락 및 슬라이드를 다시 배열할 수 있다.

· 슬라이드 창 : 슬라이드 창에서는 각 슬라이드에서 텍스트가 어떻게 보이는지 볼 수 있다. 각 슬라이드에 그래픽, 동영상 및 소리를 추가하고 하이퍼링크를 만들고 애니메이션을 추가할 수 있다.

· 슬라이드 노트 창 : 슬라이드 노트 창을 사용하여 청중과 공유할 연설자 노트나 정보를 추가할 수 있다. 슬라이드 노트에 그래픽을 추가하려면 슬라이드 노트 보기에서 슬라이드 노트를 추가해야 한다.

이러한 세 창은 또한 프레젠테이션을 웹 페이지로 저장할 때에도 표시된다. 개요 창은 목차를 표시하여 프레젠테이션을 탐색할 수 있다는 것이 유일한 차이점이다.

〈 슬라이드 보기 〉

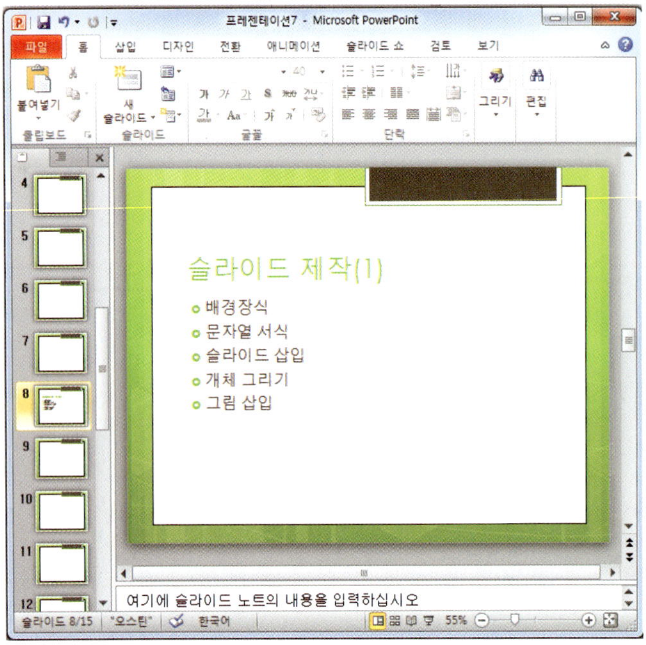

한번에 한 슬라이드씩 작업을 할 수 있으며 슬라이드의 구성 및 바탕색, 디자인 적용, 애니메이션 효과, 실행 설정, 동화상, 차트, 워드아트, 그림 삽입 등 슬라이드를 만드는데 적용되는 모든 작업을 할 수 있다.

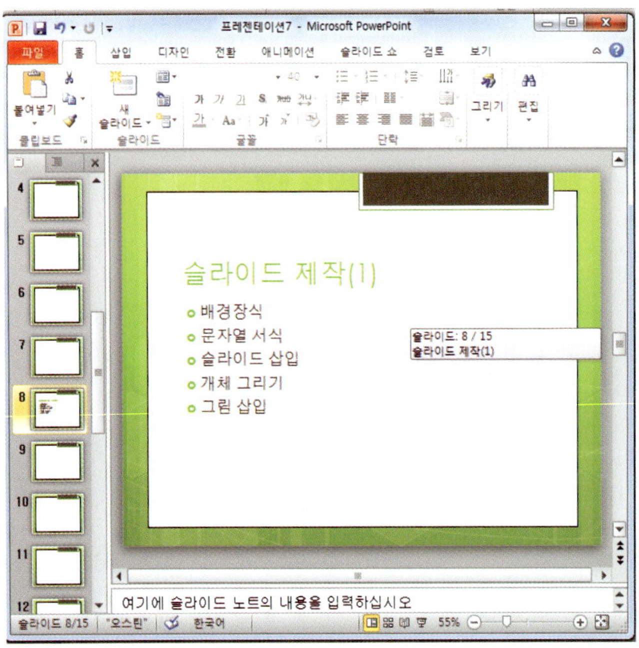

화면 아래쪽의 [보기 화면] 아이콘 중에서 [슬라이드 보기] 단추를 누른다. 위와 같이 슬라이드 보기 화면이 나타난다.

슬라이드 보기에서 슬라이드의 수직 이동 줄을 마우스로 누르면 현재의 슬라이드가 몇 번째인지, 제목이 무엇인지를 보여주며 슬라이드로의 빠른 이동과 슬라이드에 대한 정보를 얻을 수 있다.

화면 아래쪽의 [슬라이드 8/15]은 전체 슬라이드 개수 중 현재 슬라이드의 순서를 나타내며, [교육]은 적용된 서식 파일의 이름을 나타낸다.

〈 애니메이션 〉

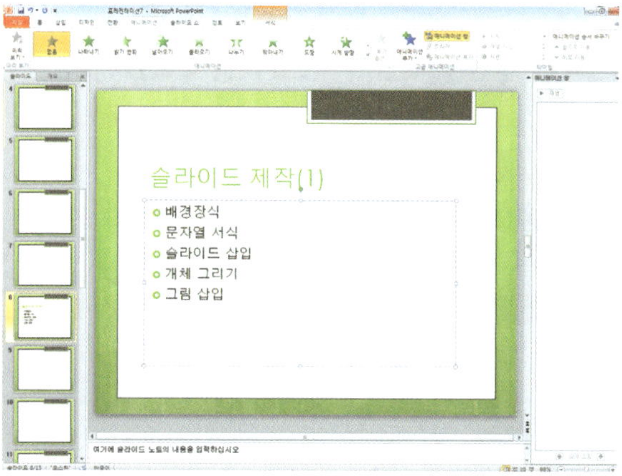

애니메이션을 설정하려면 애니메이션을 설정하려는 개체를 선택하고 메뉴표시줄의 [애니메이션]을 선택한다.

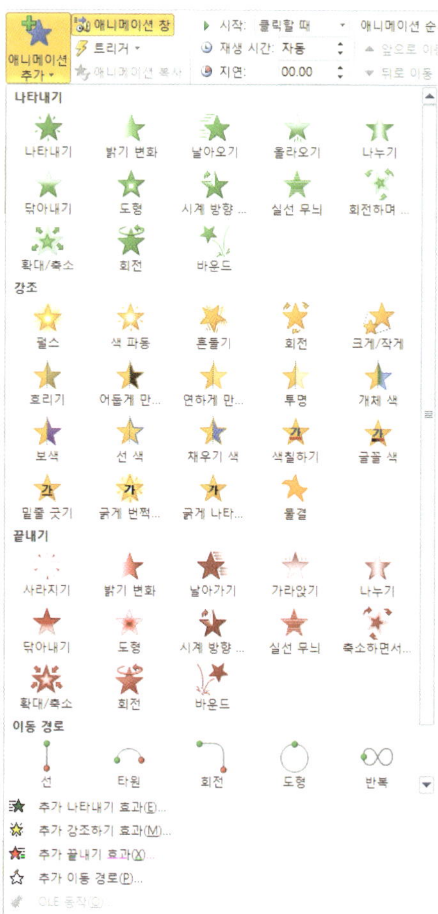

[애니메이션 추가]창에서 [나타내기] “날아오기”, [강조] “펄스”, [끝내기] “바운드”를 선택한다. [애니메이션 창]에서 배경장식, 슬라이드 삽입, 그림 삽입은 똑같은 효과를 주기 위하여, Ctrl 키를 누른 상태에서, 마우스를 클릭하여 한꺼번에 선택하고, 아래와 같이 효과를 설정하였다.

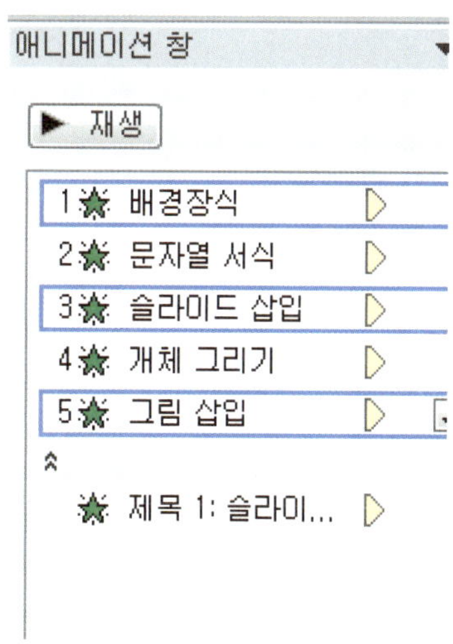

부록

3) 매체 사례

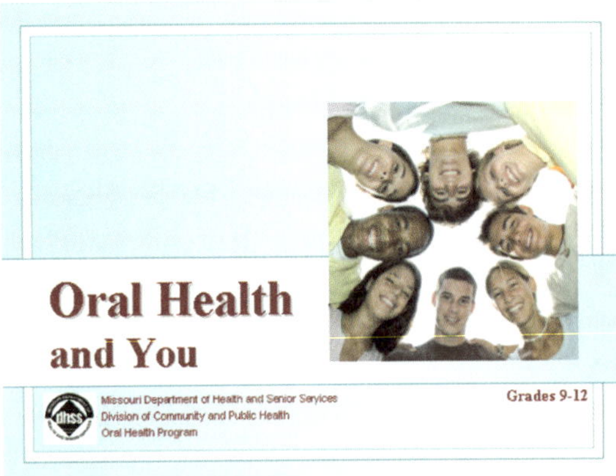
Oral Health
and You
Missouri Department of Health and Senior Services
Division of Community and Public Health
Oral Health Program
Grades 9-12

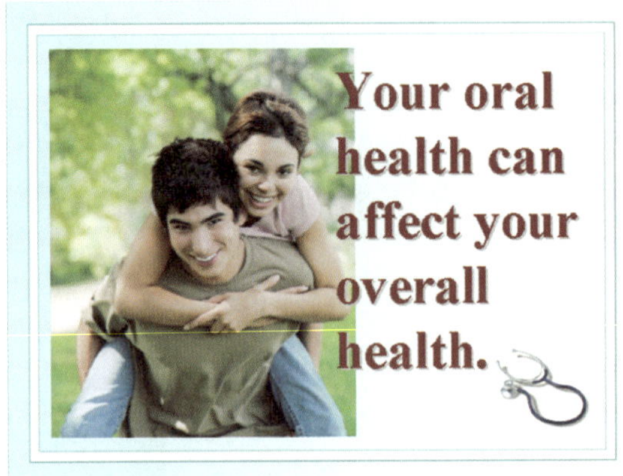
Your oral health can affect your overall health.

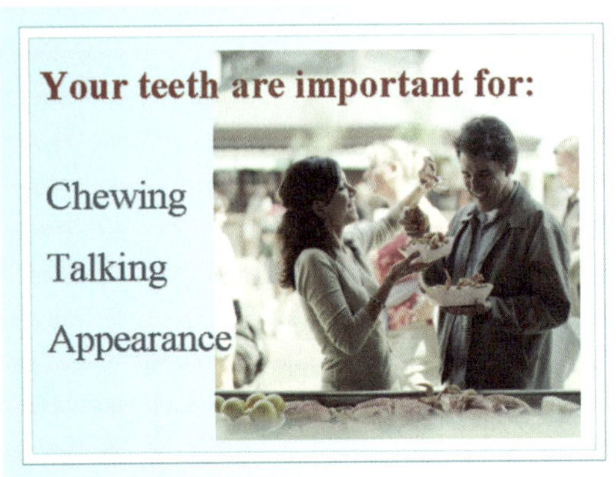
Your teeth are important for:
Chewing
Talking
Appearance

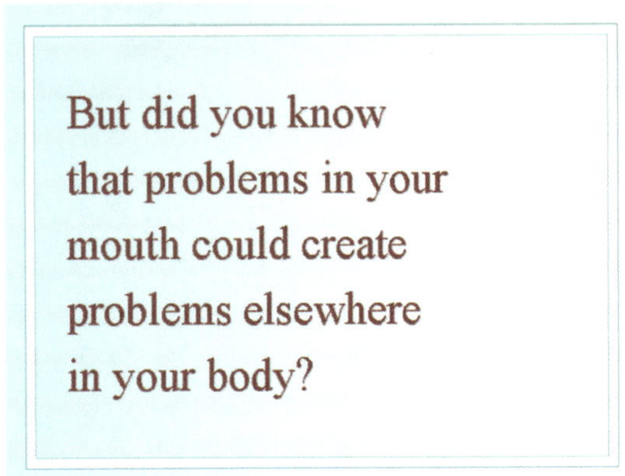
But did you know that problems in your mouth could create problems elsewhere in your body?

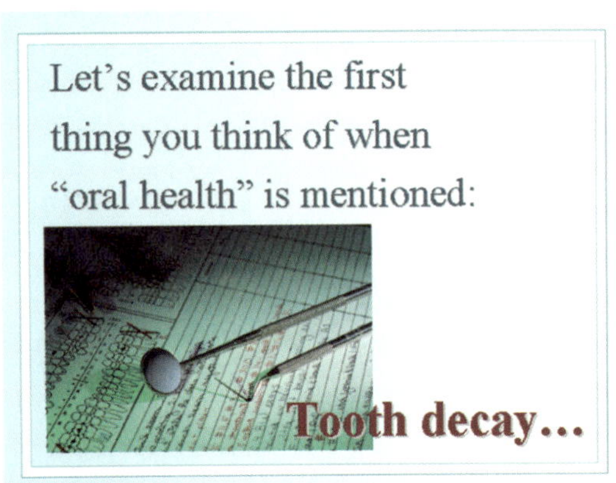
Let's examine the first thing you think of when "oral health" is mentioned:
Tooth decay…

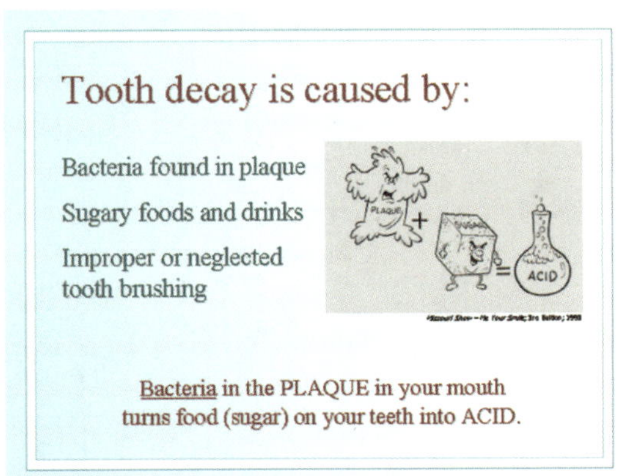
Tooth decay is caused by:
Bacteria found in plaque
Sugary foods and drinks
Improper or neglected tooth brushing
ACID
Bacteria in the PLAQUE in your mouth turns food (sugar) on your teeth into ACID.

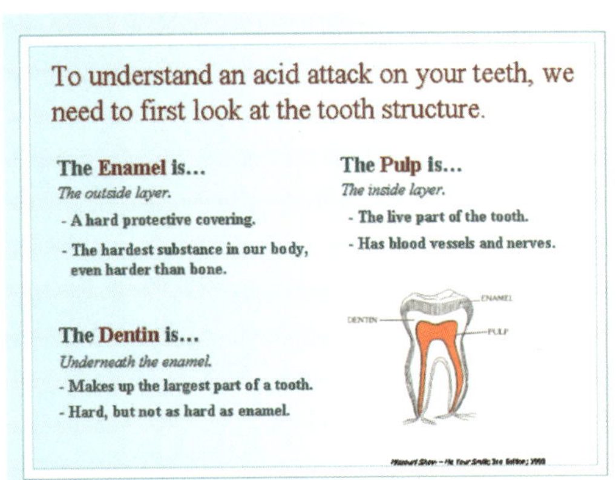
To understand an acid attack on your teeth, we need to first look at the tooth structure.
The Enamel is…
The outside layer.
- A hard protective covering.
- The hardest substance in our body, even harder than bone.
The Pulp is…
The inside layer.
- The live part of the tooth.
- Has blood vessels and nerves.
The Dentin is…
Underneath the enamel.
- Makes up the largest part of a tooth.
- Hard, but not as hard as enamel.

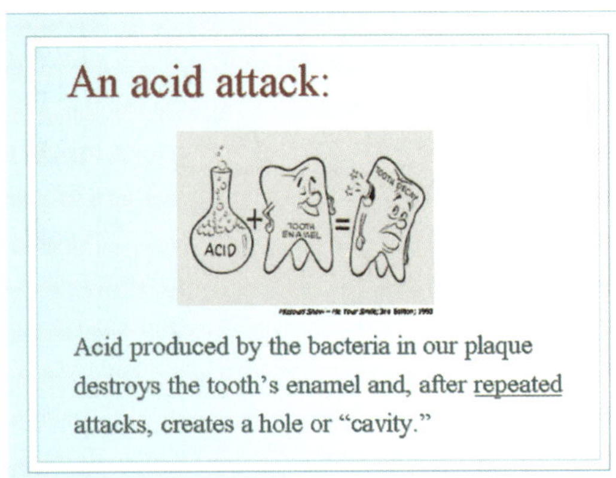
An acid attack:
ACID
Acid produced by the bacteria in our plaque destroys the tooth's enamel and, after repeated attacks, creates a hole or "cavity."

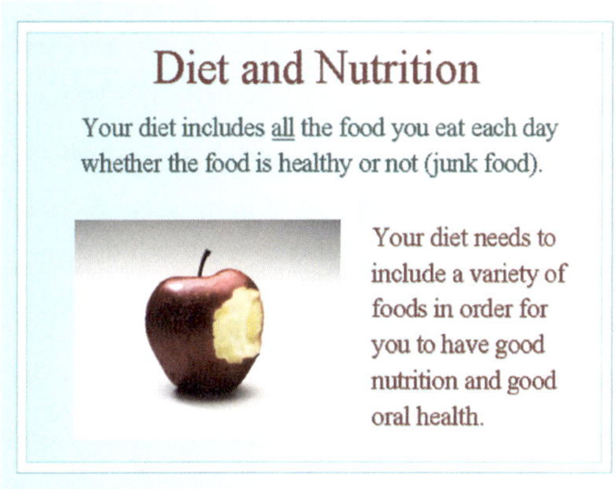
Diet and Nutrition
Your diet includes all the food you eat each day whether the food is healthy or not (junk food).
Your diet needs to include a variety of foods in order for you to have good nutrition and good oral health.

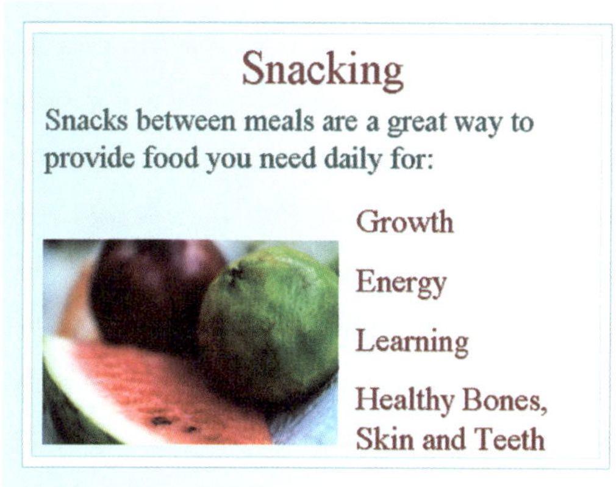
Snacking
Snacks between meals are a great way to provide food you need daily for:
Growth
Energy
Learning
Healthy Bones, Skin and Teeth

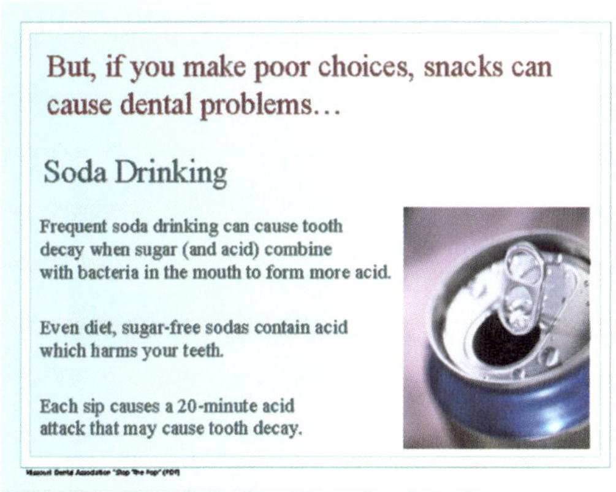
But, if you make poor choices, snacks can cause dental problems…
Soda Drinking
Frequent soda drinking can cause tooth decay when sugar (and acid) combine with bacteria in the mouth to form more acid.
Even diet, sugar-free sodas contain acid which harms your teeth.
Each sip causes a 20-minute acid attack that may cause tooth decay.

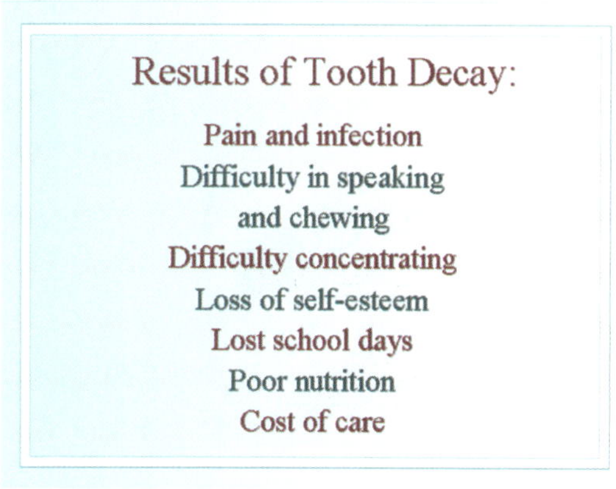
Results of Tooth Decay:
Pain and infection
Difficulty in speaking and chewing
Difficulty concentrating
Loss of self-esteem
Lost school days
Poor nutrition
Cost of care

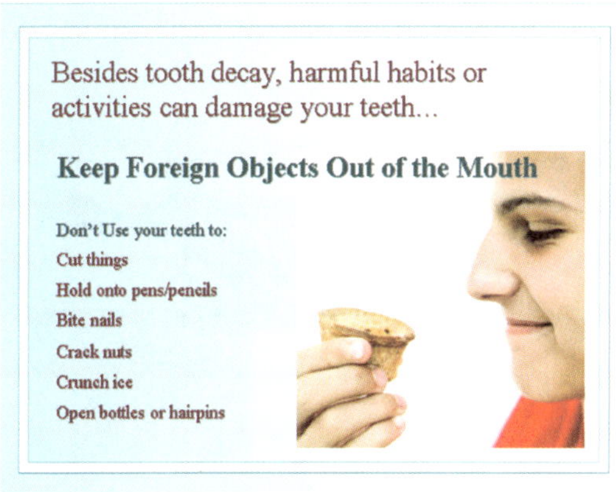
Besides tooth decay, harmful habits or activities can damage your teeth…
Keep Foreign Objects Out of the Mouth
Don't Use your teeth to:
Cut things
Hold onto pens/pencils
Bite nails
Crack nuts
Crunch ice
Open bottles or hairpins

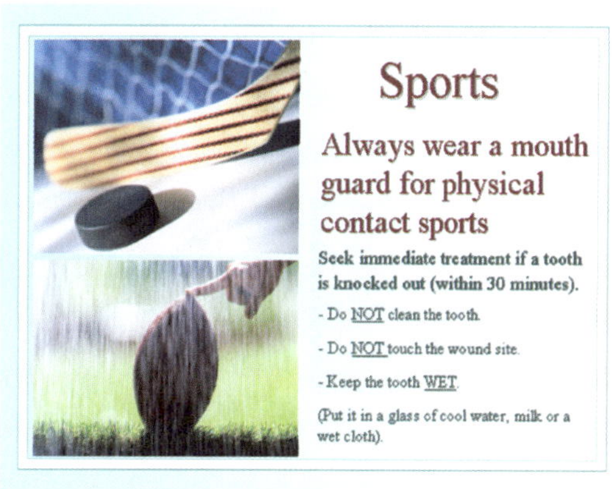
Sports
Always wear a mouth guard for physical contact sports
Seek immediate treatment if a tooth is knocked out (within 30 minutes).
- Do NOT clean the tooth.
- Do NOT touch the wound site.
- Keep the tooth WET.
(Put it in a glass of cool water, milk or a wet cloth).

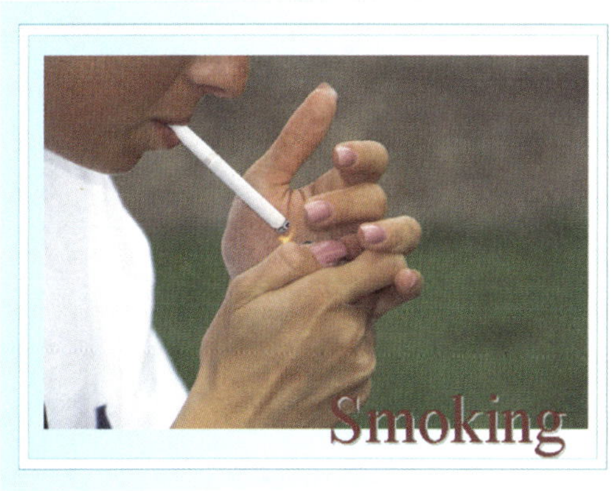
Smoking

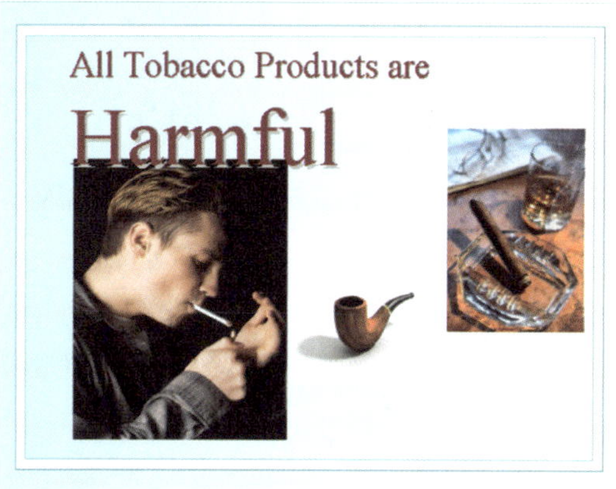
All Tobacco Products are
Harmful

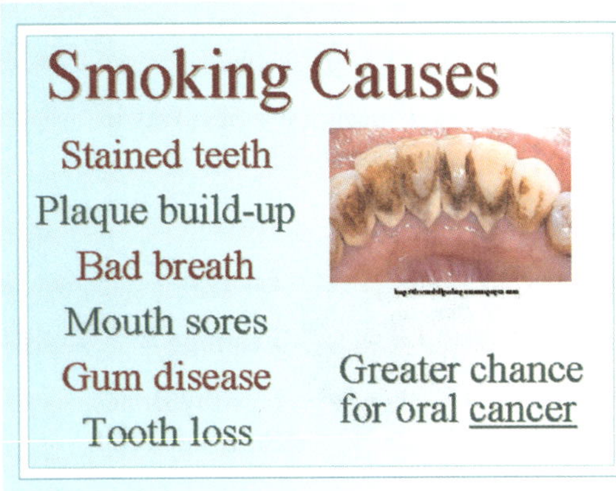
Smoking Causes
Stained teeth
Plaque build-up
Bad breath
Mouth sores
Gum disease
Tooth loss
Greater chance
for oral cancer

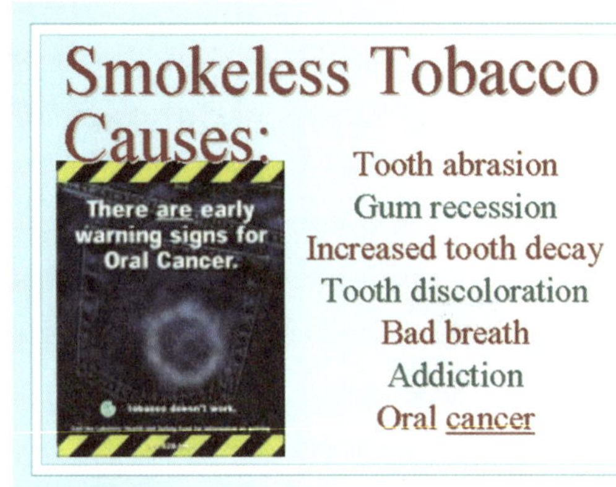
Smokeless Tobacco Causes:
There are early warning signs for Oral Cancer.
Tooth abrasion
Gum recession
Increased tooth decay
Tooth discoloration
Bad breath
Addiction
Oral cancer

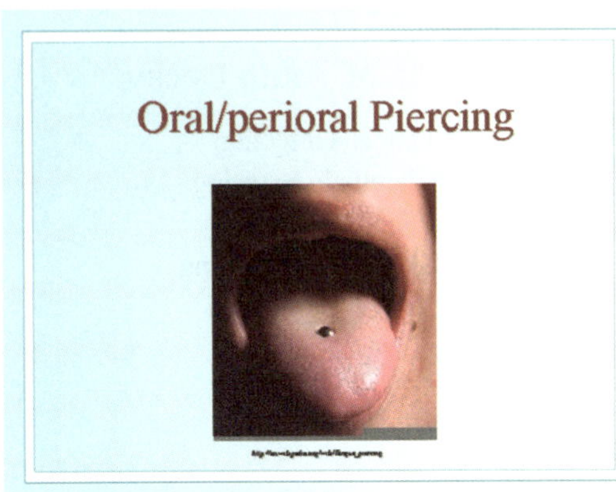
Oral/perioral Piercing

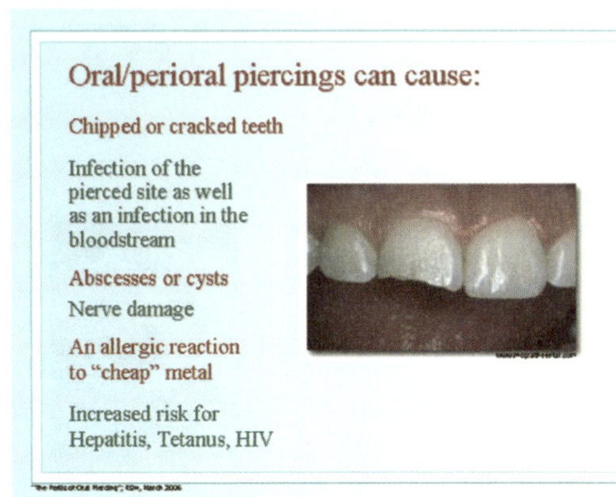
Oral/perioral piercings can cause:
Chipped or cracked teeth
Infection of the pierced site as well as an infection in the bloodstream
Abscesses or cysts
Nerve damage
An allergic reaction to "cheap" metal
Increased risk for Hepatitis, Tetanus, HIV

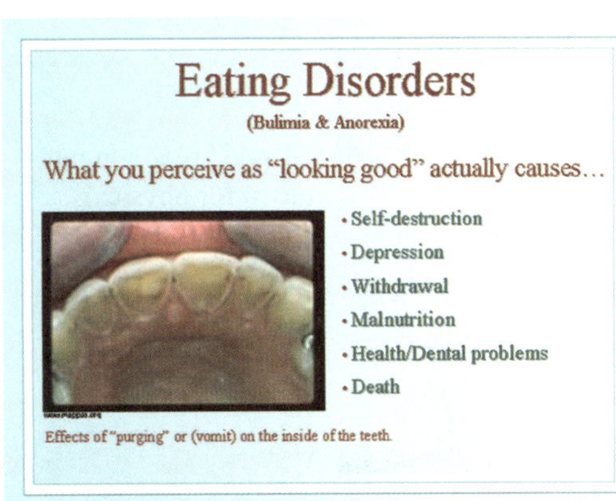
Eating Disorders
(Bulimia & Anorexia)
What you perceive as "looking good" actually causes…
• Self-destruction
• Depression
• Withdrawal
• Malnutrition
• Health/Dental problems
• Death
Effects of "purging" or (vomit) on the inside of the teeth

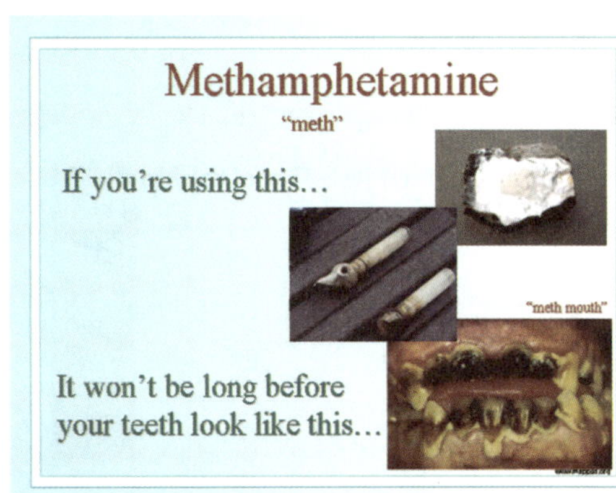
Methamphetamine
"meth"
If you're using this…
"meth mouth"
It won't be long before your teeth look like this…

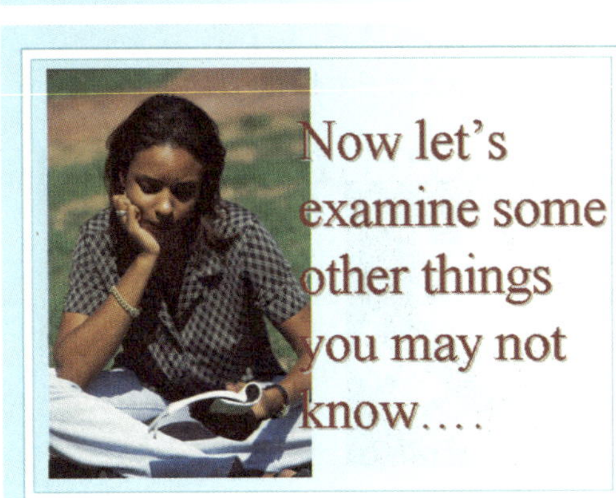
Now let's examine some other things you may not know….

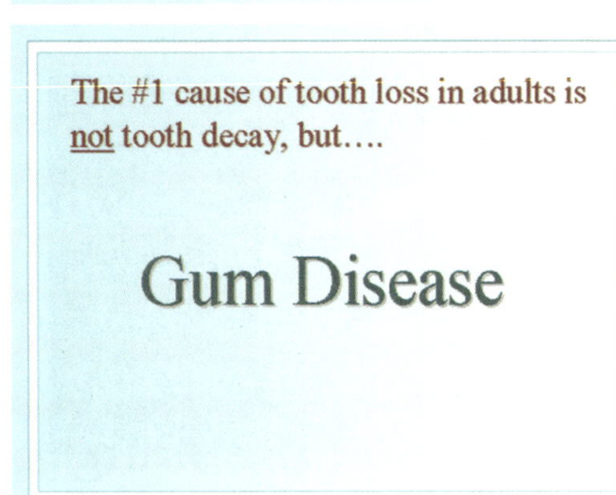
The #1 cause of tooth loss in adults is not tooth decay, but….
Gum Disease

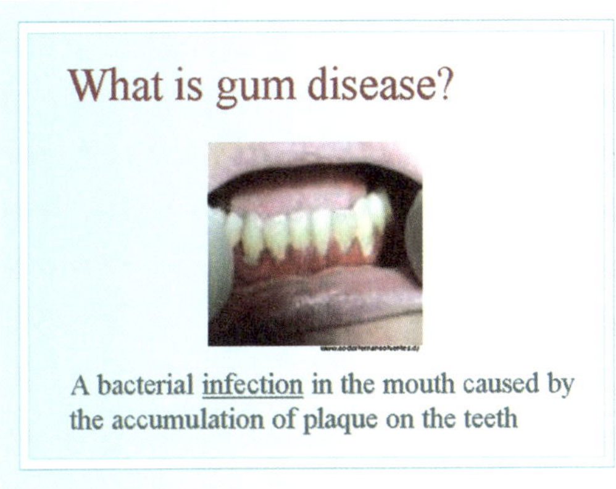
What is gum disease?
A bacterial infection in the mouth caused by the accumulation of plaque on the teeth

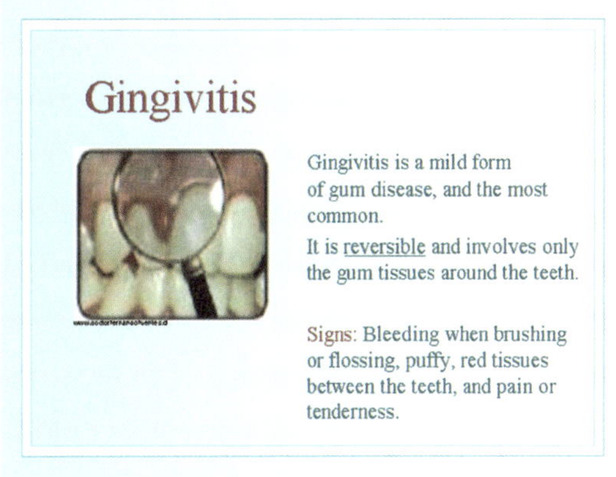
Gingivitis
Gingivitis is a mild form of gum disease, and the most common.
It is reversible and involves only the gum tissues around the teeth.
Signs: Bleeding when brushing or flossing, puffy, red tissues between the teeth, and pain or tenderness.

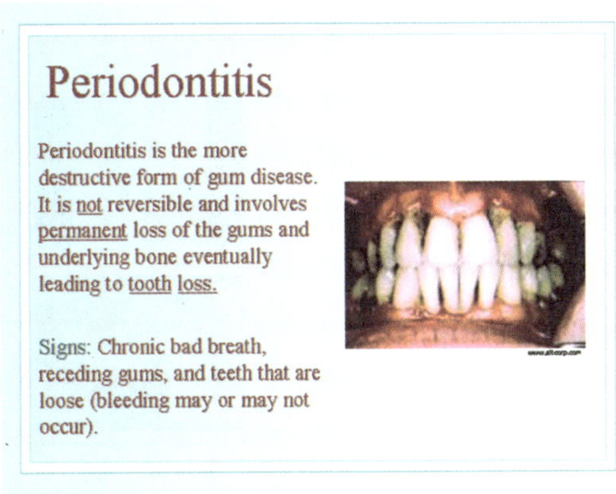
Periodontitis
Periodontitis is the more destructive form of gum disease. It is not reversible and involves permanent loss of the gums and underlying bone eventually leading to tooth loss.
Signs: Chronic bad breath, receding gums, and teeth that are loose (bleeding may or may not occur).

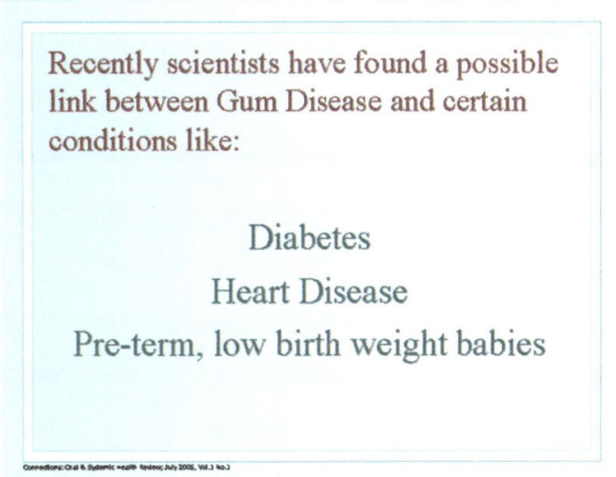
Recently scientists have found a possible link between Gum Disease and certain conditions like:
Diabetes
Heart Disease
Pre-term, low birth weight babies

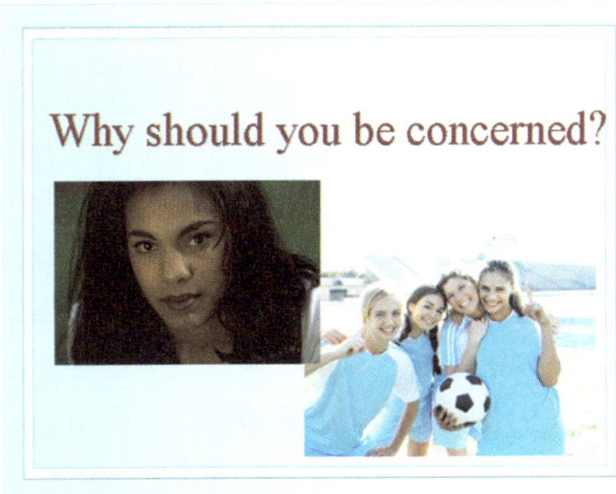
Why should you be concerned?

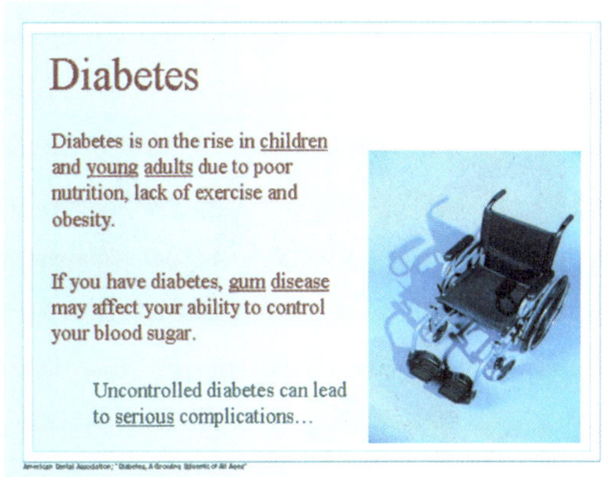
Diabetes
Diabetes is on the rise in children and young adults due to poor nutrition, lack of exercise and obesity.
If you have diabetes, gum disease may affect your ability to control your blood sugar.
Uncontrolled diabetes can lead to serious complications…

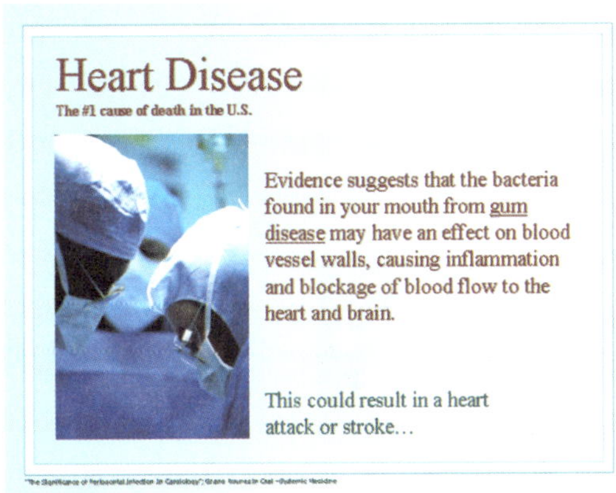
Heart Disease
The #1 cause of death in the U.S.
Evidence suggests that the bacteria found in your mouth from gum disease may have an effect on blood vessel walls, causing inflammation and blockage of blood flow to the heart and brain.
This could result in a heart attack or stroke…

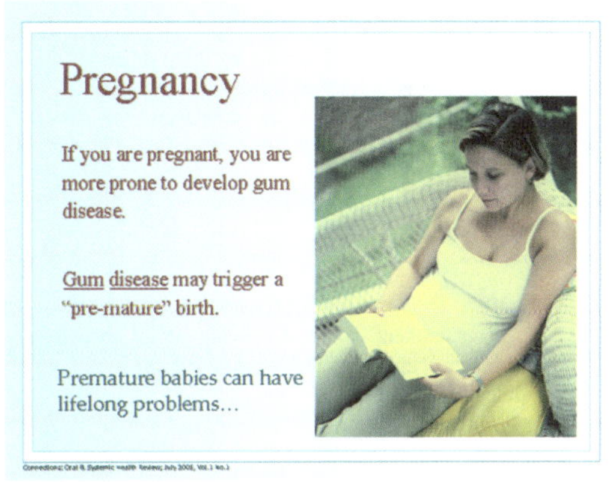
Pregnancy
If you are pregnant, you are more prone to develop gum disease.
Gum disease may trigger a "pre-mature" birth.
Premature babies can have lifelong problems…

As a young adult, what you do now can prevent many problems from occurring later on....

By investing only six minutes each day, both tooth decay and gum disease can be prevented by you...

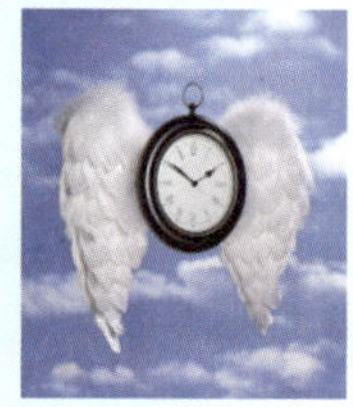

...That's two minutes twice each day spent on brushing and two minutes once a day for flossing.

Proper Brushing

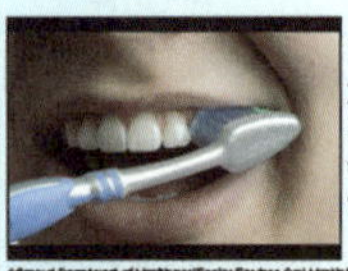

Tilt the brush at a 45° angle against the gumline.
Brushing only 2-3 teeth at a time, gently brush the outside, inside and chewing surfaces of all your teeth.
Use short back-and-forth or circular strokes.

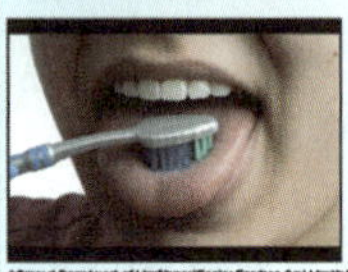

Don't forget to brush your tongue to remove bacteria and freshen your breath!

Proper Flossing

Using your middle fingers, wrap about 18" of floss around them (but not too tightly).
Leave about an inch or two of floss between your hands.

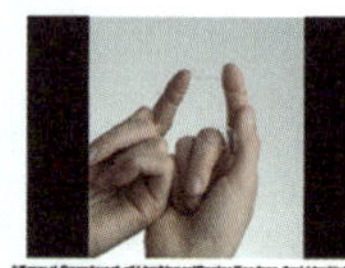

Now, gently follow the curves of your teeth, sliding the floss up and down the tooth's surface a few times. Be sure to go below the gumline.

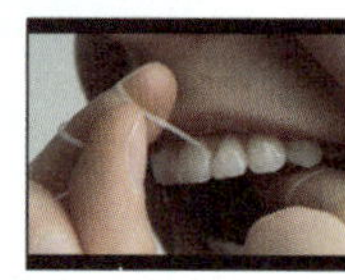

Your teeth were meant to last you a lifetime...

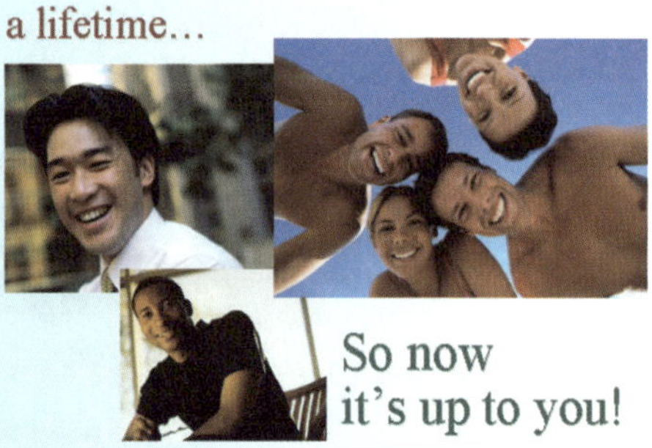

So now it's up to you!

Personal Choices

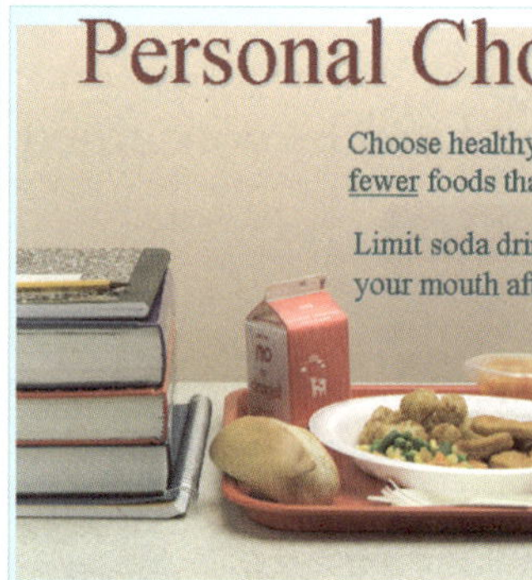

Choose healthy snacks and eat fewer foods that are high in sugar.

Limit soda drinking and rinse your mouth afterward.

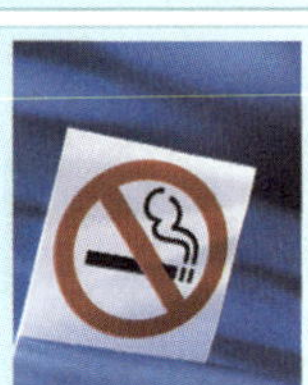

If you are thinking about smoking – don't start. And if you smoke – quit before the damage is permanent.

If you are thinking about oral piercing –forget about it. You may end up with some serious and painful problems.

If you're hiding an eating disorder...

Talk to your school nurse for confidential nutritional counseling
Get out and get active - have some fun
Enjoy life with your family and friends

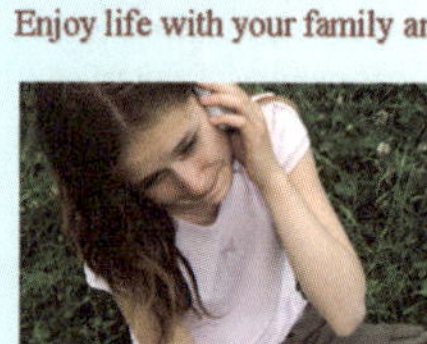

...Quit taking risks

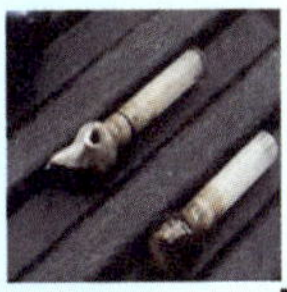

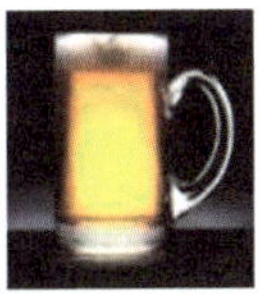

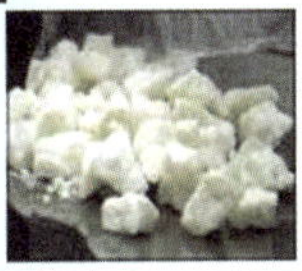

news.bbc.co.uk

If you already...

- Have your tongue/mouth pierced
- Have diabetes
- Know you are pregnant

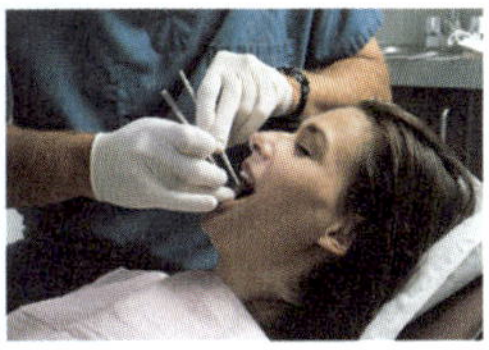

...Care of your mouth, teeth and gums is extra important.

Your oral health contributes to your overall health

And by practicing good oral hygiene habits you can help prevent tooth decay, gum disease and possibly some serious health issues....

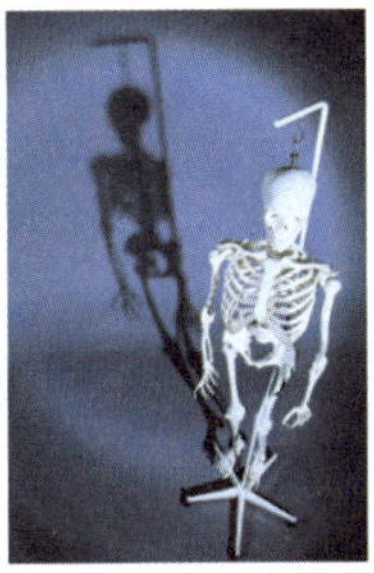

Brush and Floss Daily for Good Oral Health!

Additional Resources:

1) Missouri Dental Association "Stop The Pop" presentation (PDF) www.modental.org
2) Frances D. Wolfe, "The Perils of Oral Piercing"; RDH, March 2006
3) American Academy of Periodontology, "Facts and Fallacies About Periodontal Disease", www.perio.org
4) David Paquette, DMD,MPH,DMSc et. al, "Oral Inflammation, CVD, and Systemic Disease"; Connections: Oral & Systemic Health Review, July 2005, Vol.1 No.1
5) American Dental Association, "Diabetes, A Growing Epidemic of All Ages", JADA, Vol. 134, Oct. 2003
6) American Diabetes Association, www.diabetes.org
7) Stanley Shanies, MD,MPH, FACP and Casey Hein, BSDH, MBA, "The Significance of Periodontal Infection In Cardiology"; Grand Rounds in Oral –Systemic Medicine. February 2006, Vol. 1, No. 1.
8) Photos: Microsoft product box shots reprinted with permission from Microsoft Corporation. All photos obtained from office.microsoft.com/clipart unless otherwise noted.

4. 교육매체제작 융판

1) 융판 교육매체제작활용

1. 매체 선정	**융판을 활용한 교육매체제작**
2. 목표	① 치주병 원인 ② 치주병 진행과정 ③ 치주병 예방법
3. 제작 소요시간	3주
4. 기구 및 재료	① 하드보드지 ② 합판 ③ 융(펠트천) ④ 우드락 ⑤ 우드락 본드 ⑥ 찍찍이 ⑦ 부직포
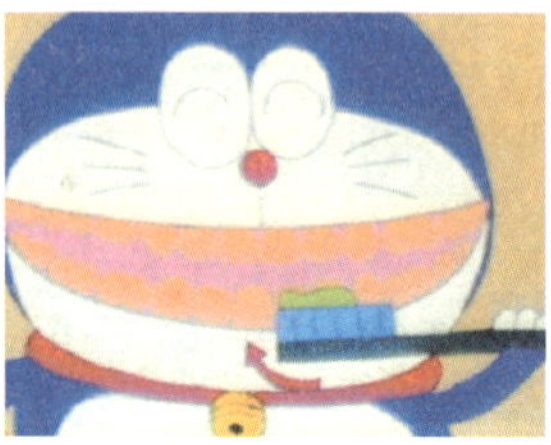 완성된 융판 매체	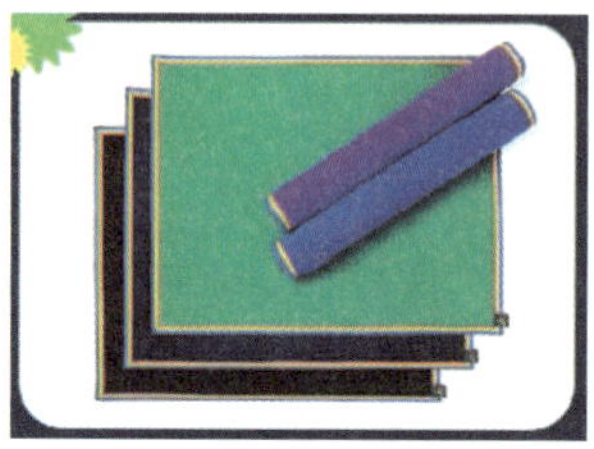 융판 1 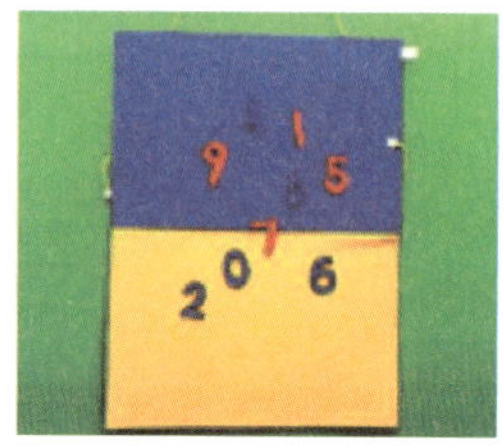 융판 2
5. 교육매체 제작과정	1) 1단계 : 학습내용과 목표의 분석 2) 2단계 : 표현 방법의 구상 - 주어진 내용 묘사 및 배열 방법, 그림과 글자 구성방법, 색상결정방법 3) 3단계 : 제작기법의 결정 ① 하드보드지를 60×90cm로 자른다. ② 하드보드지 위에 우드락을 접착제(우드락 본드)로 붙인다. ③ 다시 우드락 위에 하드보드지를 접착제로 붙인다. ④ 하드보드지 위에 부직포를 붙인다.(부직포로 색효과를 낼 때는 다른 색상의 부직포를 자른다.) ⑤ 융판 위에 제시할 시각자료를 만든다. ⑥ 시각자료 뒷면에 찍찍이를 우드락 본드로 붙인다. 힘이 강하여 작은 크기로 잘라서 부착시켜도 자료를 붙여줄 수 있다. ⑦ 교실 뒤쪽에서도 잘 볼 수 있도록 자료가 커야 한다. ⑧ 완성된 자료를 주제별로 봉투에 과목명, 단원명, 제목, 대상자 및 매수 등을 기입하여 보관한다.
6. 교육매체 사용시 유의사항	① 융판 자료가 적합하고 효과가 크다고 생각될 때 이용한다. ② 변화있게 제시하는 것이 좋으며, 시간을 주어 내용을 이해하도록 한다. ③ 한번에 하나씩 단일주제를 보여 주는 것이 좋다. ④ 직사광선을 쬐지 않는 쪽에 설치한다. ⑤ 융판을 약간 경사지게 뒤로 비스듬히 설치한다. ⑥ 융판의 설치높이는 학생들의 눈높이에 맞춘다. ⑦ 자료가 잘 붙지 않는 경우에는 스카치 테잎이나 매스킹 테잎으로 융에 붙은 잡풀을 제거하고 머리빗는 솔이나 손톱으로 누워있는 융의 털을 긁어준다.
7. 융판자료의 활용	① 융판자료의 활용기회를 학습자에게 많이 주어 교육의 효과를 극대화한다. ② 녹음자료와 함께 사용한다.

5. 괘도 교육매체제작활용

1. 매체 선정	**괘도를 활용한 교육매체 제작**
2. 목표	① 치아에 이로운 음식 ② 치아에 해로운 음식
3. 제작 소요시간	3주
4. 기구 및 재료	① 2절지 전지(544×788) ② 스케치북 ③ 포스터칼라 ④ 붓 ⑤ 물통
5. 교육매체 제작과정	1) 1단계 : 학습내용과 목표의 분석 2) 2단계 : 표현 방법의 구상 - 주어진 내용 묘사 및 배열 방법, 그림과 글자 구성방법, 색상결정방법 3) 3단계 : 제작기법의 결정 ① 그림을 스케치한다.(도안을 작성한다.) ② 한장에는 단일주제만을 담는 것이 바람직하다. ③ 도안작성시 : 복사기, 투시물 환등기와 컴퓨터 사용 ④ 종이의 두께는 적절해야 하는데 120g/㎡의 모조지나 캔트지류가 가장 적절하다. 자료는 모든 사람이 동시에 볼 수 있도록 커야 한다. 크지 못하면 슬라이드나 투시물 자료를 만들어 확대한다. ⑤ 위쪽은 묶기 위해서 5~7cm, 하단과 좌우에는 각각 5cm 정도씩 남겨둔다. 자주 쓰는 자료는 코팅을 하거나 그림의 뒷면 가장자리를 한지로 굽도리 해준다. ⑥ 표지를 만들어 내용과 주제별로 구분하여 괘도철에 15~30장씩 묶어 사용한다.
6. 교육매체 사용시 유의사항	① 교실의 뒤쪽이나 가장자리에 앉은 학생이 잘 볼 수 있도록 한다. ② 사용할 괘도 수업시간 중간에 설명이 필요한 부분에서 펼쳐 사용한다. ③ 학생들이 내용을 이해하고 생각할 수 있도록 시간적인 여유를 준다. ④ 괘도의 내용을 보충하는 다른 교수매체가 필요할 때에는 수업전에 준다. ⑤ 내용의 변경, 정보의 수정이 요구되는 자료는 즉시 수정, 보완한다. ⑥ 교사는 정보를 암시하는 큐를 제공하고 내용과 관계가 있는 질문을 한다. ⑦ 주어진 시간에 제시하는 자료의 수를 제한한다. ⑧ 학생들은 쳐다보면서 이야기하고 학생의 시야를 가로막아서는 안된다.
7. 융판자료의 활용	① 제작방법이 용이하고 어디서든지 사용할 수 있다. ② 그림이나 글로 요약, 확대하여 제시함으로써 이해를 도울 수 있다. ③ 쉽게 자료를 수집할 수 있고 제작비용이 저렴하다. ④ 학생들의 주의집중과 학습에 대한 흥미유발도 높아지게 된다.

6. 리플렛 교육매체 활용

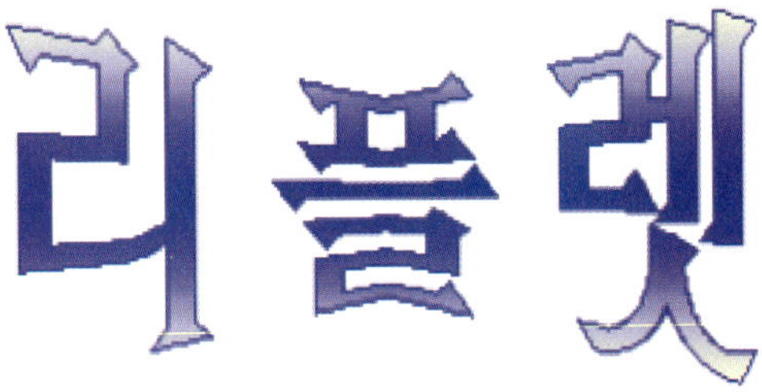

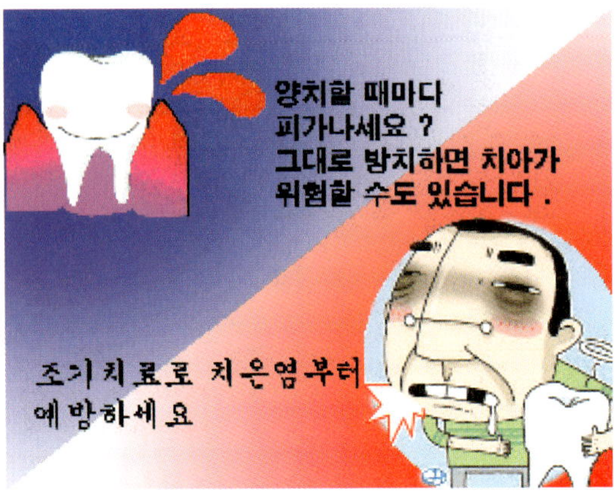

치주염이 뭔가요?

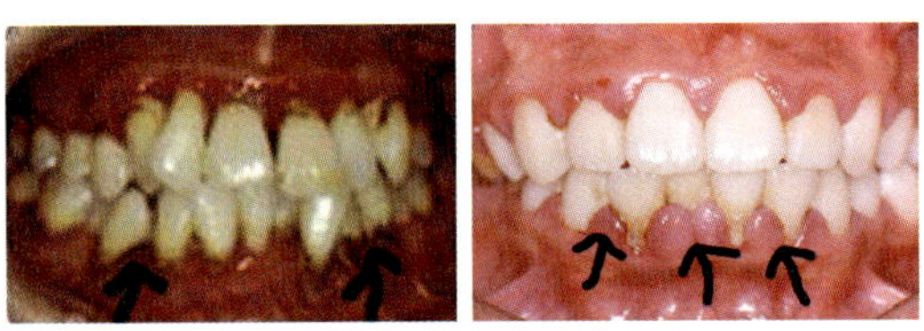

치주염은 치아를 둘러싸고 있는 잇몸을 포함한 치아주위 조직(치조골, 치주인대, 백악질 등)에 생긴 염증으로 치태(Microbial plaque)내의 세균 및 독소에 의해 발생되는 급성 또는 만성으로 염증이 생기는 질환입니다.

치주염을 치료하지 않고 방치하면 치조골 등의 급속한 파괴로 치아를 지탱하고 있는 치주조직이 서서히 파괴되어서 이가 흔들리게 되고 끝내 빠져 버리는 질환입니다.

치주염은 관용어이며 흔히 '풍치'라고 하는데, '치주질환', 혹은 '치주병'이라고도 불리웁니다.

치주염은 왜 발생하나요?

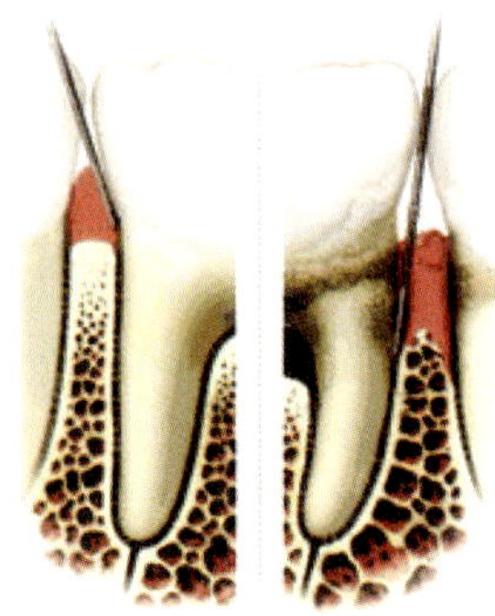

치주질환의 가장 큰 원인은 구강 내 위생상태의 불량에 있습니다. 치주염을 일으키는 대표적인 원인은 프라그(치태)입니다.

프라그란, 치아의 표면에 지속적으로 형성되는 끈적하고 색깔이 없는 세균덩어리입니다. 이 프라그는 잇몸을 자극하는 독소를 생성하여 잇몸에 출혈과 염증을 일으키게 합니다. 입안을 불결하게 방치해 두면 다른 요소들과 결합하여 치석이라는 거칠고 딱딱한 층을 형성합니다. 이러한 치석은 잇몸 위에서 침착되기 시작하여 잇몸 밑으로 점점 내려가면서 잇몸에 염증을 일으키기 시작하거나 이로 인해 그 곳에서 증식된 세균으로부터 나오는 독소라든가 산소의 자극으로 잇몸에 염증을 악화시킵니다.

치주염이 진행되면 주머니 형태의 병소(치주낭이라고 함)를 형성하게 되고, 이 치주낭이 깊어지면 치아를 지지하는 치조골의 파괴를 야기하게 됩니다. 결국 치아를 잃게 되는 것입니다.

그러나 다음과 같은 것들도 잇몸의 건강을 해칠 수 있습니다.

♥ 흡연 : 흡연은 치주염을 악화시키고, 치료 후에도 치료부위가 아무는 것을 방해합니다.

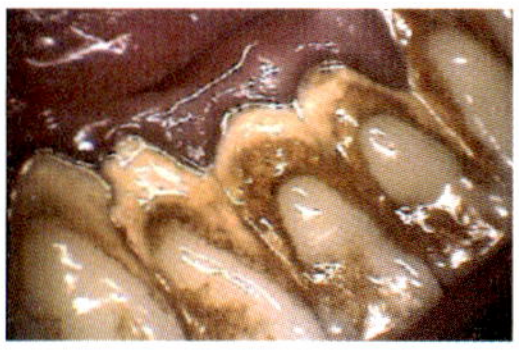
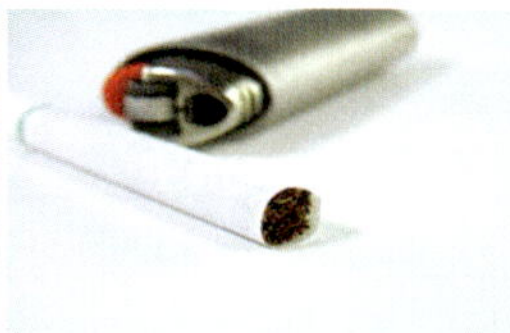

♥ 임신과 사춘기 : 임신과 사춘기의 호르몬 변화로 인하여 치주조직의 염증이 심해질 수 있습니다. 그러므로 임신 전에 잇몸의 염증을 치료하는 것이 좋습니다.

치주염은 어떤 증상이 있나요?

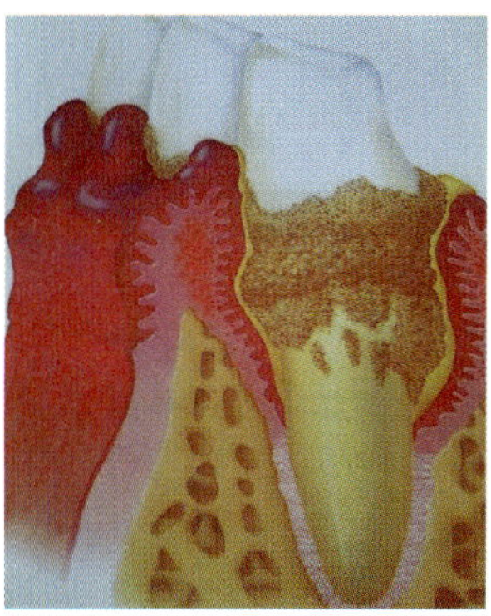

잇몸은 담홍색을 띠며 치아와 치조골에 단단하게 붙어있다. 치주염 초기에는 대부분 자각 증상 없이 진행되다가, 중기나 말기에 여러 가지 증상들이 나타나게 됩니다. 잇몸과 치아가 맞닿는 치아의 치경부에 치석이 부착되면 치석에 있는 세균이 잇몸에 염증을 일으키기 시작한다. 이 염증이 계속 진행되어 치아의 치경부가 빨강색으로 부어오르면서 고름이 나오고 입냄새가 심하게 나기 시작하며 양치질시 피가 나오게 된다. 이와 동시에 치조골이 녹아 없어지게 되어 결국은 치아를 뽑게 된다.

치주염은 어떻게 치료하나요?

♡ 스케일링

잇몸염증을 유발하는 치석, 음식물 찌꺼기, 외인성 색소들을 제거하고 치아 표면을 깨끗하게 연마하는 것을 말합니다.

♡ 일반적인 치주수술

치주질환을 야기하는 원인(치태, 치석)을 잇몸수술을 통해 제거하는 치료법을 말합니다. 여기에는 치주소파술, 치은판막 소파술등의 치료 방법 등이 있습니다.

♡ 조직유도 재생술

특수한 재료를 사용하여 치조골 재생을 도와주는 시술식입니다. 그러나 항상 가능한 방법은 아니며, 적절한 적응증에 한하여 시술이 가능합니다.

♡ 인공치아매식술

치아를 상실한 경우 인공치아(임플란트)를 식립하여 상실된 치아를 수복하는 방법입니다

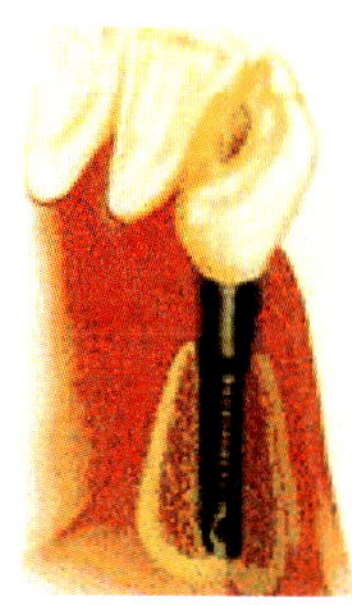

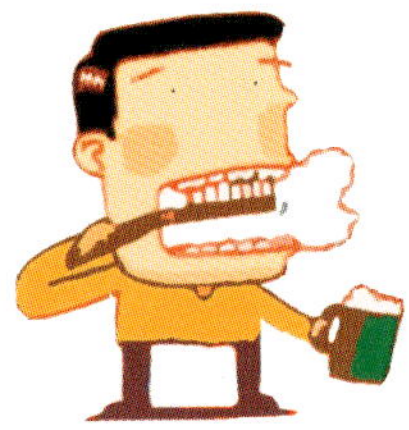

치주염을 예방할 방법은 뭘까요?

♥ 적어도 하루에 2번 이상은 칫솔질을 하세요.

프라그를 제거하기 위해서는 치아의 바깥쪽과 안쪽 씹는 면을 잘 닦아야 합니다. 부드럽고 상태가 좋은 칫솔을 사용하십시오.

♥ 매일 치실을 사용하세요.

치실은 칫솔이 닿지 않는 잇몸 경계의 아래와 치아 사이의 플라그를 제거합니다.

♥ 균형있는 식생활을 유지하세요.

특히 비타민C를 충분히 섭취하고 단 음식이나 간식을 피하십시오.

♥ 치과 정기검진을 게을리 하지 마세요.

치주질환의 원인은 다양하기 때문에 증상이 없더라도 1년에 2번 이상 정기검진을 받는 것이 중요합니다.

♥ 스케일링을 하세요.

이 치료는 치주질환의 예방과 치료에 가장 좋은 방법입니다.

자가진단 check!

① 담배를 피세요?

Yes No

② 이를 닦을 때는 위아래로 닦으세요?

Yes No

③ 칫솔질을 할 때마다 피가 나세요?

Yes No

④ 잇몸이 붓거나 만지면 아픈 적이 있으세요?

Yes No

⑤ 충치예방을 위해 일정 농도의 불소가 들어 있는 물을 섭취하세요?

Yes No

⑥ 이가 들뜬 느낌이 든 적이 있으세요?

Yes No

⑦ 입냄새가 심하게 나세요?

Yes No

⑧ 잇몸에서 고름이 난 적이 있으세요?

Yes No

⑨ 구강보조용품을 사용해보신적이 있으세요?

Yes No

⑩ 6개월마다 정기적으로 치과를 찾아가세요?

Yes No

위의 증상중 하나라도 느껴 보신 적이 있으면 즉시 치과의사와 상담해 보십시오. 그러나 잇몸질환은 특별한 증상이 없이 진행되는 경우도 많기 때문에 정기적인 구강검진이 누구에게나 필요합니다.

참고문헌

강부월 외 6인 공저(1998), 치과위생학개론, 서울: 청구문화사.
강부월·김광수 외 공저(2019), 예방치학, 서울: 고문사
공중구강보건교재개발위원회(2019), 제5판 공중구강보건학, 서울: 고문사.
곽병선(1983), 교육과정, 서울: 배영사.
권성호 외(2006), 교육공학연구의 동향, 서울: 교육과학사.
권성호(1991), 교육공학원론, 서울 : 양서원.
권현숙(1999), "치위생사 양성기관의 표준교육과정 모형 개발 연구", 경남대학교 대학원 박사학위논문.
권현숙(1998), 구강보건교육학, 서울 : 청구문화사.
김기석 역(1972), 상담과 심리치료, 서울: 중앙적성연구소.
김남정(1992), 인간과 교육의 탐구, 서울: 성원사.
김병성(1994), 교육과 사회, 서울: 학지사.
김설악 외, 최신예방치과학 제3판, 서울: 대한나래출판사
김숙향(1986), 치과위생사총론, 서울: 치의학사.
김순택(1993), 수업의 개별화, 서울: 교육과학사.
김신영(2001), 차별적 문항기능의 추출방법, 서울 : 교육과학사.
김신자 외(2004), 교육공학, 서울: 교육과학사.
김영수 외(1996). 교수공학, 서울: 교육과학사.
김영채(1974), 교육·심리·측정 및 평가, 서울 : 재동문화사.
김인숙 외 9인(2002), 구강보건교육학, 서울 : 고문사.
김인식·박영무·최호성(1996), 교육과정 이론과 분석, 서울 : 교육과학사.
김인식·최호성(1996), 최신교육과정 및 평가, 서울 : 교육과학사.
김인회(1995), 새시대를 위한 교육의 이해, 서울 : 문음사.
김정혜·엄태식·이수경·이영근(2000), 유아건강교육, 서울: 청구문화사.
김종배(1998), 공중구강보건학, 서울: 고문사.
김종배·최유진·백대일·신승철·김동기·홍석진(1993), 임상예방치학, 서울: 이우문화사.
김종서(1962), 잠재적 교육과정, 서울: 익문사.
김종서·황종건·김승한·정지웅·김신일(1987), 평생교육원론, 서울: 교육과학사.
김종서 외(1994), 교수이론, 방송통신대학교.
김화중 외 9인 공저(1989), 보건교육의 이론과 실제, 서울: 수문사.
김호권 외 3인 공저(1978), 현대교육평가론, 서울: 교육출판사.
나일주(2007). 교육공학 관련이론, 서울: 교육과학사.
남용옥(1996), 지역사회구강보건활동, 서울: 청구문화사.
대한치과위생사협회(2002), 치과위생사의 인력수급 및 활용방안에 관한 연구.
박기철(1997), 예방치학, 서울: 정문각.
박노예(1989), 보건교육, 서울: 수문사.
박도순(2000), 문항작성방법론, 서울: 교육과학사.
박도순 외(1995), 신교육학개론, 서울: 문음사.
박명숙 외 공저(2020), 노인 및 특수 구강관리학, 서울: 대한나래출판사
박아청(2003). 교육심리학의 이해, 서울: 교육과학사.
박정희(1996), "지역사회 건강증진 간호활동의 프로그램 개발", 경북대학교 대학원 박사학위논문.
배호순(2001), 교육과정 평가론, 서울: 교육과학사.
백순근(2002), 수행평가:이론적 측면, 서울: 교육과학사.
변영계·김영환·손미(2000), 교육방법 및 공규공학, 서울: 학지사.
보건복지부. 한국건강증진개발원 , 2020년 지역사회 통합건강증진사업 안내(구강보건)

부배율(2002), 컴퓨터 활용검사, 서울: 교육과학사.
서문자 외(2000), 건강증진과 건강교육, 서울: 수문사.
송명자(1995), 발달심리학, 서울: 학지사.
심재형 외(1994), 교육과정의 이론과 실제, 서울: 교육출판사.
안상원 역(1987)(E.Hoyle), 교사의 역할, 서울: 배영사.
원복연 외(2017), 치과위생학개론, 서울: 청구문화사.
유혜령(1996), 유아 교구매체의 이론과 실제, 서울:창지사.
윤팔중·이홍우·진위교·허 숙 공편(1987), 교육과정 이론의 쟁점, 서울: 교육과학사.
이경섭(1972), 현대교육과정, 서울: 중앙적성연구소.
이경섭(1990), 교육과정 유형별 연구, 서울: 교육과학사.
이경섭·김인식·최호성 공역(1989), 교육과정 사회학, 서울: 교육과학사.
이돈희(1974), 교육과학의 논리, 서울: 교육출판사.
이미옥(2004). 유아구강보건교육 프로그램개발, 경남대학교 대학원 교육학 박사학위논문.
이상섭 외(1994), 인간과 교육, 서울: 형설출판사.
이성숙(2002), "구강건강증진프로그램이 임신여성의 치은건강상태에 미치는 영향", 가톨릭대학교 대학원 박사학위논문.
이성호(1994), 교육과정, 서울: 문음사.
이순목(2003), 요인분석의 기초, 서울:교육과학사.
이옥형·이종숙·임선빈(1993), 교육심리학, 서울: 집문당.
이용남(1992), 교육방법 및 교육공학, 서울: 교육과학사.
이영덕(1969), 교육과정, 서울: 배영사.
이종숙(1988), "잠재적 교육과정이론의 변천연구", 효성여자대학교 대학원 박사학위논문.
이종승(1993), Tyler 교육과정과 수업의 원리, 서울: 교육과학사.
이형숙(2000), "학교 구강보건교육목표 및 내용의 모형 개발", 경남대학교 대학원 박사학위논문.
이홍구(1971), 학교와 지역사회, 서울: 재동문화사.
이홍우(1977), 교육과정 탐구, 서울: 박영사.
이홍우(1991), 교육의 개념, 서울: 문음사.
이홍우·이경섭·김순택 공저(1982), 교육과정: 이론·개발·관리, 서울: 교육과학사.
이홍우 역(1978), 교육과정과 학습지도, 서울대학교 출판부.
이희도·한상철·곽형식·이동원·양병한(1996), 수업의 이론과 실제, 서울: 중앙적성출판사.
임규혁 외(2007), 교육심리학, 서울: 학지사.
임상치위생학실습 편집위원회(2020), 임상치위생학실습, 서울: 청구문화사.
임재택(1992), 현대 유아교육과정, 서울: 양서원.
장기완·황윤숙·백대일·김종배(1997), 구강보건교육학, 서울: 고문사.
장기완·황윤숙 외(2018), 구강보건교육학, 서울: 고분사.
장대운(1993), 교육의 심리학적 기초, 서울: 교육과학사.
전정태·이대석(1996), 교육학의 이해, 서울: 교육교학사.
전정태(1993), 신교육학총론, 서울: 경진사.
정범모(1967), 교육평가, 서울: 교육출판사.
정범모(1986), 교육과 교육학, 서울: 배영사.
정범모(1994), 인간과 사회와 교육Ⅱ, 서울: 나남출판.
정원식(1994), 인간과 교육, 서울: 교육과학사.
정원식 외(1976), 현대교육심리학, 서울: 교육출판사.
정진아(2020), 노인의 구강건강과 건강관련 삶의 질(EQ-5D): 국민건강영양조사 제7기. 보건과 복지, 22(4), 121-145.
조민정외, 예방치위생실무, 서울: 고문사.
주영주 외(2006). 보건의료인을 위한 교육방법과 교육공학, 서울: 남두도서.
주영주·최성희(2001), 교수매체의 제작과 활용, 남두도서.
진위교 외(1983), 현대수업의 원리, 서울: 정민사.
최호성(1993), "교육과정 평가의 모형정립과 목표의 평가준거설정 및 타당화", 경북대학교 대학원 박사학위논문.
통계청(2019), 장래인구특별추계: 2017-2067.
통계청(2020), 2020 고령자 통계.
한국교육학회(1996), 고등학교 인간과 교육, 서울: 문음사.
한국치과위생사교육협의회. 대한치위생(학)과교수협의회(2017), 치위생(학)과 학습목표, 서울:고문사.
한기언(1989), 교육의 세기, 서울: 양서원.
한정선 외(2004). 교육공학, 서울: 교육과학사.
허 숙(1992), 교육과정과 목적, 서울: 교육과학사.
황미영(2000), "치과위생사 통합교육과정 모형개발을 위한 탐색", 성신여자대학교 대학원 박사학위논문.
황정규(1988), 학교학습과 교육평가, 서울: 교육과학사.
Abraham-Inpijin L, Polsacheva OV, Raber-Durlacher JE.(1996 ; 75(3) : 15-18), The significance of endocrine factors and microorganisms in the development of gingivitis in pregnant women. Stomatologiia.
Ausubel, D. P., Novack., J. D., & Hansesian, H(1978), Educational Psychology, New York: Holt, Rinehart and Winstion.
Alberty, Harold B. and Alberty, Elsie J(1963), Reorganizing the High-School Curriculum (3rd ed), New York : The MacMillan Company.
Beauchamp, George(1981), Curriculum Theory(4th ed), Itasca, Ill. : F. E. Peacock Publishers, Inc.
Bigge, M. L(1982), Learning theories for teachers(4th ed.) New York: Harper & Row, Publishers.
Bloom, Benjamin S., Madaus Gerorge F. and Hastins, J. Thomas(1981), Evaluation to Improve Learning, New York : McGraw-Hill Book Company.
Bloom, Benjamin S., Hastings, J. Thomas, & Madaus, Geroge F.(1971), Handbook on Formative and Summative Evaluation of the Student Searning, New York : McGraw-Hill.
Bloom(1956), B.S.(ed), Taxonomy of Educational Objectives: The Clssification of educational Goals. New York: Mckay.
Bobbit, Franklin(1918), The Curriculum, Boston : Houghton-co.
Bruner, Jerome S.(1966), "Instrumental Conceptualism". in J.S.Bruner, Oliver.R., Green-field P.M., et. al., Studies in Cognitive Growth, New York:Jone Wiley & Sons, 1966.
Bruner, Jerome S.(1960), The Process of Education, Cambrige Mass. : Harvard University Press.
Cronbach L. J.(1999), et. al., Toward Reform of program evaluation; Aims, Methods, and Institutional Arrangements. London: Jossey-Bass Publisher.
Cronbach, Lee J.(1977), Educational Psychology, New York: Harcourt, Brae & Jovanovich, Inc.
Dale, E.(1969), Audiovisual methods in teaching. New York: Holt, Rinehart and Winston, Inc.
Darby, M. L., & Walsh, M. M.(1995). Dental hygiene theory and practice Philadelphia : W. B. Saunders Conpany.
Dewey, J.(1900), Psychology and Social Practice, The Psychological Review.
Dick, W. & Carey, L.(1979), The systematic design of instruction. Glenview, ILL:Scott, Foreman and Company.
Eisner, Ellot W.(1985), The Educational Imagination. New York : Macmillan Publishing Co., Inc.
Erikson, E. H.(1963), Childhood and society(2nd ed.) New York: Norton.
Gagne, R. M.(1979), The Conditions of Learning(2nd ed.), New York: Holt, Rinehart & Winston.
Gagne, Robert M. and Briggs, Leslie J.(1979), Principles of Instructional Design, N. Y.; Holt, Rinehart and Winson.
Gerlach, V. S. & Ely, D. P.(1980), Teaching and media : A systematic approach. Englwood Cliffs: Proentice-Hall.
Gronlund, Norman E.(1981), Measurement and Evaluation in Teaching(4th ed)., New York : The Macmillan Publishing co., Inc.
Havihghurst, R. J. & Bernice L.(1960), Society and education, Allyn and Eacon, Inc.
Havighurst, R.(1973), Developmental Tasks and Education, New York, Mckay.

Hirst, Paul H.(1974), Knowledge and the Curriculum, London : Routledge & Kegan Paul.
Hopkins, L. Thomas.(1930), Curriculum Principles and Practices, New York : Ben J.H. Sanborn & co.
Kelly, A.V.(1982), The Curriculum; Theory and Practices(2nd ed), New York : Harper & Row, Puvlishers.
Korman KS, Loesche WJ.(1980 ; 15 : 111-118), The subgingival michoflora during pregnancy. J Periodontol Res.
Krathwohl, D. R.(1964), (ed.), Taxonomy of Educational Objectives,
Handbook 2: Affective Domain. New York: David Mckay.
Mager, R. F.(1962), Preparing Instructional Objectives, Belmont, Calif: Fearon.
Maslow, A.H.(1954), Motivation and Personality. New York : Harper & Row.
Merril, M. D., Tennyson, R. D., & Posey, I. O.(1956), Teaching Concepts: An Instructional Design Guide(2nd ed.), Englewood Cliffsn, NJ: Educational Technology Pulications.
Miller, G.A.(1956), The magical Number Seven Plus or Minus Two: Some Limits on our Capacity for Processing Information, Psychological Review.
MacDonald J.B.,Leeper R.R.(Eds.)(1965), Theorkes of Instruction, Washingtom D.C. : ASCP.
Maslow A.(1971), The Farther Reaches of Human Nature, New York : Viking Press.
McNeil, John D.(1965), Curriculum Administration: Principles and Techniques of Curriculum Development. New York : The Macmillan Campany.
Peters, Richard S.(1970), Ethics and Education. London : George Allen & Unwin, Ltd.
Piaget J.(1950), The Psycholohy of Intelligence, London, Broadway.
Popham, W. J.(1970), Criterion Referenced Instruction. Englewood Cliffs, NJ: Printice Hall.
Reeder SJ, Martin LL, Koniak D.(1987 : 392-393), Maternity nursing. Philadelphia : Lippincott Company.
Robinson, Russell D.(1979), Helping Adults Learn and Change, Milwaukee: Omnibook Company.
Rogers C.(1951), Client-Centered for Therapy, Boston: Houghton Mifflin.
Rosett, H. L., Weiner, L., Zuckerman, B., Mckinlay, S., & Edelin, K. C.(1980), "Reduction of Alcohol Consumption During Pregnancy and Benefits to the newborn,".
Saylor, J.G. & Alexander W.H.(1996), Curriculum Planning for Modern Schools, New York : Holt, Reinhart and Winston Inc.
Skinner B.F.(1978), Reflections on Behaviorism and Society, Englewood Cliffs, N.J. : Prentice Hall.
Taba, Hilda.(1962), Curriculum Development : Theory and practice. New York : Harcourt, Brace & World.
Thorndike, Robert L. & Hagen, Elizabeth P.(1979), Measurement and Evaluation in Psychology and Education.(4th ed). New York : John Wiley & Sons, Inc..
Tyler, Ralph W.(1971), Basic Principles of Curriculum and Instruction, Chicago : The University of Chicago Press.
Tyler, Ralph W.(1969), (ed.) Eduational Evaluation : New Roles, New Means. Chicago : The University of Chicago Press.
Taba, H.(1962), Curriculum development: Theory and Practice. New York: Harcourt, Brace & World.
Zais, R. S.(1976), Curriculum: Principles and Foundations. New York: Harper & Row.
全國齒科衛生士教育協議會(1995), 辯蝕豫防處置法, 醫齒藥出版株式會社.
全國齒科衛生士教育協議會(1995), 齒科衛生士槪論, 醫齒藥出版株式會社.
伊本 基·中尾 俊一(1994), 口腔衛生, 醫齒藥出版株式會社.
全國齒科衛生士教育協議會(1996), 齒科保健指導, 醫齒藥出版株式會社.
全國齒科衛生士教育協議會(1987), 齒科保健指導總論, 醫齒藥出版株式會社.

http://www.ada.org/미국치과의사협회
http://www.adha.org/미국치과위생사협회
http://www.banyo.ms.kr/반여중학교
http://www.bosa.co.kr/(주)의학신문
http://www.dent.or.kr/대한치과정보통신협회
http://www.dental.or.kr/한국구강보건협회
http://www.dentnetkorea.com/덴트넷코리아
http://www.gaewon.co.kr/색다른치과저널개원
http://www.gounni.net/대한치과위생사교수협의회
http://www.hankukmungu.co.kr/old/office/product_kal.htm/한국문구
http://www.healthguide.kihasa.re.kr/건강길라잡이
http://www.kadh.or.kr/한국치위생학회
http://www.kapd.org/대한소아치과학회
http://www.kda.or.kr/건강사회를 위한 치과의사회
http://www.kda.or.kr/대한치과의사협회
http://www.kdha.or.kr/대한치과위생사협회
http://www.kdhs.or.kr/한국치위생과학회
http://www.kdphs.org/대한보건치과위생사회
http://www.konkang.or.kr/건강연대
http://www.leeslab.com/consulting/product/sirmul/sirmul-home.htm/Dr. Lee Kids Laboratory
http://www.mctoy.co.kr/html/home.html/매직 캐슬
http://www.medlaw.or.kr/한국의료법학회
http://www.mohw.go.kr/보건복지부
http://www.moleg.go.kr/법제처
http://www.myhome.naver.com/oralhealth/한국치위생교육학회
http://www.nhic.or.kr/국민건강보험공단
http://www.phdcc.ch-dental.co.kr/대한공중구강보건의협의회 구강보건사업단
http://www.prevdent.or.kr/대한구강보건학회
http://www.samsung-lcd.co.kr/html/projector/emp8200.htm/SAMSUNG TECHWIN
http://www.samsung-lcd.co.kr/html/total.htm/SAMSUNG TECHWIN
http://www.soksok.net/edu/8/8_4/8_4_1.htm/오리과학
http://www.who.int/세계보건기구
http://www.xylitolstudy.co.kr/자일리톨스터디
http://www.yollin.org/열린치과의사회
http://www.yollin.org/충치예방연구회
http://opendata.hira.or.kr/op/opc/olapHifrqSickInfo.do
http://www.mohw.go.kr/react/policy/index.jsp?
http://www.mohw.go.kr/react/jb/sjb030301vw.jsp

찾아보기

ㅊ

ㅋ

ㅌ

ㅍ

ㅎ

Index

저자소개(가나다 순)

권현숙(마산대학교)
김란영(제주관광대학교)
김영석(경북대학교)
김지화(포항대학교)
나희자(호남대학교)
박문숙(고구려대학교)
박성숙(대구과학대학교)
박인숙(청암대학교)
서수연(영남외국어대학교)
오상환(건양대학교)
유지수(구미대학교)
윤정원(김해대학교)
이미옥(진주보건대학교)
이성숙(여주대학교)
이은경(전북과학대학교)
이정화(동의대학교)
이향님(광주보건대학교)
임현주(동주대학교)
정진아(광양보건대학교)
조미숙(춘해보건대학교)
천세희(마산대학교)
최정미(부산과학기술대학교)

구강보건교육학

2003년 3월 30일 초판발행
2007년 8월 20일 제2판발행
2014년 3월 10일 제3판발행
2016년 3월 10일 제4판발행
2018년 3월 10일 제4판2쇄발행
2019년 3월 10일 제4판3쇄발행
2021년 3월 20일 제5판발행

지은이 : 권현숙 외
펴낸이 : 이상태
펴낸곳 : 청구문화사
주 소 : (03706) 서울특별시 서대문구 성산로11길 15
전 화 : 02-332-0541(代) 전 송 : 02-337-9577
등 록 : 1990년 11월 2일 제9-247호

가격 40,000원

ISBN 978-89-5616-858-6 93510